高等卫生院校课程改革创新教材

供医学检验技术、医学影像技术、护理、助产、临床医学、口腔医学、药学、康复治疗技术、药品生物技术等相关专业使用

# 临床医学概要

（第 2 版）

U0230671

主　　编　王改芹

副 主 编　来卫东　宣永华　肖春红

编　　委（按姓氏汉语拼音排序）

来卫东　山东医学高等专科学校（临沂校区）

林华伟　山东医学高等专科学校（济南校区）

刘玉美　聊城职业技术学院

宋香全　邢台医学高等专科学校

王　照　长沙卫生职业学院

王改芹　聊城职业技术学院

肖春红　红河卫生职业学院

宣永华　滨州职业学院

袁新章　江西卫生职业学院

张　琴　重庆医药高等专科学校

张学增　山东省青岛卫生学校

科学出版社

北京

# 内 容 简 介

本教材主要介绍临床常见疾病的诊断及防治，第 1 章是诊断学基础，主要介绍问诊、常见症状、体格检查及常用辅助检查；第 2～13 章介绍了临床常见病和多发病。本教材突出课堂思政和做、学、教一体化的编写理念，强化教材的育人功能，开阔学生视野，设计了课堂思政和链接模块；为了增加学生的学习兴趣，培养学生分析问题和解决问题的能力，设置了临床案例；为了使学生明确学习重点，更好地学习后续专业核心课程，每章配有学习目标、考点和目标检测。本教材紧扣医学检验技术、医学影像技术等医学相关专业岗位的工作需求，力求临床实用性和适用性，理论知识的选取与学生以后的工作密切相关，以够用为度，充分体现职业教育特色。

本教材可供医学检验技术、医学影像技术、护理、助产、临床医学、口腔医学、药学、康复治疗技术、药品生物技术等相关专业的学生使用，也可作为考试、工作、培训的参考用书。

**图书在版编目（CIP）数据**

临床医学概要 / 王改芹主编 . —2 版 . —北京：科学出版社，2022.12
高等卫生院校课程改革创新教材
ISBN 978-7-03-072623-0

Ⅰ.①临⋯　Ⅱ.①王⋯　Ⅲ.①临床医学 - 高等职业教育 - 教材　Ⅳ.① R4

中国版本图书馆 CIP 数据核字（2022）第 106635 号

责任编辑：王昊敏 / 责任校对：杨　赛　周思梦
责任印制：赵　博 / 封面设计：涿州锦晖

科 学 出 版 社 出版
北京东黄城根北街16号
邮政编码：100717
http://www.sciencep.com

北京华宇信诺印刷有限公司印刷
科学出版社发行　各地新华书店经销

\*

2016年 1 月第　一　版　开本：850×1168　1/16
2022年12月第　二　版　印张：17 1/2
2025年 1 月第十四次印刷　字数：529 000
**定价：79.80元**
（如有印装质量问题，我社负责调换）

# 前　言

党的二十大报告指出："人民健康是民族昌盛和国家强盛的重要标志。把保障人民健康放在优先发展的战略位置，完善人民健康促进政策。"贯彻落实党的二十大决策部署，积极推动健康事业发展，离不开人才队伍建设。党的二十大报告指出："培养造就大批德才兼备的高素质人才，是国家和民族长远发展大计。"教材是教学内容的重要载体，是教学的重要依据、培养人才的重要保障。本次教材修订旨在贯彻党的二十大报告精神和党的教育方针，落实立德树人根本任务，坚持为党育人、为国育才。

随着高等职业教育的飞速发展，教学改革势在必行。"三教"改革中，教师是根本，教材是基础，教法是途径，它们形成了一个闭环的整体，解决教学系统中"谁来教、教什么、如何教"的问题。根据《国家职业教育改革实施方案》《职业院校教材管理办法》等文件精神，教材应当突出德育主线，落实立德树人的根本任务，将社会主义核心价值观融入教材之中；同时，要彰显教材设计的职业教育特色，贯彻能力本位的育人思想。为了推进高等职业教育综合改革，坚持全面贯彻党的教育方针，打造高质量高等职业教育精品教材，科学出版社启动了本轮教材修订工作。我们调研了多所高等职业院校的教学和教材使用情况，收集了教师和学生的意见和建议，根据现行版教学标准，在上一版的基础上编写了本教材。

本教材特别突出"课堂思政"和"做、学、教"一体化教学的编写理念。第1章是诊断学基础，主要介绍问诊、常见症状、体格检查及常用辅助检查；第2～13章为临床常见病和多发病，重点介绍疾病的病因及发病机制、临床表现、并发症、辅助检查、诊断要点和治疗原则。我们在上一版的基础上，增添了急危重症章节，增设了"课堂思政"和"考点"等模块，更新了临床案例和目标检测题，融进了新知识、新技能。本教材配套数字化资源，读者可通过多种途径登录"中科云教育"平台免费获取数字化课程。各院校可根据不同专业的教学要求，对于各章节的内容进行选择性地讲解。

本教材的编者为高等职业院校及附属医院的"双师型"临床教师和医师，具有丰富的临床、教学和教材编写经验。在编写过程中各位编委通力合作，保证了本书的顺利完成，在此表示感谢！同时感谢各编委单位领导对编写本书给予的大力支持！由于水平有限，教材中若有疏漏之处，敬请广大师生提出批评意见，使之更加完善。

王政芹

2023 年 8 月

# 配套资源

欢迎登录"中科云教育"平台，**免费**数字化课程等你来！

## "中科云教育"平台数字化课程登录路径

### 电脑端

▶ 第一步：打开网址 http://www.coursegate.cn/short/9A6R8.action

▶ 第二步：注册、登录

▶ 第三步：点击上方导航栏"课程"，在右侧搜索栏搜索对应课程，开始学习

### 手机端

▶ 第一步：打开微信"扫一扫"，扫描下方二维码

▶ 第二步：注册、登录

▶ 第三步：用微信扫描上方二维码，进入课程，开始学习

**PPT 课件：请在数字化课程各章节里下载！**

# 目录

绪论 …………………………………………… 1

第1章 诊断学基础 ………………………… 4
  第1节 问诊 …………………………… 4
  第2节 常见症状 ……………………… 6
  第3节 体格检查 ……………………… 25
  第4节 常用辅助检查 ………………… 57

第2章 急危重症 …………………………… 80
  第1节 休克 …………………………… 80
  第2节 心搏骤停与心肺复苏 ………… 83

第3章 呼吸系统疾病 ……………………… 86
  第1节 支气管哮喘 …………………… 86
  第2节 慢性阻塞性肺疾病 …………… 90
  第3节 慢性肺源性心脏病 …………… 93
  第4节 肺炎 …………………………… 97
  第5节 肺结核 ………………………… 100
  第6节 呼吸衰竭 ……………………… 104
  第7节 肺癌 …………………………… 106

第4章 循环系统疾病 ……………………… 112
  第1节 慢性心力衰竭 ………………… 112
  第2节 急性心力衰竭 ………………… 116
  第3节 心律失常 ……………………… 117
  第4节 原发性高血压 ………………… 126
  第5节 冠状动脉粥样硬化性心脏病 … 128
  第6节 病毒性心肌炎 ………………… 135

第5章 消化系统疾病 ……………………… 138
  第1节 慢性胃炎 ……………………… 138
  第2节 消化性溃疡 …………………… 140
  第3节 胃癌 …………………………… 143
  第4节 肝硬化 ………………………… 146
  第5节 原发性肝癌 …………………… 149
  第6节 急性胆囊炎 …………………… 152

  第7节 胆石症 ………………………… 153
  第8节 急性胰腺炎 …………………… 155
  第9节 胰腺癌 ………………………… 158
  第10节 急性阑尾炎 ………………… 160
  第11节 肠梗阻 ……………………… 164
  第12节 结肠癌 ……………………… 166
  第13节 直肠癌 ……………………… 168

第6章 泌尿系统疾病 ……………………… 173
  第1节 急性肾小球肾炎 ……………… 173
  第2节 慢性肾小球肾炎 ……………… 174
  第3节 尿路感染 ……………………… 176
  第4节 慢性肾衰竭 …………………… 179
  第5节 前列腺增生 …………………… 183

第7章 血液系统疾病 ……………………… 186
  第1节 缺铁性贫血 …………………… 186
  第2节 巨幼细胞贫血 ………………… 188
  第3节 再生障碍性贫血 ……………… 190
  第4节 白血病 ………………………… 192
  第5节 原发免疫性血小板减少症 …… 196

第8章 内分泌与代谢性疾病 ……………… 200
  第1节 甲状腺功能亢进 ……………… 200
  第2节 糖尿病 ………………………… 203
  第3节 痛风 …………………………… 207

第9章 风湿性疾病 ………………………… 211
  第1节 类风湿关节炎 ………………… 211
  第2节 系统性红斑狼疮 ……………… 214

第10章 神经系统疾病 …………………… 217
  第1节 急性脑血管病 ………………… 218
  第2节 结核性脑膜炎 ………………… 224
  第3节 吉兰-巴雷综合征 …………… 226
  第4节 癫痫 …………………………… 228

**第 11 章　女性生殖系统疾病**······················ 232
　　第 1 节　妊娠期高血压疾病 ············ 232
　　第 2 节　异位妊娠····················· 235
　　第 3 节　妇科炎症····················· 237
　　第 4 节　月经失调····················· 240
**第 12 章　儿科疾病**································· 246
　　第 1 节　小儿肺炎····················· 246
　　第 2 节　小儿腹泻····················· 250
　　第 3 节　维生素 D 缺乏性佝偻病········ 255

　　第 4 节　新生儿黄疸··················· 257
**第 13 章　传染性疾病**··························· 261
　　第 1 节　概述························· 261
　　第 2 节　病毒性肝炎··················· 263
　　第 3 节　细菌性痢疾··················· 267
　　第 4 节　艾滋病······················ 270
**参考文献**···································· 273
**参考答案**···································· 274

# 一、临床医学概要的研究内容

临床医学概要是对临床医学各科常见病和多发病的病因、临床表现、诊断及治疗进行概要性描述的专业课程。它涵盖了诊断学基础和内科学、外科学、妇产科学、儿科学、传染病学等学科的基本理论和基本知识，是非临床医学专业的学生学习临床医学知识和技能的必修课。通过学习本课程，学生可从中找到与自己所学专业的结合点，从而为学习后续专业课程和提高临床服务能力打下坚实基础。

# 二、现代医学观

## （一）医学模式

医学模式是人类在与疾病抗争和认识自身生命过程的实践中得出的对医学的总体认识。它是不同历史时期的医学科学观、认识论、方法论的结合体现，是人体生命健康与疾病观念的集中反映，是医疗卫生工作性质和特点的总体概括。

随着人类疾病谱的改变和人类对疾病与健康的认识不断变化，医学模式由传统的生物医学模式过渡到了"生物 - 心理 - 社会"医学模式。新的医学模式综合相互关联的生物学因素、心理精神因素、社会因素为一体，强调卫生服务的整体观，并指引学科不断分化，专业程度不断提高。在医学专业学科不断细化的同时，各学科间又相互渗透与交叉。人文和社会科学与医学的渗透和交叉，产生了诸如社会医学、医学心理学、医学伦理学、卫生经济学等学科。

医学模式的转化，对医学教育和医学人才的培养，对医护人员的知识更新和知识结构合理化，对医学的发展和提高都有着极其重要的意义。

**考点：现代医学模式**

## （二）现代医学观念的特征与转变趋势

研究与把握当代医学观念的特征与转变趋势，对认识医学科学的发展现状，了解医学科学面临的新形势，科学地预见未来，以便自觉地、能动地适应与促进医学科学和医疗卫生事业的发展具有重要的现实意义。

### 1. 健康与疾病观

（1）全面健康观　人类对健康与疾病观的形成是一个发展的过程。世界卫生组织（World Health Organization, WHO）于1989年深化了传统意义上健康的内涵，认为现代健康应是"躯体健康、心理健康、社会适应良好和道德健康"。这一新观念强调了社会、心理因素对健康的重要意义，对全面理解健康的含义，指导人类实现自身全面的健康具有积极意义。

**考点：现代健康的含义**

🔗 **链接**　WHO 提出衡量个体健康的基本标志

①精力充沛，能从容不迫地应付日常生活和工作；②处事乐观，态度积极，乐于承担责任，事无巨细，不挑剔；③善于休息，睡眠良好；④应变能力强，能适应环境的各种变化；⑤对一般性感冒和传染病

具有抵抗力；⑥体重适当，体型匀称，站立时头、肩、臀位置协调；⑦眼睛明亮，反应敏锐，眼睑不发炎；⑧牙齿清洁，无空洞，无痛感，牙龈颜色正常，无出血现象；⑨头发有光泽，无头屑；⑩肌肉、皮肤富有弹性，走路轻松。

（2）整体健康观    社会医学的发展提供的大量资料表明，人的健康取决于4种要素（表0-1）。

| 表 0-1    整体健康观 | |
| --- | --- |
| 要素 | 具体因素 |
| 生活方式 | 消费类型、职业危害、有害健康的生活习惯 |
| 环境因素 | 社会环境、心理环境、身体环境 |
| 人类生物学因素 | 成熟老化、复合内因、遗传基因 |
| 医疗保健 | 治疗、预防、康复服务 |

这4种12项健康因素模式是当今医学学者较为公认的健康模式之一。人类的健康和长寿，40%取决于遗传和客观条件，60%取决于生活方式和心理行为。在我国，成人的主要死因不再是传染病和营养不良，而是慢性非传染性疾病，不良的生活方式和心理行为正是这些慢性非传染性疾病的危险因素。例如，缺少体力活动，常进食高热量、高动物性脂肪、高胆固醇、高糖、高盐食物等，或有性情急躁、抑郁焦虑等。

（3）亚健康状态观    又称为第三状态观。无病不等于健康，健康亦非仅仅无病。在健康与疾病状态之间存在着亚健康状态，是指人在身体、心理和社会环境等方面表现出的不适应。例如，某些疾病的前期或潜伏期，某些遗传病的疾病倾向等，这些都可视为亚健康状态。亚健康状态的意义在于认识疾病是一个过程，健康与疾病无截然分界，是一个由量变到质变的过程。所以，必须增强预防保健观念。

处于亚健康状态者可能在躯体上、心理上没有发现疾病，但主观上却有许多不适的症状和心理体验，主要表现为记忆力减退、注意力难以集中、精神不振、多梦、疲劳困倦、失眠、易感冒等，严重者甚至无法正常生活和工作，但就医时却往往找不到确切的病因。亚健康状态是一种中间阶段，它既可以恢复到健康状态，也可以发展成为各种疾病，提高对它的认识，有利于促进健康和防治疾病。

考点：亚健康状态

**2. 医疗观**    自我保健观念的确立，突破了传统医学观念过于依赖医师与医疗机构，而忽视自我保健作用的片面性。传统医学观念忽略了疾病以外的领域，如生活方式、预防保健等，现代医学观念指导人们把健康的注意力由偏重治疗转向积极的预防，这是科技进步、医学知识普及的反映。医疗观对人民群众保健事业的发展有重要的指导意义。

**3. 死亡观**    传统观念的死亡是生命活动的终止。1951年《布莱克法律词典》定义死亡为："血液循环的完全停止，呼吸、脉搏的停止"。随着医学的进展，医学复苏技术的进步，尤其是人工心脏、人工肺和心脏移植手术的成熟和发展，对死亡概念和判断标准提出了挑战。1968年，美国哈佛大学医学院首次提出"脑死亡"的概念。脑血流停止10秒，脑细胞活动即变迟钝，意识朦胧。如停止氧供应3～4分钟，则发生变性和非可逆性损伤。氧供应中断6分钟以上，则出现脑死亡。

考点：现代死亡观

目前，WHO国际医学科学组织理事会对脑死亡的诊断提出了5项标准：①昏迷：对整个环境应答反应消失；②各种反射消失：瞳孔无对光反射，呈扩张状态；③自主呼吸消失：包括停止人工呼吸3分钟后仍无自主呼吸；④如果不以人工维持，血压急剧下降；⑤给予刺激，脑电图呈直线。以上情况应除外低体温（低于23℃）的患者和药物滥用者。24小时重复上述测试，结果不变。脑死亡标准的确立对于现代医学是有非常重要的指导意义：①指导正确地实施复苏与抢救。确定准确的死亡时间，减少法律纠纷。②合理有效地分配有限的医学资源。对于无任何生还希望的脑死亡患者继续救治，既是对医疗经费、医疗设备与人力资源的浪费，也是对"死"者尸体的不尊重，也不符合伦理道德。③有利于器官移植的开展，确定捐献器官的时间等。

🔗 **链接** 脑死亡有别于植物人

脑死亡是以脑干或脑干以上中枢神经系统永久性地丧失功能为参照系而宣布死亡的标准。而植物人的脑干功能是正常的，只是由于大脑皮质受到严重损害或处于突然抑制状态，患者可以有自主呼吸、心跳和脑干反应，而且某些患者在某些情况下还有可能苏醒。而脑死亡者则无自主呼吸，且是永久、不可逆性的。

## 三、临床疾病概要的学习目的和方法

**1. 学习目的** 通过学习临床医学基本知识和技能，培养正确的临床思维方式，树立良好的服务意识，对疾病的发生发展、临床表现、检查方法、诊治原则等有一个比较全面的认识，并找到与自己所学专业的结合点，以适应相关医学岗位对临床知识和技能的基本要求，为后续专业课程的学习打下坚实的基础。

**2. 学习方法**

（1）理论联系实际 学习临床医学概要应始终坚持理论联系实际的原则，包括岗位实际、社会实际和生活实际。课前明确学习目标，认真预习相关内容；课中主动积极参与学习和讨论，切实保证课堂效果；课后及时复习，在充分理解有关知识的基础上，做好目标检测，训练实践技能。在实训、见习或实习时要注意将实际案例联系理论知识，融会贯通，举一反三。

（2）树立正确的临床思维方式 临床疾病变化不一，不同的人患同一种疾病，或同一种疾病在不同的时期，临床表现都不一样。这就需要我们运用正确的临床思维来分析和判断，正确处理好主观与客观、整体与局部、共性与个性的关系，辩证地进行分析、综合，不断提高自己的诊疗水平，只有这样，才能做出正确的诊疗处理。

（3）树立终身学习的理念 教材中所叙述的临床疾病仅仅是与相关医学专业较密切的一些常见病和多发病，而且随着临床医学科学和相关基础学科的发展，对于临床疾病的病因、发病机制、诊治方法等都在不断变化、丰富和更新，这就需要我们树立终身学习的理念，不断地学习、更新知识，把学到的新理论、新知识、新技能应用于实际工作中。

**考点：正确的临床思维方式**

（王改芹）

# 第1章

# 诊断学基础

## 第1节 问 诊

 **案例 1-1**

李先生，男，68岁。因突发上腹部疼痛、恶心1小时入院。接诊医生经简单检查后以急性胃肠炎收入院，给予患者保守治疗。患者于次日早晨死亡。经检查，该患者为心肌梗死。

**问题：** 为什么会出现这种情况？如何避免此种情况的发生？

## 一、问诊的重要性

问诊（inquiry）是医生通过对患者或知情人员进行全面、系统地询问来获取临床资料并经过综合分析而做出临床诊断的一种诊断方法。通过问诊可详细了解疾病的发生、发展、诊治经过及既往健康状况，从而获得诊断依据。

临床诊断一般从问诊开始，有些疾病具备特征性的临床表现，如心绞痛、消化性溃疡、癫痫、支气管哮喘等，通过问诊即可获得初步诊断。对无典型症状的疾病，通过问诊可为诊断提供线索和明确进一步检查的方向。

问诊是临床诊治过程的第一步，也是医患沟通、建立良好医患关系的重要时机，正确的问诊方法和良好的问诊技巧可使患者感到亲切和可信，对诊治疾病十分重要。问诊中了解到的情况是否具有真实性、系统性和完整性，很大程度取决于问诊的方法和技巧。因此，进行正确的问诊是临床医生必须掌握的基本功。

## 二、问诊的内容

问诊一般应包括以下内容。

**1. 一般资料（general data）** 包括姓名、性别、年龄、籍贯、出生地、民族、婚姻、身份证号码、家庭住址、电话号码、文化程度、工作单位、职业、入院日期、入院诊断、记录日期、病史陈述者及可靠程度等。若病史陈述者不是本人，则应注明与患者的关系。记录年龄时应填写具体年龄，不可用"儿童"或"成人"代替。

**2. 主诉（chief complaint）** 为患者感受最主要、最明显的症状或体征及其持续时间，也就是本次就诊最主要的原因。一个准确的主诉应能反映疾病的主要特征，并能提供疾病诊断的线索。应注意以下几点：①主诉应简明扼要，高度概括，如"发热 2 天"；②若不同时间出现两个以上的症状，按发生的先后顺序记录，如"上腹痛 3 年，黑便 1 天"；③记录主诉时应用医学术语，不宜用方言；④避免使用疾病名称作为主诉，如"患糖尿病 1 年""患心脏病 2 年"等；⑤对某些诊断已确定，当前无症状，而入院目的又十分明确的患者，也可用"胃癌术后 2 个月，要求住院化疗"方式记录主诉。

**3. 现病史**（history of present illness）  是病史的主体部分，指患者本次疾病的发生、发展、演变和诊治的全过程。现病史的询问是围绕主诉进行的，可按以下内容和程序询问。

（1）起病情况  包括起病的时间、起病的原因及诱因、起病的急缓等情况。①起病的时间：是指从起病到就诊或入院的时间。起病时间应尽量精确，一般可按数年、数月、数日计算，发病急骤者可按数小时、数分钟计算。②起病的原因及诱因：疾病的起病常与某些因素有关，如脑血栓形成常发生于睡眠时，脑出血常发生于激动或紧张状态时。③起病急缓：有的疾病起病急骤，如脑栓塞、心绞痛、急性胃肠穿孔等，发病极快；有的疾病则起病缓慢，如肺结核、风湿性心瓣膜病等。因此，问诊时应尽可能了解与本次发病有关的病因和诱因，了解起病的原因及诱因有助于明确诊断。

（2）主要症状的特点  包括主要症状出现的部位、性质、持续时间和程度，缓解或加剧的因素等。这些特点对判断疾病所在的系统或器官以及病变的部位、范围和性质等有所帮助。

1）部位：如上腹痛，多为胃、十二指肠、胰腺疾病；右下腹痛多为阑尾炎，若为女性还应考虑卵巢或输卵管疾病。

2）性质：如烧灼痛、刀割样痛、针刺样痛、隐痛等。例如，心绞痛常为闷痛或压榨性疼痛，急性胃肠穿孔常为刀割样痛。

3）持续时间及缓解或加剧因素：如用力或情绪激动过程中突发胸骨后闷痛，波及心前区并向左肩、左臂内侧放射，伴有紧缩感，停止活动或舌下含化硝酸甘油后数分钟迅速缓解是心绞痛的特点。

（3）病情的发展与演变  包括患病过程中主要症状的发展变化情况及有无新的症状出现。如有心绞痛史的患者本次发作疼痛加重，休息不能缓解且持续时间较长时，应考虑是否发生心肌梗死。

（4）伴随症状  是指伴随主要症状出现的一些其他症状。伴随症状常常是鉴别诊断的依据或提示出现并发症。例如，急性上腹痛患者，若同时伴有恶心、呕吐、发热，特别是出现黄疸和休克时，应考虑急性胰腺炎或急性胆道感染的可能。

（5）诊治经过  如患者于本次就诊前已接受过诊治，则应询问在何处诊治，接受过哪些诊疗措施，使用过的药物名称、剂量、用法、时间、疗效和不良反应，以便为本次诊治疾病提供参考。

（6）一般情况  包括患者患病后的精神状态、食欲、睡眠与大小便及体重变化等。

**4. 既往史**（past history）  包括患者既往的健康状况和过去曾经患过的疾病，与目前所患疾病有密切关系的情况应详细询问。外伤、手术史，预防接种史，以及对药物、食物和其他接触物的过敏史等，也应询问并记录于既往史中。

**5. 系统回顾**（systematic review）  是按身体各系统可能发生的疾病进行询问，可帮助医生在短时间内了解患者某个系统是否发生目前尚存在或已痊愈的疾病，以及这些疾病与本次疾病之间是否存在着因果关系。

**6. 个人史**（personal history）  主要包括患者的出生地、居住地区和居留时间（尤其是疫源地和地方病流行区），受教育程度、经济生活状况等；职业及工作条件；有无特殊生活饮食习惯与嗜好；有无吸毒史及毒物的种类、用量和吸毒方式等。

**7. 婚姻史**（marital history）  包括未婚或已婚、结婚年龄、配偶健康状况、性生活情况、夫妻关系等。

**8. 月经史和生育史**  月经史（menstrual history）包括月经初潮的年龄、月经周期和经期天数，经血的量和颜色，有无痛经与白带，末次月经日期，闭经日期，绝经年龄。生育史（childbearing history）包括妊娠与生育次数，人工或自然流产的次数，有无死产、手术产、围产期感染及计划生育情况等。对男性患者应询问是否患过影响生育的疾病。

**9. 家族史**（family history）　应询问双亲与兄弟、姐妹及子女的健康与疾病情况，特别应询问其是否有与患者同样的疾病，有无与遗传有关的疾病，如血友病、糖尿病、精神病等。对已死亡的直系亲属要问明死因与死亡年龄。

考点：问诊的内容

## 三、问诊的方法及注意事项

问诊的方法与技巧直接关系到所获取病史资料的质量和数量，涉及交流技巧、资料收集、医患关系、医学知识、仪表礼节等方面。应坚持"以人为本"的原则，针对不同患者采用不同的问诊方法和技巧。

**1. 创造良好氛围**　问诊开始时，医生应主动创造一种宽松和谐的环境以消除患者的不安情绪。一般应从礼节性的交谈开始，使用恰当的言行会有助于建立良好的医患关系，缩短医患之间的距离，获得患者的信任，使问诊能顺利地进行。环境要安静，以便于患者平静、有条理地陈述疾病的各种细节。

**2. 由浅入深、循序渐进**　问诊开始时，一般应先问感受最明显、容易回答的问题，如"您感到哪里不舒服？""得病多长时间了？"再继续询问起病情况与患病时间、主要症状的特点、诱因、病情的发展与演变、伴随症状、诊治经过等，以获取患者病史中的规律及特点。

**3. 有的放矢、突出重点**　在问诊过程中，医生应随时分析、综合、归纳患者所陈述的各种症状间的内在联系，分清主次，辨明因果，抓住重点，深入询问。

**4. 避免诱问和套问**　应避免诱导性提问或暗示性提问，如"您的腹痛向右肩部放射吗？""您的胸痛是在活动后发生吗？"等，以免患者不能客观地提供自己的健康资料。

**5. 避免使用医学术语**　问诊时语言要通俗易懂，不要使用医学术语，如紫癜、谵妄等，以免患者不理解而提供错误的信息。

**6. 及时进行归纳小结**　询问完一部分病史后应进行归纳小结，一是防止遗漏或遗忘，二是提供机会核实患者所述病情。

**7. 尊重患者隐私**　医生有责任对患者的病史，尤其是涉及个人隐私的内容进行保密，不可随意议论患者不愿向他人透露的病情或隐私。

**8. 危重患者的问诊**　对危重的急诊患者，应在简明扼要地询问和重点检查后立即进行抢救，甚至先进行抢救，待病情允许时再做全面、细致的问诊和其他检查，以免延误治疗。

问诊结束时，应谢谢患者的合作，告知患者接下来应做什么，下次就诊时间或随访计划等。

## 第 2 节　常 见 症 状

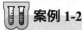 **案例 1-2**

　　患者，男，19 岁，学生。因发热、咳嗽 2 天来院就诊。患者 2 天前因受凉后出现发热、咳嗽、咳痰，伴头痛及全身酸困无力，曾自服感冒药，效果不佳，为进一步明确诊断来院就诊。

　　**问题：**该患者出现了哪些症状？其主诉是什么？该患者最可能患了什么病？

症状（symptom）是指患者主观感受到的各种异常感觉与医者的感觉器官所感知的各种异常表现，如发热、疼痛、咳嗽、呼吸困难等。患者体表或内部结构发生的可观察或触及的异常改变称为体征（sign），如心脏杂音、肝脾肿大等。广义的症状既包括症状，也包括体征。症状是问诊的主要内容，是诊断、鉴别诊断的重要线索和依据，也是反映病情的重要指标之一。疾病的症状很多，同一疾病可有不同的症状，不同的疾病又可有某些相同的症状。因此，在诊断疾病时必须结合临床所有资料，综合分析，切忌单凭某一个或几个症状而做出片面或错误的诊断。

# 一、发　热

正常人的体温受体温调节中枢调控，并通过神经、体液因素使产热和散热过程保持动态平衡，从而使体温保持在相对恒定的范围内。任何原因使体温升高超出正常范围，称为发热（fever）。

正常人体温（腋测温度）一般波动在 36.0～37.0℃，在 24 小时内下午体温较清晨稍高，剧烈运动、劳动或进餐后体温也可略升高，但一般波动范围不超过 1℃。妇女月经前及妊娠期体温略高于正常。老年人因代谢率较低，体温相对低于青壮年。正常体温在不同个体之间略有差异，且受机体内、外因素的影响稍有波动。

## （一）病因

引起发热的病因很多，临床上可根据病因将发热分为感染性与非感染性两大类。

**1. 感染性发热**　临床最为多见。各种病原体如病毒、细菌、支原体、立克次体、螺旋体、真菌、寄生虫等引起的感染均可引起发热。

**2. 非感染性发热**　由非病原体物质引起的发热属于非感染性发热，常见病因如下。

（1）无菌性坏死物质的吸收　由组织细胞坏死、组织蛋白分解及坏死产物的吸收所致的无菌性炎症可引起发热。见于创伤或大手术后组织损伤、内出血、大面积烧伤、恶性肿瘤、急性溶血反应、内脏梗死或肢体坏死等。

（2）抗原 - 抗体反应　免疫复合物（抗原抗体复合物）可引起发热性疾病，如风湿热、血清病、药物热、结缔组织病等。

（3）内分泌与代谢疾病　如甲状腺功能亢进时产热增多，重度脱水患者散热减少，可使体温升高。

（4）皮肤散热减少　慢性心力衰竭时心输出量减低，尿量减少，皮肤散热减少，可致体温升高；某些皮肤病如广泛性皮炎、鱼鳞病等也导致皮肤散热减少而引起发热，多为低热。

（5）体温调节中枢功能失常　有些致热因素可直接损害体温调节中枢，使体温调定点上移，造成产热大于散热，使体温升高，称为中枢性发热。常见原因包括①物理性：如中暑。②化学性：如重度安眠药中毒。③机械性：如脑出血、脑震荡、颅骨骨折等。高热无汗是这类发热的特点。

（6）自主神经功能紊乱　由于自主神经功能紊乱，正常的体温调节过程受到影响，使产热大于散热，体温升高，常伴有自主神经功能紊乱的其他表现，多为低热，属功能性发热范畴。

*考点：发热最常见的病因*

## （二）发病机制

在正常情况下，人体的产热和散热保持动态平衡。由于各种原因导致产热增加或散热减少时，则出现发热。根据发热机制不同，可分为致热原性发热和非致热原性发热两大类。

**1. 致热原性发热**　大多数发热的基本机制是致热原的作用，致热原包括外源性和内源性两类。

（1）外源性致热原　包括各种病原体及其产物、炎性渗出物、无菌性坏死组织及免疫复合物等，多为大分子物质，分子量大，不能透过血脑屏障直接作用于体温调节中枢，而是通过激活血液中的中性粒细胞、嗜酸性粒细胞和单核细胞等，使其产生并释放内源性致热原，从而引起发热。

（2）内源性致热原　又称白细胞致热原，如白细胞介素（IL）、肿瘤坏死因子（TNF）和干扰素（IFN）等，其分子量小，可通过血脑屏障直接作用于体温调节中枢，使体温调定点上移，导致体温升高而发热。

**2. 非致热原性发热**　临床上主要见于体温调节中枢直接受损、引起产热过多和引起散热减少的疾病。

## （三）临床表现

**1. 发热的分度**　以口测温度为标准，根据体温升高的程度，临床上将发热分为：①低热：

37.3 ～ 38.0℃；②中等度热：38.1 ～ 39.0℃；③高热：39.1 ～ 41.0℃；④超高热：41℃以上。

*考点：发热的分度*

**2. 发热的临床过程及特点**

（1）体温上升期　常有疲乏无力、肌肉酸痛、皮肤苍白、畏寒或寒战等现象。体温上升有两种方式。①骤升型：体温在数小时内升高达 39 ～ 40℃或以上，常伴有寒战。多见于疟疾、大叶性肺炎、败血症、流行性感冒、急性肾盂肾炎及输液反应等。②缓升型：体温逐渐上升且在数日内达高峰，多不伴寒战，常见于伤寒、结核病、布鲁氏菌病等。

（2）高热期　体温上升达高峰后，因引起发热的病因不同，持续的时间也有差异。例如，疟疾可持续数小时；肺炎链球菌肺炎、化脓性扁桃体炎、流行性感冒等可持续数天；伤寒则可持续数周。此期临床表现明显，有头痛、皮肤潮红、灼热、呼吸深快、脉搏心率增速，严重者可有嗜睡、意识模糊、昏迷或谵妄、惊厥等中枢神经系统功能紊乱表现。

（3）体温下降期　由于病因的消除或药物的应用，体温降至正常水平，此期常表现为出汗多、皮肤潮湿等。体温下降有两种方式。①骤降型：体温在数小时内迅速下降至正常水平，常伴有大汗淋漓。常见于疟疾、大叶性肺炎、急性肾盂肾炎及输液反应等。②渐降型：体温在数天内逐渐降至正常，见于伤寒、风湿热等。

**3. 热型及临床意义**

（1）稽留热　体温维持在 39 ～ 40℃以上的高水平，持续数天或数周。24 小时内体温波动范围不超过 1℃。常见于大叶性肺炎，斑疹伤寒及伤寒高热期。

（2）弛张热　又称败血症热型。体温常在 39℃以上，波动幅度大，24 小时内波动范围超过 2℃，但都在正常水平以上，常见于败血症、风湿热、重症肺结核及脓毒血症等。

（3）间歇热　体温骤升达高峰后持续数小时又迅速降至正常水平，无热期可持续一天至数天，如此高热期与无热期反复交替出现。常见于疟疾、急性肾盂肾炎等。

（4）波状热　体温逐渐上升达 39℃或以上，数天后又逐渐下降至正常水平，持续数天后又逐渐升高，如此反复多次，常见于布鲁氏菌病。

（5）回归热　体温急骤上升至 39℃或以上，持续数天后又骤然下降至正常水平，高热期与无热期各持续若干天后规律性交替一次，可见于回归热、霍奇金病等。

（6）不规则热　发热的体温曲线无一定规律，可见于结核病、风湿热、支气管肺炎、渗出性胸膜炎等。

*考点：常见热型的概念及原因*

## （四）伴随症状

**1. 发热伴寒战**　见于肺炎链球菌肺炎、败血症、急性胆囊炎、急性肾盂肾炎、流行性脑脊髓膜炎、疟疾、钩端螺旋体病、药物热、急性溶血或输血反应等。

**2. 发热伴结膜充血**　常见于麻疹、流行性出血热（肾综合征出血热）、斑疹伤寒、钩端螺旋体病等。

**3. 发热伴淋巴结肿大**　常见于传染性单核细胞增多症、淋巴结结核、局灶性化脓性感染、白血病、淋巴瘤等。

**4. 发热伴肝脾肿大**　常见于病毒性肝炎、肝及胆道感染、布鲁氏菌病、疟疾、白血病、淋巴瘤、急性血吸虫病等。

**5. 发热伴皮肤黏膜出血**　可见于重症感染及某些急性传染病，如流行性出血热、病毒性肝炎、败血症等；也可见于某些血液病，如急性白血病、重症再生障碍性贫血等。

**6. 发热伴昏迷**　先发热后昏迷常见于流行性乙型脑炎、流行性脑脊髓膜炎、中毒性菌痢、中暑等；先昏迷后发热见于脑出血、巴比妥类药物中毒等。

# 二、疼　痛

疼痛（pain）是一种不愉快的感觉和情绪上体验，伴随现有的或潜在的组织损伤，是临床的常见症状，也是患者就医的主要原因之一。疼痛又是一种警戒信号，对机体的正常生命活动具有保护作用，使机体采取防卫措施避开或去除造成疼痛的因素。但强烈或持久的疼痛会造成生理功能紊乱，甚至休克。

任何形式的刺激，只要达到一定的强度时都能引起疼痛。引起疼痛的刺激物称为致痛物质，包括 $K^+$、$H^+$、组胺、5- 羟色胺（5-HT）、缓激肽、前列腺素及组织损伤产生的某些酸性代谢产物等。

疼痛的感受器是游离神经末梢，当致痛物质刺激感受器后，神经冲动经脊髓的后根神经节细胞沿脊髓丘脑侧束，经内囊传至大脑皮质中央后回的第一感觉区，引起有定位的疼痛感觉。头面部的痛觉由三叉神经传导，沿三叉神经丘脑束上行至脑桥与脊髓丘脑束汇合，进入大脑皮质中央后回第一感觉区而引起痛觉。内脏的痛觉冲动主要通过交感神经传入，经脊神经后根进入脊髓，随后沿躯体神经到达大脑感觉中枢。而气管与食管的感觉则是通过迷走神经干的传入纤维上传。

疼痛按照发生部位与传导途径的不同可分为下列几种类型。

**1. 皮肤痛**　疼痛来自体表，定位明确。

**2. 内脏痛**　一般分为两种类型。①真性内脏痛：是内脏本身受到刺激时所产生的疼痛。其特点是发生缓慢而持续、定位常不准确、对刺激的分辨力差，表现为钝痛、酸痛、烧灼痛或绞痛。机械性牵拉、缺血、痉挛和炎症刺激等常为其产生的原因。②类似内脏痛：是指体腔的壁层受到刺激时产生的疼痛。例如，胸膜或腹膜受到炎症、压力、摩擦或牵拉等刺激时所产生的疼痛。

**3. 牵涉痛**　是指内脏疾病引起的疼痛，在体表的某一部位也发生痛觉或痛觉过敏。例如，胆囊疾病所致的疼痛除右上腹痛外还可出现右肩痛，心绞痛除心前区及胸骨后疼痛外还可出现左肩及左臂内侧的疼痛。

**4. 深部痛**　是指肌肉、肌腱、筋膜与关节的疼痛。

根据疼痛发生的特点、部位、性质、强度、诱发因素及缓解方式的不同，可初步判断疼痛的病因。本节主要讨论头痛、胸痛和腹痛的相关内容。

## （一）头痛

头痛（headache）是指额、顶、颞及枕部的疼痛，可见于多种疾病，多数无特殊意义，可随原发病的好转或痊愈而消失。例如，发热性疾病常常伴有头痛，精神紧张、过度疲劳也可发生头痛。但反复发作的、持续的或渐进性加重的头痛可能是某些器质性疾病的信号，应认真检查，明确诊断。

**1. 病因及发病机制**

（1）颅脑病变　见于①感染：各种病原体引起的脑膜炎、脑膜脑炎、脑炎、脑脓肿等；②血管病变：如蛛网膜下腔出血、脑出血、脑血栓形成、脑梗死、高血压脑病、脑供血不足、血管畸形等；③占位性病变：如脑肿瘤、颅内转移瘤、颅内囊虫病或包虫病等；④颅脑外伤：如脑震荡、脑挫伤、硬膜下血肿、颅内血肿、脑外伤后遗症等；⑤其他：如偏头痛、丛集性头痛、头痛型癫痫等。

（2）颅外病变　见于①颅骨疾病：如颅底凹入症、颅骨肿瘤等；②颈部疾病：颈椎病及其他颈部疾病；③神经痛：如三叉神经、舌咽神经及枕大神经痛等；④眼、耳、鼻和牙疾病所致的头痛：如青光眼、中耳炎、鼻窦炎和牙髓炎等。

（3）全身性疾病　见于①急性感染：如流感、伤寒、肺炎等发热性疾病；②心血管疾病：如高血压、心力衰竭等；③中毒：如一氧化碳、有机磷农药、酒精、铅等中毒；④其他：如尿毒症、低血糖、贫血、肺性脑病、系统性红斑狼疮、中暑、月经期及绝经期头痛等。

**2. 临床表现**

（1）发病情况　不同疾病头痛发生的急缓、病程长短各异。急剧的头痛持续不减轻，伴有不同程度的意识障碍，提示颅内血管性病变；慢性进行性加重的头痛伴有颅内高压表现者，应注意颅内占位性病变；慢性头痛突然加剧并伴有意识障碍者，提示可能发生脑疝；长期反复发作的头痛，无颅内高压表现者，多为血管性头痛或神经官能症；因情绪紧张而发生的慢性头痛，多为肌收缩性头痛。

（2）头痛部位　原发病变不同，头痛的部位也有差别，可表现为单侧、双侧、前额、枕部、局部或弥散性疼痛。偏头痛及丛集性头痛多在一侧；高血压引起的头痛多在额部或整个头部；全身性或颅内感染性疾病引起的头痛，多为全头痛。

（3）头痛程度与性质　头痛一般分为轻、中、重度，其轻重程度与病情严重性无平行关系。三叉神经痛、偏头痛及脑膜刺激所致疼痛最为剧烈，脑肿瘤所致头痛多较轻，血管性头痛多为胀痛、搏动性痛，神经痛多为电击、烧灼样痛或刺痛。

（4）头痛发生的时间与持续时间　神经性头痛多短暂；颅内占位性病变引起的头痛多为持续性；丛集性头痛常在晚间发生；鼻窦炎引起的头痛常出现于清晨或上午，逐渐加重，至午后减轻；女性偏头痛常与月经周期有关。

（5）影响头痛的因素　用力、转体、摇头、咳嗽等可加剧血管性、颅内高压性及脑肿瘤性头痛，颈肌痉挛所致的头痛可经活动按摩颈肌而逐渐缓解，丛集性头痛在直立时可减轻。

**3. 伴随症状**　①头痛伴发热：常见于全身感染性疾病或颅内感染；②头痛伴剧烈呕吐：提示颅内压增高；③头痛伴眩晕：见于小脑肿瘤、椎 - 基底动脉供血不足等；④慢性进行性头痛伴精神症状：应考虑颅内肿瘤；⑤头痛伴视力障碍：可见于青光眼或脑肿瘤；⑥头痛伴脑膜刺激征阳性：提示有脑膜炎或蛛网膜下腔出血；⑦头痛伴癫痫发作：可见于脑血管畸形、脑内寄生虫病或脑肿瘤；⑧头痛伴神经功能紊乱症状：可能是神经功能性头痛。

## （二）胸痛

胸痛（chest pain）是指发生在前胸及两侧胸部的疼痛，主要由胸部疾病所致，少数由其他疾病引起。

**1. 病因**　引起胸痛的原因主要为胸部疾病。常见病因如下。

（1）胸壁胸廓疾病　如急性皮炎、肌炎、皮下蜂窝组织炎、带状疱疹、肋间神经炎、肋软骨炎、肋骨骨折、胸椎结核、多发性骨髓瘤、急性白血病等。

（2）心脏与大血管疾病　如心绞痛、急性心肌梗死、心肌病、二尖瓣或主动脉瓣病变、急性心包炎、胸主动脉瘤、夹层动脉瘤、心脏神经官能症等。

（3）胸膜和呼吸系统疾病　如胸膜炎、胸膜肿瘤、气胸、肺炎、原发性支气管肺癌、肺梗死等。

（4）纵隔疾病　如纵隔炎、纵隔脓肿、纵隔肿瘤等。

（5）其他　如食管炎、食管癌、食管裂孔疝、膈下脓肿、肝脓肿、脾梗死、脾破裂等。

**2. 临床表现**

（1）发病年龄　青壮年胸痛多考虑结核性胸膜炎、自发性气胸、心肌炎、心肌病、风湿性心瓣膜病等；40 岁以上者则须注意心绞痛、心肌梗死和原发性支气管肺癌等。

（2）胸痛部位　大部分疾病引起的胸痛常有一定部位。例如，胸壁疾病所致的胸痛常固定在病变部位，局部有压痛；胸壁的各种炎症，局部可有红、肿、热、痛表现；带状疱疹所致的胸痛，表现为成簇水疱沿一侧肋间神经分布伴剧烈神经痛，疱疹不超过体表中线；心绞痛及心肌梗死的胸痛多在胸骨后或心前区，向左肩、左臂内侧放射；食管及纵隔病变引起的胸痛亦多位于胸骨后。

（3）胸痛性质　胸痛的性质可多种多样，如带状疱疹常为刀割样或灼热样剧痛；食管炎多为烧灼痛；肋间神经痛为阵发性灼痛或刺痛；心绞痛常为压榨样痛伴窒息感；急性心肌梗死所致的疼痛更剧烈而持久伴濒死感；干性胸膜炎常呈尖锐刺痛或撕裂痛；原发性支气管肺癌及纵隔肿瘤常表现为闷痛。

（4）影响疼痛的因素　主要指疼痛发生的诱因、加重与缓解的因素。例如，心绞痛易在劳累或精神紧张时发生，硝酸甘油可使其很快缓解；食管疾病多在进食时发作或加剧，服用抗酸药可使疼痛减轻或消失；胸膜炎及心包炎的胸痛可因咳嗽或深呼吸而加剧。

**考点：心绞痛及心肌梗死的胸痛特点**

**3. 伴随症状**　①胸痛伴有咳嗽、咯血：常见于肺部疾病，如肺炎、肺结核、原发性支气管肺癌等；②胸痛伴呼吸困难：提示肺部病变累及范围较大，如大叶性肺炎、气胸、渗出性胸膜炎等；③胸痛伴吞咽困难：多提示食管疾病，如反流性食管炎等。

## （三）腹痛

腹痛（abdominal pain）多数由腹部脏器疾病所引起，腹腔外疾病及全身性疾病也可引起。临床上一般可将腹痛按起病急缓、病程长短分为急性腹痛和慢性腹痛，其中，以急性腹痛为突出表现的急性腹腔内脏器病变称为急腹症，常需做外科紧急处理。

**案例 1-3**

患者，女，28 岁。因上腹部反复疼痛 3 年，呕血、黑便 7 小时来院就诊。3 年前秋季不明原因感上腹部及上腹偏右部位隐痛，易反酸、嗳气，疼痛向背部放射，以饭后 4 小时左右及夜间为著，疼痛时喜弯腰按压上腹部，喝开水或进食后疼痛可很快缓解。7 小时前上腹部疼痛加重，随之呕暗红色胃内容物约 200ml，并排黑便一次。

问题：该患者有哪些症状？患者腹痛的特点是什么？该患者最可能患了什么病？

**1. 病因及发病机制**

（1）急性腹痛　起病急、变化快。常见于①腹膜急性炎症：多数是由胃肠穿孔引起的急性弥漫性腹膜炎，少数为自发性腹膜炎。②腹腔内脏器急性炎症：如急性胃炎、急性肠炎、急性胰腺炎、急性出血坏死性肠炎、急性胆囊炎、急性阑尾炎等。③空腔脏器阻塞或扩张：如肠梗阻、胆道结石、胆道蛔虫病、泌尿系统结石、急性胃扩张等。④腹腔内脏器扭转或破裂：如肠扭转、肠系膜或大网膜扭转、卵巢扭转、肝破裂、脾破裂、异位妊娠破裂等。⑤腹腔内血管病变：如缺血性肠炎、肠系膜动脉栓塞、夹层腹主动脉瘤、门静脉栓塞、脾栓塞等。⑥腹壁病变：如腹壁挫伤、腹壁脓肿及腹壁带状疱疹等。⑦胸部疾病所致的腹部牵涉性痛：如肺炎、肺梗死、急性心肌梗死、急性心包炎等。⑧其他：如腹型过敏性紫癜、铅中毒、尿毒症、腹型风湿热、糖尿病酸中毒等全身性疾病均可致腹痛。

（2）慢性腹痛　起病缓慢、病程长或为急性起病后腹痛迁延不愈或间歇性发作。常见于①消化性溃疡：如胃、十二指肠溃疡。②腹腔内脏器慢性炎症：如反流性食管炎、慢性胃炎、慢性胆囊炎及胆道感染、慢性胰腺炎、结核性腹膜炎、溃疡性结肠炎、克罗恩病等。③腹内脏器慢性扭转：如慢性胃扭转、肠扭转等。④脏器包膜的牵张：实质性器官因病变肿胀，导致包膜张力增加而发生腹痛，如肝淤血、肝炎、肝脓肿、肝癌等。⑤腹内肿瘤压迫及浸润：如胃癌、肠癌、肝癌、胰腺癌等。⑥中毒与代谢障碍：如铅中毒、尿毒症等。⑦胃肠神经功能紊乱：如胃神经官能症、肠易激综合征等。

**2. 临床表现**

（1）腹痛部位　一般情况下，腹痛部位多为病变所在部位。例如，胃、十二指肠疾病疼痛多在上腹部，肝胆疾病疼痛多在右上腹部，小肠疾病疼痛多在脐部或脐周，急性阑尾炎疼痛在右下腹麦克伯尼点（McBurney point，简称麦氏点），结肠病变疼痛多在下腹或左下腹部，盆腔病变疼痛位于下腹部，弥漫性腹痛多见于腹膜的急慢性炎症、急性出血坏死性肠炎、腹型过敏性紫癜等。

（2）腹痛性质和程度　引起腹痛的原发病不同，腹痛的性质和程度也各异。急性腹痛发病急骤，疼痛剧烈，可呈刀割样痛、绞痛、锐痛等。突发的全腹持续性剧痛伴有腹肌紧张或板状腹，提示急性弥漫性腹膜炎；中上腹持续性剧痛或阵发性加剧应考虑急性胃炎、急性胰腺炎；胆石症或泌尿系结石常为阵发性绞痛；阵发性剑突下钻顶样疼痛是胆道蛔虫病的典型表现。慢性腹痛常为隐痛、钝痛或胀痛等。慢性周期性、节律性上腹部烧灼痛、隐痛，常提示消化性溃疡。

（3）影响腹痛的因素　有些疾病的腹痛与饮食有关：如胆囊炎或胆石症发作前常有进油腻食物史，暴饮暴食可诱发急性胰腺炎、急性胃扩张，进食可诱发或加重胃溃疡的疼痛，十二指肠溃疡的疼痛则在进食后减轻或缓解。有些疾病的腹痛与体位变化有关，如胃黏膜脱垂患者左侧卧位可使疼痛减轻；胰体癌患者仰卧位时疼痛明显，而前倾位或俯卧位时疼痛减轻。

**考点：常见腹痛的临床特点**

**3. 伴随症状**　①腹痛伴寒战、发热：提示有炎症存在，见于急性胆道感染、胆囊炎、肝脓肿、腹腔脓肿等，也可见于腹腔外感染性疾病。②腹痛伴休克：提示腹腔内脏器如肝、脾破裂，胃肠穿孔，绞窄性肠梗阻，肠扭转，急性梗阻性化脓性胆管炎，急性出血坏死性胰腺炎等。腹腔外疾病如心肌梗死、肺炎也可有腹痛，应特别警惕。③腹痛伴黄疸：提示肝胆系统疾病及胰腺疾病等。④腹痛伴呕吐：常见于上消化道疾病，大量呕吐宿食提示幽门梗阻。⑤腹痛伴腹泻：见于肠道疾病、胰腺疾病及慢性肝病等。⑥腹痛伴呕血或柏油样便：常见于消化性溃疡、胃癌等。⑦腹痛伴血便：可见于溃疡性结肠炎、肠结核及结肠癌等。⑧腹痛伴血尿：常见于泌尿系疾病，如泌尿系结石等。

# 三、咳嗽与咳痰

**案例 1-4**

患者，女，66 岁。因反复咳嗽、气喘约 15 年，加重伴双下肢水肿 2 周来院就诊。15 年前于冬季受凉后发热、咳嗽、咳白色泡沫样痰，偶咳黄色痰，无咯血及胸痛，此后每年入冬出现咳嗽、咳痰，有时感气喘，每年发作持续 3 个月以上。2 周前咳喘加重，双下肢水肿。

问题：该患者有哪些症状？主诉是什么？患者咳嗽咳痰的特点是什么？

咳嗽（cough）是机体的一种反射性防御动作，通过咳嗽可以清除呼吸道分泌物及气道内异物。但长期、频繁的咳嗽会影响工作与休息，失去其保护性意义，则为病理状态。

咳痰（expectoration）是借助咳嗽将呼吸道内的病理性分泌物或渗出物等排出口腔外的动作。正常支气管黏膜腺体和杯状细胞只分泌少量黏液，使呼吸道黏膜保持湿润。当各种原因使呼吸道发生炎症时，黏膜充血、水肿，黏液分泌增多，毛细血管通透性增高，浆液大量渗出，渗出物与黏液和吸入的尘埃及某些组织破坏产物等混合而成痰，咳痰是一种病理状态。

## （一）病因及发病机制

咳嗽是延髓咳嗽中枢受刺激而引起。来自耳、鼻、咽、喉、支气管、胸膜等感受区的刺激传入延髓咳嗽中枢，该中枢再将神经冲动传向喉下神经、膈神经和脊神经，分别引起咽肌、声门、膈肌和其他呼吸肌的运动而完成咳嗽动作。表现为深吸气后，声门关闭，膈下降，呼吸肌强烈收缩，使肺内压力迅速升高，然后声门突然开放，气体以极高速度从肺内喷射而出，冲击声门裂隙产生咳嗽动作和特殊声响，与此同时将呼吸道内分泌物或异物排出。常见病因如下。

**1. 呼吸道疾病**　鼻咽部至小支气管的呼吸道黏膜受到刺激，可引起咳嗽。如刺激性气体的吸入、炎症、异物、出血、肿瘤等。呼吸道感染是引起咳嗽、咳痰最常见的原因。

**2. 胸膜疾病**　如各种胸膜炎、自发性气胸或胸腔穿刺等均可引起咳嗽。

**3. 心血管疾病**　各种原因所致的左心衰竭引起肺淤血或肺水肿时，或右心及体循环静脉栓子脱落造成肺栓塞时，肺泡及支气管内漏出物或渗出物刺激支气管黏膜，也可引起咳嗽。

**4. 中枢神经因素**　从大脑皮质发出神经冲动传至延髓咳嗽中枢，人可随意引发咳嗽或抑制咳嗽。

## （二）临床表现

**1. 咳嗽的性质**　咳嗽无痰或痰量极少，称为干性咳嗽，常见于急性咽喉炎、急性支气管炎初期、胸膜炎、肺结核、二尖瓣狭窄、原发性肺动脉高压、间质性肺炎等。咳嗽伴有咳痰称为湿性咳嗽，常见于慢性阻塞性肺疾病、肺炎、肺脓肿、支气管扩张症、空洞性肺结核、肺囊肿合并感染、支气管胸膜瘘等。

**2. 咳嗽的时间与规律** 突发性咳嗽常由吸入刺激性气体或异物所致。长期慢性咳嗽，多见于慢性呼吸道疾病，如慢性支气管炎、支气管扩张、肺脓肿及肺结核。夜间咳嗽常见于左心衰竭和肺结核患者，可能与夜间肺淤血加重及迷走神经兴奋性增高有关。由于体位改变，痰液流动，慢性支气管炎、支气管扩张、慢性肺脓肿所致的咳嗽于清晨起床或夜间睡眠时加剧。

**3. 咳嗽的音色** 指咳嗽声音的特点。咳嗽声音嘶哑，多为声带的炎症或肿瘤压迫喉返神经所致。犬吠样咳嗽，表现为连续阵发性剧咳伴有高调吸气回声，多见于会厌、喉部疾病或气管受压。金属音咳嗽，常见于纵隔肿瘤、主动脉瘤或支气管肺癌直接压迫气管。咳嗽声音低微或无力，见于严重肺气肿、声带麻痹及极度衰弱者。

**4. 痰的性质和量** 痰的性质可分为黏液性、浆液性、脓性和血性等。急性呼吸道炎症时痰量较少。支气管扩张、肺脓肿和支气管胸膜瘘，痰量较多且多呈脓性，静置后可出现分层现象，上层为泡沫，中层为浆液或浆液脓性，下层为坏死物质。恶臭痰提示有厌氧菌感染，多见于支气管扩张、肺脓肿；铁锈色痰为典型肺炎链球菌肺炎的特征；黄绿色或翠绿色痰，提示铜绿假单胞菌感染；黄脓痰见于呼吸道化脓性感染；粉红色泡沫痰是急性肺水肿的特征；棕褐色痰常见于阿米巴肺脓肿。

考点：咳嗽、咳痰的主要临床特点

### （三）伴随症状

**1. 咳嗽伴发热** 多见于呼吸道感染、肺炎、肺结核、胸膜炎等。

**2. 咳嗽伴胸痛** 常见于肺炎、胸膜炎、支气管肺癌、肺梗死和自发性气胸等。

**3. 咳嗽伴呼吸困难** 见于喉水肿、喉肿瘤、慢性阻塞性肺疾病、重症肺炎、肺结核、大量胸腔积液、气胸、肺淤血、肺水肿及气管或支气管异物等。

**4. 咳嗽伴咯血** 常见于支气管扩张、肺结核、肺脓肿、支气管肺癌、二尖瓣狭窄等。

**5. 咳嗽伴大量脓痰** 常见于支气管扩张、肺脓肿、肺囊肿合并感染和脓胸合并支气管胸膜瘘等。

**6. 咳嗽伴哮鸣音** 多见于支气管哮喘、慢性喘息性支气管炎、心源性哮喘、气管与支气管异物等。

**7. 咳嗽伴杵状指（趾）** 常见于支气管扩张、慢性肺脓肿、支气管肺癌和脓胸等。

## 四、咯 血

咯血（hemoptysis）是指喉部、气管、支气管及肺实质出血，血液经咳嗽由口腔咯出的症状。咯血量多少不一，血液一般呈鲜红色。确定咯血前，须对口腔及鼻咽部做仔细检查，排除口腔及鼻咽部出血。另外，咯血须与消化道出血引起的呕血鉴别（表 1-1）。

| | 表 1-1 咯血与呕血的鉴别 | |
| --- | --- | --- |
| 鉴别点 | 咯血 | 呕血 |
| 病因 | 肺结核、支气管扩张、肺癌、心脏病等 | 消化性溃疡、肝硬化、急性胃黏膜病、胆道出血等 |
| 出血前症状 | 喉部痒感、胸闷、咳嗽等 | 上腹部不适、恶心、呕吐等 |
| 出血方式 | 咯出 | 呕出，可为喷射状 |
| 血的颜色 | 鲜红 | 暗红色、棕色，有时为鲜红色 |
| 血中混有物 | 痰、泡沫 | 食物残渣、胃液 |
| 酸碱反应 | 碱性 | 酸性 |
| 黑便 | 无，若咽下血液量较多时可有 | 有，可为柏油样便，呕血停止后仍可持续数日 |
| 出血后痰的性状 | 常有血痰数日 | 无痰 |

考点：咯血与呕血的鉴别

## （一）病因与发生机制

咯血原因很多，最常见于呼吸系统疾病。

**1.支气管疾病** 常见的有支气管扩张、原发性支气管肺癌、支气管内膜结核和慢性支气管炎等。出血机制主要是炎症或肿瘤侵犯支气管黏膜或病灶毛细血管，使其通透性增高，血液渗出或黏膜下血管破裂出血。

**2.肺部疾病** 常见的有肺结核、肺炎、肺脓肿等；较少见的有肺淤血、肺梗死、肺吸虫病、肺真菌病、肺血管畸形等。肺结核是成人最常见的咯血原因。其出血机制为结核病变使毛细血管通透性增高，血液渗出，导致痰中带血丝、血点或小血块；如病变累及小血管使管壁破溃时，可造成中等量咯血；如空洞壁肺动脉分支形成的小动脉瘤破裂，或继发的结核性支气管扩张形成的动静脉瘘破裂，则可引起大量咯血。

**3.心血管疾病** 常见于风湿性心脏病二尖瓣狭窄，某些先天性心脏病如房室隔缺损、动脉导管未闭亦可引起咯血。肺淤血造成肺泡壁或支气管内膜毛细血管破裂，引起大量咯血或痰中带血；支气管黏膜下层支气管静脉曲张破裂，常致大咯血。

**4.其他** 见于①血液病：如白血病、血小板减少性紫癜、血友病、再生障碍性贫血等；②某些急性传染病：如流行性出血热、肺出血型钩端螺旋体病等；③风湿性疾病：如结节性多动脉炎、系统性红斑狼疮、白塞综合征（贝赫切特综合征）等；④气管、支气管子宫内膜异位症等。

*考点：咯血最常见的病因*

## （二）临床表现

**1.年龄与生活习惯** 青壮年咯血常见于肺结核、支气管扩张、二尖瓣狭窄等。40岁以上有长期大量吸烟史者咯血，除慢性支气管炎外，应高度注意原发性支气管肺癌。长时间咯血者全身情况差、体重减轻，多见于肺结核、原发性支气管肺癌。反复咯血而全身情况尚好者，见于支气管扩张、肺囊肿。

**2.咯血量** 24小时咯血量在100ml以内为小量咯血，100～500ml为中等量咯血，500ml以上或一次咯血量达300～500ml为大量咯血。大量咯血主要见于慢性纤维空洞型肺结核、支气管扩张和慢性肺脓肿。支气管肺癌少有大量咯血，主要表现为持续或间断性痰中带血。慢性支气管炎和支原体肺炎也可出现痰中带血或血性痰，但常伴有剧烈咳嗽。

**3.颜色** 肺结核、支气管扩张、肺脓肿和出血性疾病所致咯血，颜色为鲜红色；二尖瓣狭窄肺淤血所致咯血多为暗红色；左心衰竭所致咯血常为粉红色泡沫样。

*考点：咯血量及临床意义*

## （三）伴随症状

**1.咯血伴发热** 见于肺结核、肺炎、肺脓肿、流行性出血热、肺出血型钩端螺旋体病等。

**2.咯血伴胸痛** 见于肺炎链球菌肺炎、肺结核、肺梗死、支气管肺癌等。

**3.咯血伴脓痰** 见于支气管扩张、肺脓肿、空洞性肺结核继发细菌感染等。

**4.咯血伴皮肤黏膜出血** 见于血液病、肺出血型钩端螺旋体病和流行性出血热等。

**5.咯血伴杵状指（趾）** 见于支气管扩张、肺脓肿、支气管肺癌等。

**6.咯血伴黄疸** 见于钩端螺旋体病、肺梗死等。

# 五、呼 吸 困 难

呼吸困难（dyspnea）是指患者主观上感到空气不足、呼吸费力的现象，客观上表现为呼吸运动用力，严重时可出现张口呼吸、鼻翼扇动、端坐呼吸甚至发绀，呼吸辅助肌也参与呼吸运动，并伴有呼吸频率、深度、节律的异常改变。

### （一）病因及发病机制

**1. 呼吸系统疾病**

（1）气道阻塞　如喉、气管、支气管的炎症、水肿、肿瘤或异物所致的狭窄或阻塞、支气管哮喘、慢性阻塞性肺疾病等。

（2）肺部疾病　如肺炎、肺结核、肺不张、肺淤血、肺水肿、间质性肺病、细支气管肺泡癌等。

（3）胸壁、胸廓、胸膜腔疾病　如胸壁炎症、严重胸廓畸形、胸腔积液、自发性气胸、广泛胸膜粘连、结核、外伤等。

（4）神经肌肉疾病　如脊髓灰质炎病变累及颈髓、急性感染性多发性神经根炎（吉兰 - 巴雷综合征）和重症肌无力累及呼吸肌、药物导致呼吸肌麻痹等。

（5）膈运动障碍　如膈肌麻痹、大量腹腔积液、腹腔巨大肿瘤、胃扩张和妊娠末期等。

**2. 循环系统疾病**　常见于各种原因所致的左心和（或）右心衰竭、心脏压塞、肺栓塞和原发性肺动脉高压等。

**3. 中毒**　如糖尿病酮症酸中毒、吗啡类药物中毒、有机磷农药中毒、氰化物中毒、亚硝酸盐中毒和急性一氧化碳中毒等。

**4. 神经精神性疾病**　如脑出血、颅脑外伤、脑肿瘤、脑炎、脑膜炎、脑脓肿等颅脑疾病引起呼吸中枢功能障碍；精神因素所致的呼吸困难，如癔症等。

**5. 血液病**　如重度贫血、高铁血红蛋白血症、硫化血红蛋白血症等。

### （二）临床表现

根据发生机制及临床表现特点，可将呼吸困难分为以下 5 种类型。

**1. 肺源性呼吸困难**　是指由气道、肺组织或胸廓疾病等原因引起的通气、换气功能障碍，导致缺氧和（或）二氧化碳滞留所引起的呼吸困难。临床上常分为 3 种类型。

（1）吸气性呼吸困难　由于喉、气管、大支气管的狭窄或梗阻所致。主要特点为吸气费力，吸气时间明显延长，可伴有干咳及高调吸气性喉鸣音，严重者呼吸肌极度用力，胸腔负压增大，吸气时胸骨上窝、锁骨上窝和肋间隙明显凹陷，称为三凹征（图 1-1）。常见于喉、气管、大支气管的炎症、水肿、异物、肿瘤及喉上神经、喉返神经麻痹等。

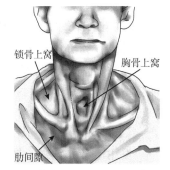

锁骨上窝　胸骨上窝

肋间隙

**图 1-1　三凹征**

（2）呼气性呼吸困难　由肺组织弹性减弱和（或）小支气管狭窄阻塞（痉挛或炎症）所致。主要特点为呼气费力、呼气时间明显延长且缓慢，常伴有呼气期哮鸣音。多见于喘息型慢性支气管炎、慢性阻塞性肺气肿、支气管哮喘等。

（3）混合性呼吸困难　由于广泛肺部病变或肺组织受压，呼吸面积减少导致换气功能障碍所致。主要特点为吸气与呼气均感费力、呼吸频率增快、深度变浅。常见于重症肺炎、重症肺结核、大片肺不张、大面积肺梗死、弥漫性肺间质疾病、大量胸腔积液、气胸等。

***考点：**肺源性呼吸困难的分类及特点*

**2. 心源性呼吸困难**　主要是由左心和（或）右心功能不全引起，尤其是左心衰竭时呼吸困难更为严重，由于肺淤血和肺泡弹性降低，肺泡与毛细血管的气体交换障碍。右心功能不全时，呼吸困难的主要原因是体循环淤血。

左心功能不全引起的呼吸困难特点为活动时呼吸困难出现或加重，休息时减轻或消失，卧位明显，坐位或立位时减轻，故患者常出现端坐呼吸。这是因为坐位时下半身回心血量减少，肺淤血减轻，同时坐位时膈位置降低，肺活量增加。

急性左心功能不全时，可出现夜间阵发性呼吸困难，表现为夜间睡眠中突感胸闷气急，被迫坐起，惊恐不安。轻者数分钟至数十分钟后症状逐渐减轻、消失；重者可见端坐呼吸、面色发绀、大汗，有哮鸣音，咳浆液性粉红色泡沫痰，两肺底有较多湿啰音，心率增加，称为心源性哮喘。

**考点：左心功能不全引起的呼吸困难的特点**

**3. 中毒性呼吸困难**　代谢性酸中毒可导致血中酸性代谢产物增多，增多的酸性代谢产物强烈刺激呼吸中枢引起呼吸困难。表现为深长而规则的呼吸，可伴有鼾声，称为酸中毒大呼吸（又称库斯莫尔呼吸，Kussmaul respiration）。见于尿毒症、糖尿病酮症酸中毒等。

**考点：酸中毒大呼吸的特点**

**4. 神经性呼吸困难和精神性呼吸困难**　神经性呼吸困难主要是由于呼吸中枢受颅内压增高和供血减少的刺激，使呼吸慢而深，并常伴有呼吸节律的改变。临床上常见于重症颅脑疾病，如脑出血、脑炎、脑膜炎、脑脓肿、脑外伤及脑肿瘤等。

精神性呼吸困难主要表现为呼吸快而浅，伴有叹息样呼吸或出现手足搐搦。临床上常见于癔症患者。其发生机制多为过度通气而发生呼吸性碱中毒所致，严重时也可出现意识障碍。

**5. 血源性呼吸困难**　多由红细胞携氧量减少，血氧含量降低所致。表现为呼吸浅，心率快。临床上常见于重度贫血、高铁血红蛋白血症、硫化血红蛋白血症等。

### （三）伴随症状

**1. 呼吸困难伴发热**　见于肺炎、肺脓肿、肺结核、胸膜炎、急性心包炎、败血症等。

**2. 发作性呼吸困难伴哮鸣音**　见于支气管哮喘、心源性哮喘，突发性严重呼吸困难见于急性喉水肿、气管异物、大面积肺栓塞、自发性气胸等。

**3. 呼吸困难伴一侧胸痛**　见于大叶性肺炎、急性渗出性胸膜炎、肺栓塞、自发性气胸、急性心肌梗死、支气管肺癌等。

**4. 呼吸困难伴咳嗽、咳痰**　见于慢性支气管炎、阻塞性肺气肿继发肺部感染、支气管扩张、肺脓肿等，伴粉红色泡沫痰见于急性左心衰竭。

**5. 呼吸困难伴意识障碍**　见于脑出血、脑膜炎、糖尿病酮症酸中毒、尿毒症、肺性脑病、急性中毒、休克型肺炎等。

# 六、发　　绀

发绀（又称紫绀）是指血液中去氧血红蛋白（还原型血红蛋白）增多，使皮肤和黏膜呈青紫色改变的现象。这种改变在皮肤较薄、色素较少和毛细血管较丰富的部位，如口唇、颊部、指（趾）、甲床等处较明显，且易观察到。

### （一）发生机制

发绀是由血液中去氧血红蛋白的绝对量增多所致。当各种原因使毛细血管血液的去氧血红蛋白量超过 50g/L 时，皮肤黏膜即可出现发绀。发绀是缺氧的特征性表现，但缺氧并不一定都导致发绀。如重度贫血（Hb < 60g/L）时，即使有严重缺氧，动脉血氧饱和度明显降低，也难以出现发绀。而在红细胞增多症时，不管是否存在缺氧，只要血液中去氧血红蛋白含量增多，即可出现发绀。

### （二）病因与分类

#### 1. 血液中去氧血红蛋白增加

（1）中心性发绀　由于某些心、肺疾病导致动脉血氧饱和度降低所致。其特点是全身性发绀，除四肢及颜面外，也累及躯干的皮肤；发绀部位的皮肤温暖，局部加温或按摩发绀不消失。中心性发绀分为以下两型。①肺性发绀：各种原因导致肺通气和（或）肺换气功能障碍，肺氧合作用不足，体循环毛细血管中去氧血红蛋白增多，而引起发绀。常见于各种严重的呼吸系统疾病，如喉、气管、支气管的阻塞、重症肺炎、阻塞性肺气肿、肺淤血、肺水肿、急性呼吸窘迫综合征、肺栓塞、原发性肺动脉高压等；②心性发绀：由于心脏或大血管间存在异常通道，部分静脉血未通过肺进行氧合作用，直接经异常通道分流混入体循环动脉血中，如分流量超过心输出量的 1/3 时，即可出现发绀。常见于发绀型先天性心脏病，如法洛（Fallot）四联症、艾森门格（Eisenmenger）综合征等。

（2）周围性发绀　由周围循环血流障碍所致。其特点为发绀常出现于肢体的末端与下垂部位，如肢端、耳垂处、鼻尖等，发绀部位的皮肤发凉，经加温或按摩使之温暖，发绀即可消失。借此可与中心性发绀相鉴别。

（3）混合性发绀　中心性发绀与周围性发绀同时并存。见于心功能不全，由肺淤血，血液在肺内氧合不足及周围血流缓慢，毛细血管内血液脱氧过多所致。

考点：中心性发绀与周围性发绀的原因及特点

**2. 血液中异常血红蛋白增多**

（1）高铁血红蛋白血症　由于各种化学物质或药物中毒导致血红蛋白分子中的 $Fe^{2+}$ 被 $Fe^{3+}$ 所取代，形成高铁血红蛋白，使其失去与氧结合的能力。当血中高铁血红蛋白量达到 30g/L 时，即可出现发绀。常见于苯胺、硝基苯、伯氨喹、亚硝酸盐、磺胺类药物等中毒。其特点是发绀出现急骤，病情严重，氧疗无效，抽出的静脉血呈深棕色，暴露于空气中不能变成鲜红色，静脉注射亚甲蓝、硫代硫酸钠、大量维生素 C，可使发绀消退。大量进食含亚硝酸盐的变质蔬菜而引起的中毒性高铁血红蛋白血症，也可出现发绀，称肠源性发绀。

（2）硫化血红蛋白血症　正常红细胞中无硫化血红蛋白。凡能引起高铁血红蛋白血症的药物或化学物质也能引起硫化血红蛋白血症，其先决条件是患者同时有便秘，或服用硫化物，在肠道内形成大量硫化氢，后者作用于血红蛋白，产生硫化血红蛋白。当血中硫化血红蛋白含量达到 5g/L 时，即可出现发绀。发绀的特点是持续时间长，可达数月或更长，因硫化血红蛋白一经形成，不论在体内或体外均不能恢复为血红蛋白，而红细胞寿命仍正常。患者血液呈蓝褐色，分光镜检查可证明有硫化血红蛋白的存在。

### （三）伴随症状

**1. 发绀伴呼吸困难**　常见于重症心、肺疾病及急性呼吸道阻塞等。

**2. 发绀伴杵状指（趾）**　提示病程较长，主要见于发绀型先天性心脏病及某些慢性肺部疾病。

**3. 发绀伴意识障碍**　主要见于某些药物或化学物质中毒、休克、急性肺部感染或急性心力衰竭等。

# 七、心　悸

心悸（palpitation）是一种自觉心脏跳动的不适感或心慌感。心悸时心率可快可慢，也可伴有心律及心输出量改变。

### （一）病因及发病机制

**1. 心脏搏动增强**　心脏收缩力增强引起的心悸，可为生理性也可为病理性。

（1）生理性　见于①健康人在剧烈运动或精神过度紧张时；②饮酒、喝浓茶或咖啡后；③应用某些药物，如肾上腺素、麻黄碱、咖啡因、阿托品、甲状腺片等。

（2）病理性　见于①心室肥大：高血压心脏病、主动脉瓣关闭不全、动脉导管未闭、主动脉瓣及二尖瓣关闭不全、室间隔缺损、原发性心肌病等均可引起不同程度的心室肥大，心肌收缩力增强，心搏增强而引起心悸；②其他引起心脏搏动增强的疾病：如甲状腺功能亢进、贫血、发热、低血糖症等，均可通过不同途径导致心输出量增加、心率增加，而引起心悸。

**2. 心律失常**　各种原因所致的心率与节律的改变均可引起心悸。

（1）心动过速　各种原因引起的窦性心动过速、阵发性室上性或室性心动过速等，均可发生心悸。

（2）心动过缓　高度房室传导阻滞、窦性心动过缓或病态窦房结综合征，由于心率缓慢，舒张期延长，心室充盈度增加，心脏搏动强而有力，可引起心悸。

（3）其他心律失常　房性或室性期前收缩、心房颤动等，由于心脏跳动不规则，患者感到心悸，甚至有心脏停搏的感觉。

**3. 心脏神经官能症**　是由自主神经功能紊乱所引起，心脏本身并无器质性病变。多见于青年女性。临床表现除心悸外常有心前区或心尖部隐痛，以及疲乏、失眠、头晕、头痛、耳鸣、记忆力减退等神经衰弱表现，在焦虑、情绪激动等情况下更易发生。

一般认为心脏活动过度是心悸发生的基础，常与心率及心搏出量改变及心律失常有关。心悸的发生常与精神因素及注意力有一定关系，如焦虑、紧张及注意力集中时易于出现。

### （二）临床表现

心悸主要表现为自觉心跳或心慌，可分别伴有心前区不适、心前区疼痛、发热、晕厥或抽搐、呼吸困难等。

### （三）伴随症状

**1. 心悸伴心前区疼痛**　见于冠状动脉粥样硬化性心脏病、心肌炎、心包炎、亦可见于心脏神经官能症等。

**2. 心悸伴发热**　见于急性传染病、风湿热、心肌炎、心包炎、感染性心内膜炎等。

**3. 心悸伴晕厥或抽搐**　见于高度房室传导阻滞、心室颤动或阵发性室性心动过速、病态窦房结综合征等。

**4. 心悸伴消瘦及出汗**　见于甲状腺功能亢进。

# 八、恶心与呕吐

恶心（nausea）是一种紧迫欲吐的上腹部不适感。恶心严重时常伴有迷走神经兴奋的症状，如头晕、流涎、血压降低及心动过缓等，常为呕吐的前驱感觉，也可单独出现。

呕吐（vomiting）是指胃或部分小肠的内容物，通过食管经口腔排出体外的现象。呕吐可将机体的有害物质排出体外，从而起到反射性保护作用，但频繁和剧烈的呕吐可引起水、电解质紊乱和营养障碍等。

### （一）病因及发生机制

引起恶心与呕吐的病因很多，按发病机制可归纳为以下几类。

**1. 反射性呕吐**

（1）胃肠道疾病　如急、慢性胃肠炎，消化性溃疡，急性胃扩张，幽门梗阻，急性阑尾炎，各型肠梗阻，急性出血坏死性肠炎，腹型过敏性紫癜等。

（2）肝胆胰疾病　如急性肝炎、肝硬化、肝淤血、急慢性胆囊炎或胰腺炎等。

（3）心血管疾病　如急性心肌梗死、心力衰竭、休克等。

（4）其他疾病　如咽部炎症及理化因素刺激、急性腹膜炎、肾输尿管结石、急性肾盂肾炎、急性盆腔炎、异位妊娠破裂；内耳迷路病变、青光眼、屈光不正等亦可出现恶心、呕吐。

**2. 中枢性呕吐**

（1）中枢神经系统疾病　如颅内感染、脑血管疾病、颅脑损伤、癫痫等。

（2）药物或化学毒物的作用　如抗生素、抗恶性肿瘤药、洋地黄以及砷、有机磷农药等均可作用于呕吐中枢而引起呕吐。

（3）全身性疾病　如尿毒症、肝性脑病（肝昏迷）、糖尿病酮症酸中毒、甲状腺功能亢进、肾上腺皮质功能不全、低血糖、低钠血症及早孕等均可引起呕吐。

（4）精神因素　如胃肠神经症、癔症、神经性厌食等。

呕吐是一个复杂的反射动作，其过程可分为三个阶段，即恶心、干呕与呕吐。呕吐中枢位于延髓，接受来自消化道、大脑皮质、内耳前庭、冠状动脉及化学感受器引发的传入冲动，通过一系列复杂和协调的肌肉运动而发生呕吐反射。呕吐首先是幽门收缩关闭、胃逆蠕动，继而贲门开放，同时腹肌与膈肌迅速收缩，腹内压增高，迫使胃内容物通过食管排出口外。若胃逆蠕动较弱，或贲门不开，胃内容物无从排出，则表现为恶心。呕吐与反胃不同，反胃指无恶心与呕吐的协调动作而胃内容物经食管、口腔溢出体外。

## （二）临床表现

**1. 呕吐的时间**　晨起空腹时恶心、呕吐见于早期妊娠、尿毒症、慢性酒精中毒等，晚上或夜间呕吐多见于幽门梗阻。

**2. 呕吐与进食的关系**　进食过程中或餐后即刻呕吐，可能为幽门管溃疡或精神性呕吐；餐后1小时以上呕吐称延迟性呕吐，提示胃张力下降或胃排空延迟；餐后较久或数餐后呕吐，见于幽门梗阻。

**3. 呕吐的特点**　精神性或颅内高压性呕吐，恶心很轻或没有；颅内高压以喷射状呕吐为特点。

**4. 呕吐物的性质**　胃炎时呕吐物有大量的黏液并混有食物残渣；幽门梗阻的呕吐物量多、味酸臭、有未消化的宿食；呕吐物带粪臭味提示低位小肠梗阻；呕吐物味苦、黄色或深绿色，表示有胆汁反流；呕吐物含有大量酸性液体者多为胃泌素瘤或十二指肠溃疡；而无酸味者可能为贲门狭窄或贲门失弛缓症所致；上消化道出血常呈咖啡渣样呕吐物。

## （三）伴随症状

**1. 呕吐伴腹痛、腹泻**　多见于急性胃肠炎或细菌性食物中毒、霍乱、副霍乱和各种原因引起的急性中毒。

**2. 呕吐伴右上腹痛及发热、寒战、黄疸**　应考虑胆囊炎或胆石症等。

**3. 呕吐伴头痛及喷射性呕吐**　常见于颅内高压症或青光眼等。

**4. 呕吐伴眩晕、眼球震颤**　见于前庭器官疾病。

# 九、呕血与便血

## （一）呕血

呕血（hematemesis）是指上消化道疾病（指十二指肠韧带以上的消化器官，包括食管、胃、十二指肠、肝、胆、胰等）或全身性疾病所致的急性上消化道出血，血液经口腔呕出。呕血应与咯血仔细鉴别，同时还应排除鼻腔、口腔、咽喉等部位出血吞咽后再呕出。

**1. 病因及发病机制**

（1）消化系统疾病　①食管疾病：食管静脉曲张破裂、反流性食管炎、食管癌、食管异物、食管贲门黏膜撕裂、食管裂孔疝等。大量呕血多由门静脉高压所致的食管静脉曲张破裂所致。②胃及十二指肠疾病：最常见的为消化性溃疡，其次为慢性胃炎、服用药物和应激所引起的急性胃十二指肠黏膜病变；胃癌、胃黏膜脱垂症等亦可引起呕血。③肝、胆道疾病：肝硬化门静脉高压可引起食管和胃底静脉曲张破裂出血；肝癌、肝脓肿、胆囊及胆道结石、胆囊癌、胆管癌等均可引起出血。④胰腺疾病：急、慢性胰腺炎，胰腺癌破裂出血。

🔗 **链接** 应激性溃疡

应激性溃疡是指机体在各类严重创伤、危重疾病等严重应激状态下，发生的急性消化道糜烂、溃疡，可导致消化道出血、穿孔。其病灶的特点：①急性病变在应激情况下产生；②呈多发性；③病变散布在胃体及胃底含壁细胞的泌酸部位，胃窦部少见，仅在病情发展或恶化时才偶尔累及胃窦部；④不伴有高胃酸分泌。应激性溃疡的发病率近年来有增高的趋势。

（2）消化系统邻近器官疾病　如胸主动脉瘤破裂进入食管，腹主动脉瘤破裂进入十二指肠等。

（3）全身性疾病　①血液系统疾病：血小板减少性紫癜、过敏性紫癜、白血病、血友病等；②急性传染病：流行性出血热、钩端螺旋体病、登革热、急性重型肝炎等；③结缔组织病：系统性红斑狼疮、结节性多动脉炎累及上消化道；④其他：尿毒症、肺源性心脏病、呼吸衰竭、抗凝剂治疗过量等。

在引起呕血的众多原因中，以消化性溃疡引起者最为常见，其次为食管和（或）胃底静脉曲张破裂，再次为急性胃黏膜病变。在考虑呕血的病因时，应首先考虑上述三种疾病。

**2.临床表现**

（1）呕血与黑便　呕血前常有上腹不适和恶心，其颜色可因出血量的多少、在胃内停留时间的长短及出血的部位而不同。出血量多、在胃内停留时间短或出血位于食管，则血色呈鲜红、暗红色或混有凝血块；当出血量较少或在胃内停留时间长，则因血红蛋白与胃酸作用形成酸化正铁血红蛋白，呕吐物可呈咖啡渣样棕褐色。呕血的同时因部分血液经肠道排出体外，可致便血或形成黑便。

**考点：呕血与黑便的临床特点**

（2）失血性周围循环障碍　上消化道出血患者出血量为血容量的 $10\% \sim 15\%$ 时，除头晕、畏寒外，多无全身症状；出血量达血容量的 $20\%$ 以上时，则有冷汗、四肢厥冷、心慌、脉搏细速等急性失血症状；若出血量在血容量的 $30\%$ 以上时，则有急性周围循环衰竭的表现，出现脉搏细数微弱、血压下降、呼吸急促等休克表现。

（3）血液检查　初期不明显，随后由于组织液的渗出及输液等情况，血液被稀释，血红蛋白及血细胞比容逐渐降低。因此，大出血早期不能根据红细胞数与血红蛋白量来判断有无出血及出血量。

（4）其他　大量出血后，患者可有发热、氮质血症等表现。

**3.伴随症状**　呕血伴随的症状、体征及某些化验结果等都是确定病因和估计失血量的重要依据。

（1）呕血伴上腹痛　中青年人呕血伴周期性、节律性上腹痛，多为消化性溃疡。老年人呕血伴慢性上腹痛，疼痛无明显规律性并伴有厌食、消瘦或贫血者，应警惕胃癌。

（2）呕血伴肝脾肿大　大量呕血伴脾大，有蜘蛛痣、肝掌、腹壁静脉曲张或腹水，提示肝硬化门脉高压所致食管静脉曲张破裂出血；呕血伴肝区疼痛、肝大、质地坚硬、表面凹凸不平或有结节，血液检查甲胎蛋白阳性者提示肝癌。

（3）呕血伴黄疸　呕血伴黄疸、寒战、发热及右上腹绞痛，可能由肝胆疾病所引起；伴黄疸、发热及全身皮肤黏膜有出血倾向，见于某些传染病，如钩端螺旋体病。

（4）呕血伴皮肤黏膜出血　常见于血液疾病及凝血功能障碍。

（5）其他　近期有服用阿司匹林、醋酸泼尼松等药物，大面积烧伤、颅脑手术、脑血管疾病者和严重外伤伴呕血，应考虑急性胃黏膜病变。在剧烈呕吐后继而呕血，应注意食管贲门黏膜撕裂伤。

## （二）便血

便血（hematochezia）是指消化道出血，血液由肛门排出。少量出血无肉眼可见的粪便颜色改变，须用隐血试验才能确定者，称为隐血便。

🔗 **链接** 粪便隐血试验

当胃肠道少量出血时，粪便颜色正常，且显微镜检查也未发现红细胞者，这种出血称为隐血。必须用化学方法或免疫学方法检测粪便微量出血的试验，称为粪便隐血试验（OBT）。正常人粪便隐血试验为阴性。粪便隐血试验阳性常见于消化性溃疡的活动期、胃癌、钩虫病、消化道炎症及某些出血性疾病等。消化性溃疡隐血试验呈间断阳性，消化道恶性肿瘤则呈持续性阳性，故本试验对消化道出血的诊断及消化道肿瘤的普查、初筛和监测均有重要意义。服用铁剂，食用动物血或肝脏、瘦肉以及大量绿叶蔬菜时，可出现假阳性。口腔出血被咽下后，可呈阳性反应，临床应注意。

**1. 病因及发病机制**　引起呕血的病因均可致便血，此外便血还常见于下列疾病。

（1）下消化道疾病　①小肠疾病：如肠结核、肠伤寒、急性出血性坏死性肠炎、钩虫病、克罗恩（Crohn）病、小肠肿瘤、小肠血管瘤、肠套叠等；②结肠疾病：如急性细菌性痢疾、阿米巴痢疾、血吸虫病、溃疡性结肠炎、结肠癌、结肠息肉等；③直肠肛管疾病：直肠肛管损伤、非特异性直肠炎、直肠息肉、直肠癌、痔、肛裂、肛瘘等。

（2）上消化道疾病　因出血量与速度不同，可表现为便血或黑便。详见本章"呕血"相关内容。

（3）全身性疾病　如白血病、血小板减少性紫癜、血友病、遗传性毛细血管扩张症、维生素 C 及维生素 K 缺乏症、肝脏疾病、尿毒症、流行性出血热、败血症等。

**2. 临床表现**　便血颜色可呈鲜红、暗红色或黑色。颜色的差异主要取决于出血部位、出血量的多少、血液在肠腔内停留时间长短。出血部位越低，出血量越大，排出越快，则粪便颜色越鲜红。

上消化道出血或小肠出血，血液在肠内停留时间较长时，多为柏油样便，原因为红细胞破坏后，血红蛋白在肠道内与硫化物结合形成硫化亚铁，使粪便呈黑色，并因附有黏液而发亮，类似柏油，称柏油样便。下消化道出血或上消化道大出血伴肠蠕动加快时，多呈鲜红便。粪便可全为血液或与粪便混合，血色鲜红不与粪便混合，仅黏附于粪便表面或于排便后有鲜血滴出或喷射出者，提示肛门或肛管疾病，如痔、肛裂或直肠肿瘤引起的出血；少量的消化道出血，无肉眼可见的粪便颜色改变，须用隐血试验才能确定。

在确定便血前须排除下列情况：①口腔、鼻、咽、支气管、肺等部位的出血，经吞咽后由肛门排出；②口服某些中草药、铋剂、炭粉等时，粪便可呈黑色，但粪便隐血试验阴性；③食用动物血或肝脏、铁剂等也可使粪便呈黑色，粪便隐血试验呈阳性。

**3. 伴随症状**

（1）便血伴腹痛　慢性反复上腹痛，且呈周期性与节律性，出血后疼痛减轻者，见于消化性溃疡；上腹绞痛并有黄疸者，应考虑肝、胆道出血；腹痛时排血便或脓血便，便后腹痛减轻，见于细菌性痢疾、阿米巴痢疾或溃疡性结肠炎等。

（2）便血伴里急后重　即肛门坠胀感，常觉排便未净，排便频繁，但每次排便量较少，且排便后未见轻松，常提示为肛门、直肠疾病，见于细菌性痢疾、直肠炎及直肠癌等。

（3）便血伴发热　常见于传染性疾病或部分恶性肿瘤等。

（4）便血伴皮肤黏膜出血　可见于急性传染性疾病及血液疾病等。

（5）便血伴腹部肿块　应考虑肠道恶性淋巴瘤、结肠癌、肠结核、肠套叠及克罗恩病等。

# 十、黄　疸

黄疸（jaundice）是由于血清中胆红素浓度升高致使皮肤、黏膜、巩膜发生黄染的现象。正常血清总胆红素为 1.7～17.1μmol/L，血清胆红素浓度升高至 17.1～34.2μmol/L 时，临床上尚未出现肉眼可见的黄疸，称为隐性黄疸，超过 34.2μmol/L 时，出现临床可见的黄疸，称为显性黄疸。

## （一）病因和发病机制

**1. 溶血性黄疸** 凡能引起溶血的疾病都可产生溶血性黄疸。常见于：①先天性溶血性贫血，如地中海贫血、遗传性球形红细胞增多症；②后天性获得性溶血性贫血，如自身免疫性溶血性贫血、新生儿溶血、误输异型血后的溶血以及蚕豆病、伯氨喹和蛇毒引起的溶血等。

🔗 **链接** 蚕豆病

蚕豆病是由葡萄糖 -6- 磷酸脱氢酶（G-6-PD）缺乏所导致的疾病，表现为在遗传性葡萄糖 -6- 磷酸脱氢酶缺陷的情况下，食用新鲜蚕豆后突然发生的急性血管内溶血。溶血时一方面由于大量红细胞被破坏，血中形成大量非结合胆红素，超过肝脏的代谢能力；另一方面，由于大量溶血而引起贫血、缺氧和红细胞破坏产物的毒性作用，削弱了肝细胞对胆红素的代谢功能，导致非结合胆红素在血中潴留，超过正常水平而出现黄疸。

**2. 肝细胞性黄疸** 各种使肝细胞广泛损害的疾病均可导致黄疸，如病毒性肝炎、肝硬化、中毒性肝炎、钩端螺旋体病、败血症等。肝细胞的损伤导致肝细胞对胆红素的摄取、结合及排泄功能降低，血中未结合胆红素增多。同时，未受损的肝细胞仍能将未结合胆红素转变为结合胆红素，其中一部分结合胆红素经毛细胆管从胆道排泄，另一部分则经已损害或坏死的肝细胞反流入血；亦可因肝细胞肿胀、汇管区渗出性病变与水肿以及小胆管内胆栓形成，使胆汁排泄受阻而反流入血，致使血中结合胆红素增加而出现黄疸。

**3. 胆汁淤积性黄疸** 胆汁淤积可分为肝内性或肝外性。肝内性又可分为肝内阻塞性胆汁淤积和肝内胆汁淤积。肝内阻塞性胆汁淤积见于肝内泥沙样结石、癌栓、寄生虫病等；肝内胆汁淤积见于毛细胆管型病毒性肝炎、药物性胆汁淤积（氯丙嗪、甲睾酮等）、原发性胆汁性肝硬化等。肝外性胆汁淤积可由胆总管结石、狭窄、炎性水肿、肿瘤及蛔虫等阻塞引起。由于胆道阻塞，阻塞上方的压力升高，胆管扩张，最终导致小胆管与毛细胆管破裂，胆汁中的胆红素反流入血。肝内胆汁淤积并非均由机械因素引起（如药物引起的胆汁淤积），而是由于胆汁分泌功能障碍、毛细胆管的通透性增加，胆汁浓缩而流量减少，导致胆道内胆盐沉淀与胆栓形成。

*考点：黄疸的病因分类*

## （二）临床表现

**1. 溶血性黄疸** 黄疸多为轻度，呈浅柠檬色，不伴有皮肤瘙痒，其他症状主要为原发病的表现。例如，急性溶血时可有发热、寒战、头痛、呕吐、腰痛等，并有不同程度的贫血和血红蛋白尿（尿呈酱油或茶色），严重者可有急性肾衰竭；慢性溶血多为先天性，常无明显症状，除伴贫血外尚有脾大。

**2. 肝细胞性黄疸** 皮肤、黏膜呈浅黄至深黄色，可伴有轻度皮肤瘙痒。其他则为肝脏原发病的表现，如疲乏、食欲减退、肝区不适或疼痛，肝硬化患者尚有脾大、腹水等，严重者可有出血倾向。

**3. 胆汁淤积性黄疸** 皮肤呈暗黄色，完全阻塞者颜色更深，甚至呈黄绿色，并有皮肤瘙痒，尿色深，粪便颜色变浅或呈白陶土色。同时伴有原发病的症状，如胆结石患者有右上腹痛、呕吐等。

*考点：三种黄疸的特点*

## （三）伴随症状

**1. 黄疸伴发热** 见于急性胆管炎、肝脓肿、钩端螺旋体病、败血症、病毒性肝炎或急性溶血，可先有发热而后出现黄疸。

**2. 黄疸伴腹痛** 伴上腹剧烈疼痛见于胆道结石、肝脓肿或胆道蛔虫病；持续性右上腹钝痛或胀痛可见于病毒性肝炎、肝脓肿或原发性肝癌；右上腹剧痛、寒战高热和黄疸为查科（Charcot）三联征，提示急性化脓性胆管炎。

**3. 黄疸伴肝大**　肝轻中度肿大、质地软或中等硬度且表面光滑者，见于病毒性肝炎、急性胆道感染或胆道阻塞；肝明显肿大，质地坚硬，表面凹凸不平有结者见于原发或继发性肝癌；肝大不明显，而质地较硬、边缘不整，表面有小结节者，见于肝硬化。

**4. 黄疸伴胆囊肿大**　提示胆总管梗阻，见于胰头癌、壶腹癌、胆总管癌等。

**5. 黄疸伴脾大**　可见于病毒性肝炎、钩端螺旋体病、败血症、疟疾、门脉性或胆汁性肝硬化、各种原因引起的溶血性贫血等。

**6. 黄疸伴腹水**　见于重症肝炎、肝硬化失代偿期、肝癌等。

# 十一、水　肿

当人体组织间隙有过多的液体积聚使组织肿胀时，称为水肿（edema），可分为全身性与局部性。液体在体内组织间隙呈弥漫性分布时为全身性水肿；液体积聚在局部组织间隙时为局部水肿；过多的液体积聚在体腔内时称积液，如胸腔积液（胸水）、腹腔积液（腹水）等。

## （一）病因及发生机制

在正常人体中，血管内液体不断地从毛细血管小动脉端滤出至组织间隙成为组织液，另一方面组织液又不断从毛细血管小静脉端回吸收入血管中，两者保持动态平衡，因而组织间隙无过多液体积聚。产生水肿的主要因素有：①水钠的潴留，如继发性醛固酮增多症等；②毛细血管滤过压升高，如右心衰竭等；③毛细血管通透性增高，如感染、烧伤等；④血浆胶体渗透压降低，如慢性肾炎、肾病综合征等；⑤淋巴液或静脉回流受阻，如丝虫病或血栓性静脉炎等。

## （二）临床表现

**1. 全身性水肿**

（1）心源性水肿　多见于右心功能不全。发生机制主要是有效循环血量减少，肾血流量减少，肾小球滤过率降低，继发性醛固酮增多，肾小管回吸收钠增加，引起水钠潴留以及静脉压增高，导致毛细血管静水压增高，组织液回吸收减少所致。其特点是水肿首先出现于身体下垂部位，如非卧床患者的水肿最早出现于下肢，尤以踝部明显，休息后减轻或消失；卧床患者的水肿首先出现于腰骶部，颜面部一般不出现水肿；水肿呈对称性、凹陷性。此外通常有右心衰竭的其他表现，如颈静脉怒张、肝大、静脉压升高，严重时可出现胸水、腹水等。

*考点*：心源性水肿的原因及特点

（2）肾源性水肿　常见于各型肾炎和肾病。主要是由于多种因素引起肾排泄水、钠减少，导致水钠潴留，细胞外液增多，毛细血管静水压升高，而引起水肿。水钠潴留是肾性水肿的基本机制。水肿的特点是疾病初期晨间起床时有眼睑与颜面水肿，后期发展为全身水肿。常有尿常规改变、高血压、肾功能损害的表现。肾源性水肿需与心源性水肿相鉴别（表 1-2）。

| 鉴别点 | 心源性水肿 | 肾源性水肿 |
|---|---|---|
| 开始部位 | 从足部开始，向上延及全身 | 从眼睑、颜面开始，延及全身 |
| 发展快慢 | 发展较缓慢 | 发展迅速 |
| 水肿性质 | 比较坚实，移动性较小 | 软而移动性大 |
| 伴随改变 | 心脏增大、心脏杂音、肝大、静脉压升高等 | 高血压、蛋白尿、肾功能异常等 |

表 1-2　心源性水肿和肾源性水肿的鉴别

*考点*：肾源性水肿的原因及特点

（3）肝源性水肿　常见于肝硬化失代偿期。水肿形成的机制主要是门静脉压力增高、低蛋白血症、肝淋巴液生成增加、继发性醛固酮增多等。水肿的特点是发生较缓慢，首先出现于踝部，逐渐向上蔓延，而头、面部及上肢常无水肿。肝硬化失代偿期时，最突出的表现为腹水，此外尚有肝功能减退和门静脉高压的其他表现。

（4）营养不良性水肿　由于慢性消耗性疾病、长期营养缺乏、蛋白丢失性胃肠病、重度烧伤等所致低蛋白血症或维生素 $B_1$ 缺乏，可产生水肿。其特点是水肿发生前常有消瘦、体重减轻等表现。皮下脂肪减少致使组织松弛，组织压降低，加重了水肿液的潴留。水肿常从足部开始逐渐蔓延至全身。

（5）其他原因　①黏液性水肿：常在眼睑、颜面及下肢出现，为非凹陷性水肿，见于甲状腺功能减退；②经前期紧张综合征：特点为月经前 7 ~ 14 天出现眼睑、踝部及手部轻度水肿，可伴乳房胀痛及盆腔沉重感，月经后水肿逐渐消退；③药物性水肿：可见于糖皮质激素、雄激素、雌激素、胰岛素、甘草制剂等使用过程中，停药后可消退；④特发性水肿：多见于妇女，主要表现在身体下垂部分，站立过久或行走过多后出现。

**2. 局部性水肿**　常由局部静脉、淋巴回流受阻或毛细血管通透性增加所致，如上、下腔静脉阻塞综合征，肢体血栓形成所致的血栓性静脉炎，丝虫病所致的象皮腿以及局部炎症、创伤或过敏等。

### （三）伴随症状

**1. 水肿伴肝大**　可为心源性、肝源性与营养不良性水肿，如同时有颈静脉怒张者则为心源性。

**2. 水肿伴重度蛋白尿**　常为肾源性水肿，而轻度蛋白尿也可见于心源性水肿。

**3. 水肿伴呼吸困难与发绀**　常为心脏病、上腔静脉阻塞综合征等所致。

**4. 水肿与月经周期有明显关系**　可见于经前期紧张综合征。

**5. 水肿伴消瘦、体重减轻**　可见于营养不良性水肿。

# 十二、意识障碍

意识障碍（disturbance of consciousness）是指人对周围环境及自身状态的识别和觉察能力出现紊乱，乃至完全丧失觉察能力的精神病理状态。多由高级神经中枢功能活动（意识、感觉和运动）受损所引起，可表现为嗜睡、意识模糊、昏睡和昏迷。

### （一）病因

引起意识障碍的病因可分为颅脑疾病和全身性疾病两大类。

**1. 颅脑疾病**

（1）颅脑感染性疾病　如各种脑膜炎、脑炎、脑脓肿、脑型疟疾等。

（2）颅脑非感染性疾病　①脑血管疾病：如脑缺血、脑出血、蛛网膜下腔出血、脑栓塞、脑血栓形成、高血压脑病等；②脑占位性疾病：如脑肿瘤、脑脓肿等；③颅脑损伤：如脑震荡、脑挫裂伤、外伤性颅内血肿、颅骨骨折等；④癫痫。

**2. 全身性疾病**

（1）急性感染性疾病　如败血症、中毒性肺炎、中毒型菌痢、伤寒、斑疹伤寒等。

（2）内分泌与代谢障碍　如尿毒症、肝性脑病、肺性脑病、甲状腺危象、甲状腺功能减退、糖尿病、低血糖、严重水电解质紊乱等。

（3）心血管疾病　如心肌梗死、心律失常引起阿 - 斯（Adams-Stokes）综合征、重度休克等。

（4）外源性中毒　如安眠药、有机磷农药、氰化物、一氧化碳、酒精和吗啡等中毒。

（5）物理性及缺氧性损害　如高温中暑、日射病、触电、高山病等。

### （二）临床表现

**1. 嗜睡（somnolence）**　是最轻的意识障碍，患者意识清晰度有轻微降低，经常处于睡眠状态，给予较轻微的刺激或呼唤即可被唤醒，醒后意识活动接近正常，能勉强回答问题和配合检查，但对周围环境的鉴别能力较差，当刺激去除后很快又进入睡眠状态。

**2. 意识模糊（confusion）** 一种不能识别时间、地点和人物的定向障碍状态。意识水平轻度下降，较嗜睡为深。患者能保持简单的精神活动，但对时间、地点、人物的定向能力发生障碍，可有幻觉、错觉、思维紊乱、语言不连贯、记忆模糊等表现。

**3. 昏睡（stupor）** 患者处于熟睡状态，不易唤醒，虽在强烈刺激（如压迫眶上神经、摇动患者身体等）下可被唤醒，但对反复问话仅能做简单模糊的回答，随即熟睡，各种反射活动均存在。

**4. 昏迷（coma）** 意识障碍的最严重阶段。意识清晰度极度降低，对外界刺激无反应。按其程度可分为以下几种。

（1）轻度昏迷 意识大部分丧失，无自主运动，对声、光刺激无反应，对疼痛刺激尚可出现痛苦表情或肢体退缩等防御反应。角膜反射、瞳孔对光反射、眼球运动、吞咽反射等可存在。

（2）中度昏迷 对周围事物及各种刺激均无反应，对于剧烈刺激可出现防御反射。角膜反射减弱，瞳孔对光反射迟钝，眼球无转动。

（3）深度昏迷 意识完全丧失，全身肌肉松弛，对各种刺激全无反应。深、浅反射均消失。生命体征常有改变（如呼吸不规则、血压下降、大小便失禁或潴留）。

考点：意识障碍的临床表现

此外，临床上还有一种意识障碍，称为谵妄（delirium）。谵妄是一种在病因学上无特异性的急性脑器质性综合征。特征是意识障碍，同时存在注意、知觉、思维、记忆、精神运动行为、情绪和睡眠 - 清醒节律的紊乱。这种状态是暂时性的，有波动性。可见于急性感染的发热期间，也可见于某些药物中毒（如颠茄类）、急性酒精中毒、肝性脑病、中枢神经疾病等。

## （三）伴随症状

**1. 意识障碍伴发热** 先发热后有意识障碍，可见于重症感染性疾病（如病毒性脑炎、脑型疟疾、中毒性细菌性痢疾等）；先有意识障碍后有发热，见于脑出血、蛛网膜下腔出血、巴比妥类药物中毒等。

**2. 意识障碍伴呼吸缓慢** 是呼吸中枢受抑制的表现，可见于吗啡、巴比妥类药物、有机磷农药中毒等。

**3. 意识障碍伴瞳孔改变** ①瞳孔散大：可见于颠茄类、酒精、氰化物等中毒以及癫痫、低血糖等；②瞳孔缩小：可见于吗啡、巴比妥类药物、有机磷农药中毒等。

**4. 意识障碍伴心动过缓** 可见于颅内高压症、房室传导阻滞以及吗啡、毒蕈等中毒。

**5. 意识障碍伴高血压** 可见于高血压脑病、脑血管意外、肾炎尿毒症等。

**6. 意识障碍伴脑膜刺激征** 见于脑膜炎、蛛网膜下腔出血等。

# 第3节 体格检查

**案例 1-5**

李先生，72岁。因反复咳嗽、咳痰、偶有喘息18年，伴逐渐加重的呼吸困难5年余，下肢水肿5天就诊。患者18年来无明显诱因出现咳嗽、咳痰，每次咳2～3声，咳出少量白色黏液或浆液泡沫痰，每于受凉感冒时加重，咳黄脓痰并伴喘息，抗感染治疗有效。5年来，患者出现呼吸困难，一开始仅于劳累、情绪激动时出现，后随时间推移有逐渐加重的趋势。近5天来由于感冒发热，病情加重，还出现双下肢水肿，活动后加剧。吸烟50年，每日10～20支。每日饮酒约50ml。无其他特殊嗜好。

问题：1. 该案例中的李先生入院后需做体检吗？具体内容包括哪些？

2. 李先生可能会出现哪些阳性体征？这些阳性体征有何临床意义？

# 一、体格检查的基本方法

体格检查是指医生运用自己的感官或借助简单的检查工具，如体温表、血压计等，客观地了解患者身体状况的一种最基本的检查方法。医生站在患者右侧，最好在自然光线下进行。体格检查的基本方法有视诊、触诊、叩诊、听诊和嗅诊。

## （一）视诊

视诊是医生用视觉观察患者全身或局部表现的诊断方法。视诊可用于全身、局部状态和呕吐物、分泌物的检查。全身视诊包括年龄、性别、发育、营养、意识状态、面容、表情、体位、步态、姿势、动作等，局部视诊包括皮肤、黏膜、五官外形、呼吸运动、血管搏动等，对特殊部位如眼底、呼吸道、消化道、关节滑膜等部位需要借助相应仪器进行观察。

## （二）触诊

触诊是医生通过手接触被检查部位后的感觉或患者的反应来发现有无异常的一种检查方法。它可以进一步验证视诊发现的异常征象，也可以明确视诊所不能明确的体征。触诊以腹部检查最为重要。由于手指指腹对触觉较为敏感，掌指关节掌面皮肤对振动较为敏感，手背皮肤对温度较为敏感，因此触诊内容不同，使用的手的部位不同。

**1. 触诊注意事项**

（1）检查前医生应向患者讲清触诊的目的，消除患者的紧张情绪，取得患者的配合。嘱患者排尿、排便，以免将充盈的膀胱和粪块误认为是腹部包块。

（2）医生应站在患者的右侧，面向患者，手应温暖，手法应轻柔。

（3）触诊时医生应手脑并用，边检查边思考，应注意病变的部位、特点等，以明确病变的性质和来源。

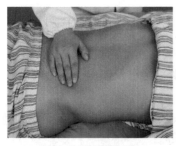

**图1-2 浅部触诊法**

**2. 触诊方法** 依据触诊的目的和施加的压力不同，触诊可分为浅部触诊法和深部触诊法。

（1）浅部触诊法 适用于体表浅在病变的检查。触诊时，将一手放在被检查部位，以四指并拢的方式检查体表，用掌指关节和腕关节的力量进行旋转或滑动触摸，可触及深度约为1cm的病变。浅部触诊有利于检查腹部有无压痛、抵抗感、搏动、包块和某些肿大的脏器等。浅部触诊也常在深部触诊前进行，有利于患者做好接受深部触诊检查的心理准备（图1-2）。

（2）深部触诊法 适用于检查腹腔病变和脏器情况。触诊时可用单手或两手重叠，由浅入深逐渐加压达到深部，触及深度常在2cm以上，有时可达4～5cm。

1）深部滑行触诊法：用于腹腔深部包块和胃肠病变的检查。触诊时嘱患者尽量使腹肌松弛，医生右手四指并拢，平放在患者腹壁上，以手指末端逐渐触向腹腔脏器或包块，在触及的脏器或包块上做上下左右滑动触摸，若为肠管或条索状包块，应做长轴垂直方向上的滑动触诊（图1-3A）。

2）双手触诊法：常用于肝、脾、肾和腹腔肿物的检查。触诊时医生将左手掌置于被检查脏器或包块的后面，右手示、中、环指并拢平置于腹壁被检查部位，左手掌将检查部位向右手方向托起，使之位于双手之间并更接近体表，有利于右手触诊检查脏器或包块，触诊时，需配合好患者的腹式呼吸（图1-3B）。

3）深压触诊法：用于探测腹腔深在病变的部位或确定腹腔压痛点，如麦氏点、胆囊压痛点和输尿管压痛点等。用一个手指或两指并拢逐渐深压腹部被检查部位。检查反跳痛时，在手指深压的基础上稍停片刻（2～3s）后迅速将手抬起，询问患者是否疼痛加重或查看其面部是否出现痛苦表情（图 1-3C）。

　　4）冲击触诊法：又称为浮沉触诊法，适用于大量腹水时肝、脾及腹腔包块难以触及者。检查时右手示、中、环指并拢，与腹壁呈 70°～90°，放置于腹壁被检查部位，做数次急速而有力的冲击动作，在冲击腹壁时指端会有腹腔脏器或包块浮沉的感觉。手指急速冲击时，腹水在脏器或包块表面暂时移去，故指端易于触及肿大的肝脾或包块。冲击触诊会使患者感到不适，操作时应避免用力过猛（图 1-3D）。

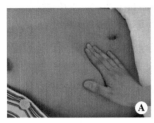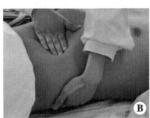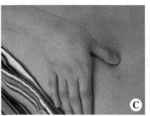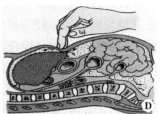

**图 1-3　深部触诊法**
A. 深部滑行触诊法；B. 双手触诊法；C. 深压触诊法；D. 冲击触诊法

## （三）叩诊

　　叩诊是指医生用手叩击患者身体的某部位，使之震动而产生音响，根据震动和音响的特点判断被检查部位脏器状态有无异常的检查方法。

　　**1. 叩诊注意事项**　①叩诊前，医生应修剪指甲，协助患者放松并暴露叩诊区域。②环境应安静，以免影响叩诊音的判断。③根据叩诊部位的不同，患者应采取适当体位，并注意对称部位的比较与鉴别。④叩诊动作应灵活、短促、富有弹性，叩击后右手应立即抬起，叩击力量要均匀适中，一个部位每次连续叩击 2～3 下，若未获得明确印象，可再叩击 2～3 下，应避免不间断连续的快速叩击。

　　**2. 叩诊方法**　根据叩诊的目的和叩诊的手法不同，分为直接叩诊法和间接叩诊法两种。

　　（1）直接叩诊法　腕部放松，医生右手示、中、环指并拢，用其掌面直接拍击被检查部位，借助拍击的反响和指下的震动感来判断病变情况的方法。该方法适用于胸部和腹部范围较广泛的病变。

　　（2）间接叩诊法　为临床最常用的叩诊方法，医生将左手中指第二指节紧贴于叩诊部位，其他手指稍微抬起，勿与体表接触；右手指自然弯曲，用中指指端叩击左手中指第二指骨的前端，叩击方向应与叩诊部位的体表垂直。叩诊时以腕关节、掌指关节的活动为主，避免肘关节和肩关节参与运动。检查肝区或肾区有无叩击痛时，可将左手手掌平置于被检查部位，右手握成拳状，并用尺侧叩击左手手背，询问或观察患者有无疼痛感（图 1-4）。

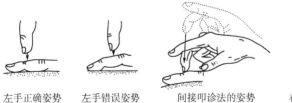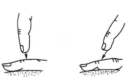

左手正确姿势　　左手错误姿势　　间接叩诊法的姿势　　右手正确姿势　　右手错误姿势

**图 1-4　间接叩诊法**

　　**3. 叩诊音**　叩诊时被叩击部位产生的声音称为叩诊音。临床上分为以下 5 种。

　　（1）清音　为正常肺部的叩诊音，提示肺组织弹性、含气量、致密度正常。

　　（2）浊音　叩击被少量含气组织覆盖的实质脏器时产生，如心、肝被肺覆盖的部分，病理状态下可见于肺炎（肺组织含气量减少）等。

　　（3）鼓音　如同击鼓声，音响比清音更强，震动时间也较长，在叩击含有大量气体的空腔脏器时出现。正常情况下可见于胃泡区和腹部大部分区域，病理情况下可见于肺内空洞、气胸、气腹等。

　　（4）实音　叩击心和肝等实质脏器时产生的音响，病理状态下，可见于大量胸腔积液或肺实变。

（5）过清音　介于鼓音与实音之间，正常人不会出现，临床上常见于肺弹性减弱、含气量增多时，如肺气肿。

### （四）听诊

听诊是医生听取患者身体各部分活动时发出的声音，以判断身体功能状态的一种检查方法。

**1. 听诊注意事项**　①环境要安静、温暖、避风。②切忌隔着衣物听诊，听诊器体件应直接接触皮肤，注意避免听诊器体件与皮肤摩擦，不要用力下压以免影响听诊结果。③根据需要嘱患者取适当体位。④正确使用听诊器，应注意听诊器耳件的方向，听诊时凸面向前。为防止听诊器体件过凉，接触患者皮肤前，可用手摩擦或捂热。膜型体件须紧贴体表皮肤，钟型体件应轻置于体表。⑤听诊时注意避免物品与听诊器碰触或摩擦，注意力要集中，听肺部呼吸音时，要摒除心音的干扰，听心音时要摒除呼吸音的干扰，必要时嘱患者控制呼吸配合听诊。

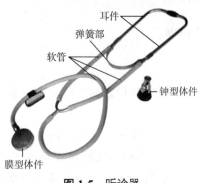

耳件
弹簧部
软管
钟型体件
膜型体件

**图 1-5　听诊器**

**2. 听诊方法**　①直接听诊法：医生将耳朵直接贴附在患者的体壁上进行听诊，此法是听诊器出现之前所采用的听诊法；②间接听诊法：借助听诊器进行听诊的方法，此法方便，可以在任何体位下听诊，听诊效果好，应用范围广，除主要用于心、肺、腹部等脏器听诊外，还可听取血管音、关节活动音、骨折面摩擦音等。

听诊器通常由耳件、体件和软管三部分组成（图 1-5）。体件有钟型和膜型两种。钟型体件适用于听取低调声音，如二尖瓣狭窄的隆隆样舒张期杂音；膜型体件用于听取高调声音，如主动脉瓣关闭不全的杂音、呼吸音、肠鸣音等。

### （五）嗅诊

嗅诊是通过嗅觉来判断发自患者的异常气味及与疾病关系的方法。异常气味多来自皮肤、黏膜、呼吸道、胃肠道、呕吐物、排泄物、分泌物、脓液和血液等。常见的异常气体如：①痰液呈恶臭味，提示厌氧菌感染，见于支气管扩张症或肺脓肿。②脓液呈恶臭味，可见于气性坏疽。③呼吸呈刺激性蒜味见于有机磷农药中毒，烂苹果味见于糖尿病酮症酸中毒，氨味见于尿毒症，肝腥味见于肝性脑病。④呕吐物呈粪臭味可见于低位肠梗阻；混有脓液并有烂苹果味，可见于气性坏疽。⑤粪便有腐败性臭味，见于消化不良或胰腺功能不良；呈腥臭味，见于细菌性痢疾；呈肝腥味，见于阿米巴痢疾。⑥尿液呈浓烈的氨味，见于膀胱炎。

**考点：体格检查的基本方法及应用**

## 二、一 般 检 查

一般检查是对患者全身状态的概括性观察。检查方法以视诊为主，配合触诊、听诊和嗅诊完成。检查内容除性别、年龄、体温、呼吸、脉搏、血压、发育与体型、营养状态、意识状态、面容与表情、体位、姿势、步态等外，还有皮肤和淋巴结。

### （一）全身状态检查

**1. 性别**　正常人的性别根据性征很容易判断。性征的正常发育与性激素的影响有关，女性性征与雌激素和雄激素有关，男性性征仅与雄激素有关。体检中应注意：①性别与某些疾病的发生率有关：如格雷夫斯病毒性弥漫性甲状腺肿和系统性红斑狼疮女性多发，强直性脊柱炎、食管癌等则男性多发；②某些疾病对性征的影响：如肾上腺皮质肿瘤可导致男性患者女性化；③某些药物对性征的影响：长期应用雌激素或雄激素可引起性征改变；④性染色体异常对性征的影响：如性染色体的数目和结构异常导致的两性畸形。

**2. 年龄** 一般通过问诊即可得知，但在某些特殊情况下需通过观察皮肤的弹性与光泽、肌肉的状态、毛发的颜色和分布、颈部皮肤的皱纹、牙齿的状态等进行大致判断。

**3. 生命体征** 是评价生命活动存在与否及其质量的指标，是体格检查时必须检查的项目之一，对急危重患者尤为重要，包括体温、脉搏、呼吸和血压。

（1）体温 正常情况下，体温会有一定的波动，但 24 小时内波动幅度一般不超过 1℃。体温高于正常称为发热，最常见于感染。体温低于正常称为体温过低，见于休克、严重营养不良、甲状腺功能减退、低血糖昏迷等。

1）体温测量及正常范围：测量体温的方法一般包括腋测法、口测法和肛测法，还有耳测法和额测法等。①腋测法：将体温计头端置于患者腋窝深处，嘱患者用上臂将体温计夹紧，10 分钟后读数。正常值为 36.0～37.0℃。该法简便、安全，且不易发生交叉感染，为最常用的体温测量方法。使用该法时，注意腋窝处应无致热或降温物品，测量前应将腋窝汗液擦干，以免影响测量结果。②口测法：将消毒好的体温计置于患者舌下，嘱患者紧闭口唇，5 分钟后读数。正常值 36.3～37.2℃。该法测量时不能用口呼吸，且测量前 10 分钟内禁饮热水和冰水，以免影响测量结果。该法结果较为准确，但婴幼儿和神志不清者不宜使用。③肛测法：患者侧卧，将肛门体温计头端涂以润滑剂后，徐徐插入肛门内达体温计长度的一半，5 分钟后读数。正常值为 36.5～37.7℃。此法测量值稳定，多用于婴幼儿及神志不清者，测得温度较口测法高 0.2～0.5℃。④耳测法：是应用红外线耳式体温计测量鼓膜的温度，多用于婴幼儿。⑤额测法：是应用红外线额温计测量额头皮肤的温度，此法仅用于体温的筛查。

2）体温的记录方法：体温测量的结果应及时记录于体温记录单上，描绘出体温曲线。多数发热性疾病，其体温曲线的变化有一定规律，称为热型。

3）体温测量误差的常见原因：临床上有时出现体温测定结果与患者的全身状态不一致的情况，应对其原因进行分析，以免导致误诊延误治疗。体温测量误差的常见原因有以下几个方面：①测量前未将体温计的汞柱甩到 35℃以下，导致体温测量结果高于实际体温；②使用腋测法时，患者明显消瘦、病情危重或神志不清而不能将体温计夹紧，致使测量结果低于实际体温；③检测局部存在冷热物品或刺激，可对测定结果造成影响，如用温水漱口、局部放置冰袋或热水袋等。

（2）呼吸、脉搏、血压 测量方法和正常参考值 见本节"胸部检查"相关内容。

**4. 发育与体型**

（1）发育 常通过年龄、智力、体格状态（如身高、体重及第二性征）等进行综合判断，发育正常者，其年龄、智力与体格状态处于均衡一致。

成人发育正常的指标包括：①头部的长度为身高的 1/8～1/7；②胸围约等于身高的一半；③双上肢展开的长度约等于身高；④坐高约等于下肢的长度。正常发育与种族、遗传、内分泌、营养代谢、生活条件及体育锻炼等多种因素相关。

临床上的病态发育与内分泌疾病密切相关。在青春期前，生长激素分泌过多，导致体格异常高大，称为巨人症；如生长激素分泌过少，可导致体格异常矮小，但智力正常，称为生长激素缺乏性侏儒症；在新生儿期，如发生甲状腺功能减退，可导致体格矮小和智力低下，称为呆小病。性激素对体格也有一定影响，性早熟儿童，患病初期可较同龄儿童体格发育快，但常因骨骼过早闭合而限制其后期的体格发育。

（2）体型 是身体各部发育的外观表现，包括骨骼、肌肉的生长与脂肪分布的状态等。成年人的体型分为正力型、超力型、无力型 3 种。正力型（匀称型）者身体各部结构匀称适中，腹上角 90° 左右，见于多数正常人；超力型（矮胖型）者体格粗壮、颈短肩宽，胸廓宽厚，腹上角＞90°；无力型（瘦长型）者体高肌瘦，颈长肩窄，胸廓扁平，腹上角＜90°。

**5. 营养状态** 与食物的摄入、消化、吸收和代谢等因素密切相关，其好坏可作为鉴定健康、疾病程度的重要指标之一。通常根据皮肤、毛发、皮下脂肪、肌肉的发育情况对其进行综合判断。

临床上通常用良好、不良、中等三个等级对营养状态进行描述。营养良好者，黏膜红润，皮肤光泽、弹性良好，皮下脂肪丰满，肌肉结实，毛发和指甲润泽；营养不良者，皮肤黏膜干燥、弹性减退，皮下脂肪菲薄，肌肉松弛无力，毛发稀疏、干枯、易脱落，指甲粗糙无光泽；营养中等者介于良好与不良之间。判断营养状态最方便快捷的方法是观察皮下脂肪充实的程度，前臂屈侧或上臂背侧下 1/3 处为判断脂肪充实程度最方便和最适宜的部位。在一定时间内监测体重的变化亦可反映机体的营养状态。首先根据患者的身高计算出标准体重 [ 标准体重（kg）的简易计算法为：标准体重＝身高－105]，再将实际体重与标准体重进行比较。实际体重在标准体重的 ±10% 范围内属于正常。体重指数是反映蛋白质、热量、营养不良及肥胖的可靠指标。体重指数（BMI）＝体重（kg）/ 身高$^2$（m$^2$）。正常范围为 18.5 ～ 23.9kg/m$^2$。

常见的营养状态异常包括营养不良和营养过度两个方面。①营养不良常由于摄食不足和（或）消耗增多引起，多见于长期或严重的疾病。当体重减轻低于标准体重的 20% 时称为消瘦；因饥饿成疾病造成严重人体耗竭、极度消瘦的状态，称恶病质。引起营养不良的常见原因有摄食障碍、消化吸收障碍、消耗增多等。②营养过度：体内脂肪积聚过多，主要表现为体重增加，当实际体重超过标准体重的 20% 或 BMI ≥ 28kg/m$^2$ 时，称为肥胖。按其病因可将肥胖分为原发性和继发性两种。原发性肥胖（又称单纯性肥胖或外源性肥胖）主要因摄入热量过多或运动过少所致，常有一定的遗传倾向，表现为全身脂肪分布均匀，身体各个部位无异常改变；继发性肥胖（又称内源性肥胖）主要为某些内分泌疾病所致，如库欣综合征、甲状腺功能减退等。

**6. 意识状态**　是大脑功能活动的综合表现，是对环境的知觉状态。正常人意识清晰，定向力正常，反应敏锐精确，思维和情感活动正常，语言流畅、准确。凡能影响大脑功能活动的疾病均可引起不同程度的意识改变。根据意识障碍的程度，可分为嗜睡、意识模糊、昏睡及昏迷（详见本章第 2 节意识障碍相关内容）。

**7. 面容与表情**　面容是指面部呈现的状态；表情是情绪发生时面部或其他身体部位的动作量化形式。健康人表情自然、神态安怡。疾病可引起面容与表情的变化，特别是某些疾病发展到一定程度时，可出现特征性的面容与表情。临床上常见的典型面容与表情有以下几种。

（1）急性病容　面色潮红、表情痛苦、兴奋不安、呼吸急促、鼻翼扇动、口唇疱疹。多见于急性感染性疾病，如肺炎链球菌肺炎、疟疾、流行性脑脊髓膜炎等。

（2）慢性病容　面容憔悴，面色晦暗或苍白、目光暗淡、表情忧虑、消瘦乏力等。见于慢性消耗性疾病，如恶性肿瘤、肝硬化、严重结核病等。

（3）贫血面容　面色苍白、唇舌色淡、表情疲惫。见于各种原因所致的贫血。

（4）肝病面容　面色晦暗，额部、鼻背、双颊有褐色素沉着。见于慢性肝脏疾病。

（5）肾病面容　面色苍白，眼睑、颜面水肿，舌色淡，舌缘有齿痕等。见于慢性肾脏疾病。

（6）二尖瓣面容　面色晦暗、双颊紫红、口唇轻度发绀。见于风湿性心瓣膜病二尖瓣狭窄（图 1-6A）。

（7）甲状腺功能亢进面容　面容惊愕、睑裂增宽、眼球突出、目光炯炯、兴奋不安、烦躁易怒。见于甲状腺功能亢进（图 1-6B）。

（8）黏液性水肿面容　面色苍黄、颜面水肿、睑厚面宽、目光呆滞、反应迟钝、眉毛头发稀疏。见于甲状腺功能减退（图 1-6C）。

（9）满月面容　面如满月、皮肤发红，常伴痤疮和小须。见于库欣综合征及长期应用糖皮质激素者（图 1-6D）。

（10）肢端肥大症面容　头颅增大，面部变长，下颌增大、向前突出，眉弓及两颧隆起，唇舌肥厚，耳鼻增大。见于肢端肥大症（图 1-6E）。

（11）伤寒面容　表情淡漠、反应迟钝呈无欲状态。见于伤寒、脑脊髓膜炎、脑炎等高热衰竭患者。

（12）苦笑面容　牙关紧闭、面肌痉挛、呈苦笑状。见于破伤风。

（13）面具面容　面部呆板、无表情，似面具样。最常见于帕金森病。

**8. 体位**　指患者身体所处的位置和状态。体位的改变对某些疾病的诊断具有一定的意义。临床常见的体位有以下几种。

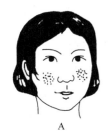 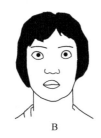 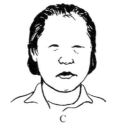 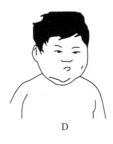 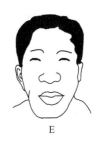

图 1-6　常见典型面容

A. 二尖瓣面容；B. 甲状腺功能亢进面容；C. 黏液性水肿面容；D. 满月面容；E. 肢端肥大症面容

（1）自主体位　身体活动自如、不受限制。见于正常人、疾病轻症或疾病早期。

（2）被动体位　患者不能自己调整或变换身体的位置。见于极度衰竭、意识丧失或瘫痪者。

（3）强迫体位　患者为减轻疾病痛苦，被迫采取某种特殊的体位。临床常见的强迫体位有以下几种：①强迫仰卧位，患者仰卧，双腿屈曲，以减轻腹部肌肉的紧张程度来减轻腹痛，见于急性腹膜炎。②强迫俯卧位：俯卧位可减轻背部肌肉的紧张程度，见于脊柱疾病。③强迫侧卧位：有胸膜病变者多采取患侧卧位，以减轻疼痛，有利于健侧代偿性呼吸，如一侧胸膜炎或胸腔积液。④强迫坐位（端坐呼吸）：患者取坐位，双手置于膝盖或扶持床边，上身稍前倾。此体位不但有利于膈肌下降，增加肺换气量，还利于减少下肢回心血量，减轻心脏负荷，见于心肺功能不全患者。⑤强迫蹲位：患者活动过程中因呼吸困难和心悸而停止活动并采取蹲位或膝胸位以缓解症状，见于发绀型先天性心脏病。⑥强迫停立位：患者在步行时，因突然心前区疼痛而被迫立即站住，并以手安抚心前区，待症状缓解后才能继续行走，见于心绞痛。⑦辗转体位：患者腹痛发作时辗转反侧、坐卧不安，见于胆石症、胆道蛔虫病、肾绞痛、肠绞痛等。⑧角弓反张位：患者颈及脊背肌肉强直，头向后仰，胸腹前凸，背过伸，躯干呈弓形，见于破伤风及小儿脑膜炎。

**9. 姿势**　指举止状态，主要靠骨骼结构和各部肌肉的紧张度来保持，并受机体健康状况和精神状态影响。健康成人躯干端正，肢体活动灵活适度。疲劳和情绪低落时可出现垂肩、弯背、拖拉蹒跚的步态等。某些疾病时，可出现姿势的改变，如胃肠痉挛性疼痛者常捧腹而行，充血性心力衰竭者多愿采取坐位，颈椎疾病者多呈颈部活动受限姿势等。

**10. 步态**　指走动时所表现的姿态。健康人的步态因年龄、机体状态和所受训练的影响而有不同表现。某些疾病可使步态发生具有一定特征的变化，临床常见的异常步态如下。

（1）蹒跚步态　走路时身体左右摇摆似鸭行，又称鸭步。见于佝偻病、大骨节病、进行性肌营养不良、先天性双侧髋关节脱位等。

（2）醉酒步态　行走时躯干重心不稳，步态紊乱不准确，如醉酒状，见于小脑疾病、酒精或巴比妥中毒。

（3）共济失调步态　起步时一脚高抬，骤然垂落，且双目向下注视，两足间距很宽，以防身体倾斜，闭目时则不能保持平衡。见于脊髓病变。

（4）慌张步态　起步后小步急速前冲，身体前倾，有难以止步之势。见于帕金森病。

（5）跨阈步态　由于踝部肌腱、肌肉弛缓，患足下垂，行走时必须抬高下肢才能起步，见于腓总神经麻痹（图 1-7A）。

（6）剪刀步态　由于双下肢肌张力增高，尤以伸肌和内收肌张力增高明显，移步时下肢内收过度，两腿交叉呈剪刀状，见于脑性瘫痪与截瘫患者（图 1-7B）。

（7）间歇性跛行　步行时因下肢突发酸痛乏力而被迫停止行进，需休息片刻后才能继续行进，见于高血压动脉硬化患者。

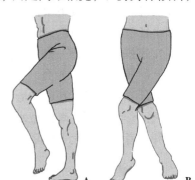

图 1-7　常见异常步态

A. 跨阈步态；B. 剪刀步态

## （二）皮肤

检查内容主要包括皮肤颜色、湿度、温度、弹性、皮疹、皮下出血、蜘蛛痣与肝掌等。皮肤本身的疾病很多，皮肤的改变也可能是某些全身疾病的局部表现。皮肤检查以视诊为主，必要时结合触诊。

**1. 颜色**　①苍白：常见于贫血、寒冷、惊恐、虚脱等。②发红：是由于毛细血管扩张充血、血流加速及红细胞数量增多所致，病理情况下见于发热，阿托品、一氧化碳中毒等。③发绀：皮肤、黏膜呈青紫色，主要由单位容积血液中去氧血红蛋白增高所致，常见部位有口唇、舌、面颊、耳郭、肢端等。④黄疸：是指血清中胆红素浓度增高超过 34.2μmol/L 而使皮肤黏膜黄染的现象，早期见于巩膜和软腭黏膜，明显时才见于皮肤。另外，过多食用胡萝卜、南瓜、橘子等可引起手掌、足底、前额及鼻部皮肤黄染，但一般不发生于巩膜及口腔黏膜，且血中胆红素不增高，可与黄疸鉴别。长期服用含黄色素的药物也可引起皮肤黄染，严重者可出现巩膜黄染，但以巩膜周围最明显。⑤色素沉着：全身性色素沉着常见于慢性肾上腺皮质功能减退症、肝硬化、肝癌晚期等，抗肿瘤药物也可引起不同程度的皮肤色素沉着。⑥色素脱失是指皮肤失去原有的色素，常见于白化症、白癜风及白斑。

**2. 湿度**　皮肤湿度与汗腺分泌有关。病理情况下，出汗过多可见于风湿病、甲状腺功能亢进、佝偻病等。病理情况下夜间睡眠中不知不觉出汗的现象称为盗汗，是结核病的重要体征。手脚皮肤发凉而伴有出汗的表现称为冷汗，见于休克或虚脱。少汗或无汗见于维生素 A 缺乏、硬皮病、尿毒症及脱水等。

**3. 温度**　医生用手背触诊患者皮肤，检查温度。全身皮肤发热见于发热、甲状腺功能亢进，全身皮肤发凉见于休克、甲状腺功能减退等，局部皮肤发热见于疖肿、丹毒等炎症，肢端发冷见于雷诺病。

**4. 弹性**　儿童及青年人皮肤富有弹性，检查时医生用示指和拇指将患者皮肤捏起，松手后皮肤平复快，说明弹性好；皮肤平复慢，说明弹性减弱，见于长期慢性消耗性疾病或严重脱水。

**5. 皮疹**　多为全身性疾病征象之一，常见于传染病、皮肤病、药物及其他物质的过敏反应等。发现皮疹时，应注意检查其出现和消失的时间、发展顺序、分布部位、形态、大小、颜色、压之是否褪色及有无瘙痒、脱屑等，以便为某些疾病提供诊断依据。临床上常见的皮疹有以下几种。

（1）斑疹　局部皮肤发红，一般不隆起，见于斑疹伤寒、丹毒等。

（2）玫瑰疹　是鲜红色的圆形斑疹，直径 2 ~ 3mm，指压皮疹消退，松开复现。多见于胸腹部，为伤寒、副伤寒的特征性皮疹。

（3）丘疹　局部皮肤颜色改变、隆起。见于药物疹、麻疹、湿疹、猩红热等。

（4）斑丘疹　丘疹周围有皮肤发红的底盘，见于风疹、猩红热及药物疹等。

（5）荨麻疹　为苍白色或红色隆起于皮面的大小不等的局限性水肿，见于各种过敏反应。

**6. 皮下出血**　根据其直径大小及伴随情况分为以下几种。①瘀点：指皮肤、黏膜下出血直径 < 2mm 者；②紫癜：指皮肤、黏膜下出血直径在 3 ~ 5mm 者；③瘀斑：指皮肤、黏膜下出血直径 > 5mm 者；④血肿：皮肤、黏膜下片状出血伴皮肤隆起者。皮下出血主要见于出血性疾病、重症感染、某些中毒及外伤等。较小的皮下出血应注意与红色的皮疹或小红痣鉴别，皮疹受压时可褪色或消失，瘀点、紫癜和小红痣压之不褪色，但小红痣触之稍高于皮面且表面光滑。

**7. 蜘蛛痣与肝掌**　蜘蛛痣指皮肤小动脉末端分支扩张所形成的形似蜘蛛的血管痣，主要分布于上腔静脉所属区域内（如面、颈、手背、上臂、前胸和肩部等处），直径可从帽针头至数厘米不等，以棉签或牙签压迫血管痣的中心，可见辐射状小血管网立即消失，松开后复现。其发生机制是肝脏对雌激素灭活作用减弱，雌激素水平增高所致。见于急慢性肝炎或肝硬化，青春期、妊娠期女性可偶见。慢性肝病者手掌的大小鱼际处发红，压之褪色，称为肝掌，其发生机制及临床意义同蜘蛛痣。

## （三）淋巴结

淋巴结分布于全身，一般检查仅能触及浅表淋巴结，浅表淋巴结直径多在 0.2 ~ 0.5cm，质地柔软，表面光滑，不易触及，与周围组织无粘连，无压痛。

**1. 浅表淋巴结分布**　人体浅表淋巴结呈组群分布，如颈部淋巴结（图 1-8）、锁骨上淋巴结、腋窝淋巴结、腹股沟淋巴结等。局部炎症或肿瘤可引起相应区域淋巴结肿大。

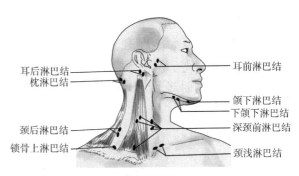

**图 1-8**　颈部淋巴结群

**2. 浅表淋巴结的检查顺序**　耳前、耳后、枕部、颌下、颏下、颈前、颈后、锁骨上、腋窝、滑车上、腹股沟、腘窝等。

**3. 浅表淋巴结的检查方法**　通常采用滑动触诊方法。

（1）颈部淋巴结　患者取坐位，头稍低或将头偏向检查侧，以使皮肤或肌肉松弛便于触诊。医生面对患者，手指紧贴被检查部位，由浅及深进行滑行触诊。

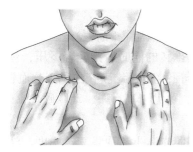

**图 1-9**　锁骨上淋巴结触诊

（2）锁骨上淋巴结　患者取坐位或仰卧位，头部稍向前屈，医生用双手进行触诊，左手触诊患者右侧，右手触诊患者左侧，由浅入深触诊至锁骨后部（图 1-9）。

（3）腋窝淋巴结　医生面对患者，以手扶患者前臂并稍外展，以右手检查左侧，以左手检查右侧。由浅及深，按尖群、中央群、胸肌群、肩胛下群和外侧群的顺序进行触诊。

触及肿大的淋巴结时，应注意其大小、数目、硬度、压痛、活动度、有无粘连、局部皮肤有无红肿等，注意寻找引起淋巴结肿大的原发病灶。

**4. 淋巴结肿大的临床意义**　局限性淋巴结肿大主要见于非特异性淋巴结炎、淋巴结结核和淋巴结转移癌；全身性淋巴结肿大主要见于急、慢性淋巴结炎、传染性单核细胞增多症、淋巴瘤、白血病等。

**考点**：一般检查的内容、方法及临床意义

# 三、头、颈部检查

## （一）头部及其器官

**1. 头发**　注意头发颜色、数量、分布、质地、有无脱发等。

**2. 头皮**　注意有无头皮屑、头癣、疖、痈、外伤及瘢痕等。

**3. 头颅**　注意其大小、形态，有无压痛、异常运动及隆起等。测量头围的方法是以软尺自眉间绕到颅后通过枕骨粗隆一周的长度。常见的头颅畸形（图 1-10）有以下几种。①方颅：头顶平坦呈方形，见于佝偻病。②小颅：头围小于正常平均值 2 个标准差，为囟门过早闭合所致，常伴智力障碍。③巨颅：头颅增大，头皮静脉怒张，见于脑积水。由于颅内压增高，压迫眼球形成双目下视，巩膜外露的特殊表情，称落日现象。头部运动受限，见于颈椎病；头部不随意颤动，见于帕金森病；与颈动脉搏动一致的点头运动，见于严重主动脉瓣关闭不全。④尖颅：由矢状缝与冠状缝过早闭合所致，特征是头顶部尖突高起，与颜面比例异常。见于尖头并指（趾）畸形（阿佩尔综合征）。

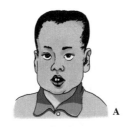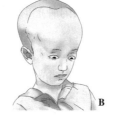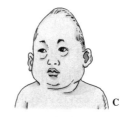

**图 1-10**　常见的头颅畸形

A. 方颅；B. 巨颅；C. 尖颅

**4. 眼**

（1）眼睑　观察有无眼睑水肿、上睑下垂、眼睑闭合障碍等（图1-11）。眼睑水肿可见于肾炎、慢性肝病、贫血等；双侧眼睑下垂见于先天性上睑下垂，重症肌无力；若一侧上睑下垂，眼球下陷，瞳孔缩小及同侧面部无汗，称为霍纳综合征，为该侧颈部交感神经麻痹所致；双侧眼睑闭合障碍见于甲状腺功能亢进。

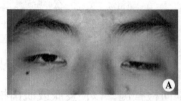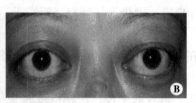

图 1-11　眼睑异常

A. 左侧上睑下垂；B. 眼睑闭合障碍

（2）结膜　注意观察结膜有无充血、出血、苍白等。检查上睑结膜时，嘱患者向下看，医生用示指和拇指捏起上睑中部边缘，轻轻向前下方牵拉，然后拇指将睑缘向上捻转的同时示指轻轻下压，注意动作要轻柔。检查下睑结膜时，嘱患者向上看，医生以示指将下眼睑向下翻开。结膜苍白见于贫血；结膜充血见于结膜炎、角膜炎；颗粒与滤泡见于沙眼；出现大片出血时，可见于高血压、动脉硬化。

（3）巩膜　为不透明的瓷白色。黄疸时以巩膜黄染出现最早、最明显。

（4）角膜　角膜透明，表面有丰富的感觉神经末梢。检查时采用斜照光，更易观察其透明度。注意有无白斑、云翳、溃疡、软化及新生血管等。

（5）眼球　注意观察眼球的外形与运动。

1）眼球突出：双侧眼球突出见于甲状腺功能亢进；单侧眼球突出多见于局部炎症或眶内占位性病变。

2）眼球下陷：双侧眼球下陷见于严重脱水或眼球萎缩；单侧眼球下陷见于霍纳综合征、眶尖骨折等。

3）眼球运动：受动眼、滑车、外展3对神经支配，靠6条眼外肌的协调运动实现。检查方法：嘱患者头部固定，眼球随其眼前30～40cm处的目标物所示方向运动数次。一般按左、左上、左下，右、右上、右下6个方向的顺序进行，观察有无斜视、复视或眼球震颤。当支配眼肌运动的神经麻痹时，会出现眼球运动障碍并伴复视。眼球震颤是指双侧眼球发生的一系列有节律的快速往返运动，运动方向以水平方向多见。

（6）瞳孔　检查时应注意其大小、形状、双侧是否对称，同时检查对光反射、调节反射及集合反射。

1）大小：正常人两侧瞳孔等大，成人自然光线下瞳孔直径一般为3～4mm，若大于6mm为瞳孔扩大，小于2mm为瞳孔缩小。双侧瞳孔缩小，见于虹膜炎，有机磷农药中毒，吗啡、氯丙嗪等药物过量；双侧瞳孔扩大，见于青光眼、视神经萎缩、阿托品药物反应等；双侧瞳孔大小不等，提示颅内病变，如脑疝、脑外伤、脑肿瘤等；双侧瞳孔大小不等，且伴有对光反射减弱或消失、神志不清，多见于中脑功能损害；两侧瞳孔散大伴对光反射消失为濒死的表现。

2）形状：正常人两侧瞳孔等圆，青光眼或眼内肿瘤时瞳孔可呈椭圆形，虹膜粘连可致瞳孔形状不规则。

3）对光反射：医生用手电光突然迅速照射患者一侧瞳孔，该侧瞳孔立即缩小，移开光源后，瞳孔迅速复原，称直接对光反射。用手置于两眼之间遮挡光线，光照一侧瞳孔时，另一侧瞳孔立即缩小，称间接对光反射。对光反射迟钝或消失，见于昏迷、危重、临终者。

4）调节与集合反射：嘱患者注视1m外目标，然后将目标逐渐移近眼球约10cm处。正常人瞳孔立即缩小，称调节反射；同时，双侧眼球内聚，称集合反射。甲状腺功能亢进时集合反射减弱；动眼神经功能受损时，调节和集合反射均消失。

**5. 耳**

（1）外耳 注意观察耳郭有无畸形、外耳道是否通畅，有无分泌物或异物。外耳道如有脓性分泌物伴全身症状，提示急性中耳炎；有血性或脑脊液流出，提示颅底骨折；外耳道内有红肿、疼痛，并有耳郭牵拉痛者，提示疖肿。

（2）乳突 与中耳道相通，其内为大小不等的骨松质小房。化脓性中耳炎引流不畅时，可蔓延至乳突引起乳突炎，检查可见耳郭后方皮肤有红肿，乳突有明显压痛。严重时可继发耳源性脑脓肿或脑膜炎。

（3）听力 ①粗略法：在静室内嘱患者取坐位，闭目，用手指堵塞非受检耳道，医生立于患者背后，手持机械手表从 1m 以外逐渐移向被检查侧耳部，嘱患者听到声音立即示意。同法检查另一侧耳。比较两耳的检测结果并与医生的听力比较。听力正常时，约在 1m 处即可听到机械表声。②精细法：使用规定频率的音叉或电测听器进行的测试，对明确诊断更有价值。听力减退见于外耳道耵聍或异物、听神经损害、中耳炎、局部或全身血管硬化等。

**6. 鼻**

（1）鼻外形 注意皮肤颜色及鼻外形有无改变。鼻尖和鼻翼皮肤弥漫性潮红，伴发丘疹、毛细血管扩张和组织肥厚等损害，称酒渣鼻。外形改变可见于鼻骨骨折等。

（2）鼻腔黏膜 鼻腔黏膜充血肿胀伴黏液性分泌物者，见于急性鼻炎；慢性鼻腔黏膜组织肥厚，见于慢性鼻炎；鼻腔黏膜萎缩，鼻腔分泌物减少，鼻甲缩小，鼻腔增大，见于慢性萎缩性鼻炎。鼻腔黏膜受到各种刺激时可致分泌物增多。清稀无色的分泌物见于卡他性炎，黏稠发黄的脓性分泌物见于鼻或鼻窦化脓性炎。

（3）鼻窦 共四对（图 1-12），均有窦口与鼻腔相通，引流不畅时易发生鼻窦炎，表现为鼻塞、流涕、头痛和鼻窦压痛。

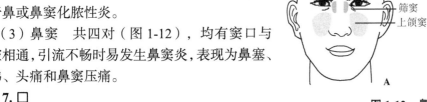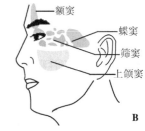

**图 1-12 鼻窦位置示意图**

A. 正面观；B. 侧面观

**7. 口**

（1）口唇 注意口唇的颜色，有无干裂、疱疹及口角糜烂及歪斜等。口唇苍白，多见于贫血；口唇发绀，主要见于心肺功能不全导致的缺氧；口唇干裂见于严重脱水；口角糜烂，见于维生素 $B_2$（核黄素）缺乏；口角歪斜，见于面神经瘫或脑卒中。

（2）口腔黏膜 应在充分的自然光线下或借助手电光检查，正常口腔黏膜光洁呈粉红色。注意观察其颜色、有无出血点、溃疡等。黏膜瘀点、瘀斑见于出血性疾病或维生素 C 缺乏症；若在相当于上颌第二磨牙的颊黏膜处出现针头大小的白色斑点，称科氏斑（麻疹黏膜斑，Koplik 斑），为麻疹的早期特征。黏膜上出现不规则的白色乳凝块状物，称为鹅口疮，为白假丝酵母菌感染引起。

（3）牙齿和牙龈 检查时注意有无龋齿、残根、缺齿和义齿，牙齿的色泽与形态变化也有重要的临床意义；注意检查牙龈的颜色，有无肿胀、溢脓及出血等。正常牙龈呈粉红色，质地坚韧，与牙颈部紧密贴合。牙龈游离缘出现蓝灰色点线，称铅线，为铅中毒特征。

（4）舌 观察舌质、舌苔及舌的活动状态等。注意有无干燥舌、地图舌、裂纹舌、草莓舌、牛肉舌、镜面舌、毛舌等。

（5）咽部及扁桃体 检查时嘱患者取坐位，头略后仰，张大口并发"啊"音，医生用压舌板在舌的前 2/3 与后 1/3 交界处迅速下压，此时软腭上抬，在照明的配合下观察软腭、腭垂、扁桃体、咽后壁等。扁桃体肿大分为 3 度（图 1-13）：①扁桃体肿大不超过咽腭弓者为

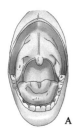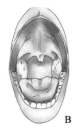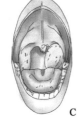

**图 1-13 扁桃体位置及其大小分度示意图**

A. Ⅰ度肿大；B. Ⅱ度肿大；C. Ⅲ度肿大

Ⅰ度；②超过咽腭弓，但未达咽后壁中线者为Ⅱ度；③达到或超过咽后壁中线者为Ⅲ度。

（6）口腔气味　健康人口腔无特殊气味。牙龈炎、龋齿可产生臭味，牙槽脓肿者有腥臭味，糖尿病酮症酸中毒者有烂苹果味，有机磷农药中毒者有刺激性蒜味，尿毒症者有氨味，肝性脑病患者有肝腥味。

### （二）颈部

**1. 颈部的外形与活动**　正常人颈部直立，两侧对称，活动自如。颈偏向一侧称斜颈，见于先天性颈肌痉挛或颈外伤。颈部活动受限伴疼痛，见于颈椎病变、软组织炎症等。颈部强直为脑膜刺激征之一，见于脑膜炎、蛛网膜下腔出血等。

**2. 颈部血管**　①颈静脉怒张：正常人取立位或坐位时，颈外静脉不显露，取平卧位时，可稍见充盈，仅限于锁骨上缘至下颌角距离的下 2/3 以内，不见颈静脉搏动。颈静脉充盈超过上述水平，称颈静脉怒张，见于右心衰竭、心包积液、缩窄性心包炎、上腔静脉阻塞综合征等。三尖瓣关闭不全伴颈静脉怒张时，可见颈静脉搏动。②颈动脉搏动：正常人安静时看不到颈动脉搏动，但可触及明显搏动。触诊颈动脉搏动消失，是判断心搏骤停的重要指标之一。如在静息状态下看见明显的颈动脉搏动，提示脉压增大，见于高血压、主动脉瓣关闭不全、甲状腺功能亢进、严重贫血等。③肝颈静脉回流征：颈静脉怒张者取仰卧位（头部垫 1 个枕头）或将床头抬高 30°～45°，医生右手逐渐按压其右上腹部肝区，持续 10s，若颈静脉怒张更加明显并伴心率增快，称为肝颈静脉回流征阳性，是右心衰竭的特征性体征。

**3. 甲状腺**　甲状腺位于甲状软骨下方（图 1-14），正常甲状腺在颈部不易看到，表面光滑柔软，不易触及。凡能看到或触及甲状腺，均提示甲状腺肿大。

（1）视诊　患者取坐位，头稍后仰，做吞咽动作，观察甲状腺有无肿大及是否对称。如有甲状腺肿大，并随吞咽动作向上下移动，可借此与颈前部其他包块鉴别。

（2）触诊　①前面触诊：患者取坐位或仰卧位，医生站在患者前面，一手拇指施压于一侧甲状软骨，将气管推向对侧，另一手示指、中指在对侧胸锁乳突肌后缘向前推挤甲状腺侧叶，拇指在胸锁乳突肌前缘触诊，配合吞咽动作，可触及被推挤的甲状腺，采用同样方法检查另一侧甲状腺（图 1-15）。②后面触诊：患者取坐位，医生站在患者后面，一手示、中指施压于一侧甲状软骨，将气管推向对侧，另一手拇指在对侧胸锁乳突肌后缘向前推挤甲状腺，示、中指在其前缘触诊甲状腺，配合吞咽动作，用同样方法检查另一侧甲状腺。

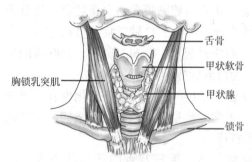

图 1-14　甲状腺的位置

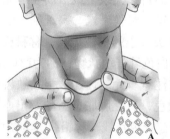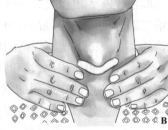

图 1-15　甲状腺触诊
A. 前面触诊；B. 后面触诊

甲状腺肿大可分 3 度：不能看出肿大但能触及者为Ⅰ度；能看到肿大又能触及，但在胸锁乳突肌以内者为Ⅱ度；超过胸锁乳突肌外缘者为Ⅲ度。甲状腺肿大常见于单纯性甲状腺肿、甲状腺功能亢进或甲状腺肿瘤等。

（3）听诊　当触及肿大的甲状腺时，用听诊器的钟型体件直接置于肿大的甲状腺上听诊。甲状腺功能亢进时，可闻及连续性血管杂音，是甲状腺功能亢进的特征性改变之一。

**4. 气管** 患者取坐位或仰卧位，颈部保持自然正中位，医生将右手示指与环指分别置于患者两侧胸锁关节上，以中指在胸骨上窝进行触诊，触及气管后，将中指放在气管前正中部位，观察中指与示指和环指间的距离（图 1-16）。正常人两侧间距相等，示气管居中；两侧间距不等，示气管移位。一侧胸腔积液、积气、纵隔肿瘤时，气管移向健侧；肺不张、肺纤维化、胸膜增厚粘连时，气管移向患侧。

**考点**：头颈部检查的内容、阳性体征的临床意义

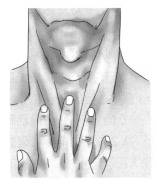

**图 1-16** 气管触诊

# 四、胸部检查

## （一）胸部的体表标志

胸部的体表标志包括骨骼标志、自然陷窝、人工划线和分区。

**1. 骨骼标志** 包括颈静脉切迹、胸骨角、胸骨柄、胸骨体、腹上角、剑突、肋、脊柱棘突、肩胛下角（图 1-17）。

**2. 自然陷窝** ①腋窝：为上肢内侧与胸壁相连的凹陷处；②胸骨上窝：为胸骨柄上方的凹陷，正常气管位于其后；③锁骨上窝：为左右锁骨上方的凹陷部；④锁骨下窝：为左右锁骨下方的凹陷部。

**3. 人工划线和分区** ①人工划线：前正中线、锁骨中线、腋前线、后正中线、肩胛线、腋中线、腋后线、腋前线等；②分区：肩胛上区、肩胛区、肩胛间区、肩胛下区。

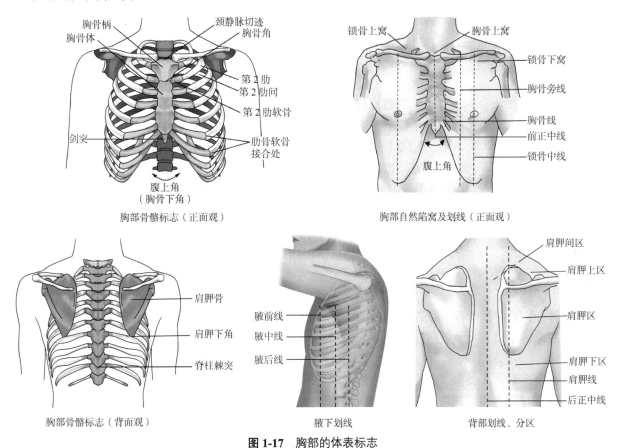

胸部骨骼标志（正面观）

胸部自然陷窝及划线（正面观）

胸部骨骼标志（背面观）

腋下划线

背部划线、分区

**图 1-17** 胸部的体表标志

## （二）胸壁、胸廓与乳房

**1. 胸壁** 注意检查静脉、皮下气肿和胸壁压痛。正常胸壁静脉不显露，当上、下腔静脉受阻时，

胸壁静脉充盈或曲张，详见本章腹部检查相关内容；气体积存于皮下组织称皮下气肿，用手按压时出现捻发感或握雪感，见于气管、肺或胸膜损伤；胸壁局部压痛见于肋间神经炎、肋软骨炎或肋骨骨折等，胸骨有明显压痛或叩击痛见于白血病、骨髓瘤等。

**2.胸廓**　正常成人胸廓前后径较左右径短，其比值约为 1.0：1.5，小儿和老年人胸廓的前后径略小于左右径或几乎相等，呈圆柱形。常见胸廓外形改变如下。

（1）扁平胸、桶状胸、佝偻病胸（包括漏斗胸、鸡胸），见图 1-18。

（2）脊柱畸形引起的胸廓改变，见图 1-19。

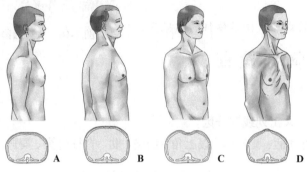

图 1-18　正常胸廓及常见胸廓外形的改变
A. 正常胸廓；B. 桶状胸；C. 漏斗胸；D. 鸡胸

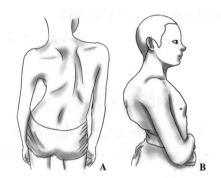

图 1-19　常见脊柱畸形
A. 脊柱侧凸；B. 脊柱后凸

（3）局部隆起及凹陷　胸廓一侧膨隆见于大量胸腔积液、气胸等，一侧凹陷见于肺不张、肺纤维化、广泛性胸膜粘连等。胸廓局部局限性隆起，见于胸壁炎症、肿瘤、心脏及大血管异常隆起。

**3.乳房**　嘱患者取坐位，两臂先自然下垂于身体两侧，再双臂高举过头或双手叉腰，充分暴露胸部。

（1）视诊　注意观察乳房大小，两侧是否对称，乳房皮肤有无发红、水肿、溃疡、瘢痕、局部回缩变化，乳头溢液等。乳房皮肤发红见于炎症；乳房水肿见于炎症和乳腺癌，癌细胞浸润阻塞乳房皮肤淋巴管引起淋巴水肿，毛囊和毛囊孔明显下陷，呈橘皮样改变；乳头回缩也见于乳房恶性肿瘤；乳头血性溢液常见于导管内良性乳突状瘤或乳腺癌。

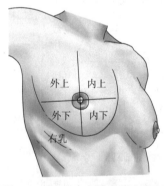

图 1-20　乳房病变的定位与分区

（2）触诊　①方法：医生的手指和手掌平置于乳房上，用指腹轻施压力，以旋转或来回滑行的方法进行触诊。检查时以乳头为中心分为 4 个象限（图 1-20）。依次按外上、外下、内下、内上、中央（乳头区）的顺序，由浅入深地进行触诊，先检查健侧，再检查患侧。②触诊内容：注意乳房组织的硬度、弹性、有无压痛及包块等；检查乳头、乳晕及腋窝、锁骨上窝及颈部的淋巴结是否肿大。

### （三）肺和胸膜

检查肺和胸膜时，患者一般取坐位或仰卧位，充分暴露胸部，室内环境要温暖，安静、光线明亮。按视诊、触诊、叩诊和听诊顺序进行检查。

**1.视诊**

（1）呼吸运动　①类型：呼吸运动分为胸式呼吸和腹式呼吸。男性及小儿以腹式呼吸为主，成年女性则以胸式呼吸为主。胸壁、肺和胸膜疾病可使胸式呼吸减弱，腹式呼吸增强；腹部疾病常因膈肌运动受限，使腹式呼吸减弱，胸式呼吸增强。②呼吸困难：包括吸气性呼吸困难、呼气性呼吸困难和混合性呼吸困难 3 种（详见本章第 2 节常见症状）。

（2）呼吸频率　正常成人静息状态下呼吸节律均匀整齐，成人在安静状态下呼吸频率为 16～20 次 / 分，呼吸与脉搏之比为 1：4。常见的呼吸频率异常有以下几种（图 1-21）。①呼吸过速：指呼吸频率＞ 20 次 / 分，见于发热、贫血、甲状腺功能亢进、心力衰竭等（图 1-21B）；②呼吸过缓：指呼吸频率＜ 12 次 / 分，见于颅内压增高、麻醉药或镇静药过量等（图 1-21C）。

（3）呼吸深度　呼吸浅快见于胸、肺部疾病，呼吸肌麻痹，严重鼓肠等；呼吸深快见于剧烈运动、过度紧张、情绪激动，伴过度通气（图 1-21D），常引起呼吸性碱中毒。严重代谢性酸中毒时，可出现节律均匀、深长而较快的呼吸，称酸中毒大呼吸（又称库斯莫尔呼吸，Kussmaul respiration）（图 1-21E），见于尿毒症酸中毒、糖尿病酮症酸中毒等。

（4）呼吸节律　正常人呼吸节律均匀整齐，在某些病理情况下，呼吸节律可发生改变。①潮式呼吸：又称陈 - 施（Cheyne-Stokes）呼吸，呼吸由浅慢逐渐变为深快，再由深快转为浅慢，随之出现一段呼吸暂停（维持 5 ～ 30s），又开始如上变化的周期性呼吸。多由呼吸中枢兴奋性严重低下所致，见于颅内压增高、脑炎等（图 1-21F）。②间停呼吸：又称比奥（Biot）呼吸，为伴长周期呼吸暂停的不规则呼吸，产生机制与潮式呼吸相同，但提示病情危重，预后不良（图 1-21G）。③叹息样呼吸：指在一段正常呼吸中出现一次深大呼吸，多伴有叹息声，常为功能性改变。见于精神紧张、抑郁症等（图 1-21H）。

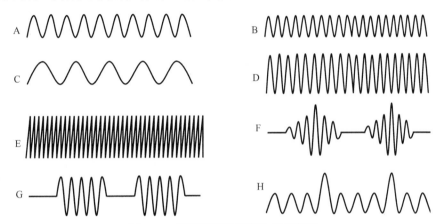

**图 1-21　正常呼吸及呼吸改变示意图**

A. 正常呼吸：节律匀齐，深浅适中，频率 16 ～ 20 次 / 分；B. 呼吸过速：频率＞ 20 次 / 分；C. 呼吸过缓：频率＜ 12 次 / 分；D. 过度通气：呼吸幅度较大，频率＞ 20 次 / 分；E. 酸中毒大呼吸；F. 潮式呼吸：呼吸深度周期性变化，并出现呼吸暂停；G. 间停呼吸：呼吸周期间不规则地出现呼吸暂停；H. 叹息样呼吸：频繁出现一次大呼吸，并伴叹息声

**2. 触诊**　胸廓扩张度、语音震颤、胸膜摩擦感。

（1）胸廓扩张度　即呼吸动度。①方法：患者取坐位或仰卧位，医生双手拇指分别沿患者两侧肋缘指向剑突，拇指尖在前正中线两侧对称部位，两拇指间留有一块松弛的皮褶（2cm），手掌和其余伸展的手指置于前侧胸壁。嘱患者用力深呼吸，观察拇指随胸廓扩展而分离的距离，并感受呼吸运动的范围和对称性（图 1-22）。若在后胸部做，医生站在患者的背后，双手拇指在患者第 10 肋水平，平行、对称地放于脊柱两侧数厘米处，向脊柱方向推挤皮肤，其余手指掌面置于胸廓两侧对称部位，其余同前。②临床意义：一侧胸廓活动度减弱见于该侧胸腔积液、气胸等；两侧胸廓扩张度减弱，见于肺气肿、老年人等。

（2）语音震颤　又称触觉语颤。①方法：医生将左右手掌的掌面或尺侧缘轻放于患者两侧胸壁的对称部位，嘱患者用相同的强度重复发 "yi" 的长音，自上而下、从内到外交叉比较两侧相应部位（上、中、下三个部位）的语音震颤有无增强或减弱（图 1-23）。②临床意义：语音震颤增强主要见于肺实变（如大叶性肺炎实变期、大片肺梗死）、靠近胸膜的肺内

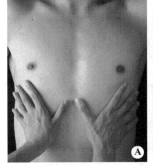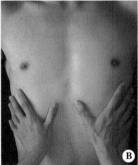

**图 1-22　胸廓扩张度检查方法**

A. 前胸呼气相；B. 前胸吸气相

巨大空腔(如空洞型肺结核、肺脓肿空洞)，语音震颤减弱或消失主要见于支气管阻塞(如阻塞性肺不张)、肺气肿、大量胸腔积液或气胸、胸膜高度增厚粘连等。

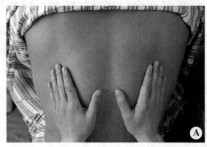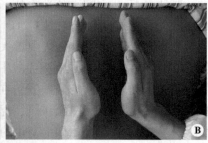

**图1-23    语音震颤检查方法**

（3）胸膜摩擦感    当胸膜有纤维蛋白渗出沉积于胸膜表面而使胸膜变得粗糙时，呼吸运动时脏、壁层胸膜相互摩擦，触诊有似皮革相互摩擦的感觉，即为胸膜摩擦感，其是干性胸膜炎的一种重要体征。在胸廓前下侧部即腋中线第5～7肋间或肩胛下区最易触及胸膜摩擦感，于呼气、吸气两相均可触及，屏住呼吸时则消失。可见于结核性(干性)胸膜炎、肺炎、肺梗死等。当出现胸腔积液时，两层胸膜分离，胸膜摩擦感消失。

**3. 叩诊**

（1）叩诊方法    患者取坐位或仰卧位，均匀呼吸，放松肌肉。叩诊前胸时，胸部稍向前挺直，叩诊侧胸时，双手抱于枕后(从腋窝开始)，叩诊背部时，头稍低，双手抱肘或放于膝盖上，上身前倾。医生按前胸、侧胸、后胸的顺序，从上而下，由外向内，两侧对比，逐个肋间进行检查。叩诊前胸和侧胸时，板指平贴肋间隙，并与肋骨平行；叩诊肩胛间区时板指与脊柱平行；叩诊力量要均匀一致。

（2）叩诊音

1）正常胸部叩诊音包括以下4种（图1-24）。清音为正常肺的叩诊音；肺组织遮盖肝、心脏的部位为浊音；未被肺组织遮盖的心脏或肝，叩诊呈实音；左下胸部有胃泡存在，叩诊呈鼓音。

2）肺界的叩诊：①肺上界：即肺尖宽度。自斜方肌前缘中央开始叩诊为清音，分别向内、外叩诊，当清音变浊音时，即为内、外侧终点，两点之间的距离为肺上界的宽度，正常为5cm（图1-25）。肺上界变窄或叩诊呈浊音，常见于肺尖结核浸润、肺纤维化。肺上界变宽，叩诊呈过清音，常见于肺气肿。②肺前界：正常肺前界相当于心脏绝对浊音界。③肺下界：正常人肺下界在平静呼吸时位于锁骨中线、

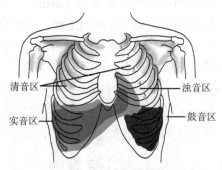

**图1-24    正常胸廓叩诊音**

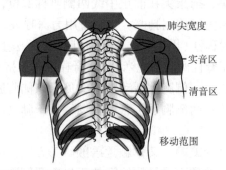

**图1-25    正常肺下界移动度示意图**

腋中线、肩胛线上（分别为第6、8、10肋间），两侧对称。病理情况下，肺上界上移见于肺不张、肺纤维化、腹内压升高使膈上升；肺下界下移见于肺气肿。

3）肺下界移动度：相当于呼吸时膈肌的移动范围。叩诊时，先在平静呼吸时于肩胛线上叩出肺下界的位置，然后嘱患者深吸气后并屏住呼吸，立即再向下叩诊，当由清音变为浊音时，为肩胛线上

肺下界的最低点，做标记。待患者平静呼吸后叩出肺下界，嘱患者深呼气并屏住呼吸，自下向上叩诊，当由浊音变为清音时，即为肩胛线上肺下界的最高点，再做标记。两个标记之间的距离即为肺下界移动度。采用同样方法可叩出双侧锁骨中线和腋中线上的肺下界移动度。正常肺下界移动度为 6 ～ 8cm（图 1-25）。肺下界移动度减小见于肺组织弹性消失、肺组织萎缩等。

（3）肺部异常叩诊音　在正常肺脏的清音区出现浊音、实音、过清音或鼓音则为异常叩诊音，常提示肺、胸膜、膈或胸壁病变。①浊音或实音：见于肺部大面积含气量减少的病变（如肺炎、肺结核、肺梗死等）、肺内不含气的点位病变（如肺肿瘤、未液化的肺脓肿等）、胸腔积液、胸膜增厚等；②鼓音：见于气胸、空洞型肺结核、液化的肺脓肿等；③过清音：见于肺气肿。

**4. 听诊**　是肺部检查最重要的方法，患者取坐位或仰卧位，微张口均匀呼吸。由肺尖开始，分别检查前胸部、侧胸部及后胸部，自上而下逐个肋间进行检查，注意左右对称的部位进行对比，每个部位要持续听诊至少 2 个呼吸周期。

（1）正常呼吸音　正常肺部可以听到三种呼吸音。①支气管呼吸音：在喉部，胸骨上窝，背部第 6、7 颈椎及第 1、2 胸椎附近均可听到；②支气管肺泡呼吸音：又称混合性呼吸音，在胸骨角附近、肩胛音区第 3、4 胸椎水平可听到；③肺泡呼吸音：除支气管呼吸音和支气管肺泡呼吸音听诊区外的其余部位均可听及，尤其以乳房下部、腋窝下部和肩胛下部最清楚。三种正常呼吸音分布见图 1-26。

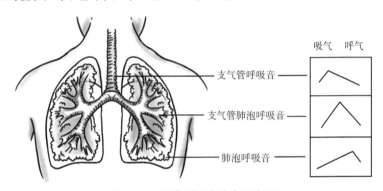

吸气　呼气

支气管呼吸音

支气管肺泡呼吸音

肺泡呼吸音

**图 1-26　正常呼吸音分布示意图**

（2）异常呼吸音

1）异常肺泡呼吸音：指肺泡呼吸音强度、性质或时间发生了改变。①肺泡呼吸音减弱或消失，见于支气管阻塞（如气管异物、肺癌等）、肺组织病变（如肺炎、肺气肿等）、胸膜腔病变（如胸腔积液、气胸等）、胸廓活动受限（肋骨骨折、胸廓畸形等）、腹部疾病；②肺泡呼吸音增强，见于贫血、发热等；③呼气延长，见于支气管哮喘、肺气肿等；④呼吸音粗糙，见于支气管和肺部炎症早期。

2）异常支气管呼吸音：指在正常肺泡呼吸音或支气管肺泡呼吸音的部位听到支气管呼吸音，又称管状呼吸音。见于肺组织实变（如大叶性肺炎）、肺内大空腔、压迫性肺不张。

3）异常支气管肺泡呼吸音：指在正常肺泡呼吸音的部位听到支气管肺泡呼吸音，见于支气管肺炎、肺结核等。

（3）啰音　是呼吸音以外的一种附加音，分为干啰音和湿啰音两种。

1）干啰音：是气流通过狭窄或部分阻塞的气道所产生的声音（图 1-27），分为高调干啰音（又称哨笛音、哮鸣音等）和低调干啰音（又称鼾音）。听诊特点为：音调高，持续时间长；吸气和呼气时均可听到，但呼气时明显；强度、性质、部位易改变。临床意义：双肺布满干啰音，常见于支气管哮喘、慢性支气管炎和心源性哮喘等；局限性干啰音，常见于支气管内膜结核或肿瘤等。

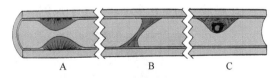

A　　　　B　　　　C

**图 1-27　干啰音发生机制示意图**

A. 管腔狭窄；B. 管腔内有分泌物；C. 管腔内有新生物或受压

2）湿啰音：又称水泡音。是气流通过含有稀薄液体的气道，形成水泡后，水泡破裂所产生的

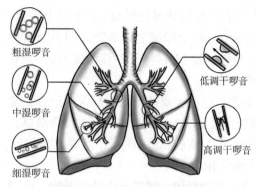

**图 1-28　啰音发生机制示意图**

（图 1-28）。分为粗湿啰音（又称大水泡音）、中湿啰音（中水泡音）、细湿啰音（小水泡音）。听诊特点：断续而短暂，一次常连续出现多个；吸气呼气时均可听到，但以吸气或吸气末较为明显；部位较恒定，性质不易变，大、中、小水泡音可同时存在，咳嗽后可减轻或消失。临床意义：肺部局限性湿啰音，多见于支气管扩张、支气管肺炎等；两肺底湿啰音，多见于左心衰竭肺淤血；双肺布满湿啰音，见于急性肺水肿。

（4）语音共振　产生机制和临床意义与语音震颤基本相同，但其更为灵敏。嘱患者用一般强度的声音重复发长"yi"音，发音时喉部产生的振动经气管、支气管、肺泡传至胸壁，可用听诊器听到。听诊时应上下、左右比较语音共振的强弱及性质有无改变。

（5）胸膜摩擦音　产生机制和临床意义与胸膜摩擦感相同，在呼气、吸气时均可闻及，但吸气末或呼气初较为明显，屏气时消失，在深呼吸或加压听诊器胸件时胸膜摩擦音可增强。在肺脏移动度较大的部位，如前下侧胸壁听诊最清楚。

### （四）心脏

心脏检查时，患者可取卧位或坐位，充分暴露胸部。环境要求安静、温暖、光线充足。按视诊、触诊、叩诊、听诊的顺序进行检查。

**1. 视诊**　患者取仰卧位，医生在其右侧，两眼与其胸廓同高或视线与搏动点呈切线位置，仔细观察心前区有无隆起、凹陷、心尖搏动和心前区异常搏动等。

（1）心前区外形　正常人心前区外形与右侧相应部位基本对称。儿童时期患先天性心脏病或风湿性心脏病伴右心室肥大，可使正在发育中的左侧前胸壁向外隆起；大量心包积液时，心前区显得饱满。

（2）心尖搏动　正常成人位于左侧第 5 肋间锁骨中线内 0.5 ～ 1.0cm 处，搏动范围直径为 2.0 ～ 2.5cm。肥胖或女性乳房悬垂时不易看见。

1）心尖搏动位置改变的病理性因素：①心脏本身的因素：左心室增大时，心尖搏动向左下移位；右心室增大时，向左侧移位；全心增大时，向左下移位；先天性右位心，位于胸部右侧正常心尖搏动的相应部位。②心脏以外的因素：一侧胸膜增厚或肺不张等，心尖搏动移向患侧；一侧胸膜腔积液或气胸等，心尖搏动移向健侧；大量腹腔积液或腹腔内巨大肿瘤时，心尖搏动向上移位。

2）心尖搏动强度和范围改变的病理因素：心尖搏动增强且范围增大见于发热、严重贫血或左心室肥厚心功能代偿期等；心尖搏动减弱或消失，见于心肌炎、心包积液、肺气肿、左侧气胸等。

（3）心前区异常搏动　胸骨左缘第 3 ～ 4 肋间搏动，见于先天性心脏病所致的右心室肥大；剑突下搏动见于肺源性心脏病右心室肥大者，也可见于主动脉瘤；胸骨左缘第 2 肋间收缩期搏动，见于肺动脉扩张或肺动脉高压；胸骨右缘第 2 肋间搏动，多见于升主动脉扩张或主动脉弓动脉瘤。

**2. 触诊**　通常用全手掌、手掌尺侧缘或示、中指并拢的指腹触诊（图 1-29）。

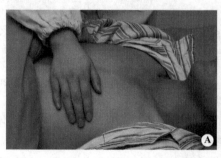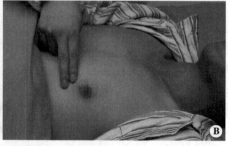

**图 1-29　心脏触诊**

（1）心尖搏动　进一步明确心尖搏动的位置及其他异常搏动等。

（2）震颤　是触诊心前区时手感觉到的一种细微震动感。犹如猫呼吸时在其气管附近触摸到的感觉，又称猫喘，是器质性心血管病的特征性体征之一。震颤的部位、产生时期及临床意义见表 1-3。

| 表 1-3　心前区震颤的临床意义 | | |
| --- | --- | --- |
| 时期 | 部位 | 常见病变 |
| 收缩期 | 胸骨右缘第 2 肋间 | 主动脉瓣狭窄 |
| 收缩期 | 胸骨左缘第 2 肋间 | 肺动脉瓣狭窄 |
| 收缩期 | 胸骨左缘第 3 ～ 4 肋间 | 室间隔缺损 |
| 连续性 | 胸骨左缘第 2 肋间 | 动脉导管未闭 |
| 舒张期 | 心尖区 | 二尖瓣狭窄 |
| 收缩期 | 心尖区 | 重度二尖瓣关闭不全 |

（3）心包摩擦感　是心前区尤其是胸骨左缘第 4 肋间触及的连续性震动感，见于渗出性纤维蛋白性心包炎。于收缩期和舒张期均可触及，但收缩期更加明显，坐位前倾或呼气末明显。

**3. 叩诊**　心脏不被肺遮盖的部分，叩诊呈绝对浊音（实音）；心左、右缘被肺遮盖的部分叩诊呈相对浊音。相对浊音界反映心脏的实际大小和形态（图 1-30）。

（1）叩诊方法　患者取仰卧位时，医生左手板指与肋间平行放置，取坐位时，左手板指与肋间垂直。按先叩左界，后叩右界，自下而上，由外向内的顺序叩诊。叩左界时，从心尖搏动外 2 ～ 3cm 开始由外向内叩诊，逐一肋间向上叩至第 2 肋间。叩右界时，先在右锁骨中线上叩出肝上界，然后于其上一肋间由外向内叩诊，逐一肋间向上叩至第 2 肋间。

（2）心浊音界各部分的组成见图 1-31。

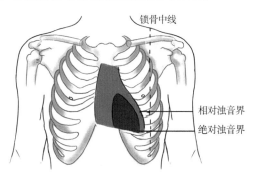

图 1-30　心脏相对浊音界和绝对浊音界

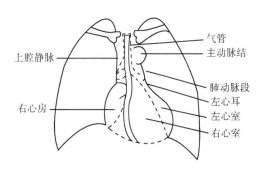

图 1-31　心浊音界各部分的组成

（3）心浊音界改变的临床意义　左心室增大，心浊音界呈靴形，称为靴形心（图 1-32），常见于主动脉瓣关闭不全，又称主动脉型心，亦可见于高血压心脏病。右心室显著增大时，心界向左、右两侧增大，常见于肺源性心脏病。左、右心室均增大，心浊音界向两侧扩大，称普大型心，见于扩张型心肌病。左心房及肺动脉扩大，心腰饱满或膨出，心浊音界呈梨形，称梨形心（图 1-33），见于二尖瓣狭窄，故又称二尖瓣型心。心包积液时，心界向两侧增大，且随体位改变而改变。坐位时呈三角烧瓶样，仰卧位时心底部浊音界增宽。

**4. 听诊**　心脏听诊是心脏体检中最重要的方法之一，听诊时环境宜温暖、安静，患者采取坐位或仰卧位，必要时需改变体位。

（1）瓣膜听诊区（图 1-34）　二尖瓣区即心尖部，肺动脉瓣区即胸骨左缘第 2 肋间，主动脉瓣区即胸骨右缘第 2 肋间，主动脉瓣第二听诊区即胸骨左缘第 3、4 肋间，三尖瓣区即胸骨左缘第 4、5 肋间。

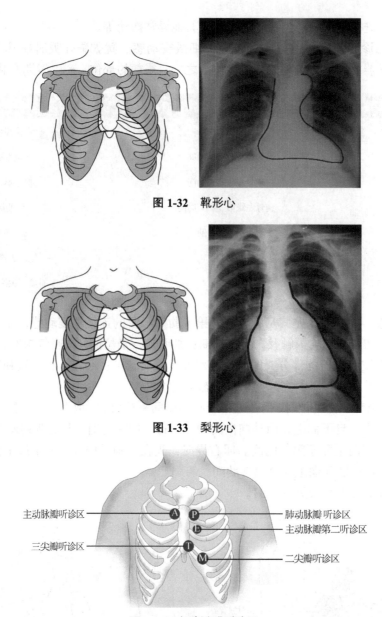

图 1-32 靴形心

图 1-33 梨形心

主动脉瓣听诊区 —— A P —— 肺动脉瓣听诊区
—— E —— 主动脉瓣第二听诊区
三尖瓣听诊区 —— T
M —— 二尖瓣听诊区

图 1-34 心脏瓣膜听诊区

（2）听诊顺序 按逆时针方向，从二尖瓣听诊区开始（因二尖瓣病变最常见，且于此辨别第一、第二心音最清楚），然后依次是肺动脉瓣听诊区、主动脉瓣听诊区、主动脉瓣第二听诊区、三尖瓣听诊区。

（3）听诊内容 包括心率、心律、心音、额外心音、心脏杂音及心包摩擦音等。

1）心率：指每分钟心搏次数。正常成人在安静状态下为 60～100 次 / 分。若超过 100 次 / 分称为心动过速，见于贫血、发热、甲状腺功能亢进等。若低于 60 次 / 分称为心动过缓，见于颅内压增高、胆汁淤积性黄疸、冠心病等。

2）心律：指心脏跳动的节律。正常人心律基本规则，部分青年人和儿童的心律可随呼吸改变，吸气时心率加快，呼气时心率减慢，称为窦性心律不齐，多无临床意义。最常见的心律失常为期前收缩和心房颤动。①期前收缩：又称过早搏动。指在原有规律心律基础上突然提前出现的心脏搏动，其后有一较长间歇。最常见于各种器质性心脏病、洋地黄中毒、低血钾等。②心房颤动：由心房内异位节律点发出极高频率的冲动所致。听诊特点为心律绝对不规则，第一心音强弱不等，脉率少于心率（这种脉搏脱漏现象称为脉搏短绌）。最常见于风湿性心脏病二尖瓣狭窄。

3）心音：注意区分第一心音和第二心音，第一心音由房室瓣关闭产生，标志着心室收缩期的开始，音调低、音响强、性质钝，持续时间长，在心尖部最响；第二心音由动脉瓣关闭产生，标志着心室舒张期的开始，音调高、音响弱、性质清脆，持续时间短，在心底部最响。

4）额外心音：指第一、第二心音之外的附加音，多出现于第二心音之后。①开瓣音：即二尖瓣开放拍击声，提示二尖瓣狭窄时瓣膜弹性尚好，是二尖瓣分离术的指征；②奔马律：是病理性第三或第四心音与原有的第一、二心音组成的节律，在心率＞100次/分时犹如马蹄奔跑的声音，故称为舒张期奔马律，提示有严重器质性心脏病，如心力衰竭、急性心肌梗死等。

5）心脏杂音：注意杂音听诊的要点，如杂音最响的部位（瓣膜听诊区）、时期（收缩期、舒张期）、性质（指音色和音调，音色有吹风样、喷射样、隆隆样、叹息样、机器样、乐音样等；音调有柔和、粗糙两种）、强度（杂音的响度）、传导、与体位及呼吸运动的关系等。舒张期杂音均为病理性的，因此不宜分级。器质性收缩期杂音往往响亮、粗糙、持续时间长，沿血流方向传导远而广。

6）心包摩擦音：指壁层或脏层心包由于纤维蛋白沉积而粗糙，以致在心脏搏动时产生摩擦而出现的声音。其声音粗糙、音调较高，似用手指擦耳郭声。心包摩擦音与心脏活动一致，收缩期与舒张期均能听到，以收缩期坐位前倾、胸骨左缘第3～4肋间最明显。心包摩擦音与胸膜摩擦音的主要区别是屏住呼吸后心包摩擦音存在，而胸膜摩擦音消失。

## （五）血管检查

**1. 脉搏**　指动脉血管随心脏的收缩和舒张活动而相应出现扩张和回缩的搏动。检查脉搏主要采用触诊，触诊时可选择桡动脉、肱动脉、股动脉、颈动脉及足背动脉等，一般多用桡动脉，要注意脉搏的频率、节律、强弱及脉搏的形态。

（1）脉率　正常成人在安静、清醒时为60～100次/分。病理情况下脉率增快见于发热、贫血、甲状腺功能亢进等；脉率减慢见于颅内压增高、胆汁淤积性黄疸、伤寒、甲状腺功能减退等。

（2）节律　成人脉律规则，各种心律失常可出现脉律不整；心房颤动时脉律不整，且脉搏短绌。

（3）强弱　心搏出量增加，脉压增大，周围动脉阻力减低时，脉搏强而振幅大，称为洪脉，见于高热、甲状腺功能亢进等。心搏出量减少，脉压减小，周围动脉阻力增大时，脉搏弱而振幅小，称为细脉，见于心力衰竭、休克等。

（4）波形异常　①水冲脉：脉搏骤起骤落，急促而有力。将患者手臂抬高过头，并紧握其掌面，可感到急促而有力的冲力，称为水冲脉。常见于主动脉瓣关闭不全、甲状腺功能亢进、严重贫血等。②交替脉：指节律规则而强弱交替的脉搏，为心肌收缩力强弱交替所致，是左心室功能衰竭的重要体征之一。常见于高血压心脏病、急性心肌梗死等。③奇脉吸气时脉搏明显减弱或消失，又称吸停脉。其产生与吸气时左心室排血量减少有关，是心脏压塞的主要体征之一。见于心包积液、缩窄性心包炎等。④脉搏消失：主要见于严重休克和多发性大动脉炎。

**2. 血压**

（1）血压的测量方法　汞柱式血压计的测量方法：患者取仰卧位或坐位，一侧上肢裸露上臂并伸直，使肘部和心脏同一水平位置。放妥血压计，开启汞槽，驱尽袖带内空气，将袖带紧贴皮肤缚于上臂，袖带下缘距肘横纹2～3cm，松紧以能放入一指为宜。将听诊器胸件置于肘窝处动脉搏动最明显处，使听诊器胸件与皮肤紧密接触。关闭气门，均匀充气，待肱动脉搏动消失，再将汞柱升高20～30mmHg[①]，随后以恒定速度缓慢放气，使汞柱缓慢下降。听到第一声搏动音时的汞柱值为收缩压，声音消失时的汞柱值为舒张压。现多用电子血压计。

（2）血压标准　高血压定义为在未使用降压药物的情况下，非同日3次测量诊室血压，收缩压（SBP）≥140mmHg和（或）舒张压（DBP）≥90mmHg。根据血压升高水平，又进一步将高血压分为1级、2级和3级（表1-4）。

---

① 1mmHg＝0.133kPa

表 1-4 血压水平的定义和分类

| 类别 | 收缩压（mmHg） | | 舒张压（mmHg） |
|---|---|---|---|
| 正常血压 | ＜ 120 | 和 | ＜ 80 |
| 正常高值 | 120 ～ 139 | 和（或） | 80 ～ 89 |
| 高血压 | ≥ 140 | 和（或） | ≥ 90 |
| 1 级高血压（轻度） | 140 ～ 159 | 和（或） | 90 ～ 99 |
| 2 级高血压（中度） | 160 ～ 179 | 和（或） | 100 ～ 109 |
| 3 级高血压（重度） | ≥ 180 | 和（或） | ≥ 110 |
| 单纯收缩期高血压 | ≥ 140 | 和 | ＜ 90 |

注：若患者的收缩压和舒张压不属于同一级别时，则以较高的级别为准。单纯收缩期高血压也可按照收缩压水平分为 1、2、3 级。

（3）血压变动的临床意义

1）高血压：95% 以上高血压为原发性高血压，少数可继发于其他疾病，如慢性肾炎、肾动脉狭窄等，称为继发性或症状性高血压。

2）低血压：血压低于 90/60mmHg 时称为低血压。持续低血压多见于休克、心力衰竭等。

3）脉压改变：脉压大于 40mmHg 为脉压增大，见于主动脉瓣关闭不全、甲状腺功能亢进、严重贫血等。脉压小于 30mmHg 为脉压减小，主要见于主动脉瓣狭窄、心力衰竭、心包积液、缩窄性心包炎等。

**3. 周围血管征** 多由脉压增大而引起，主要见于主动脉瓣关闭不全、甲状腺功能亢进、严重贫血等。除水冲脉以外，还有以下体征：枪击音、Duroziez 双重杂音、毛细血管搏动征等。

**考点：胸部检查的内容、方法、阳性体征的临床意义**

# 五、腹部检查

腹部的范围上起膈，下至骨盆，前侧面为腹壁，后面为脊柱和腰肌，中间为腹腔。腹部检查应用视诊、触诊、叩诊和听诊 4 种方法，尤以触诊最为重要。为了避免触诊和叩诊对胃肠蠕动的影响，继而影响听诊，检查顺序为视诊、听诊、触诊、叩诊。

## （一）腹部体表标志与分区

**1. 体表标志** 常用腹部体表标志有肋弓下缘、剑突、脐、髂前上棘、腹直肌外缘、腹中线、股沟韧带、肋脊角（背部两侧第 12 肋骨与脊柱的交角）等，见图 1-35。

**2. 腹部分区**

（1）四区分法 通过脐做一水平线和一垂直线，两线相交，将腹部分为四区，即右上腹、右下腹、左上腹和左下腹（图 1-36）。四区分法简单易行，但较粗略，不适于准确定位。

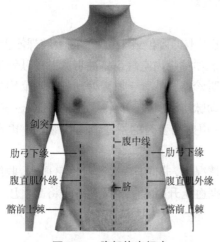

图 1-35 腹部体表标志

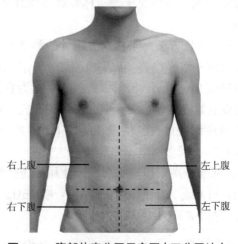

图 1-36 腹部体表分区示意图（四分区法）

（2）九区分法　两肋弓下缘的连线、两髂前上棘的连线与左右髂前上棘至腹中线连线中点的垂直线共 4 条线相交后，将腹部分为"井"字形的 9 个区域（图 1-37）。

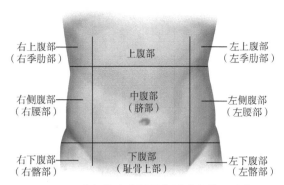

图 1-37　腹部体表分区示意图（九分区法）

## （二）视诊

视诊前，嘱患者排空膀胱，取低枕仰卧位，两上肢自然置于身体两侧，充分暴露全腹，其他部分应适当遮盖，医生立于患者右侧。光源应在患者的头侧，光线充足、柔和，有利于观察腹部表面的器官轮廓、包块、肠型和蠕动波等。

**1. 腹部外形**　正常腹部外形平坦、饱满或低平。健康匀称型成年人平卧时，前腹壁与肋缘和耻骨联合形成的平面大致在同一水平，称腹部平坦；小儿和肥胖者平卧时，前腹壁略高于上述平面，称为腹部饱满；老年人和消瘦者平卧时，前腹壁略低于上述平面，称为腹部低平。异常腹部外形如下。

1）腹部膨隆：平卧时前腹壁明显高于肋缘与耻骨联合形成的平面，外观呈凸起状，称腹部膨隆。全腹膨隆除了见于生理状况如肥胖、妊娠之外，还可见于病理状况，包括以下两种情况。①全腹膨隆：呈球形或椭圆形，常见于腹腔积液或积气、腹内巨大肿块等。此时常需测量腹围以观察其程度及变化，患者排尿后平卧，用软尺经脐绕腹一周，即为腹围。②局部隆起：多由腹腔内局部器官增大或包块所致，也可由腹壁上的包块而非腹腔内病变所致。鉴别方法是嘱患者仰卧位做屈颈抬肩动作，使腹壁肌肉紧张，如膨隆更加明显，说明病变位于腹壁上。反之，病变在腹腔内。

2）腹部凹陷：仰卧位时前腹壁明显低于肋缘与耻骨联合的平面，称为腹部凹陷。全腹凹陷见于消瘦和脱水者。严重时前腹壁凹陷几乎贴近脊柱，肋弓、髂峰和耻骨联合明显显露使腹外形如舟状，称为舟状腹。见于结核病、恶性肿瘤等慢性消耗性疾病。局部凹陷多由术后腹壁瘢痕收缩所致。

**2. 呼吸运动**　腹式呼吸减弱见于腹膜炎症、腹腔积液、腹腔内巨大肿物等。腹式呼吸消失，见于胃肠穿孔所致急性腹膜炎或膈肌麻痹等。

**3. 腹壁静脉**　正常情况下，脐水平以上的腹壁静脉血流方向为自下而上经胸壁静脉和腋静脉注入上腔静脉；脐水平线以下的腹壁静脉血流方向为自上而下经大隐静脉注入下腔静脉。正常人腹壁皮下静脉一般不显露，腹壁静脉明显可见或迂曲变粗者，称腹壁静脉曲张。发现静脉曲张，应检查其血流方向。检查方法为：选择一段无分支的腹壁静脉，医生将一只手的示、中指并拢压在静脉上，一指紧压不动，另一指紧压静脉向外滑动，排空两手指间该段静脉内血液，至一定距离后松开该手指，观察静脉是否充盈，如迅速充盈，则血流方向是从手指放松的一端流向手指紧压的一端，若不充盈，则血流方向相反（图 1-38）。腹壁静脉曲张常见于肝硬化门静脉高压或上、下腔静脉回流受阻。

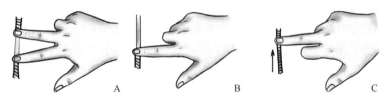

图 1-38　检查腹壁静脉血流方向示意图

门静脉高压时，曲张的腹壁静脉常以脐为中心向四周放射，呈海蛇头状，血流方向与正常血流方向相同。下腔静脉阻塞时，曲张的静脉大多分布在腹壁两侧，血流方向在脐水平上、下均由下而上（图 1-39）。上腔静脉阻塞时，脐水平上、下曲张静脉的血流方向均是由上而下。

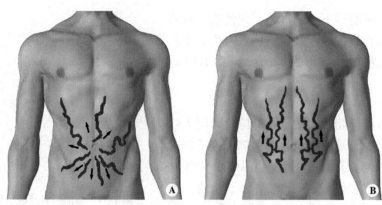

**图 1-39　腹壁静脉曲张示意图**

A.门静脉高压；B.下腔静脉阻塞

**4.胃肠型和蠕动波**　正常人腹部一般看不到胃肠型及蠕动波。肠梗阻时，梗阻上端的胃或肠管由于内容物积聚、胀气而饱满隆起，在腹壁可显现胃或肠管的轮廓，称为胃型或肠型。肠梗阻上端的胃肠蠕动增强，可在腹壁上见到蠕动波。

**5.腹壁皮肤**　除观察有无苍白、发红、水肿等一般变化外，还应注意有无皮疹、色素沉着、腹纹、瘢痕等。

## （三）触诊

触诊是腹部检查的主要方法，可进一步确定视诊所见。触诊时，患者一般取仰卧位，两臂自然置于躯干两侧，两腿屈起并稍分开，使腹肌放松。嘱其张口做缓慢的腹式呼吸，医生手应温暖，动作要轻柔。腹部触诊主要包括以下内容。

**1.腹壁紧张度**　正常人腹壁有一定张力，但触之柔软，较易压陷，称为腹壁柔软。

（1）腹壁紧张度增加

1）全腹壁紧张：常见于以下两种情况。①板状腹：指腹壁紧张度明显增加，硬如木板，见于急性胃肠穿孔或实质性脏器破裂致急性弥漫性腹膜炎；②揉面感：指触诊腹壁柔韧而有抵抗，不易压陷，呈揉面感，最常见于结核性腹膜炎。

2）局部腹壁紧张：常因该处腹内脏器炎症波及腹膜而引起，如右下腹肌紧张见于急性阑尾炎，右上腹肌紧张见于急性胆囊炎。

（2）腹壁紧张度减低　腹壁松软无力，失去弹性，常见于年老体弱、腹肌发育不良等。

**2.压痛与反跳痛**

（1）压痛　正常腹部触摸时不引起疼痛。重按时仅有一种压迫感，若由浅入深触压腹部引起疼痛者，称腹部压痛，常由炎症、结石、结核、肿瘤等所致。出现压痛的部位，常为病变所在。压痛局限于一点称压痛点。常见的压痛点有：①胆囊压痛点：位于右腹直肌外缘与肋缘交界处；②阑尾压痛点：位于脐与右髂前上棘连线中外 1/3 交界处，又称麦克伯尼（McBurney）点，简称麦氏点。

（2）反跳痛　当触诊腹部出现压痛后，医生用并拢的 2～3 个手指压于原处稍停片刻，使压痛感趋于稳定，然后迅速将手抬起，如此时患者感觉疼痛加重或有痛苦表情，称为反跳痛。反跳痛是炎症累及壁腹膜的征象。腹肌紧张、压痛与反跳痛，称为腹膜刺激征，是急性腹膜炎症的可靠体征。当炎症未累及壁腹膜时，仅有压痛而无反跳痛。

**3.肝脏触诊**　触诊方法包括单手触诊法、双手触诊法、钩指触诊法。

（1）单手触诊法　医生将右手手掌放于患者的右侧腹壁，掌指关节自然伸直，手指并拢，使示指和中指的指端指向肋缘，即使示指的桡侧缘与右肋缘平行，在右锁骨中线和前正中线上，自右髂前上棘水平开始分别自下而上触诊。患者深呼气时，医生将手指压向腹壁深处；深吸气时手指向前、向上迎触下移的肝缘；如此配合患者的呼吸，逐渐向肋缘移动，直到触及肝下缘或右肋缘为止（图 1-40A）。如患者有大量腹腔积液，可用冲击触诊法。

（2）双手触诊法　医生右手放置位置及检查方法同单手触诊法，用左手托住医生右下胸部，拇指张开置于右肋缘上。触诊时左手向上方托起，使肝下缘紧贴前腹壁，同时吸气时限制右下胸扩张，以增加膈下移的幅度，下移的肝脏易于触及（图 1-40B）。

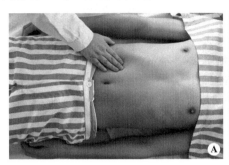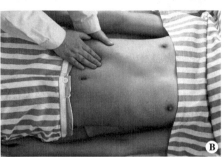

**图 1-40　肝脏触诊**
A. 单手触诊法；B. 双手触诊法

（3）钩指触诊法　适用于儿童和腹壁薄软者。医生站在患者右肩旁，将右手掌置于其右前胸下部，第 2～5 指弯成钩状，嘱患者深呼吸，医生随其深吸气而进一步屈曲指关节，以便指腹易迎触肝下缘。

触诊内容包括肝的大小、质地、表面情况及边缘、压痛、搏动、肝区摩擦感等。肝质地特点及临床意义见表 1-5。

| 表 1-5　肝质地特点及临床意义 | |
|---|---|
| 质地特点 | 临床意义 |
| 质软，如触口唇 | 正常肝 |
| 质韧，如触鼻尖 | 急性肝炎、肝淤血、脂肪肝等 |
| 质硬，如触前额 | 肝硬化、肝癌等 |

**4. 胆囊触诊**　正常胆囊不能触及。胆囊肿大时，在右肋缘下腹直肌外缘处可触及，肿大的胆囊呈梨形或卵圆形，张力较高，随呼吸而上下移动。若肿大的胆囊呈囊性感且有明显压痛，见于急性胆囊炎、若胆囊未超过肋缘，不能触及，可探测胆囊触痛。医生将左手放在患者右肋缘上，四指与肋骨垂直交叉，左手拇指指腹勾压于胆囊点处，嘱其深吸气。若吸气过程中，医生的拇指碰到下移的胆囊，引起疼痛，患者突然停止深吸气动作并出现表情痛苦，称墨菲（Murphy）征阳性（图 1-41）。

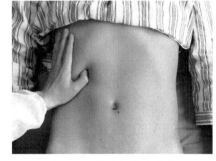

**图 1-41　墨菲征检查方法**

**5. 脾触诊**　正常情况下脾不能触及，触及时应注意其大小、质地、表面情况、有无压痛及摩擦感等。①单手触诊法，医生将右手放在患者脐部，并与左肋弓垂直，配合患者呼吸进行触诊，从脐部和左侧腹部逐渐触至脾缘或左肋缘。此法适用于触诊明显肿大且位置表浅的脾。②双手触诊法，医生左手绕过患者的腹前方，手掌置于左侧后胸壁第 7～10 肋处，将脾由后向前托起，右手放置位置和检查方法同单手触诊法。此法适用于触诊脾大不明显，位置较深者。当脾轻度肿大而仰卧位不易触到时，可嘱患者取右侧卧位，双下肢屈曲，此时双手触诊则易触到（图 1-42）。脾高度肿大表面光滑者常见于慢性粒细胞白血病、慢性疟疾等。

**6. 肾触诊**　正常人肾一般不易触及。有时可触到右肾下极。肾增大见于肾盂积水或积脓、肾肿瘤等。

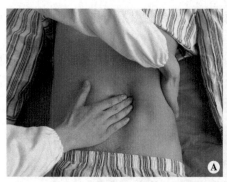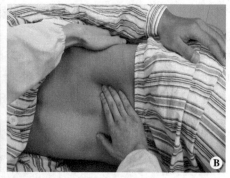

**图 1-42　脾双手触诊法**

A. 仰卧位；B. 右侧卧位

肾不规则增大，表面不平，质地坚硬，见于肾肿瘤。当肾和尿路有炎症或其他疾病时，可在一些部位出现压痛点（图 1-43）。

**7. 膀胱触诊**　膀胱触诊多采用单手触诊法，正常膀胱位于盆腔内，不易触及，当膀胱充盈，超出耻骨联合上缘时才能触及。

**8. 液波震颤**　腹腔内有大量游离液体时，嘱患者取仰卧位，双下肢屈曲，医生以一手掌面贴于患者的一侧腹壁，另一手四指并拢屈曲，用指端叩击（可冲击）对侧腹壁，如有大量液体，则贴于腹壁的手掌有被液体波动冲击的感觉，即波动感，又称液波震颤。为防止腹壁本身的振动传至对侧，可请另一人将手掌尺侧缘压于脐部腹中线上，可阻止腹壁振动的传导（图 1-44）。此法不如移动性浊音灵敏，腹腔游离液体在 3000ml 以上时才能检查出。

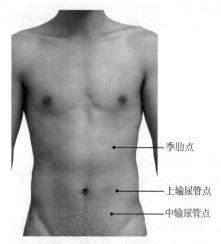

季肋点

上输尿管点

中输尿管点

**图 1-43　肾区、输尿管压痛点示意图**

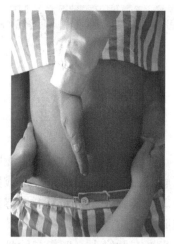

**图 1-44　液波震颤检查示意图**

## （四）叩诊

一般采用间接叩诊法。腹部叩诊可叩出某些脏器的大小，有无叩击痛，胃肠管充气情况，膀胱充盈程度，腹腔内有无积气、积液和包块等。

**1. 腹部叩诊音**　腹部大部分区域叩诊为鼓音，只有肝、脾、两侧腹部近腰肌处叩诊为浊音或实音。

**2. 肝脏叩诊**　包括肝界、肝区叩击痛。

（1）肝界的叩诊　叩诊肝上界时，嘱患者仰卧，平静呼吸，分别在右锁骨中线、右腋中线和右肩胛线上由肺区向下叩向腹部。当由清音转为浊音时，即为肝上界，此处相当于被肺遮盖的肝上缘，又称为肝相对浊音界。匀称体型者正常肝上界在右锁骨中线、右腋中线、右肩胛线（分别为第 6、8、10 肋间）。再向下叩诊 1～2 肋间，由浊音变实音，则为肝脏绝对浊音界（肺下界）。叩肝下界时，沿右锁骨中线或前正中线由腹部鼓音区向上叩，由鼓音变浊音时，即为肝下界。在右锁骨中线上，匀称体型者的肝上、下界之间的大小为 9 ～ 11cm。肝浊音界扩大见于肝癌、肝炎、肝脓肿等；肝浊音消失代之以鼓音者，是急性胃肠穿孔的重要征象。

（2）肝区叩击痛　医生左手掌平置于患者肝区，右手半握拳，以轻至中等力量叩击左手手背。正常人无叩击痛，肝区叩击痛常见于肝炎、肝脓肿等。

**3.胆囊叩诊**　胆囊区叩击痛为胆囊炎的重要体征。

**4.脾脏和胃泡鼓音区叩诊**　脾大时脾浊音区扩大而胃泡鼓音区缩小。

**5.腹部移动性浊音**　当腹腔内有 1000ml 以上的积液时，由于重力的作用，液体多潴积于腹腔低处。叩诊时，患者取仰卧位，双下肢屈曲，医生自腹中部脐平面开始向右侧腹部叩诊，当叩诊音由鼓音变浊音时，板指固定不动，嘱患者换左侧卧位，继续叩诊，板指浊音处变为鼓音，再向左侧腹叩诊，鼓音变浊音时，嘱患者换右侧卧位，左侧腹部变鼓音。这种浊音区随体位变化而发生改变的现象，称为移动性浊音（图 1-45）。正常人无移动性浊音，移动性浊音阳性提示腹腔内游离腹水 ≥ 1000ml。

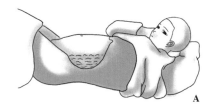
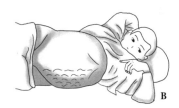

**图 1-45　腹部移动性浊音叩诊示意图**
A. 仰卧位；B. 侧卧位

**6.肋脊角叩击痛**　用于检查肾病变。患者取坐位或侧卧位，医生左手掌平放在患者肋脊角处（肾区），右手握拳用轻至中等强度的力量叩击其左手背。正常人无叩击痛，肾炎、肾盂肾炎、肾结石、肾脓肿等时，可有叩击痛（图 1-46）。

**7.膀胱叩诊**　在耻骨联合上方进行，用于判断膀胱膨胀的情况。

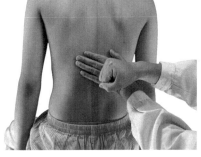

**图 1-46　肋脊角叩击痛**

### （五）听诊

**1.肠鸣音**　肠蠕动时，肠内气体、液体随之流动，产生一种断续的咕噜声，称肠鸣音。正常为 4 ～ 5 次 / 分，全腹均可听到，以脐部最为明显（图 1-47）。肠蠕动增强时，肠鸣音 ≥ 10 次 / 分，音调不高亢，称肠鸣音活跃，见于急性肠炎。如肠鸣音声音响亮、高亢甚至呈叮当声或金属音，称肠鸣音亢进，见于机械性肠梗阻。如 3 ～ 5 分钟才听到一次肠鸣音，称肠鸣音减弱；持续 3 ～ 5 分钟以上未听到肠鸣者，称肠鸣音消失，见于急性腹膜炎、肠麻痹等。

**2.振水音**　嘱患者仰卧，医生将听诊器置于患者上腹部，同时用稍弯曲的手指在上腹部做连续的冲击动作，若听到气、液体撞击的声音，称为振水音（图 1-48）。提示胃内有较多的液体和气体存留，可见于正常人餐后或饮入大量液体时，如在空腹或餐后 6 ～ 8 小时以上仍出现振水音，见于幽门梗阻、胃扩张等。

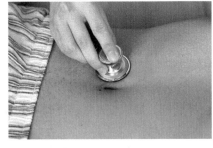
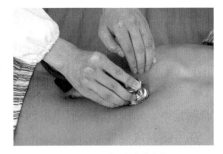

**图 1-47　肠鸣音听诊**　　　　**图 1-48　振水音听诊**

**3.动脉血管杂音** 若收缩期血管杂音在左、右上腹，提示肾动脉狭窄，可见于年轻的高血压患者。

考点：胸部检查的内容、方法、阳性体征的临床意义

# 六、脊柱与四肢检查

## （一）脊柱检查

**1.脊柱弯曲度** 观察脊柱有无侧弯、前后凸畸形。患者取立位或坐位，医生从后面观察其脊柱有无侧弯，或用示、中指或拇指沿脊椎棘突尖以适当的压力自上而下划压，划压后皮肤出现 1 条红色充血痕，观察此痕是否有侧凸。

**2.脊柱活动度** 让患者取直立位，骨盆固定，让其做前屈、后伸、侧弯、旋转等动作，观察脊柱的活动度及有无异常。正常人脊柱有一定的活动度，颈椎、腰椎活动度最大，胸椎活动度较小，骶椎、尾椎几乎无活动性。

**3.脊柱压痛与叩击痛**

（1）压痛 患者取坐位，身体稍向前倾，医生用右手拇指从枕骨粗隆开始，自上而下逐个按压脊柱棘突及椎旁肌肉，观察有无压痛。正常人棘突及椎旁肌肉均无压痛。若有压痛提示相应部位可能有病变；若椎旁肌肉有压痛常为腰背肌炎或劳损。

（2）叩击痛 ①直接叩击法：医生用手指或叩诊锤直接叩击各椎体的棘突，观察有无疼痛，主要用于检查胸椎、腰椎。但颈椎病变，特别是颈椎骨关节损伤，应慎用此法。②间接叩击法：嘱患者取坐位，医生将左手掌置于其头部，右手半握拳以小鱼际肌部位叩击左手背，了解脊柱各部位有无疼痛。正常人脊椎无叩击痛，脊柱叩击痛阳性见于脊柱结核、脊柱骨折及椎间盘突出症等，且叩击痛的部位多为病变部位。

## （二）四肢

**1.上肢**

（1）手 手的功能位为腕背伸 30° 并稍偏尺侧，拇指于外展时掌屈曲位，其余四指屈曲，呈握茶杯姿势（图 1-49）。手的自然休息姿势呈半握拳状，腕关节背伸约 20°，向尺侧斜约 10°，拇指尖靠达示指的桡侧，其余四指呈半屈曲状，屈曲程度从示指到小指逐渐增大，各指尖均指向舟骨结节处（图 1-50）。

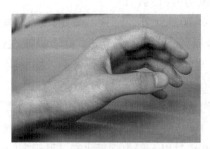

图 1-49 手的功能位

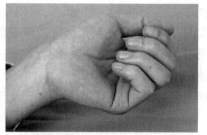

图 1-50 手的自然休息姿势

（2）畸形

1）杵状指（趾）：手指或足趾末端增生、肥厚、增宽，呈杵状膨大，指（趾）甲从根部到末端呈拱形隆起（图 1-51）。常见于慢性肺脓肿、支气管扩张和肺癌、发绀型先天性心脏病、感染性心内膜炎、肝硬化等。

2）匙状甲：又称反甲，其特点为指甲中央凹陷，边缘翘起，指甲变薄，表面粗糙带条纹（图 1-52），见于缺铁性贫血、高原病、风湿热等。

3）梭形关节：指关节增生、肿胀呈梭状畸形，活动受限，重者手指及腕部向尺侧偏斜（图 1-53），

见于类风湿关节炎。

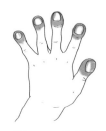

图 1-51　杵状指

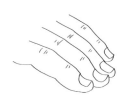

图 1-52　匙状指（反甲）

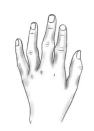

图 1-53　梭形关节

（3）运动　①肩关节外展可达 90°，内收 45°，前屈 90°，后伸 35°，旋转 45°，肩关节周围炎时，关节各方向的活动均受限，称冻结肩；②肘关节：活动正常时屈 135°～150°，伸 10°，旋前（手背向上转动）80°～90°，旋后（手背向下转动）80°～90°；③腕关节：背伸 30°～60°，掌屈 50°～60°，内收 25°～30°，外展 30°～40°。

**2. 下肢**

（1）浮髌试验　医生左手拇指和其余手指分别固定在肿胀膝关节上方两侧并加压，右手拇指和其余手指分别固定下方两侧并加压，使关节腔内的积液不能上、下流动，再用右手示指将髌骨连续向后方按压数次，当按压时有髌骨与关节面碰触感，松开时有髌骨随手浮起感，称浮髌试验阳性（图 1-54），提示膝关节内有中等量以上的积液。

（2）畸形

1）膝内、外翻：正常人双脚并拢直立时，两膝关节及双踝均能靠拢。当双脚的内踝部靠拢时，小腿向内偏斜使两膝分开而呈 O 形，称膝内翻。直立时，两膝关节靠近，两小腿斜向外方呈 X 形弯曲，使两脚的内踝分离，称为膝外翻。膝内、外翻见于佝偻病及大骨节病等（图 1-55）。

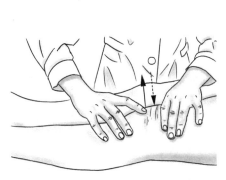

图 1-54　浮髌试验

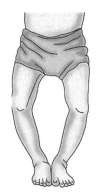

图 1-55　膝内（右）、外翻（左）

2）扁平足：足纵弓塌陷，足跟外翻，前半足外展，形成足旋前畸形，横弓塌陷，前足增宽，足底形成胼胝。

3）弓形足：足纵弓高起，横弓下陷，足背隆起，足趾分开。

4）马蹄足：踝关节跖屈，前半足着地，常因跟腱挛缩或腓总神经麻痹所致。

5）跟足畸形：小腿三头肌麻痹，足不能跖屈，伸肌牵拉使踝关节背伸，形成跟足畸形，行走和站立时足跟着地。

6）足内、外翻：跟骨内旋，前足内收，足纵弓高度增加，站立时足不能踏平，外侧着地，为足内翻（图 1-56），见于脊髓灰质炎后遗症。跟骨外旋，前足外展，足纵弓塌陷，舟骨突出，扁平状，跟腱延长线落在跟骨内侧，为足外翻（图 1-66F），见于胫前胫后肌麻痹。

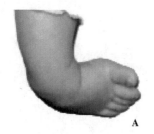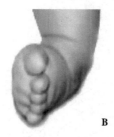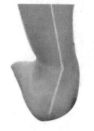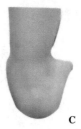

图 1-56　足内翻（A、B）、足外翻（C）

（3）运动度　①髋关节：屈曲 130° ~ 140°，后伸 15° ~ 30°，内收 25° ~ 30°，外展 30° ~ 45°，旋转 45°；②膝关节：屈曲 125° ~ 150°，伸 5° ~ 10°，内旋 10°，外旋 20°；③踝关节：背伸 20° ~ 30°，跖屈 40° ~ 50°。

**考点：脊柱、四肢的检查的内容、阳性体征的临床意义**

# 七、神经反射检查

## （一）浅反射

浅反射是刺激皮肤、黏膜或角膜等身体浅表感受器引起的肌肉快速收缩反应。

**1. 角膜反射**　嘱患者向内上方注视，用捻成细束的棉签毛轻触角膜外缘，正常反应为被刺激侧迅速出现眼睑闭合，称直接角膜反射；未被刺激侧也出现眼睑闭合，称为间接角膜反射。直接和间接角膜反射皆消失见于同侧三叉神经损害；直接反射消失，间接反射存在，见于患侧面神经瘫痪；角膜反射完全消失，见于深昏迷者。

**2. 腹壁反射**　嘱患者取仰卧位，双下肢屈曲，腹壁放松。用钝头竹签沿肋缘下、脐水平和腹股沟上，由外向内轻划腹壁皮肤，受刺激部位的腹壁肌肉收缩，分别称为上、中、下腹壁反射（图 1-57）。上、中、下腹壁反射均消失见于昏迷和急性腹膜炎者。一侧上、中、下腹壁反射消失见于同侧锥体束损害。

**3. 提睾反射**　用钝头竹签由下而上轻划大腿内侧皮肤，正常反应为同侧提睾肌收缩，睾丸上提。

**4. 跖反射**　嘱患者取仰卧位，双下肢伸直，医生用钝头竹签由后向前轻划脚底外侧至小趾根部再转向踇趾侧（图 1-58），正常反应为足趾屈曲。

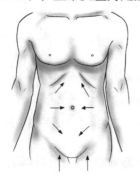

图 1-57　腹壁反射、提睾反射
检查示意图

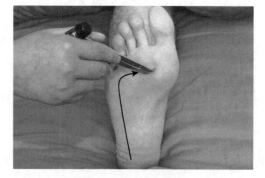

图 1-58　跖反射检查

## （二）深反射

深反射是指刺激肌腱、骨膜等深部感受器引起肌肉快速收缩反应的反射，又称腱反射。

**1. 肱二头肌反射**　嘱患者前臂屈曲，医生用拇指指腹置于患者的右手肱二头肌肌腱上，右手持叩诊锤，叩击左手拇指指甲，正常反应为肱二头肌收缩，前臂快速屈曲。同样的方法检查患者的左侧（图 1-59），反射中枢在 5 ~ 6 节颈髓。

**2. 肱三头肌反射**　患者前臂外展，医生左手托起其前臂，右手持叩诊锤叩击其肱三头肌肌腱，正常反应为肱三头肌收缩，前臂伸展（图 1-60），反射中枢为 6～7 节颈髓。

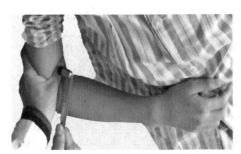

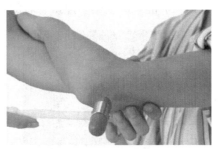

图 1-59　肱二头肌反射检查　　　　　　图 1-60　肱三头肌反射检查

**3. 桡骨膜反射**　患者前臂置于半屈半旋前位，医生用左手托起其前臂，右手持叩诊锤叩击其桡骨茎突，正常反应为肱桡肌收缩，屈肘、前臂旋前（图 1-61），反射中枢为 5～8 节颈髓。

**4. 膝反射**　患者取坐位时，小腿放松下垂，取卧位时，医生左手托其膝关节使之稍屈曲，右手持叩诊锤叩击其髌骨下方的股四头肌腱，正常反应为股四头肌收缩，小腿伸展（图 1-62），反射中枢为 2～4 节腰髓。

**5. 跟腱反射**　嘱患者取仰卧位，髋、膝关节稍屈曲，下肢外

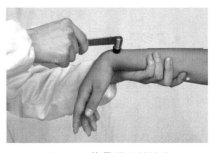

图 1-61　桡骨膜反射检查

旋外展位，医生左手托其足掌，使足呈过伸位，右手持叩诊锤叩击其跟腱，正常反应为腓肠肌收缩，足向跖面屈曲（图 1-63），反射中枢为 1～2 节骶髓。

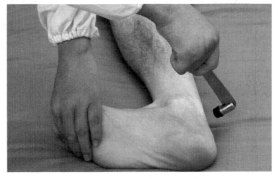

图 1-62　膝反射检查　　　　　　图 1-63　跟腱反射检查

**6. 阵挛**　深反射亢进，某些肌肉处于紧张状态时，这些肌肉出现的节律性收缩，称阵挛。

（1）踝阵挛　嘱患者取仰卧位，一侧髋与膝关节稍屈曲，医生左手将患者膝部托起，右手握其足前端，突然用力使足背屈并持续施压于足底，阳性反应为腓肠肌节律性收缩。

（2）髌阵挛　嘱患者取仰卧位，下肢伸直，医生用拇指和示指按住其髌骨上缘，突然快速将髌骨向下推动数次，并保持向下的推力，阳性反应为股四头肌有节律地收缩，使髌骨快速上下移动。

## （三）病理反射

病理反射指锥体束损伤时，大脑失去了对脑干和脊髓的抑制作用而出现的异常反射。

**1. 巴宾斯基（Babinski）征**　为最典型的病理反射之一。用钝头竹签沿患者足底，由足跟向前至小趾关节处划向踇趾侧（图 1-64）。阳性反应为踇趾背伸，其余四趾扇面展开。

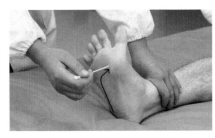

图 1-64　巴宾斯基征检查

**2. 奥本海姆（Oppenheim）征**　医生用拇指和示指沿患者胫骨

前缘自上而下用力滑压（图 1-65），阳性反应同巴宾斯基征。

**3. 戈登（Gordon）征**　医生用手捏挤患者的腓肠肌（图 1-66），阳性反应同巴宾斯基征。

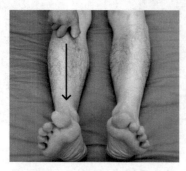
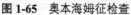

图 1-65　奥本海姆征检查

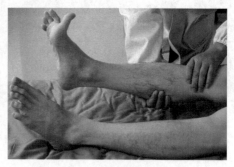

图 1-66　戈登征检查

**4. 查多克（Chaddock）征**　医生用钝头竹签从患者外踝下方由后向前划至跖趾关节处（图 1-67），阳性反应同巴宾斯基征。

**5. 霍夫曼（Hoffmann）征**　医生用左手握住患者腕部，使腕略背屈，以右手示指、中指夹住其中指第 3 指节，以拇指迅速弹刮患者中指指甲（图 1-68），阳性反应为拇指和其余四指掌屈。

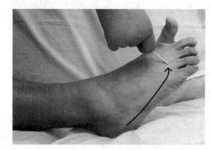

图 1-67　查多克征检查

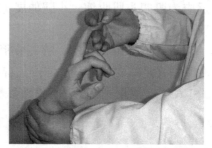

图 1-68　霍夫曼征检查

## （四）脑膜刺激征

脑膜刺激征是指脑膜受激惹所表现的体征，多见于脑膜炎、蛛网膜下腔出血和颅内压增高等情况。

**1. 颈强直**　患者取仰卧位，医生以左手托住其枕部，右手置于其胸前，做屈颈动作，若被动屈颈时抵抗力增强，称颈强直。

**2. 克尼格（Kernig）征**　患者取仰卧位，医生将其一侧下肢髋、膝关节屈曲呈 90°，再将其小腿抬高伸膝（正常人可达 135° 以上）。若伸膝受阻并伴有疼痛、屈肌痉挛为阳性（图 1-69）。

**3. 布鲁津斯基（Brudzinski）征**　检查方法同颈强直，若被动屈颈时，患者的双侧髋、膝关节同时屈曲为阳性（图 1-70）。

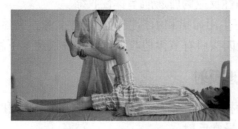

图 1-69　克尼格征检查

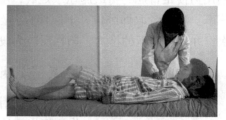

图 1-70　布鲁津斯基征检查

考点：神经反射检查的内容、方法、阳性体征的临床意义

# 第 4 节　常用辅助检查

**案例 1-6**

　　患者，女，25 岁，农民。3 天前因晚间秋收淋雨受凉后出现发热，伴有咳嗽和左侧胸痛，咳少量白色黏痰。自服"退热片"后出汗，体温稍降，但未降至正常，疼痛稍缓解。1 天前再次出现寒战、高热，体温最高达 39.5℃，咳嗽、胸痛加剧，并咳出少量铁锈色痰。查体：体温 39.5℃，心率 99 次/分，呼吸 24 次/分，血压 100/78mmHg，神清，呼吸急促，左下肺可闻及湿啰音。实验室检查：血液白细胞（WBC）12.5×$10^9$/L，中性粒细胞（N）8.9×$10^9$/L。

　　问题：1. 根据患者目前情况考虑患者患有何种疾病？
　　　　　2. 该患者实验室检查的项目是什么？检查结果是否正常？有什么意义？

# 一、实验室检查

　　实验室检查是指运用生物学、微生物学、免疫学、化学、细胞学、遗传学等方法对人体的各种标本进行检验，以获得反映机体功能状态、与疾病的病因或病理变化等相关的检查结果，用以协助临床诊断与治疗。

## （一）血液检查

　　血液检查是诊断血液系统疾病的主要依据，对其他系统疾病的诊断和鉴别也具有重要重意义，是临床医学检验中最常用、最重要的检查项目。

### 1. 血液一般检查

【红细胞（red blood cell，RBC）计数和血红蛋白（hemoglobin，Hb）测定】

（1）参考范围　见表 1-6。

**表 1-6　红细胞计数及血红蛋白测定参考值**

| | 成年男性 | 成年女性 | 新生儿 |
| --- | --- | --- | --- |
| 红细胞计数 | （4.5～5.5）×$10^{12}$/L | （3.5～5.0）×$10^{12}$/L | （6.0～7.0）×$10^{12}$/L |
| 血红蛋白 | 120～160g/L | 110～150g/L | 170～200g/L |

　　（2）临床意义　①生理性增多见于新生儿、高原居民等；生理性减少见于妊娠中晚期、某些老年人等。②病理性增多见于真性红细胞增多症、发绀型先天性心脏病、慢性肺源性心脏病、各种原因导致的血液浓缩等。③病理性减少见于各种原因引起的贫血、白血病、恶性肿瘤骨髓转移等。

　　　　　　　　**考点：**正常成人和儿童的红细胞计数和血红蛋白计数的参考区间及其临床意义

【白细胞（white blood cell，WBC）计数和白细胞分类计数（differential leukocyte count）】

（1）参考区间

1）白细胞计数：成人（4～10）×$10^9$/L。

2）白细胞分类计数见表 1-7。

**表 1-7　成人白细胞分类计数的参考区间**

| 细胞 | 比值 | 百分率（%） | 绝对值（×$10^9$/L） |
| --- | --- | --- | --- |
| 中性粒细胞 | 0.40～0.75 | 40～75 | 1.8～6.3 |
| 嗜酸性粒细胞 | 0.004～0.080 | 0.4～8.0 | 0.02～0.52 |
| 嗜碱性粒细胞 | 0～0.01 | 0～1 | 0～0.06 |
| 淋巴细胞 | 0.20～0.50 | 20～50 | 1.1～3.2 |
| 单核细胞 | 0.03～0.10 | 3～10 | 0.1～0.6 |

（2）临床意义 ①白细胞生理性增多见于新生儿、妊娠、情绪激动等；病理性增多见于急性感染、急性大出血、某些肿瘤及白血病等。②白细胞减少见于病毒性感染、伤寒、副伤寒、粒细胞缺乏症、肿瘤放化疗后。

**【血细胞比容测定】**

（1）参考区间 以温氏法测得，男性 0.40 ～ 0.50L/L（40% ～ 50%）；女性 0.35 ～ 0.45L/L（37% ～ 48%）。

（2）临床意义 血细胞比容增加见于各种原因引起的血液浓缩如严重呕吐、腹泻、大面积烧伤；减少见于各种贫血，也可见于各种原因引起的血液稀释，如充血性心力衰竭。

**【网织红细胞计数】**

（1）参考区间 成人网织红细胞百分率为 0.5% ～ 1.5%，绝对值为（24 ～ 84）×10$^9$/L。

（2）临床意义 ①判断骨髓造血功能情况；②观察贫血治疗的效果；③骨髓移植后监测骨髓造血功能的恢复情况。

考点：网织红细胞计数的参考区间和临床意义

**【红细胞沉降率（简称血沉，ESR）】**

（1）参考区间 成年男性 0 ～ 15mm/h；成年女性 0 ～ 20mm/h。

（2）临床意义 红细胞沉降率增快是一种缺乏特异性的试验，必须结合临床资料才能判断临床意义，常用作疾病是否活动的监测指标。

**2. 止血、凝血的一般检验**

**【血小板计数】**

（1）参考区间 （100 ～ 300）×10$^9$/L。

（2）临床意义 血小板增多见于原发性血小板增多症、慢性白血病及其他、恶性肿瘤、运动后；血小板减少见于原发性血小板减少性紫癜、血小板破坏增多、血小板生成减少、脾功能亢进等。

**【出血时间（BT）测定】**

（1）参考区间 （6.9±2.1）分钟。

（2）临床意义 出血时间延长常见于血小板数量减少、血小板功能缺陷、血管壁结构异常等；出血时间缩短主要见于血栓形成性疾病。

**【凝血时间（CT）测定】**

（1）参考区间 ①普通试管法：4 ～ 12 分钟；②硅管法：15 ～ 32 分钟；③活化凝血时间（ACT）法：1.1 ～ 2.1 分钟。

（2）临床意义 凝血时间延长见于各型血友病、纤维蛋白原或凝血酶原缺乏症等；凝血时间缩短见于弥散性血管内凝血（DIC）早期、血栓性疾病等。

**【凝血酶原时间（PT）测定】**

（1）参考区间 成人 11 ～ 15 秒。

（2）临床意义 凝血酶原时间延长见于先天性外源性凝血因子缺乏、获得性外源性凝血因子缺乏等；凝血酶原时间缩短见于血液呈高凝状态时。

**【活化部分凝血活酶时间（APTT）测定】**

（1）参考区间 25.07 ～ 35.00 秒。

（2）临床意义 ①活化部分凝血活酶时间延长主要用于筛查轻型血友病；活化部分凝血活酶时间缩短见于 DIC 高凝期、血栓性疾病等。②监测肝素治疗：该指标对肝素的浓度很敏感，因此是目前广泛用于监测肝素治疗的首选指标。

## （二）尿液检查

尿液是血液经泌尿系统排泄的废物。尿液的组成成分及含量的变化可反映机体的代谢情况，因此尿液检查不仅是泌尿系统疾病的重要检测方法，对于疾病的诊断、鉴别诊断、疗效判断和用药均有重要意义。

**1. 一般性状检查**

**【尿量（urine volume）】**　一般指 24 小时内排出体外的尿液总量。

（1）参考区间　成人为 1000 ~ 2000ml/24h。

（2）临床意义　①多尿：成人 24 小时尿量超过 2500ml，称多尿，见于饮水过多、进食有利尿作用的食物、应用利尿药、糖尿病、急性肾衰竭多尿期等。②少尿：24 小时尿量少于 400ml 或每小时尿量小于 17ml，称为少尿；成人 24 小时尿量少于 100ml，称为无尿，见于休克、急性肾衰竭少尿期等。

**考点：正常尿量、少尿、无尿及多尿的定义**

**【尿液颜色和透明度】**

（1）参考区间　新鲜尿液为淡黄色至深黄色透明液体，与排尿量有关。

（2）临床意义　①胆红素尿：尿液呈深黄色，振荡后产生的泡沫也呈黄色。多见于胆汁淤积性黄疸和细胞性黄疸。②血尿：肉眼血尿指每升尿液中血量达到 1ml 以上时，此时尿液呈淡红色、洗肉水样；镜下血尿指镜检尿红细胞 > 3 个 / 高倍视野（HP），提示泌尿系统有出血以及全身出血性疾病等。③血红蛋白尿：尿液呈酱油色或红葡萄酒色，见于蚕豆病、血型不合的输血反应等。④乳糜尿：见于丝虫病或其他原因引起的肾周围淋巴管梗阻时，淋巴液进入尿液内。⑤脓尿及菌尿：因尿内含有大量白细胞、脓细胞或细菌而呈云雾状浑浊。加热、加酸、加碱后浑浊加重，见于泌尿系统感染。

**【尿液气味】**

（1）参考区间　正常尿液具有挥发性酸的气味。尿液放置较久，因尿素分解可出现氨臭味。

（2）临床意义　慢性膀胱炎、尿潴留患者尿液有氨味，糖尿病酮症酸中毒患者尿液呈烂苹果样臭味（酮味），膀胱直肠瘘患者尿液带粪臭味，尿液呈大蒜臭味见于有机磷农药中毒，尿液呈老鼠尿样臭味见于苯丙酮尿症等。

**【尿比重】**

（1）参考区间　在普通饮食情况下，晨尿尿比重为 1.015 ~ 1.025；随机尿尿比重为 1.003 ~ 1.035。

（2）临床意义　①高比重尿：见于高热、脱水、急性肾小球肾炎、糖尿病、蛋白尿等。②低比重尿：见于慢性肾衰竭、尿崩症等。

**【尿酸碱度】**

（1）参考区间　正常饮食情况下，晨尿多呈弱酸性，pH5.5 ~ 6.5；随机尿 pH4.5 ~ 8.0。

（2）临床意义　酸性尿多见于酸中毒、高热、糖尿病等；碱性尿多见于碱中毒、膀胱炎、服用大量碱性药物等。

**2. 尿液化学检查**

**【蛋白质检查】**

（1）参考区间　①定性试验：阴性。②定量试验：0 ~ 80mg/24h。

（2）临床意义　①生理性蛋白尿：是轻度、暂时性蛋白尿，包括功能性蛋白尿、直立性蛋白尿、妊娠性蛋白尿和摄入性蛋白尿等。②病理性蛋白尿：系指器质性病变时，尿内持续出现蛋白质。可分为肾前性蛋白尿、肾性蛋白尿和肾后性蛋白尿。

**【尿糖检查】**

（1）参考区间　①定性试验：阴性。②定量试验：0.56 ~ 5.00mmol/24h。

（2）临床意义　糖尿见于食糖过多、颅脑外伤、精神过度紧张、糖尿病、甲状腺功能亢进、腺垂体功能亢进等。

**【尿液酮体检查】**

（1）参考区间　阴性。

（2）临床意义　尿酮体阳性主要见于糖尿病酮症酸中毒、严重呕吐、禁食过久等。

【尿液胆红素检查】

（1）参考区间　阴性。

（2）临床意义　血液胆红素检查主要用于黄疸的诊断及黄疸类型的鉴别诊断。

【尿液尿胆原及尿胆素检查】

（1）参考区间　①尿胆原定性：阴性或弱阳性。②尿胆原定量：男性 $0.30 \sim 3.55\mu mol/L$，女性 $0 \sim 2.64\mu mol/L$，儿童 $0.13 \sim 2.30\mu mol/L$。③尿胆素定性：阴性。

（2）临床意义　尿胆原检查结合血清胆红素、尿胆红素和粪胆原等的检查，主要用于黄疸的诊断和鉴别诊断。

**3. 尿液显微镜检查**　尿液中有形成分主要有细胞、管型、病原体和结晶等，对泌尿系统疾病的诊断、鉴别诊断和预后判断有重要意义。

（1）参考区间　正常尿液经离心沉淀后可有少量上皮细胞和白细胞，无或偶见红细胞；无管型或偶见透明管型。

（2）临床意义　①红细胞：正常人尿内无或偶见红细胞，红细胞增多常见于急性和慢性肾小球肾炎、尿路感染、结石、结核、肿瘤等，亦可见于出血性疾病。②白细胞及脓细胞：增多提示泌尿系统感染，如急慢性肾盂肾炎、膀胱炎等。③尿液管型：正常尿中无管型或偶见透明管型，管型的出现提示肾有实质性损害。

## （三）粪便检查

粪便由未被消化的食物残渣、已被消化但未被吸收的食糜、消化道分泌物、肠壁脱落的细胞、细菌、无机盐和水分等组成。粪便检查的主要目的是协助诊断消化系统疾病。

**1. 物理学检查**

（1）量　正常大便 $1 \sim 2$ 次/天，排泄量为 $100 \sim 300g$。粪便量增多常见于进食粗粮以及胃、肠、胰有炎症或功能紊乱时；粪便量减少见于摄取细粮及肉食为主者。

（2）颜色与性状　正常成人的粪便为成形、黄褐色软便，婴儿粪便呈黄色或金黄色。病理情况下可出现稀糊状便、黏液便、米泔样便、胨状便、鲜血便、果酱样便、柏油样便、陶土样便、干结便、细条状便等。

（3）气味　正常粪便有臭味，食肉者味重，食素者味轻。慢性肠炎、胰腺疾病，结肠患者及直肠癌溃烂时粪便有恶臭。脂肪或糖类消化吸收不良时粪便可产生酸臭味。

（4）寄生虫　肉眼可直接分辨肠道寄生虫虫体。

**2. 粪便隐血试验**

（1）参考区间　阴性。

（2）临床意义　粪便隐血试验主要用于消化道出血、消化道肿瘤的筛选检查和鉴别诊断。

**3. 显微镜检查**

（1）细胞　①红细胞：正常粪便中无红细胞。粪便中出现红细胞主要见于下消化道炎症（如结肠炎、痢疾）、出血（痔、结肠癌）等。②白细胞：正常粪便中无或偶见白细胞。粪便中大量出现见于细菌性痢疾、溃疡性结肠炎等。③上皮细胞：正常粪便中无上皮细胞，粪便中大量出现上皮细胞常见于慢性结肠炎等。④巨噬细胞：正常粪便中无巨噬细胞。粪便中出现巨噬细胞主要见于急性细菌性痢疾、急性出血性肠炎，偶见于溃疡性结肠炎。

（2）其他　可见到食物残渣、寄生虫卵、各种滋养体及包囊和结晶等。

## （四）肝功能检查

**1. 蛋白质代谢功能检查**　血浆蛋白分为白蛋白（albumin，A）和球蛋白（globulin，G）两大类。

（1）参考区间　血清总蛋白 $60 \sim 80g/L$，白蛋白 $40 \sim 55g/L$，球蛋白 $20 \sim 30g/L$，A/G 为

（1.5 ～ 2.5）：1。

（2）临床意义

1）总蛋白：增高见于血液浓缩、各种原因引起的严重脱水等，降低见于各种原因引起的血清蛋白丢失或摄入不足以及蛋白合成障碍。

2）白蛋白：增高见于重度脱水致血液浓缩者，降低与总蛋白降低原因相同。

3）球蛋白：增高见于慢性肝炎、肝硬化、多发性骨髓瘤、结核病、血吸虫病、疟疾、红斑狼疮等，降低见于丙种球蛋白（γ球蛋白）缺乏症、原发性低球蛋白血症、严重营养不良等。

4）A/G 倒置：见于肝功能严重损伤，如慢性活动性肝炎、肝硬化，病情好转时白蛋白回升，A/G 也趋向正常。

**2. 血清胆红素测定**

（1）参考区间　成人总胆红素 3.4 ～ 17.1μmol/L，结合胆红素 0 ～ 6.8μmol/L，非结合胆红素 1.7 ～ 10.2μmol/L。

（2）临床意义　判断黄疸类型及黄疸程度。

考点：血清胆红素的正常值

**3. 血清酶类测定**

**【谷丙转氨酶（ALT）测定】**

（1）参考区间　速率法，谷丙转氨酶＜ 40U/L（37℃）。

（2）临床意义　在各种肝炎急性期、中毒性肝细胞坏死等疾病时，血清 ALT 活性显著增高；肝癌、肝硬化、慢性肝炎、心肌梗死等疾病时中度增高；阻塞性黄疸、胆管炎等疾病时轻度增高。

**【谷草转氨酶（AST）测定】**

（1）参考区间　速率法，谷草转氨酶＜ 45U/L（37℃）。

（2）临床意义　心肌梗死时，血清 AST 活性高；各种肝病也可引起 AST 升高；另外，心肌炎、胸膜炎、肾炎、肺炎等也可引起血清 AST 轻度增高。

**【碱性磷酸酶（ALP）测定】**

（1）参考区间　采用磷酸对硝基苯酚速率法（37℃）测得。①男性：45 ～ 125U/L；②妇性：20 ～ 49 岁，30 ～ 100U/L；50 ～ 79 岁，50 ～ 135U/L。

（2）临床意义　①增高：见于肝胆疾病（如胆汁淤积性黄疸、黄疸型肝炎、肝癌等）、骨骼系统疾病（如骨细胞瘤、骨折修复期、恶性肿瘤骨转移、佝偻病等）以及甲状旁腺功能亢进、甲状腺功能亢进、妊娠后期等。②降低：见于重症慢性肾炎、儿童甲状腺功能减退、贫血等。

**【γ- 谷氨酰转移酶（γ-GT）测定】**

（1）参考区间　速率法（37℃），γ- 谷氨酰转移酶＜ 50U/L。

（2）临床意义　γ- 谷氨酰转移酶主要用于诊断肝胆疾病，如原发性或继发性肝癌、胆汁淤积性黄疸时，血清 γ-GT 活性明显增高，在急性肝炎、慢性肝炎活动期、胆石症、胆道感染、急性胰腺炎时也可升高。

## （五）肾功能检查

**1. 血肌酐测定**　血肌酐（creatinine，Cr）主要经肾小球滤过排出体外，基本不被肾小管吸收。当肾实质受损害，肾小球滤过率降低超过正常的 1/3 时，血肌酐浓度就会上升。所以测定血肌酐可反映肾小球的滤过功能。

（1）参考区间　全血肌酐为 88.4 ～ 176.8μmol/L；血清或血浆肌酐：男性 53 ～ 106μmol/L；女性 44 ～ 97μmol/L。

（2）临床意义

1）判断肾功能损害程度：肾功能受损时，血肌酐会升高，临床上见于急慢性肾衰竭。根据血肌酐升高的程度可为慢性肾衰竭分期提供参考。

2）鉴别肾前性和肾性少尿：如肾衰竭患者由肾源性所致，血肌酐常超过 200μmol/L；由心力衰竭所致，血肌酐不超过 200μmol/L。

**2. 血清尿素氮测定**  血清尿素氮（blood urea nitrogen，BUN）是机体蛋白质代谢的终产物，主要经肾小球滤过随尿排出。血清尿素氮测定主要检查肾小球的滤过功能。

（1）参考区间  成人 3.2 ～ 7.1mmol/L，婴儿和儿童 1.8 ～ 6.5mmol/L。

（2）临床意义  血清尿素氮增高见于：①各种肾脏疾病，如慢性肾小球肾炎、肾盂肾炎、肾肿瘤等。②肾前性少尿，如脱水、心力衰竭、大出血等，但血肌酐不升高。③蛋白质分解过盛或摄入过多，如急性传染病、高热、上消化道出血等。

## （六）常用血液生化检查

### 1. 电解质检查

【血清钾测定】

（1）参考区间  成人 3.5 ～ 5.5mmol/L。

（2）临床意义  ①血清钾增高，见于肾排钾减少，如急、慢性肾衰竭；摄钾过多，如静脉补钾过多；细胞内钾转移至细胞外，如大面积烧伤、创伤、酸中毒等。②血清钾降低，见于钾摄入不足，如长期禁食、低钾饮食等；钾丢失过多，严重呕吐、腹泻、胃肠减压等；钾分布异常，细胞外钾转移至细胞内，如注射胰岛素及低钾性周期性瘫痪等。

*考点：成人血清钾的参考区间*

【血清钠测定】

（1）参考区间  135 ～ 145mmol/L。

（2）临床意义  ①血清钠增高，见于输入过多含钠盐的液体、肾上腺皮质功能亢进、原发性醛固酮增多症等。②血清钠降低，见于体液丢失过多，如严重呕吐、腹泻等；慢性肾炎并发尿毒症或糖尿病酮症所致酸中毒；大量应用呋塞米或氢氯噻嗪类排钠利尿药。

【血清氯化物测定】

（1）参考区间  95 ～ 105mmol/L。

（2）临床意义  ①增高：常见于排泄减少，如急慢性肾炎少尿期、心力衰竭等；摄入过多，如摄入食盐或输入氯化钠过量等。②减少：常见于丢失过多，如剧烈呕吐、腹泻等；摄入过少，如长期无盐饮食等。

【血清钙的测定】

（1）参考区间  总钙 2.25 ～ 2.58mmol/L，游离钙 1.10 ～ 1.34mmol/L。

（2）临床意义  ①血清钙增高：见于甲状旁腺功能亢进、维生素 D 使用过多等。②血清钙降低：见于甲状腺功能减退、维生素 D 缺乏症、慢性肾炎、尿毒症和大量输血等。

【血清磷测定】

（1）参考区间  成人 0.96 ～ 1.61mmol/L。

（2）临床意义  ①增高：见于甲状旁腺功能减退、维生素 D 过量、肾衰竭等。②减少：见于甲状旁腺功能亢进、佝偻病、胰岛素过多症等。

### 2. 血脂测定

【血清总胆固醇测定】

（1）参考区间  2.9 ～ 6.0mmol/L。

（2）临床意义  ①增高：常见于高脂血症、动脉粥样硬化、糖尿病、肾病综合征、胆道梗阻、甲状腺功能减退等。②降低：见于严重贫血、甲状腺功能亢进、长期营养不良等。

【血清三酰甘油 [triacylglycerol，TAG，又称甘油三酯（triglyceride，TG）] 测定】

（1）参考区间  0.56 ～ 1.70mmol/L（随年龄而升高）。

（2）临床意义　①增高：见于原发性高脂血症、动脉粥样硬化、肥胖症、糖尿病、肾病综合征、甲状腺功能减退等。②减少：见于甲状腺功能亢进、严重肝功能下降等。

**【血清脂蛋白测定】**
（1）参考区间　高密度脂蛋白 1.03 ～ 2.07mmol/L，低密度脂蛋白 ≤ 3.4mmol/L。
（2）临床意义　高密度脂蛋白降低、低密度脂蛋白增高与冠心病发生有关。

**3. 血糖测定**
（1）参考区间　空腹血浆（清）3.9 ～ 6.1mmol/L。
（2）临床意义　血糖浓度受神经系统和激素的调节而保持相对稳定，当这些调节失去原有的相对平衡时，出现高血糖或低血糖。

# 二、影像学检查

**案例 1-7**

刘女士，女，44 岁，教师。因头部外伤入院。5 小时前头部因摔跤受伤，伤后有一过性意识障碍，2 小时后再次出现昏迷。检查左颞部头皮血肿，左瞳孔散大。初步诊断：考虑为左侧颞叶硬膜外血肿。

问题：1. 请问患者首选什么检查以确诊？
　　　2. 硬膜外血肿部位为高密度影还是低密度影？

医学影像学是以影像方式显示人体组织器官结构的形态和功能信息，以及影像导向实施介入性治疗的科学。主要包括 X 线成像、计算机体层成像（CT）、磁共振成像（MRI）、超声成像（USG）、介入放射学（IVR）、计算机 X 线摄影（CR）、数字化 X 线摄影（DR）、单光子发射计算机断层成像（SPECT）与正电子发射体层成像（PET）等。

## （一）X 线检查

**1. 成像原理**　X 线之所以能使人体组织器官在荧光屏或胶片上形成图像，主要基于两个方面：①X 线具有穿透性、荧光性和感光性。②人体组织器官存在密度和厚度的差异。当 X 线透过人体组织器官时，X 线被吸收的程度不同，产生射线对比，到达荧光屏或胶片上的 X 线量即有差异，从而形成黑白或明暗不同的影像。在工作中，通常用高密度、中等密度、低密度分别表达影像的白影、灰影、黑影。如骨骼密度高表现为白色，肺脏密度低表现为黑色。

**课堂思政**　伦琴与世界上第一张 X 线片 ——————————

X 线的发现是 19 世纪诊断学上的一项重要进展。1895 年，德国物理学家伦琴在研究真空放电时发现在实验用的真空管里产生了新的射线，这种射线能在黑暗处使照相底片感光。他将这种性质不明的光线称为 X 线。几天之后，他应用 X 线为他的夫人拍下了世界上第一张人体掌骨的 X 线照片（图 1-71），照片清楚地显示出伦琴夫人的手掌骨和金戒指的轮廓，实验和照片发表后，在科学界引起轰动。1901 年，为了表彰伦琴的发现，瑞典科学院将首次颁发的诺贝尔物理学奖授予他。如今，X线已成为临床上最重要的诊断手段之一。

伦琴放弃了申请专利，他认为科学研究成果应造福于全人类，而不是为个人谋私利。正是因为这样的无私奉献，使 X 线这一发现迅速转化为实用的医疗诊断技术，在 X 线被发现的第二年就投入了临床使用，从而大大提高了临床诊断的准确率。

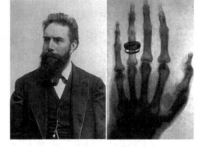

**图 1-71**　伦琴及其第一张 X 线片

**2. 检查技术**　X 线检查分为常规检查、特殊检查和造影检查三大类。常规检查是最基本、应用最广泛的方法。

（1）常规检查

1）X线透视：是利用X线通过人体受检部位后在荧光屏或电视监视器上所产生的影像进行诊断的检查方法。X线透视的优点是简便易行，能立即得到检查结果，可同时观察器官的形态和动态活动情况。还可改变患者体位进行多轴位观察。缺点是不能留下记录，不便于随访或复查时比较，影像欠清晰。

2）X线摄影：是利用X线通过人体受检部位后在胶片上所产生的影像进行诊断的检查方法。摄片的优点是应用范围广，受检者受照射X线量相对较少，影像清晰，并可作为永久性资料保存。缺点是检查的区域受胶片大小限制，以及不能观察活动器官的动态情况。

（2）特殊检查  软X线摄影是利用较长的波长、穿透能力弱的射线进行摄影，多用于乳腺的检查，也可用于其他软组织病变的检查。

（3）造影检查  是利用人工对比的方法，将高于或低于该组织结构的物质引入缺乏天然对比的人体组织结构或器官，使之产生对比且显影。所引入的物质称对比剂或造影剂。常用的造影有消化道造影、钡灌肠造影、血管造影、泌尿系造影、支气管造影、子宫-输卵管造影等。

考点：X线检查技术的分类

**3. 分析与诊断**  X线诊断是临床重要的诊断方法之一。诊断时应遵循以下原则和步骤：①分析判断X线片的质量，如摄影位置是否准确、摄影条件是否恰当等；②按照顺序全面系统地观察，不漏过每一个细节，辨别出正常与异常，异常者应注意病变的位置、分布、数目、形状、边缘、密度及邻近器官和组织的改变；③密切结合临床资料进行综合分析再做出诊断。

**4. 临床应用**  虽然X线检查逐步被一些新的影像学检查技术如CT、MRI等所取代，但在一些部位，如胃肠道、骨骼系统和胸部等仍首选X线检查。

**5. 检查中的防护**  X线可使活体组织细胞和体液发生一系列变化，如果超过一定剂量后，可造成细胞生长障碍，称为X线的生物效应，因此应做好防护工作。

（1）对患者的防护  应选择恰当的X线检查方法，每次检查的照射次数不宜过多，也不宜短期内多次重复检查。在摄影时，应当注意照射范围及摄影条件，对照射野相邻的性腺，应用铅橡皮加以遮盖。

（2）对工作人员的防护  应遵照国家有关放射防护卫生标准的规定制订必要的防护措施，正确进行X线检查的操作。

## （二）CT检查

**1. 成像原理**  CT成像是利用X线束对人体的被检部位即一定厚度组织的层面进行扫描，X线束穿过人体时因组织吸收而衰减，由探测器组合收集衰减后的X线信号，并将信号进行转变，最后由计算机进行处理，构成CT图像，该图像可在CT监视器上显示，也可拍成照片或以数据的形式录入磁盘或光盘等永久保存。

**2. 图像特点**  CT图像实际上是一种重建图像，是由一定数目从黑到白不同灰度的像素按矩阵排列所构成的，这些像素反映的是相应体素的X线吸收系数。体素是将人体某一个层面组织分成若干个体积相同，具有长、宽、高三维概念并按矩阵排列的基本单元。一般像素越小、数目越多、构成的图像越细腻，空间分辨率就越高。CT图像用不同灰度表示，反映了组织对X线的吸收程度。组织密度高，吸收能力强，图像为白影，如骨骼；组织密度低，吸收能力弱，图像为黑影，如肺部。CT图像的密度分辨率高，能很好地显示密度差别小的软组织构成的器官，如脑、脊髓、肝、胆、胰、纵隔、肺及盆腔等。

CT图像不仅以不同灰度显示其密度的高低，还能用CT值表明组织密度的高低，CT值单位为HU，CT值的计算是以水为基准的，并规定水的CT值为0HU，骨皮质密度最高，CT值为+1000HU，空气密度最低，CT值为–1000HU。人体中密度不同的各种组织的CT值则居于–1000～+1000HU的2000个分度之间。

CT 图像是断层图像，常为横断面。为了显示整个器官，需要多个连续的断层图像。通过 CT 设备上的特殊软件功能，对图像多方位的重建，从而更好地对疾病或组织器官的大小、形态、部位及毗邻关系等做出准确和立体的判断。

**3. 检查技术**

（1）平扫　即一般 CT 扫描，指不做静脉注射对比剂的扫描。

（2）增强扫描　指经静脉注射对比剂后的扫描，用以提高病变组织与正常组织的密度差，显示平扫上没有被显示或显示不清的病变，通过增强扫描，更有利于对病变做出定位、定性诊断。

（3）造影扫描　是先做器官或结构的造影，然后再进行扫描的检查方法。它可更好地显示结构和发现病变，如脊髓造影 CT、胆囊造影 CT 等。

**4. 分析与诊断**　观察分析 CT 图像时，首先要了解扫描的技术条件，包括扫描的范围、层厚，是平扫还是增强扫描等，是否符合诊断要求，熟悉正常的断层解剖，再对每个断面图像进行仔细观察。综合多个层面图像的观察，能立体地了解器官的大小、形状和器官的解剖关系。根据病变高于、低于或等于所在器官的密度而分为高密度、低密度或等密度病变。如果密度不均，有高有低，则为混杂密度病变。发现病变时，要仔细分析病变的位置、大小、形状、数目、边缘以及相邻器官和组织有无受压、移位、浸润和破坏等，还可测定 CT 值，以了解其密度的高低，如行增强扫描，则应观察与分析有无强化。在综合分析 CT 图像的同时，需要密切结合临床，才能做出正确的诊断。

**5. 临床应用**　CT 对颅脑疾病、胸部疾病、腹部及盆腔疾病、脊柱疾病有很高的诊断价值。对心脏与大血管的检查主要用于心包病变的诊断，观察冠状动脉和心瓣膜的钙化，大血管壁的钙化及动脉瘤改变等。此外，对眼眶、鼻窦、咽、喉、甲状腺、内耳及乳突等部位的疾病检查也有价值。

### （三）磁共振成像检查

**1. 成像原理**　磁共振成像（MRI）是利用人体中的氢原子核（质子）在磁场中受到特定频率的射频脉冲激发，氢质子吸收一定的能量而产生磁共振现象。停止发射射频脉冲，则被激发的氢质子把所吸收的能量逐步释放出来，恢复到激发前的平衡状态，这一过程称为弛豫过程。弛豫过程所需的时间称为弛豫时间，包括以下两种形式：①纵向弛豫时间：氢质子由纵向磁化转到横向磁化之后再恢复到纵向磁化激发前状态所需的时间，称为 $T_1$；②横向弛豫时间：反映横向磁化衰减、丧失的过程，即横向磁化所维持的时间，称为 $T_2$。人体不同器官的正常组织与病理组织的 $T_1$、$T_2$ 是相对固定的，而且它们之间有一定的差别，这种差别形成了 MRI 图像。

**2. 图像特点**　MRI 成像的特点是无放射性损伤、软组织密度分辨率高、多方位多序列成像，在一定程度上反映了组织的病理改变及生化改变甚至功能改变。MRI 可获得人体横断面、冠状断面、矢状断面及任何方向断面的图像，有利于病变的三维定位。心血管内的血液由于流动迅速，使发射磁共振（MR）信号的氢质子离开接收范围，所以测不到 MR 信号，这就是流空效应。这一效应可使心腔和血管显影。

MRI 的图像主要反映组织间 $T_1$ 特征参数时，称为 $T_1$ 加权像（$T_1WI$）；主要反映组织间 $T_2$ 特征参数时，称为 $T_2$ 加权像（$T_2WI$）；主要反映组织间质子密度特征参数时，则为质子密度加权像（PWI）。无论哪种加权像，都用信号的高低来表示，高信号为白影，中等信号为灰影，低信号为黑影。也可用 $T_1$ 或 $T_2$ 的长短来描述，用短 $T_1$ 和长 $T_2$ 表示白影，用长 $T_1$ 和短 $T_2$ 表示黑影。表 1-8 为几种正常组织在 $T_1WI$ 和 $T_2WI$ 的灰度。

**表 1-8　人体正常组织在 $T_1WI$ 和 $T_2WI$ 的灰度**

| 加权方式 | 脑白质 | 脑灰质 | 脑脊液 | 脑膜 | 骨皮质 | 骨髓质 | 脂肪 |
|---|---|---|---|---|---|---|---|
| $T_1WI$ | 白灰 | 灰 | 黑 | 黑 | 黑 | 黑 | 白 |
| $T_2WI$ | 灰 | 白灰 | 白 | 黑 | 黑 | 灰 | 白灰 |

**3. 检查技术**    根据病变性质及检查目的的不同,可采用平扫、增强扫描、脂肪抑制技术、水抑制成像、水成像、血管成像、散加权成像等技术。

**4. 分析与诊断**    观察 MRI 图像时,需要对每幅图像进行仔细分析,要将横断面、冠状断面、矢状断面图结合观察,以获得立体的概念,便于对病变位置乃至来源作出判断。在观察病变时需注意病变的大小、位置、形态、边缘轮廓及与周邻器官的关系等,另外还要观察病变 $T_1WI$ 和 $T_2WI$ 信号的长短与均匀性,有助于病变性质的判断。

**5. 临床应用**    MRI 在神经系统的应用较为成熟,病变定位诊断更为准确,并可观察病变与血管的关系;在显示关节内病变及软组织方面有优势;易于观察纵隔肿瘤及其与血管间的解剖关系。此外,MRI 对腹部与盆腔器官(如肝、肾、膀胱、前列腺和子宫)、颈部和乳腺疾病的检查也有相当的价值。

### (四)超声成像检查

超声波是指振动频率 > 20kHz,超过人耳听觉范围的声波。超声成像(USG)是利用超声的物理特性和人体器官组织声学性质的差异,以波形、曲线或图像的形式显示和记录,借以进行疾病诊断的检查方法。

**1. 成像原理与设备**

(1)成像原理    人体各种器官与组织,包括病理组织均具有特定的声阻抗,从而形成声阻抗上的差别而构成不同的界面。超声在人体组织内传播时,遇到不同的界面,会产生不同的反射、散射。超声诊断仪将接收到的不同组织、不同强度的回声,经过放大、处理而在显示器上以图像或波的形式显示出来从而形成声像图。人体不同组织的衰减程度也不同,明显衰减时,其后方的回声消失而形成声影。

(2)设备    超声设备主要由超声探头、信息处理系统和显示器等组成。超声仪有以下几种:① A型超声仪,目前已很少使用。② B型超声仪(简称 B 超),应用广泛。③ M 型超声仪,又称 M 型超声心动图,常与 B 型超声连用。主要用于心血管疾病的诊断。④多普勒超声仪,利用多普勒效应显示心脏和血管内血流情况,分为两种显示方式:一种为频谱多普勒,以频谱方式显示;另一种为彩色多普勒血流显像。

**2. 图像特点**    B 超图像是被检部位的断面图像,移动探头可获得任意断面的图像。依据不同组织结构声阻抗上的差异,即界面的差异,反射回声的强弱不同,用明(白色)暗(黑色)不同的光点依次来显示,许多的光点构成一幅断面图像。人体组织器官回声可分为无回声(黑色)、低回声(灰黑色)、等回声(灰白色)及强回声(白色)4 种类型。尿液、胆汁、血液等液性物质表现为无回声,肾锥体和正常淋巴结表现为低回声,肝、脾、胰实质器官表现为等回声,骨、钙化斑、结石、气体等表现为强回声。彩色多普勒血流显像,可显示血流方向、速度及血流性质,朝向探头的正向血流以红色代表,背向探头的负向血流以蓝色代表,湍流方向复杂多变,以五彩色代表。

*考点:超声检查的血流方向和颜色的临床意义*

**3. 检查技术**    进行超声检查时,为了获得清晰的图像,必须做好检查前的准备工作。上腹部的检查一般在空腹时进行,经腹妇产科和盆腔部位的检查应适度充盈膀胱,以避免肠道气体干扰。常规采取仰卧位,也可根据需要取侧卧位、俯卧位、半坐卧位或站立位等体位。

**4. 分析与诊断**    观察分析超声图像时,首先应了解切面方位,便于认清所包括的解剖结构,并注意分析以下内容。①外形是否正常、有无肿大或缩小及表面是否平整等。②边界回声是否光滑完整。③内部回声强度及有无异常回声等。④后壁及后方回声有无增强、减弱及有无声影。⑤根据局部解剖关系判断病变与周围脏器的连续性,有无压迫、粘连或浸润,从而判断病变的来源。⑥利用频谱型多普勒和彩色多普勒技术,分析血流的速度、时相、性质和途径等。

**5. 临床应用**　由于超声检查无创伤、无电离辐射，操作易行，可重复性强，能实时显示图像，且价格低廉，广泛应用于内科、外科、妇产科、儿科、眼科的疾病诊断。但由于超声的物理性质，其对骨骼、肺和肠管的检查受到限制。因此，诊断时应结合临床和其他影像资料。

# 三、心电图检查

心电图（electrocardiogram，ECG）是利用心电图机从体表记录心脏每一心动周期所产生电活动变化的曲线图形。心电图检查作为一种无创伤性诊断手段，广泛应用于心脏病的诊治和危重患者的病情观察及监护。

> **案例 1-8**
>
> 吴女士，女，19 岁，学生。间断发热 2 周，体温 38℃，伴恶心、呕吐、腹泻。后出现心悸、胸痛、呼吸困难，晕厥发作。查体：面色苍白，精神萎靡，心率 40 次/分，律齐，心尖部第一心音低钝，可闻及大炮音。临床诊断病毒性心肌炎。
>
> **问题：** 该患者首选的检查是什么？患者还需做哪些检查？

## （一）心电图的组成和命名

完整的心电图图形包括 4 个波（P 波、QRS 波群、T 波、U 波）、2 个间期（P-R 间期、Q-T 间期）、1 个段（S-T 段）（图 1-72）。

**1. P 波**　心电图中描记的第一个波，为心房除极波，代表左右心房除极的电位变化。

**2. P-R 间期**　是指从心房除极开始到心室除极开始的时间。

**3. QRS 波群**　为心室的除极波，反映心室除极的全过程。

**4. S-T 段**　指 QRS 波群终点至 T 波起点之间的线段，代表心室的缓慢复极过程。

**5. T 波**　指 QRS 波群后一个较宽而平缓的波，代表心室的快速复极过程。

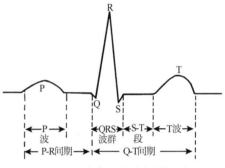

图 1-72　心电图各波段的组成

**6. Q-T 间期**　指 QRS 波群起始点至 T 波终点，代表心室开始除极至复极完毕全过程所需的时间。

考点：心电图各波段的组成

## （二）心电图的导联

在体表不同部位放置电极，并通过导线与心电图机的正负极相连，这种记录心电图的电路连接方法称为心电图导联。根据电极放置的部位和连接方法的不同，可组成多种心电图导联。目前临床上广泛应用的是国际通用导联体系，即常规 12 导联体系。主要包括以下两种。

**1. 肢体导联**　包括标准导联Ⅰ、Ⅱ、Ⅲ和加压单极肢体导联 aVR、aVL、aVF 两种类型。

标准导联是一种双极肢体导联，反映两个肢体之间的电位差。其中Ⅰ导联反映左上肢与右上肢之间的电位变化，Ⅱ导联反映左下肢与右上肢之间的电位变化，Ⅲ导联反映左下肢与左上肢之间的电位变化。加压单极肢体导联属于单极导联，主要反映探测部位的电位变化，包括加压单极右上肢导联（aVR）、加压单极左上肢导联（aVL）、加压单极左下肢导联（aVF）。

考点：肢体导联的构成

肢体导联的电极放置于右上肢（VR）、左上肢（VL）和左下肢（VF）（图 1-73、图 1-74）。

心电图机的肢体导联线有红、黄、绿、黑 4 种颜色。其中，红色接右上肢，黄色接左上肢，绿色接左下肢，黑色接右下肢。

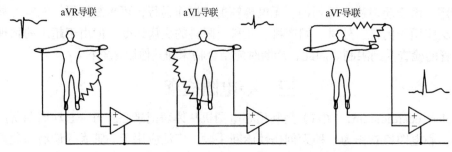

**图 1-73** 单极加压肢体导联组成、位置及连接方式

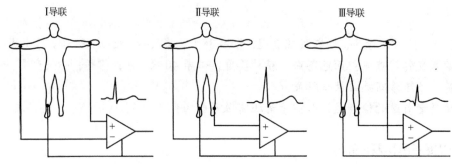

**图 1-74** 标准肢体导联组成、位置及连接方式

Ⅰ导联：左臂（正极）右臂（负极）；Ⅱ导联：左腿（正极）右臂（负极）；Ⅲ导联：左腿（正极）左臂（负极）

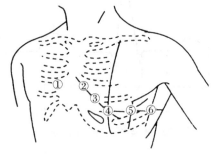

**图 1-75** 胸导联探测电极的位置

**2. 胸导联** 属于单极导联，包括 $V_1 \sim V_6$ 导联。胸导联的探测电极位于胸壁上，与心脏的距离较近，因此描记出的波形振幅较大。其探测电极具体安放位置（图 1-75）为：① $V_1$ 导联：位于胸骨右缘第 4 肋间。② $V_2$ 导联：位于胸骨左缘第 4 肋间。③ $V_3$ 导联：位于 $V_2$ 与 $V_4$ 连线的中点。④ $V_4$ 导联：位于左锁骨中线与第 5 肋间相交处。⑤ $V_5$ 导联：位于左腋前线 $V_4$ 水平处。⑥ $V_6$ 导联：位于左腋中线 $V_4$ 水平处。

**考点：胸导联探测电极的安放位置**

### （三）心电图的测量和正常参考值

**1. 心电图测量** 心电图是一组具有正、负向波的综合曲线，可以显示在心电示波器上，也可以用描笔将图形记录在有正方形小格的记录纸上（图 1-76）。

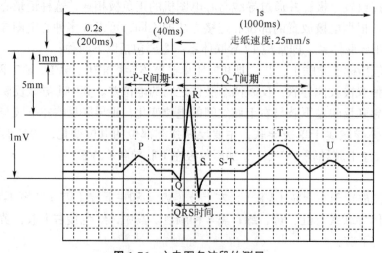

**图 1-76** 心电图各波段的测量

（1）心电图记录纸　是由纵横细线交织而成的小方格组成，每小方格为 $1mm^2$。横线代表时间，可以计算各波和间期的宽度（即时间），当走纸速度为 25mm/s 时，则每小格等于 0.04s；纵线代表电压，可用以计算各波的振幅，当标准电压 1.0mV=10mm 时，则每小格表示 0.1mV。

**考点：心电图记录纸的代表意义**

（2）心率检测　心率的计算方法一般为测量 P-P（或 R-R）间期。代入公式：心率 =60/P-P（或 R-R）间期，即为每分钟心房或心室率。若心律明显不齐时，则需测量 5 个以上 P-P（或 R-R）间期的平均值代入公式。例如，R-R 间期为 0.75s，则心率为 60÷0.75=80 次 / 分。

（3）各波段振幅的测量　首先检查定标电压是否正确（1mV=10mm），基线（等电位线）应以 T-P 段为准。测量向上的波，自基线的上缘垂直至波顶；测量向下的波，自基线的下缘垂直量至波的底端；如为双向波，上下振幅的绝对值之和为其电压值。

（4）各波段时间的测量　选择比较清楚的导联进行。测量时一般应从该波起点的内缘量至终点的内缘。室壁激动时间（VAT）又称为 R 峰时间，它代表心室激动由心内膜经心肌至心外膜所经历的时间。测量从 $V_1$ 或 $V_5$ 导联 QRS 波起点至 R 波顶端垂线之间的距离，即为 $V_1$ 或 $V_5$ 导联的室壁激动时间。

（5）平均心电轴（MEA）　是指心室除极过程中全部瞬间综合心电向量的总和，简称心电轴。检测方法有目测法和查表法。①目测法：根据 Ⅰ 、Ⅲ 导联 QRS 波群的主波方向可估计心电轴是否偏移（图 1-77）。②查表法：按 Ⅰ 、Ⅲ 导联 QRS 波群电压代数和正负值，从专用的心电轴角度表中直接查到心电轴度数。这种方法准确率较高。

心电轴的临床意义见图 1-78 和表 1-9。

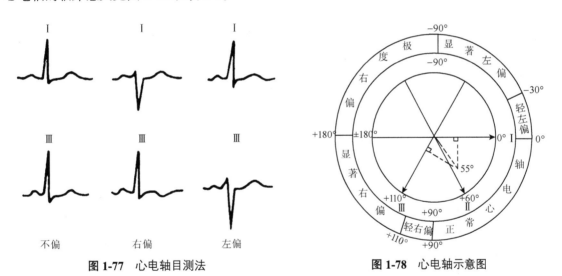

**图 1-77　心电轴目测法**　　　　　**图 1-78　心电轴示意图**

| 分类 | 范围 | 临床意义 |
|---|---|---|
| 正常心电轴 | −30°～+90° | 正常人 |
| 心电轴左偏 | −30°～−90° | 左心室肥大、左前分支阻滞等 |
| 心电轴右偏 | +90°～+180° | 右心室肥大、右后分支阻滞等 |
| 不确定电轴 | −90°～+180° | 某些病理情况如肺源性心脏病（肺心病）、冠心病等 |

表 1-9　心电轴临床意义

**2. 正常心电图波形特点（图 1-79）及正常范围**

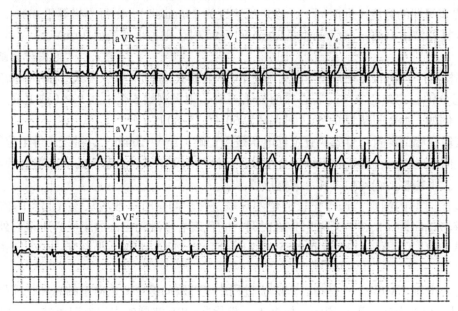

图 1-79 正常 12 导联心电图波形特点

（1）P 波　正常 P 波呈圆钝形，有时可能有轻度切迹。P 波方向在 I 、II 、aVF、V₄ ～ V₆ 导联向上，在 aVR 导联向下，其余导联呈双向、倒置或低平；P 波时间一般 < 0.12s；P 波电压在肢体导联一般 < 0.25mV，胸导联一般 < 0.2mV。

（2）P-R 间期　正常范围为 0.12 ～ 0.20s。其长短与年龄及心率快慢有关，年龄越小、心率越快，P-R 间期越短；反之越长，但不超过 0.22s。P-R 间期延长，提示可能有房室传导阻滞。

（3）QRS 波群

1）命名：QRS 波群第一个向上的波称为 R 波；R 波之前向下的波称 Q 波，R 波之后向下的波称 S 波，S 波之后再出现向上的波称 R′ 波，R′ 波之后再出现向下的波称为 S′ 波。如果 QRS 波群全向下则称为 QS 波，QRS 波群中振幅较大的波，用英文大写字母 Q、R、S 表示；振幅较小的波，用小写字母 q、r、s 表示（图 1-80）。

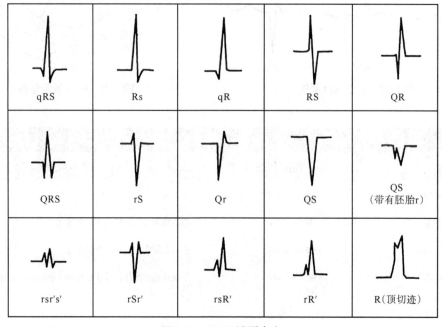

图 1-80 QRS 波群命名

2）时间：正常成年人 QRS 波群时间 < 0.11s，多数在 0.06 ～ 0.10s。

3）波形与振幅

胸导联：正常成人 QRS 波群形态定。一般的规律是：$R_{V1}$ ～ $R_{V5}$ 逐渐增高，而 S 波逐渐减小；$V_1$、$V_2$ 导联多呈 rS 型，R/S < 1，$R_{V1}$ 不超过 1.0mV；$V_5$、$V_6$ 导联可以呈 qRs、qR 或 R 型，R/S > 1，$R_{V5}$ 不超过 2.5mV，$R_{V5}$ 加 $S_{V1}$ 在男性不超过 4.0mV，女性不超过 3.5mV；$V_3$ 导联多呈 RS 型，R/S 大致等于 1。

肢体导联：Ⅰ、Ⅱ、Ⅲ导联的 QRS 波群在电轴不偏移时，其主波向上。aVR 导联的 QRS 波群主波向下，可呈 rS、rSr′、Qr 或 QS 型，$R_{aVR}$ 一般 < 0.5mV。aVL 与 aVF 导联的 QRS 波群可呈 qR、Rs 或 R 型，也可呈 rS 型；aVL 导联的 R 波 < 1.2mV，aVF 导联的 R 波 < 2.0mV。Ⅰ导联的 R 波 < 1.5mV。

6 个肢体导联中的 QRS 波群振幅（正向波与负向波的绝对值之和）一般不应小于 0.5mV；6 个胸导联的 QRS 波群振幅（正向波与负向波的绝对值之和）一般不应小于 0.8mV，否则称为低电压。

4）Q 波：正常 Q 波时间一般小于 0.04s，振幅不超过同导联 R 波的 1/4。正常 $V_1$、$V_2$ 导联不应有 Q 波，但偶可呈 QS 形。超过正常范围的 Q 波，即 Q 波过深或过宽均称为异常 Q 波，常见于心肌梗死。

（4）J 点　QRS 波群终末与 S-T 段起始处的交点称为 J 点，多在等电位线上，可随 S-T 段的偏移而发生移位。J 点上移多由于心室肌除极尚未结束，而部分心肌已开始复极所致；J 点下移多见于心动过速等。

（5）S-T 段　正常 S-T 段为一等电位线，可有轻微偏移，但在任一导联中，S-T 段下移不应超过 0.05mV；S-T 段抬高在 $V_1$、$V_2$ 不应超过 0.3mV；在 $V_3$ 导联不应超过 0.5mV；在 $V_4$ ～ $V_6$ 和肢体导联均不应超过 0.1mV。

（6）T 波　正常 T 波平滑圆钝，占时较长。从基线开始缓慢上升，然后很快下降，因此两支不对称。

1）方向：在正常情况下，T 波的方向大多与 QRS 主波方向一致。T 波方向在Ⅰ、Ⅲ、$V_4$ ～ $V_6$ 导联向上，aVR 导联向下，Ⅲ、aVL、aVF、$V_1$ ～ $V_3$ 导联可以向上、双向或向下。若 $V_1$ 的 T 波方向向上，则 $V_4$ ～ $V_6$ 导联就不应再向下。

2）振幅：除Ⅲ、aVL、aVF、$V_1$ ～ $V_3$ 导联外，其他导联 T 波振幅一般不应低于同导联 R 波的 1/10。正常情况下 T 波在胸导联有时可高达 1.2 ～ 1.5mV。

（7）Q-T 间期　长短与心率快慢密切相关。心率越快，Q-T 间期越短；反之则越长。心率在 60 ～ 100 次 / 分时，Q-T 间期的正常范围为 0.32 ～ 0.44s。超过 0.44s 为 Q-T 间期延长。

（8）U 波　是在 T 波之后 0.02 ～ 0.04s 出现的振幅很低小的波，其产生机制尚不明确，方向大体与 T 波一致。U 波在胸导联较易见到，以 $V_2$ ～ $V_3$ 导联较为明显。U 波明显增高常见于血钾过低，U 波倒置多见于高血压和冠心病。

### （四）心电图的临床应用

**1. 常见异常心电图**

（1）右心房肥大　心电图主要表现为心房除极波振幅增高（图 1-81）。具体改变为：①P 波尖锐高耸，振幅 ≥ 0.25mV，以Ⅱ、Ⅲ、aVF 导联表现最明显，因常见于慢性肺源性心脏病，又称为肺型 P 波。②$V_1$ 导联 P 波直立时，振幅 ≥ 0.15mV，如 P 波呈双向时，其电压的算术和 ≥ 0.2mV。③P 波电轴右移超过 75°。

（2）左心房肥大　由于左心房最后除极，当左心房肥大时心房除极时间延长。心电图主要表现为：①P 波增宽（图 1-82），时间 ≥ 0.12s 呈双峰相，两峰间距 ≥ 0.04s，以Ⅰ、Ⅱ、aVL 导联明显。因左心房肥大主要见于二尖瓣狭窄，又称二尖瓣型 P 波。②P-R 间期缩短，P 波时间与 P-R 间期时间之比 > 1.6。③$V_1$ 导联上 P 波常呈先正而后出现深宽的负向波。将 $V_1$ 负向 P 波的时间乘以负向 P 波振幅即为 P 波的终末电势（Ptf）。左心房肥大时，$V_1$ 导联 Ptf 的绝对值 ≥ 0.04mm·s。正常人 $V_1$ 导联 Ptf 的绝对值 < 0.02mm·s。

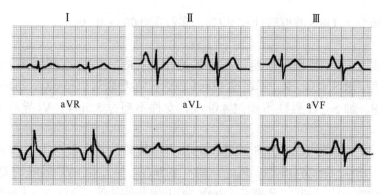

**图 1-81**　右心房肥大的心电图表现

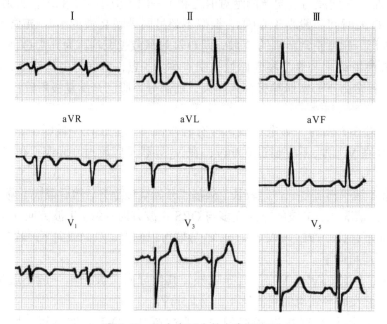

**图 1-82**　左心房肥大的心电图表现

（3）左心室肥厚　左心室肥厚时，可使本已占优势的左心室更为突出，导致面向左心室的导联（I、aVL、$V_5$ 和 $V_6$）其 R 波电压增高，而面向右心室的导联（$V_1$ 和 $V_2$）出现较深的 S 波（图 1-83）。主要表现如下所述。

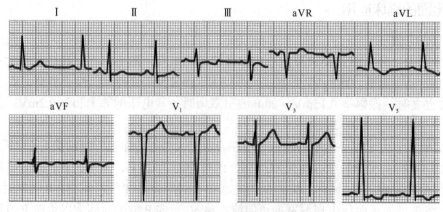

**图 1-83**　左心室肥厚的心电图表现

1）左心室高电压：①胸导联：$R_{V5}$ 或 $R_{V6}>2.5mV$；$R_{V5}+S_{V1}>4.0mV$（男性）或 $>3.5mV$（女性）。②肢体导联：$R_I>1.5mV$，$R_{aVL}>1.2mV$，$R_{aVF}>2.0mV$，$R_I+S_{III}>2.5mV$。

2）QRS 波群时间延长到 $0.10\sim0.11s$，一般不超过 0.12s。

3）额面心电轴左偏，一般不超过 $-30°$。

4）ST-T 改变：在以 R 波为主的导联中 T 波低平、双向或倒置，同时可以伴有 S-T 段呈下斜型压低达 0.05mV 以上；在以 S 波为主的导联中（如 $V_1$ 导联）可见到直立的 T 波。

考点：左心室肥厚的心电图特征性表现

（4）右心室肥厚　当右心室壁的厚度达到相当程度时，会使正常时左心室优势转为右心室优势，导致右室面导联（$V_1$、aVR）的 R 波增高，而左心室面的导联（I、aVL、$V_5$）的 S 波变深（图 1-84）。心电图改变如下所述。

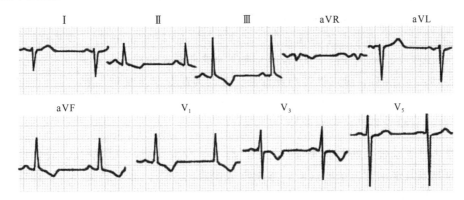

图 1-84　右心室肥厚的心电图表现

1）$V_1$ 导联 $R/S\geq1$，呈 R 型或 s 型；重度肥大时，$V_1$ 导联可呈 qR 型（除外心肌梗死）。

2）$R_{V1}+S_{V5}>1.05mV$（重症 $>1.2mV$），$R_{aVR}>0.5mV$。

3）电轴右偏，额面平均电轴 $\geq+90°$（重症可达 $+110°$）。

4）ST-T 段改变：右胸导联（$V_1$、$V_2$）S-T 段压低，T 波双向倒置。

（5）心律失常　是指心脏冲动的频率、节律、起源部位、传导速度与激动顺序的异常。心电图对分析诊断各种心律失常有肯定价值。心脏传导系统由负责正常冲动形成与传导的特殊心肌所组成，包括窦房结、结间束、房室结、希氏束、左右束支及浦肯野纤维等。正常人的心脏起搏点位于窦房结，窦房结按正常传导系统顺序激动心房和心室。当心脏激动的起源异常和（或）传导异常时，可引起心律失常。

**2. 其他常用心电图检查**

（1）动态心电图（AECG）　是指连续记录人体 24 小时或更长时间的心电图。其可提供受检者 24 小时的动态心电活动信息，是临床上广泛应用的一种无创性心血管病诊断手段。它可显示监测时间内的心搏总数、最快与最慢心率、平均心率；能自动检测出室上性或室性期前收缩以及室上性或室性心动过速；还可记录心脏停搏情况以及 P-R 间期、QRS 波群、S-T 段及 T 波的变化；并可检测出房室传导阻滞、心房颤动、窦房阻滞、预激综合征等，从而为临床提供有价值的参考材料。

（2）心电图运动负荷试验　是发现早期冠状动脉粥样硬化性心脏病（冠心病）的一种检测手段。主要是通过让受检者进行一定量的体力活动，随着运动负荷的增加使心肌耗氧量增加，而使冠状动脉血流量也随之增加。如冠状动脉血流量不能相应增加，即可引起心肌缺氧，致使心电图上出现异常改变，从而发现早期冠心病的一种诊断方法。心电图运动试验常用的方法有踏车运动试验和平板运动试验。

**3. 临床应用**

（1）对分析诊断各种心律失常有肯定价值。对心肌梗死，通过其特征性的心电图变化和演变规律即可做出诊断。

（2）有助于心房肥大、心室肥厚、心肌损害、供血不足、药物作用和电解质紊乱的诊断。

（3）除心血管疾病外，心电图和心电监护已广泛应用于心脏及其他手术、用药观察、心导管检查及急危重症患者抢救；心电连续监护有助于发现心律变化即心脏供血情况，同时对于病情观察和指导治疗具有较重要的意义。

但心电图检查也具有一定的局限性。许多心脏疾病，特别是早期，心电图可以正常；某些疾病心电图检查缺乏特异性；许多不同疾病可引起相同的图形改变等。因此，心电图检查应与临床密切结合，综合分析方能得出正确的结论。

# 四、肺功能检查

**案例 1-9**

刘先生，男，67岁，农民。10年前受凉后出现咳嗽，咳白色黏痰，给予治疗（具体不详）后病情好转。后于每年秋冬季受凉后病情加重。3年前出现活动后胸闷、气短。5天前因受凉而咳嗽加重，今晨家属发现患者呼之不应半小时急送医院。急诊查体：BP150/50mmHg，浅昏迷，球结膜水肿。双肺可闻及干、湿啰音，$A_2 < P_2$。下肢水肿。痰液为黄色黏稠的脓痰，不易咳出，气喘不能平卧，夜间不能很好入睡。入院后，通过做肺功能检查，诊断为慢性阻塞性肺气肿。

问题：1.慢性阻塞性肺气肿的患者为什么要做肺功能检查？
2.肺功能检查都包括哪些项目？

肺功能检查是呼吸系统疾病的必要检查之一，对于早期检出肺、气道病变，评估疾病的严重程度及预后，评定药物或其他治疗方法的疗效，鉴别呼吸困难的原因，诊断病变部位、评估肺功能对手术的耐受力或对劳动强度耐受力及对危重患者的监护等方面有重要的指导意义。

肺功能检查有以下主要特点：①肺功能检查是一种无创检查手段，患者依从性较好。②肺功能检查敏感度高，重复检测方便，患者易于接受。③与胸部 X 线片、CT 等检查相比，肺功能检查更侧重于了解肺部的功能性变化。

肺功能检查可判断患者的呼吸功能状况，判断肺功能损伤的性质与程度。通过肺功能检查能确诊慢性阻塞性肺疾病（COPD），明确其严重程度，并依据病情严重程度制订相应的治疗方案。

**1.肺通气功能检查**　是呼吸功能检查中最基本的检查项目。这项检查包括肺泡的含气量、气流在气道中的流速及其影响。

（1）肺容积　肺泡内含气量受肺与胸部扩张或回缩的影响发生相应改变形成4种基础肺容积和4种基础肺容量。4种基础肺容积包括潮气量、补吸气量、补呼气量和残气量，它们之间互不重叠。肺容量是由两个或两个以上的基础肺容积组成，4种基础肺容量包括深吸气量、功能残气量、肺活量、肺总量。

**考点：肺容积的组成和肺容量的构成**

（2）通气功能　又称为动态肺容积，是指单位时间内随呼吸运动进出肺的气量和流速。包括肺通气量、用力肺活量、最大呼气中段流量、肺泡通气量。

**2.肺换气功能检查**　外呼吸进入肺泡的氧通过肺泡毛细血管进入血液循环，而血中的二氧化碳通过弥散排到肺泡，这个过程称为换气，也称为内呼吸。肺有效的气体交换与通气量、血流量、吸入气体的分布和通气/血流值以及气体的弥散有密切关系。

（1）气体分布　吸入气体分布不均匀主要是由于不均匀的气流阻力和顺应性。临床上支气管痉挛、受压可出现不均匀的气流阻力；间质性肺炎、肺纤维化、肺气肿、肺淤血、肺水肿等可降低肺顺应性。

（2）通气/血流值　在静息状态下，健康成人每分钟肺泡通气量（V）约为4L，血流量（Q）约为5L，V/Q 值为0.8。V/Q 值失调是肺部疾病产生缺氧的主要原因，临床上见于肺实质、肺血管疾病，如肺炎、肺不张、呼吸窘迫综合征、肺栓塞和肺水肿等。

**考点：通气/血流值的大小**

（3）肺泡弥散功能　肺泡弥散是肺泡内气体中和肺泡壁毛细血管中的氧与二氧化碳，通过肺泡壁毛细血管膜进行气体交换的过程。以弥散量（$D_L$）作为判定指标。$D_L$ 值与年龄、性别、体位、身材等相关，男性大于女性，青年人大于老年人。弥散量如小于正常预计值的 80%，则提示有弥散功能障碍。

**3. 血气分析**　血气分析指标包括气体代谢（如氧、二氧化碳）和酸碱平衡（如碳酸氢根离子、氢离子、缓冲碱、剩余碱等），能更直接地反映肺换气功能及其伴随的酸碱平衡调节状况。在动脉血气分析指标中，血气分析仪可直接测定的有动脉氧分压、动脉二氧化碳分压、动脉氢离子浓度，然后根据相关的方程式由上述 3 个测定值计算出其他多项指标，从而判断肺换气功能及酸碱平衡的状况。

（1）动脉血氧分压（$PaO_2$）　是指动脉血中物理溶解的氧分子所产生的张力。测定的主要意义是判断机体有无缺氧及缺氧的程度。

（2）动脉血氧饱和度（$SaO_2$）　是指动脉血中氧与血红蛋白（Hb）结合的程度，是单位 Hb 的含氧百分数。$SaO_2$ 可作为判断机体是否缺氧的指标，但是反映缺氧并不敏感，而且有掩盖缺氧的潜在危险。

（3）动脉血氧含量（$CaO_2$）　指单位容积（每升）的动脉血液中所含氧的总量（mmol）或每百毫升动脉血含氧的毫升数。包括与血红蛋白结合的氧和物理溶解的氧两部分。其是反映动脉血携氧量的综合性指标。高原缺氧、慢性阻塞性肺疾病缺氧的患者，$CaO_2$ 随 $PaO_2$ 降低而降低，但 Hb 正常或升高；贫血、CO 中毒、高铁血红蛋白血症的患者，虽 $PaO_2$ 正常，但 $CaO_2$ 随 Hb 的降低而降低。

（4）动脉血二氧化碳分压（$PaCO_2$）　是指物理溶解在动脉血中的 $CO_2$（正常时每 100ml 中溶解 2.7ml）分子所产生的张力。用来判断呼吸衰竭的类型与程度、呼吸性酸碱平衡失调及代谢性酸碱失调的代偿反应。

（5）pH　是动脉血浆中 $[H^+]$ 的负对数值，反映血液的酸碱度。可作为判断酸碱失调中机体代偿程度的重要指标。

（6）标准碳酸氢盐（SB）　是指在 37℃，血红蛋白充分氧合，$PaCO_2$ 为 40mmHg 的条件下测得的 $HCO_3^-$ 浓度。SB 是准确反映代谢性酸碱平衡的指标。SB 一般不受呼吸的影响。

（7）实际碳酸氢盐（AB）　是指在实际 $PaCO_2$ 和血氧饱和度条件下所测得的血浆 $HCO_3^-$ 浓度，反映酸碱平衡中的代谢性因素，与 SB 不同之处在于 AB 尚在一定程度上受呼吸的影响。

（8）缓冲碱（BB）　是指血液（全血或血浆）中一切具有缓冲作用的碱性物质（负离子）的总和，是反映代谢性因素的指标，反映机体对酸碱平衡失调时总的缓冲能力，不受呼吸因素、$CO_2$ 改变的影响。

（9）标准碱剩余（SBE）　是指在 37℃，血红蛋白充分氧合，$PaCO_2$ 为 40mmHg 的条件下，将 1L 血液标本滴定至 pH 为 7.40 所需要的酸或碱的量，表示全血或血浆中碱储备增加或减少的情况。需加酸者表示血中有多余的碱，BE 为正值；相反，需加碱者表明血中碱缺失，BE 为负值。BE 只反映代谢性因素的指标，与 SB 的意义大致相同。

（10）血浆 $CO_2$ 含量（$T-CO_2$）　是指血浆中结合的和物理溶解的 $CO_2$ 总含量。$T-CO_2$ 因受呼吸影响，在判断混合性酸碱失调时，其应用受到限制。

（11）阴离子间隙（AG）　是指血浆中的未测定阴离子（UA）与未测定阳离子（UC）的差值。

# 五、内镜检查

## （一）内镜的发展史

内镜由体外经过人体自然腔道送入体内，对体内疾病进行检查，可以直接观察到脏器腔内病变，确定病变部位、范围，并可进行照相、活检或刷片，大大提高了疾病的诊断准确率，并可进行某些治疗。

内镜的发展经历了很长的过程，随着科学技术的发展，内镜也经过不断的改进，越来越先进。自 1869 年德国医生 Kussmaul 制成硬式胃镜以来，内镜发展经历了硬式内镜、可曲式内镜、纤维内镜、电子内镜和超声内镜五个阶段。

随着电子技术的推广与普及，在纤维内镜的基础上通过不断改进，形成了电子内镜。电子内镜可以将脏器病变显示在电视荧光屏上，供多人同时观看；图像不会出现黑点或亮度损失；图像更加清晰，分辨率更高，而且颜色更为真实；固定画面、摄影、录像的配合，有利于记录和会诊；同时有利于资料的储存、图像的采集、分析与交流。电子内镜已逐渐取代纤维内镜成为腔内疾病诊断和治疗的先进手段。

根据同样原理制成的内镜不仅可以对小肠、大肠、胆管等部位进行检查和治疗，尚可延伸到呼吸系统、泌尿系统、生殖系统、胸腹腔，如支气管镜、膀胱镜、胸腹腔镜的使用，并形成了一个崭新的诊治学科，称为内镜学（endoscopicology）。

## （二）内镜的临床应用

**1. 胃肠道疾病的检查**　①食管：慢性食管炎、食管静脉曲张、食管平滑肌瘤、食管癌及贲门癌等。②胃及十二指肠：慢性胃炎、消化性溃疡、胃良性肿瘤、十二指肠肿瘤等。③小肠：小肠肿瘤、平滑肌肿瘤、肉瘤、息肉、淋巴瘤、炎症等。④大肠：非特异性溃疡性结肠炎、慢性结肠炎、结肠息肉、大肠癌等。

**考点：** 消化道内镜应用于胃及十二指肠时能检查出的疾病

**2. 胰腺、胆道疾病的检查**　如胰腺癌、胆管炎、胆管癌等。

**3. 腹腔镜检查**　如肝脏疾病、胆道疾病等。

**4. 呼吸道疾病的检查**　如肺癌筛查、经支气管镜的肺活检、选择性支气管造影等。

**5. 泌尿道检查**　如膀胱炎、膀胱结核、膀胱肿瘤、肾结核、肾结石、肾肿瘤、输尿管先天性畸形、输尿管结石、输尿管肿瘤等。

## （三）常用内镜检查方法

**1. 上消化道内镜检查**　包括食管、胃、十二指肠的检查，是应用最早、进展最快的内镜检查，亦称胃镜检查。检查方法如下。

（1）患者取左侧卧位，头稍后仰，头下垫枕，放松腰带和领扣，胸前铺橡胶单，嘱患者张口咬住牙垫，颌下置弯盘。

（2）术者左手持操纵部调整角钮方向，右手持胃镜可屈曲部，将镜端自牙垫中插入至咽后，嘱患者做吞咽动作，顺势轻柔地插入喉部到达食管上端。

（3）在直视下由食管通过贲门进入胃腔，再经幽门入十二指肠。在退镜时详细观察各部情况，观察顺序依次为十二指肠、幽门、胃窦、胃角、胃体、胃底、贲门、食管。

（4）当腔内充气不足而黏膜贴近镜面时，可少量间断注气，当物镜被污染时，可少量充水清洗镜面，必要时也可抽气或吸引液体。

（5）观察完毕，可根据具体情况进行病变部位的摄像、活体组织检查及细胞学的取材。

（6）退出胃镜时尽量抽气防止腹胀。被检查者2小时后进温凉流质或半流质饮食。

**2. 结肠镜检查**

（1）嘱患者穿结肠镜检查裤，取左侧卧位，双腿屈曲。

（2）术者先做直肠指检，了解有无肿瘤、狭窄、痔、肛裂等。助手将肠镜前端涂上润滑剂（一般用硅油，不可用液体石蜡，因其可能损坏肠镜前部橡胶外皮）后，嘱患者张口呼吸，放松肛门括约肌，以右手示指按压物镜镜头，使镜头滑入肛门，此后按术者指令缓缓进镜。

（3）遵照循腔进镜配合滑进、少量注气、适当勾拉、去弯取直、防襻、解襻的插镜原则逐段缓慢插入肠镜。

（4）助手按要求以适当的手法按压腹部，以减少肠管弯曲及结襻，防止乙状结肠、横结肠结襻。

（5）到达回盲部的标志为月牙形的阑尾孔、Y 字形（画盘样）的盲尖皱襞及鱼口样的回盲瓣，部分患者尚可见到鞭虫。在体表可见到右下腹集中的光团。在回盲瓣口尽可能调整结肠镜先端角度，插入或挤进回盲瓣，观察末段回肠 15 ～ 30cm 范围的肠腔与黏膜。

（6）操纵上下左右旋扭，灵活旋转先端，环视肠壁，适量注气、抽气，逐段仔细观察，注意肠腔大小、肠壁及袋囊情况。对转弯部位或未见到结肠全周的肠段，应调整角度钮及进镜深度，甚至适当更换体位，重复观察。

（7）对有价值部位可摄像、取活体组织及行细胞学等检查协助诊断。

（8）检查结束时，尽量抽气以减轻腹胀，嘱患者稍事休息，观察 15 ～ 30 分钟再离去。

（9）有息肉摘除、止血治疗史者，应进行抗菌治疗，进半流质饮食和适当休息 4 ～ 5 天，以策安全。

**考点：结肠镜检查时能观察到的组织结构**

### 3. 纤维支气管镜检查

（1）用 2% 利多卡因溶液，可咽喉喷雾，也可在纤维支气管镜插入气管后滴入或经环甲膜穿刺注入。

（2）患者一般取仰卧位，术者在窥视下由鼻孔插入支气管镜，看清声门，待声门开大时将支气管镜送入气管，徐徐前进，先查健侧，后查患侧，及时吸出呼吸道分泌物，在看清病变的部位范围及形态特征后，摄像及根据需要取活体组织，或用细胞刷刷取分泌物及脱落细胞，制成薄片，立即送检。

（3）如有大出血，局部滴 1 ：2000 肾上腺素 2ml 左右，止血后方可取镜。

（4）密切观察全身状况，必要时给氧。

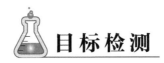

# 目标检测

**单项选择题**

1. 你认为下列哪一项主诉写得最好
   A. 腹痛 2 天
   B. 2 天前恶心呕吐伴腹泻
   C. 呕吐腹痛伴腹泻
   D. 不明原因的突然发热 1 天

2. 下列哪项属于现病史
   A. 社会经历　　　　B. 无药物过敏史
   C. 工作条件　　　　D. 诊疗经过

3. 下列哪项属于暗示性提问或逼问
   A. 您哪儿不舒服
   B. 您腹痛有多长时间了
   C. 您什么时候开始发病的
   D. 您的大便是黑色的吗

4. 引起发热最常见的病因是
   A. 感染性发热　　　B. 产热、散热的异常
   C. 无菌性组织坏死　D. 变态反应

5. 稽留热是指
   A. 高热，每日温差不超过 1℃
   B. 高热，每日温差超过 2℃
   C. 发热，每日温差不超过 1℃
   D. 寒战、高热、出汗、降温

6. 稽留热常见的原因是
   A. 风湿热　　　　　B. 肺炎链球菌肺炎
   C. 肺结核　　　　　D. 疟疾

7. 咯血最常见的病因为
   A. 肺炎链球菌肺炎　B. 肺结核
   C. 肺脓肿　　　　　D. 慢性支气管炎

8. 下列哪项不是咯血的特点
   A. 喉痒、咳嗽　　　B. 血呈酸性
   C. 咳出　　　　　　D. 多无黑便

9. 心源性水肿首先发生于
   A. 面部　　　　　　B. 身体下垂部位
   C. 全身组织　　　　D. 体腔内积液

10. 全身性水肿不见于
    A. 心脏病　　　　　B. 肾脏病
    C. 肝脏病　　　　　D. 淋巴回流受阻

11. 以下哪一项不是呕血的特点
    A. 常伴有黑粪　　　B. 血呈暗红色
    C. 血呈碱性　　　　D. 出血伴有上腹部不适

12. 上消化道出血最常见于
    A. 消化性溃疡　　　B. 急性糜烂性胃炎
    C. 胆道疾病　　　　D. 肝硬化食管静脉曲张破裂

13. 早期观察黄疸的部位是
    A. 皮肤　　　　　　B. 甲床
    C. 黏膜　　　　　　D. 巩膜

14. 贫血伴轻度黄疸最可能的诊断是
　　A. 再生障碍性贫血　　B. 脾功能亢进
　　C. 血小板减少性紫癜　D. 溶血性贫血

15. 完全阻塞性黄疸大便颜色是
　　A. 黄色　　　　　　　B. 黑色
　　C. 陶土色　　　　　　D. 暗红色

16. 患者，女性，27 岁，经某医院检查意识丧失，强烈刺激引起轻度反应，角膜反射存在，应属于下面哪一项
　　A. 意识模糊　　　　　B. 浅昏迷
　　C. 深昏迷　　　　　　D. 昏睡

17. 关于浅昏迷的描述，下列哪项是错误的
　　A. 大小便潴留或失禁
　　B. 吞咽、咳嗽反射存在
　　C. 对声光等刺激无反应
　　D. 大声呼叫可睁眼但不能回答问题

18. 确定深昏迷最有价值的体征是
　　A. 对疼痛无反应
　　B. 深、浅反射消失
　　D. 血压下降
　　C. 呼之不应

19. 触诊对全身哪个部位的检查更重要
　　A. 胸部　　　　　　　B. 腹部
　　C. 皮肤　　　　　　　D. 神经系统

20. 皮肤持久性苍白见于
　　A. 低血压　　　　　　B. 贫血
　　C. 阿托品中毒　　　　D. 一氧化碳中毒

21. 下列哪种情况气管可向患侧移位
　　A. 肺不张　　　　　　B. 肺气肿
　　C. 一侧胸腔大量积液　D. 气胸

22. 慢性阻塞性肺气肿时，可出现下列哪种异常胸廓
　　A. 桶状胸　　　　　　B. 扁平胸
　　C. 漏斗胸　　　　　　D. 佝偻病胸

23. 提示病情最严重、预后不良的是
　　A. 呼吸浅快　　　　　B. 呼吸深慢
　　C. 潮式呼吸　　　　　D. 比奥呼吸

24. 胸膜摩擦感和心包摩擦感的鉴别要点为
　　A. 有无心脏病史
　　B. 屏气时摩擦感是否消失
　　C. 咳嗽后摩擦感是否消失
　　D. 变动体位时摩擦感是否消失

25. 下列哪一个为器质性心脏病的特征性体征
　　A. 心脏杂音　　　　　B. 心律失常
　　C. 心动过速　　　　　D. 心前区震颤

26. 心包积液的心浊音界特征为
　　A. 心浊音界向左下扩大
　　B. 梨形心
　　C. 心界向两侧增大，并随体位变化而改变
　　D. 心界向右侧增大

27. 成年人高血压的诊断标准是非同日 3 次测量血压
　　A. ≥ 160/95mmHg　　B. ≥ 140/90mmHg
　　C. ≥ 130/85mmHg　　D. ≥ 120/80mmHg

28. 检查一腹壁静脉曲张患者，脐以上血流方向由下至上，脐以下血流方向由上至下，该患者符合下列哪项
　　A. 上腔静脉阻塞
　　B. 下腔静脉阻塞
　　C. 门静脉高压，腹壁静脉曲张
　　D. 髂内、外静脉阻塞

29. 下列哪种情况出现肝浊音界消失
　　A. 气胸　　　　　　　B. 急性胃肠穿孔
　　C. 急性重型肝炎　　　D. 肺气肿

30. 梭形关节常见于
　　A. 关节结核　　　　　B. 关节脱位
　　C. 风湿性关节炎　　　D. 类风湿关节炎

31. 王先生，40 岁，反复餐前上腹隐痛 5 年，近 7 天来上腹胀满不适，恶心、呕吐，大量呕吐后症状可缓解，呕吐物含有发酵性宿食，可能的诊断是
　　A. 幽门梗阻　　　　　B. 功能性消化不良
　　C. 慢性胃炎　　　　　D. 肠梗阻

32. 李女士，45 岁，体检时发现气管向右侧移位，左侧胸廓饱满，触诊语颤减弱，叩诊为鼓音，最可能的诊断是
　　A. 肺气肿　　　　　　B. 左侧气胸
　　C. 左侧胸腔积液　　　D. 右侧气胸

33. 张先生，50 岁，长期吸烟，近 3 个月出现咳嗽、痰中带血丝。查体见右上肺局限性哮鸣音，余无异常。该患者最可能的诊断是
　　A. 右上肺癌　　　　　B. 支气管肺癌
　　C. 慢性支气管炎　　　D. 急性左心衰竭

34. 梁女士，32 岁，有心脏病史，听诊心音低钝，心尖部可闻及奔马律，肺部听诊双肺底闻及细湿啰音可考虑为
　　A. 肺炎　　　　　　　B. 左心衰竭
　　C. 肺水肿　　　　　　D. 肺间质纤维化

35. 李先生，26 岁，腹部剧烈阵发性绞痛 3 小时，伴呕吐，腹部肠鸣音 16 次 / 分，伴金属音。该患者最有可能诊断为
　　A. 机械性肠梗阻　　　B. 急性胃肠炎
　　C. 麻痹性肠梗阻　　　D. 急性胃肠出血

36. 果酱样大便见于
　　A. 食物中毒　　　　　B. 霍乱
　　C. 过敏性肠炎　　　　D. 阿米巴痢疾

37. 成人男性血红蛋白正常参考值为
　　A. 100 ～ 140g/L　　B. 130 ～ 185g/L
　　C. 120 ～ 160g/L　　D. 110 ～ 150g/L

38. 患者，女性，46 岁。因怀疑上消化道出血入院，需做粪便隐血试验，试验前 3 天可进食的是
　　A. 猪肝　　　　　　　B. 鸭血
　　C. 豆制品　　　　　　D. 铁剂

39. 下列关于尿量的描述错误的是

A. 正常成人 24 小时尿量为 1000 ~ 2000ml

B. 24 小时尿量少于 400ml 为少尿

C. 24 小时尿量少于 100ml 为少尿

D. 24 小时尿量少于 100ml 为无尿

40. P-R 间期测量是

A. 由 P 波起点到 QRS 波的终末

B. 由 P 波终末到 QRS 波的开始

C. 由 P 波起点到 ORS 波的开始

D. 由 P 波终末到 QRS 波的终末

41. QRS 波代表

A. 心室除极波　　　　B. 心房除极波

C. 心室复极波　　　　D. 心房复极波

42. 用胃镜检查不能诊断的是

A. 胃炎　　　　　　　B. 胃溃疡

C. 胃癌　　　　　　　D. 胃部感染的病原体

43. 心率每分钟 75 次，其 P-P 间期或 R-R 间期为

A. 0.75s　　　　　　B. 0.80s

C. 0.85s　　　　　　D. 0.70s

44. 患者，女性，38 岁。间断发作下腹部疼痛伴腹泻 3 年，排便 4 ~ 5 次 / 天，脓血便，排便后疼痛可缓解。曾行结肠镜检查见充血、糜烂及浅表小溃疡。首先应进行的检查是

A. 便常规 + 潜血　　B. 结肠镜

C. 腹部 B 超　　　　D. 腹部 CT

45. 心电图纸运行速度每秒 25mm，水平方向每小格代表

A. 0.04s　　　　　　B. 0.02s

C. 0.20s　　　　　　D. 0.1mV

（刘玉美　肖春红　袁新章）

# 第2章

# 急危重症

## 第1节 休 克

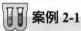 **案例 2-1**

张先生，男，35岁。因外伤后腹痛3小时，伴心悸2小时入院。患者3小时前发生车祸，右上腹持续性疼痛，逐渐扩大至全腹。2小时前开始出现心悸、口渴。查体：T 37.5℃，P 113次/分，R 22次/分，BP 90/60mmHg，轻度烦躁，面色苍白，右下胸部压痛，心肺查体无明显异常。腹肌紧张，全腹压痛、反跳痛，移动性浊音（＋）。血常规：Hb85g/L。

问题：该患者最可能的诊断是什么？诊断依据是什么？紧急处理原则有哪些？

休克是由于各种致病因素作用引起的有效循环血容量锐减，导致器官和组织循环灌注不足，致使组织缺氧、细胞代谢紊乱和器官功能受损的临床综合征。微循环氧供给不足和需求增加是休克的本质。现代观点认为休克是一个序贯事件，是一个从亚临床阶段的组织灌注不足向多器官功能障碍综合征或多器官功能衰竭发展的连续过程。

## 一、休克的病因与分类

**1. 低血容量性休克**

（1）失血性休克 多见于消化道大出血、肝脾破裂、大血管破裂等。

（2）失液性休克 多见于大面积烧伤、急性肠梗阻、急性腹膜炎等。

（3）创伤性休克 见于严重创伤，如复杂性骨折、挤压伤、大手术等。

**2. 感染性休克** 多见于烧伤并发感染、脓毒症、重症胰腺炎、严重胆道感染、急性腹膜炎等。按其血流动力学特点可分为以下两种。

（1）低动力型休克 又称低排高阻型休克，临床较多见。血流动力学特点：心输出量减少，外周血管收缩，阻力升高。患者皮肤温度降低，故又称为冷休克。

（2）高动力型休克 又称高排低阻型休克，血流动力学特点：心输出量正常或增加，外周血管扩张，阻力降低。患者皮肤温暖干燥，故又称为暖休克。

**3. 心源性休克** 是指由于急性心肌梗死、严重心律失常等导致心脏功能减退，引起心输出量显著减少，导致血压下降，重要脏器和组织灌注严重不足，引起全身微循环功能障碍，从而出现一系列以缺血、缺氧、代谢障碍及重要脏器损害为特征的临床综合征。

**4. 神经源性休克** 是指由剧烈的刺激（如疼痛、外伤等）引起强烈的神经反射性血管扩张，导致周围血管阻力锐减，有效循环血量相对不足。

**5. 过敏性休克** 外界某些物质（如药物、异体蛋白等）进入已致敏的机体后，使人体发生过敏反应，全身血管骤然扩张、毛细血管通透性增加，引起休克。

# 二、休克的血流动力学特点

有效循环血量锐减、组织灌注不足及产生炎性介质是各型休克共同的病理生理基础。

## （一）微循环收缩期

休克早期，由于有效循环血量急剧减少，动脉血压下降，刺激主动脉弓和颈动脉窦压力感受器引起血管舒缩中枢加压反射，交感 - 肾上腺轴兴奋，释放大量儿茶酚胺以及肾素 - 血管紧张素，使心跳加快、心输出量增加；选择性收缩外周（皮肤、骨骼肌）和内脏（如肝、脾、胃肠）的小血管，使循环血量重新分布，以保证心、脑等重要器官的有效灌注；毛细血管前括约肌强烈收缩，真毛细血管网内血流减少，压力降低，有助于组织液回收，一定程度补充了循环血量；动静脉短路和直捷通路开放，使回心血量增加。

## （二）微循环扩张期

若休克继续进展，动静脉短路和直捷通路大量开放，流经毛细血管的血流量继续减少，原有的组织灌注不足会更加严重。组织细胞因严重缺氧处于无氧代谢状态，并出现能量不足、乳酸类代谢产物蓄积及舒血管介质如组胺、缓激肽等的释放。这些介质可引起毛细血管前括约肌舒张，而后括约肌由于对其敏感性低，仍处于收缩状态。结果大量血液淤滞于毛细血管，导致毛细血管网内静水压升高、管壁通透性增强，引起血浆外渗、血液浓缩和血液黏稠度增加，使回心血量进一步减少，心输出量继续下降，心、脑等重要器官灌注不足，休克加重并进入抑制期。

## （三）微循环衰竭期

由于微循环内血液浓缩、血液黏稠度增加及酸性环境中血液的高凝状态等，红细胞与血小板易发生聚集并在血管内形成微血栓，甚至引起弥散性血管内凝血（disseminated intravascular coagulation，DIC）。随着各种凝血因子的消耗、纤维蛋白溶解系统的激活，可出现出血倾向。此时组织的血液灌注严重不足，细胞处于严重缺氧和缺乏能量状态，加之酸性代谢产物和内毒素的作用，使细胞内的溶酶体膜破裂，释放多种水解酶，引起组织细胞自溶和死亡，导致广泛的组织损害甚至多器官功能受损。

# 三、休克的临床分期与表现

## （一）休克代偿期

休克早期，有效循环血量减少引发机体代偿，中枢神经系统兴奋性提高，交感 - 肾上腺轴兴奋。患者表现为精神紧张、兴奋或烦躁不安、皮肤苍白、四肢厥冷、心率加快、呼吸加快、脉压下降、尿量减少等。在此阶段，若能及时诊断并积极治疗，休克可很快得到纠正，否则，将进入休克抑制期。

## （二）休克抑制期

患者出现神情淡漠、反应迟钝，甚至意识模糊或昏迷；出冷汗、口唇肢端发绀；脉搏细速、血压进行性下降。严重时，全身皮肤、黏膜明显发绀，四肢厥冷，脉搏摸不清，血压测不出，尿少，甚至无尿。若皮肤、黏膜出现瘀斑或消化道出血，提示病情已发展至弥散性血管内凝血阶段。若出现进行性呼吸困难、烦躁、发绀，给予吸氧治疗不能改善呼吸状态，应考虑已发生呼吸窘迫综合征。

考点：休克的临床表现

# 四、诊断要点

休克诊断的关键是早期发现。严重损伤、大量出血、重度感染以及过敏患者和心脏病患者，应考虑有休克的可能；临床观察中，对于有出汗、兴奋、心率加快、脉压小或尿少等症状者，应怀疑有休克。若患者出现神志淡漠、反应迟钝、皮肤苍白、呼吸浅快、收缩压小于 90mmHg 及尿少者，则提示患者已进入休克抑制期。

# 五、休克的监测

**1. 一般监测**

（1）精神状态　可反映脑组织血液灌流和全身循环状况。若患者意识清楚，对刺激反应正常，表明循环血量基本足够。

（2）皮肤色泽及温度　是体表灌流情况的标志。补充血容量后，若四肢转暖、皮肤干燥，说明末梢循环恢复，休克有好转。

（3）血压与脉压　通常认为休克时收缩压＜90mmHg，脉压＜20mmHg；血压恢复、脉压增大提示休克好转。

（4）脉搏、脉率　变化多在血压变化之前出现。临床常用脉率/收缩压（mmHg）计算休克指数。休克指数＜0.5表示无休克，1.0～1.5表示有休克，＞2.0为严重休克。

（5）尿量　是反映肾血液灌注情况的指标。当尿量维持在30ml/h以上时，提示休克已纠正。

**2. 特殊监测**

（1）血流动力学监测　包括中心静脉压（CVP）、肺毛细血管楔压（PCWP）、心输出量（CO）和心脏指数（CI），其中以中心静脉压最为常用。

（2）实验室指标监测　包括动脉血气分析、动脉血乳酸盐测定、胃肠黏膜内pH监测以及弥散性血管内凝血的检测，协助判断休克和治疗效果。

# 六、治 疗 原 则

休克的治疗原则首先是补充血容量，恢复组织的血供和氧供，同时进行病因治疗。

**1. 一般紧急措施**　保持呼吸道通畅，镇静、吸氧、禁食、减少搬动。仰卧头低位，头和躯干抬高20°～30°，下肢抬高15°～20°，以增加回心血量及减轻呼吸困难。行心电、血压、血氧饱和度和呼吸监护，完善各项辅助检查，留置导尿管，监测尿量，注意保暖。

**2. 补充血容量**　是纠正组织低灌注和缺氧的关键。应迅速建立静脉通道，根据监测指标，首先采用晶体液和人工胶体液复苏，必要时进行成分输血。

**3. 积极处理原发病**　按休克的病因采取针对性的治疗。病因治疗是治疗的关键，重要性与补充血容量等同。

**4. 纠正酸碱平衡失调**　休克患者由于组织缺氧，常有不同程度的酸中毒。纠正酸碱失衡的补液原则是宁酸勿碱。根本措施是改善组织灌注，并适时和适量给予碱性药物。

**5. 应用血管活性药物**　包括血管收缩药和血管扩张药。血管收缩药临床常用的有多巴胺、间羟胺、去甲肾上腺素等，能迅速增加周围血管阻力和心肌收缩力，提高血压；但可使心肌耗氧量增加，甚至心搏出量减少。常用的血管扩张药有酚妥拉明、硝酸甘油、山莨菪碱等，能解除小血管痉挛，使周围血管阻力降低和心搏增强。休克时血管活性药物应根据患者的病情选用。休克早期血管痉挛收缩，可在扩容的基础上配合使用血管扩张药。临床上为了兼顾各重要脏器的灌注水平，常将血管收缩药和血管扩张药联合使用。

**6. 增强心肌收缩力**　用强心苷药物增加心输出量是抗休克的一个重要措施，可防治快速补液时可能发生的心力衰竭和肺水肿，一般若无心律失常等强心苷药物禁忌证，可用毛花苷丙（西地兰）0.2～0.4mg/次，缓慢静注。

**7. 治疗DIC改善微循环**　诊断明确的DIC患者可用肝素抗凝治疗。有时还要使用抗纤溶药（如氨甲苯酸、氨基己酸等）、抗血小板黏附和聚集的阿司匹林、双嘧达莫和小分子右旋糖酐。

**8. 糖皮质激素**　适用于严重休克及感染性休克患者，具有增加心输出量、扩张血管、改善微循环、稳定溶酶体膜、减轻毒素影响及减少心肌抑制因子释放、提高机体耐受力等作用。

**9. 其他药物**

（1）钙通道阻断药　如维拉帕米、硝苯地平等，有防止钙离子内流、保护细胞结构和功能的作用。

（2）吗啡类拮抗药　如纳洛酮，可改善组织血液灌注和防止细胞功能失常。

（3）氧自由基清除药　如超氧化物歧化酶（SOD），能减轻缺血再灌注及氧自由基对组织的损伤。

# 第 2 节　心搏骤停与心肺复苏

## 一、心搏骤停

心搏骤停（sudden cardiac arrest）是指心脏泵血功能机械活动的突然停止，造成全身血液循环中断、呼吸停止和意识丧失。

### （一）病因

**1. 心源性心搏骤停**　各种类型的心脏疾病均可通过多种机制导致室颤、严重心律失常，从而引起心搏骤停，包括冠心病、心肌疾病、主动脉疾病、瓣膜性心脏病、先天性心脏病等，其中冠心病最常见，约占心血管疾病的 80%。

**2. 非心源性心搏骤停**　包括意外事件（电击、溺水等）、各种原因引起的休克和中毒、严重酸碱失衡和电解质紊乱、麻醉意外、脑血管意外等。

### （二）临床表现

心搏骤停时，血液循环停止，全身组织缺血、缺氧，其中脑组织对缺氧特别敏感，常产生循环系统和神经系统症状。主要表现为意识突然丧失，大动脉搏动消失，呼吸停止，心音消失，瞳孔散大，对光反射消失，面色苍白或发绀，抽搐，大小便失禁等。

### （三）诊断要点

心搏骤停的诊断要点：①患者突然意识丧失，呼之不应。②大动脉搏动消失。③呼吸停止或异常呼吸或呈叹气样。④瞳孔散大。⑤面色苍白或发绀。⑥心电图示心室颤动、无脉性室性心动过速、心室静止、无脉心电活动。

非专业急救人员只要发现患者出现呼吸异常（停止、过缓或喘息），就可认定为心搏骤停，立即予以心肺复苏。经过专业培训的医务人员，判断呼吸的同时应判断患者的循环征象（颈动脉搏动、患者发声、肢体活动等）。以上诊断应在 5～10s 内完成。

## 二、心肺复苏

### （一）概述

心肺复苏（cardiopulmonary resuscitation，CPR）是针对心搏骤停患者的抢救措施，即利用心脏按压及其他方式形成暂时的人工循环与人工呼吸，以期达到恢复心脏自主循环、自主呼吸和自主意识的挽救生命技术。主要包括三个阶段：基本生命支持（basic life support，BLS）、高级生命支持（advanced life support，ALS）和延续生命支持（prolonged life support，PLS）。

### （二）基本生命支持

#### 1. 快速识别心搏骤停

（1）判断患者意识　可轻拍或摇动患者，并大声呼叫"您怎么了"。如果患者有头颈部创伤或怀疑有颈部损伤，要避免造成脊髓损伤。

（2）判断患者呼吸和脉搏（非医务人员只判断呼吸即可）　通常通过直接观察胸廓的起伏来确定患者的呼吸状况，也可以通过患者鼻、口部有无气流或在光滑表面产生雾气等方法来参考判断。检查颈动脉搏动时，患者头后仰，急救人员找到甲状软骨，沿甲状软骨外侧 0.5～1.0cm 处，气管与胸锁乳突肌间沟内即可触及颈动脉。同时判断呼吸、脉搏的时间限定在 5 ～ 10s。

**2. 启动急救医疗服务系统（EMSS）**　对于第一反应者来说，如只有 1 人在现场，要先拨打急救电话，启动 EMSS，目的是求救于专业急救人员，并快速携带除颤器到现场。现场有其他人在场时，第一反应者应该指定现场某人拨打急救电话，自己马上开始实施 CPR。高效、完善的 EMSS 应该包括专业的调度系统、快速反应的院前急救队伍和优秀的转运、抢救体系。专业的调度系统能够快速派遣专业的院前急救队伍的同时，通过辅助呼救者正确、及时识别心搏骤停，鼓励并指导拨打急救电话者实施 CPR。

**3. 实施高质量的 CPR**

（1）循环支持（circulation，C）　通过胸外按压，增加胸腔内压或挤压心脏产生血液流动，为重要脏器提供血液灌注。有效的胸外按压必须快速、有力。①患者体位：迅速将患者置于硬质的平面上，头、颈、躯干保持在同一轴线，解开领口、腰带。②按压部位：胸骨下半段，两乳头连线中点。③按压姿势：一只手掌根部置于按压部位，另一手掌根部叠放其上，双手指紧扣，以手掌根部为着力点。身体稍前倾，双臂伸直，使肩、肘、腕位于同一轴线上，与患者身体平面垂直（图 2-1）。用上身重力按压，按压与放松时间相同。④按压频率：100 ～ 120 次 / 分。⑤按压深度：成人 5 ～ 6cm，每次按压后胸廓须完全回复，但放松时手掌不离开胸壁。按压暂停间歇施救者不可双手倚靠患者。

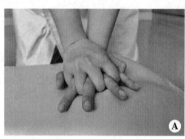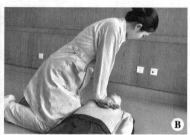

**图 2-1**　胸外心脏按压的姿势

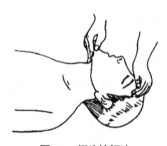

**图 2-2**　仰头抬颏法

（2）开放气道（airway，A）　①仰头抬颏法（图 2-2）：适用于无颈部创伤的患者。一手放在患者前额，用手掌把额头用力向后推，使患者头部后仰，另一只手的手指放在患者下颏处，向上抬颏，使牙关紧闭，下颏向上抬动时，勿用力压迫下颌部软组织，以免造成气道梗阻。②托颌法：适用于有颈部脊髓损伤的患者，对非专业急救人员不推荐采用。③气道内异物处理：适用于口咽部有异物的患者，将患者头偏向一侧，用仰头抬颏法使患者舌根脱离咽后壁，再将示指沿患者颊部伸入，抹去液体异物或掏出固体异物，包括义齿。

（3）人工呼吸（breathing，B）　①口对口人工呼吸（图 2-3）：一种快捷有效的通气方法。急救者一只手托起患者下颏，使其头后仰，另一手压其前额，拇指和示指捏住患者的鼻孔，用口将患者的口完全罩住，呈密闭状，缓慢吹气，每次吹气应持续 1s 以上，确保通气时可见胸廓起伏。吹气完毕，立即松开，使患者胸廓充分回缩。推荐潮气量 500 ～ 600ml，每 5 ～ 6s 通气一次。②球囊 - 面罩通气：可提供正压通气，单人复苏时易出现通气不足，双人复苏时效果较好。成人心肺复苏胸外心脏按压与通气之比为 30 ：2。

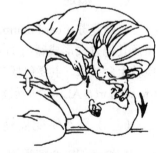

**考点：** 高质量 CPR 的操作要点　　**图 2-3**　口对口人工呼吸

**4. 电除颤**　发生心搏骤停的最常见原因是心室颤动，而电除颤是救治心室颤动最有效的方法，因此对心搏骤停者，应立即进行 CPR，并尽可能早期使用除颤仪。

## （三）高级生命支持

高级生命支持（ALS）是指专业急救人员达到现场后或患者被送入医院后实施的急救，通过仪器设备、先进技术以及药物以取得最佳的复苏效果。ALS 应尽早开始，如人力足够，可与 BLS 同时进行，可达到更好效果。主要内容如下。

**1. 通气与供氧**　针对患者的不同情况，尽快使用口咽气道、鼻咽气道或气管插管等方法，保持患者呼吸道通畅；采取面罩给氧或机械通气等方法保证患者氧气的供给。

**2. 循环支持并给予复苏药物**

（1）复苏监测　持续心电监测，密切观察心电图改变，还应检测呼吸、循环和肾功能，为治疗提供依据。

（2）给予复苏药物　开始 BLS 后，尽快建立静脉通路，同时考虑给予复苏药物。常用药物有肾上腺素、胺碘酮、利多卡因等。CPR 时，用药应考虑在其他方法之后，急救人员应首先开展 BLS、电除颤、适当的气道管理，而非先应用药物。

**3. 明确诊断**　救治的同时，须尽可能迅速明确引起患者心搏骤停的病因，积极给予相应的纠正处理，复苏最终才能得以成功。

## （四）延续生命支持

延续生命支持（PLS）是以脑复苏为主进行抢救和处理。

**1. 估计可治性**　主要根据患者能否生存或恢复意识和活动能力，决定是否继续抢救。主要取决于：机体所受打击程度及心搏骤停时间的长短；初期基本生命支持是否及时、有效；后期脑复苏是否及时且高质量。

**2. 维持有效循环**　严密监测患者病情，包括血压、中心静脉压、心电图、心输出量等，补充足够的血容量，维持血压，纠正心律失常。

**3. 维持呼吸功能**　患者呼吸恢复得越早，脑功能越容易恢复，故确保气道通畅、充分通气及供氧非常重要。气管插管是最快捷、可靠、有效的开放气道方法，有条件者均应尽早进行，充分保证供氧。

**4. 脑复苏**　主要通过维持血压、亚低温疗法、高压氧治疗等多种措施，防止脑组织缺血缺氧，减轻脑水肿，保护脑细胞，恢复脑神经功能等，促进脑复苏。

**5. 重症监护**　复苏成功后需继续密切监测病情变化，预防和及时发现各种并发症，如并发肾衰竭、应激性溃疡出血、感染、水电解质及酸碱失衡等，应给予相应急救处理。

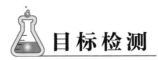 **目标检测**

**单项选择题**

1. 不同的休克共同的病理改变是
   A. 毛细血管收缩　　　　B. 微动脉收缩
   C. 微静脉收缩　　　　　D. 有效循环血量不足

2. 休克患者治疗的重要环节是
   A. 扩充血容量　　　　　B. 纠正酸中毒
   C. 抗生素使用　　　　　D. 血管活性药物

3. 患者，女性，32 岁，因外伤引起脾破裂就诊，查体：BP 60/30mmHg，P 120 次 / 分，患者烦躁不安，皮肤苍白，四肢湿冷。判断其休克类型是
   A. 低血容量性休克　　　B. 心源性休克
   C. 感染性休克　　　　　D. 过敏性休克

4. 心肺复苏中胸外按压的频率为
   A. 80 ～ 100 次 / 分　　B. 90 ～ 110 次 / 分
   C. 100 ～ 120 次 / 分　　D. 110 ～ 130 次 / 分

5. 成人心肺复苏时胸外按压与人工呼吸的比率为
   A. 30：2　　　　　　　B. 15：2
   C. 30：1　　　　　　　D. 15：1

6. 心肺复苏胸外按压的部位是
   A. 心尖部　　　　　　　B. 胸骨上半段
   C. 剑突处　　　　　　　D. 两乳头连线中点

7. 引起心搏骤停的原因中，最常见的是
   A. 冠心病　　　　　　　B. 严重创伤
   C. 脑血管病　　　　　　D. 糖尿病

（林华伟）

# 第 3 章

# 呼吸系统疾病

学习目标 —————

1. **掌握** 呼吸系统常见疾病的临床表现、并发症及常见病因。
2. **熟悉** 呼吸系统常见疾病的分类、辅助检查及诊断依据。
3. **了解** 呼吸系统常见疾病的病因、发病机制、病理和治疗原则。

## 第 1 节　支气管哮喘

### 案例 3-1

　　李同学，男，15 岁。反复发作胸闷、气喘 5 年，发作伴呼吸困难 1 天入院。近 5 年偶有发作性胸闷、气喘伴呼气性喘鸣，每次持续 10 ～ 20 分钟，咳出大量白色泡沫样痰后渐缓解。1 天前接触鲜花后喘憋发作，服氨茶碱无效。查体：血压 95/75mmHg，呼吸 31 次 / 分。神志清楚，端坐呼吸，轻度发绀，大汗淋漓。双肺叩诊呈过清音，可闻及弥散性哮鸣音，呼气相明显延长。心率 130 次 / 分，律齐，各瓣膜听诊区无杂音，有奇脉。血常规：白细胞 $12.3 \times 10^9$/L，中性粒细胞 0.86。胸部 X 线检查：两肺透亮度增高。

　　**问题：**1. 该案例中的李同学可能患有什么病？诊断依据是什么？
　　　　　　2. 请写出该疾病的治疗原则。

　　支气管哮喘（bronchial asthma）简称哮喘，是由多种细胞和细胞组分参与的气道慢性炎症性疾病。该病是由气道慢性炎症及其导致的气道重构，对多种刺激因素呈现的气道高反应性，可逆性气流受限所致，引起反复发作性喘息、胸闷和咳嗽等症状。全球哮喘患者的数量呈逐年递增趋势，其中大部分是可预防的。我国现已成为全球哮喘病死率最高的国家之一。

**考点：支气管哮喘的发病特点**

### 链接　世界哮喘日

　　世界哮喘日（World Asthma Day）是由世界卫生组织设立，其目的是让人们加强对哮喘现状的了解，增强患者及公众对该疾病的防治和管理意识。1998 年 12 月 11 日，在西班牙巴塞罗那举行的第二届世界哮喘会议的开幕式上，全球哮喘防治创议委员会与欧洲呼吸学会代表世界卫生组织提出了开展世界哮喘日活动，并将当天定为第一个世界哮喘日。从 2000 年起，每年都有相关的活动举行，此后世界哮喘日改为每年 5 月的第一个星期二。

## 一、病因及发病机制

### （一）病因

　　病因尚未完全阐明，普遍认为哮喘受遗传因素和环境因素双重影响，是一种具有多基因遗传倾向的疾病，其发病具有家族聚集现象。

**1. 遗传因素**　哮喘患者亲属的患病率高于正常人群，且亲缘关系越近，其亲属患病率越高。研究表明，哮喘患者存在与气道高反应性、IgE 调节和特异性反应相关的基因，这些基因在哮喘发病中起着重要的作用。

**2. 环境因素**　可激发因素有：①吸入性过敏原为主，如花粉、尘螨、动物的毛屑、二氧化硫、氨气等各种特异和非特异性的吸入物；②感染，如病毒、细菌、寄生虫等；③食物，如鱼、虾、蟹、蛋类、牛奶等；④其他，如气候变化、某些药物、剧烈运动及精神因素等均可诱发哮喘。

## （二）发病机制

目前认为哮喘主要与变态反应、气道炎症机制、气道高反应性、气道重构、神经调节机制及其相互作用等因素有关（图 3-1、图 3-2）。

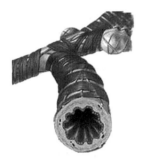 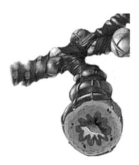

图 3-1　正常支气管示意图　　　图 3-2　哮喘发作时支气管示意图

**1. 气道变态反应**（airway allergy）　外源性变应原进入机体后通过肥大细胞活化、嗜酸性粒细胞聚集、淋巴细胞传递介导，从而使浆细胞产生 IgE。后者结合于 IgE 受体，使细胞合成并释放多种炎性介质，作用于靶器官，从而导致气道平滑肌收缩、黏液分泌增加和炎症细胞浸润，产生哮喘的临床症状。

根据变应原吸入后哮喘发生的时间，将其分为速发型哮喘和迟发型哮喘两种类型。速发型哮喘反应在吸入变应原时立即发生，15 ～ 30 分钟达到高峰，2 小时后逐渐恢复正常。迟发型哮喘反应约接触变应原 6 小时后发生，持续时间长，可达数天。

**2. 气道炎症**（airway inflammation）　哮喘的本质是气道的慢性炎症，是多种炎症细胞、炎症介质和细胞因子参与相互作用的复杂的结果。

**3. 气道高反应性**（airway hyperresponsiveness，AHR）　指气道对正常不引起或仅引起轻度免疫应答反应物出现过度的气道收缩反应。

**4. 气道重构**（airway remodeling）　是哮喘的重要病理特征，气道重构的发生主要与持续存在的气道炎症、反复的气道上皮损伤及修复有关。表现为气道上皮细胞化生、平滑肌肥大增生、血管增生等。

**5. 神经调节机制**（neuroregulation）　是哮喘发病的重要环节，由于 β 肾上腺素受体功能低下和（或）迷走神经张力亢进导致支气管平滑肌收缩。

*考点：支气管哮喘的本质*

# 二、临床表现

## （一）症状

**1. 典型的哮喘症状**　发作性伴有哮鸣音的呼气性呼吸困难，多与接触过敏原，冷空气，物理、化学性刺激以及上呼吸道感染、运动等有关。哮喘症状可在数分钟内发作，并持续数小时至数天，可经支气管舒张剂等平喘药物治疗后缓解或自行缓解。某些患者在缓解数小时后可再次发作。夜间及凌晨发作或加重是哮喘的重要临床特征。

**2. 不典型的哮喘症状**　①咳嗽变异型哮喘：患者常无喘息症状，表现为发作性咳嗽和（或）胸闷。常常在运动、吸入冷空气、上呼吸道感染后诱发，在夜间或凌晨加剧。②运动性哮喘：有些青少年哮喘表现为在运动时出现胸闷、喘息、气促、咳嗽和呼吸困难。

## （二）体征

发作时典型的体征是双肺可闻及广泛的哮鸣音，呼气音延长。但非常严重的哮喘发作，哮鸣音反而减弱，甚至完全消失，表现为"沉默肺"，是病情危重的表现。心率增快、奇脉、胸腹反常运动和发绀常出现在严重哮喘患者中。非发作期体检可无异常发现。

*考点：典型哮喘的临床表现*

# 三、并 发 症

**1. 自发性气胸**　当支气管哮喘发作时，由于排气困难，肺泡内压急剧升高，肺泡破裂，气体通过破裂的肺泡及肺间质，破溃到胸膜腔内，使原为负压的胸膜腔变为正压，形成气胸。

**2. 肺不张**　支气管哮喘发作时的支气管平滑肌痉挛，气管壁水肿，黏液分泌亢进，极易造成气道阻塞，引起阻塞性的肺不张，常为肺叶或肺段不张。

**3. 慢性支气管炎**　支气管哮喘反复发作，造成机体的免疫力降低，极易发生支气管炎，迁延不愈，形成慢性支气管炎。

# 四、辅 助 检 查

**1. 血常规**　一般正常，可有嗜酸性粒细胞增多，合并感染时白细胞计数和中性粒细胞比例增高。

**2. 痰液检查**　部分患者痰涂片显微镜下可见较多嗜酸性粒细胞。

**3. 肺功能检查**

（1）通气功能检测　哮喘发作时呈阻塞性通气功能障碍表现，用力肺活量（FVC）正常或下降，有关呼气流速的各项指标在哮喘发作时全部下降，主要是第 1 秒用力呼气容积（forced expiratory volume in one second，$FEV_1$）、最大呼气中段流量（MMEF）、呼气流量峰值（peak expiratory flow，PEF）、1 秒率（$FEV_1/FVC\%$）均降低。残气量（RV）及残气量与肺总量比值增加。

（2）支气管舒张试验（BDT）　用以测定气道的可逆性改变。常用的吸入支气管舒张剂有沙丁胺醇和特布他林。当吸入支气管舒张剂 15 分钟后重复测定肺功能，$FEV_1$ 较用药前增加 > 12%，且其绝对值增加 > 200ml，判断结果为阳性，提示存在可逆性的气道阻塞。

（3）支气管激发试验（BPT）　用以测定气道反应性。常用吸入激发剂为乙酰甲胆碱和组胺，如 $FEV_1$ 下降 > 20%，判断结果为阳性，提示存在气道高反应性。BPT 适用于非哮喘发作期、$FEV_1$ 在正常预计值 70% 以上患者的检查。

**4. 动脉血气分析**　支气管哮喘中度发作时可出现 $PaO_2$ 降低。由于过度通气可使 $PaCO_2$ 下降，pH 上升，表现呼吸性碱中毒。若病情进一步恶化，可同时出现缺氧和 $CO_2$ 滞留，表现为呼吸性酸中毒。严重缺氧可合并代谢性酸中毒。

**5. 胸部 X 线 /CT 检查**　哮喘发作时胸部 X 线可见两肺透亮度增加，呈过度通气状态，缓解期多无明显异常。部分患者胸部 CT 可见支气管壁增厚、黏液阻塞。

**6. 特异性变应原检测**　①血清特异性 IgE：外周血变应原特异性 IgE 增高。②体内变应原试验：包括皮肤变应原试验和吸入变应原试验，前者在哮喘缓解期通过皮肤点刺等方法进行可疑变应原检测，用于指导避免变应原接触和脱敏治疗。

# 五、诊 断 要 点

## （一）诊断标准

1. 反复发作的喘息、气急、胸闷或咳嗽，多与接触变应原、冷空气、物理或化学性刺激及病毒性上呼吸道感染和运动等有关。

2. 发作时在双肺可闻及散在或弥漫性、以呼气相为主的哮鸣音，呼气相延长。

3. 上述症状可经平喘药物治疗后缓解或自行缓解。

4. 除外其他疾病所引起的喘息、气急、胸闷或咳嗽。

5. 临床表现不典型者（如无明显喘息或体征）应有下列三项中至少一项阳性：①支气管激发试验或运动试验阳性（$FEV_1$ 下降＞20%）；②支气管舒张试验阳性（$FEV_1$ 增加＞12%，且其绝对值增加＞200ml）；③昼夜 PEF 变异率＞20%。

符合以上 1～4 条或 4、5 条者，可以诊断为支气管哮喘。

**考点：哮喘的诊断标准**

## （二）支气管哮喘的分期

**1. 急性发作期**  指喘息、气急、胸闷、咳嗽等症状突然发生或症状加重，以呼气流量降低为其特征。哮喘急性发作时其程度不同，根据病情严重程度可分为轻、中、重和危重 4 级（表 3-1）。

表 3-1　支气管哮喘急性发作时病情严重程度的分级

| 临床特点 | 轻度 | 中度 | 重度 | 危重 |
|---|---|---|---|---|
| 气短 | 步行上楼时 | 稍事活动 | 休息时 | — |
| 体位 | 可平卧 | 喜坐位 | 端坐呼吸 | — |
| 讲话方式 | 连续成句 | 常有中断 | 单字 | 不能讲话 |
| 精神状态 | 可有焦虑，尚安静 | 时有焦虑或烦躁 | 常焦虑或烦躁 | 嗜睡或意识模糊 |
| 呼吸频率 | 轻度增加 | 增加 | ＞30 次/分 | — |
| 哮鸣音 | 散在 | 响亮、弥漫 | 响亮、弥漫 | 减弱或无 |
| 脉率 | ＜100 次/分 | 100～120 次/分 | ＞120 次/分 | 变慢或不规则 |
| $PaO_2$（吸空气） | 正常 | 60～80mmHg | ＜60mmHg | — |
| $PaCO_2$ | ＜40mmHg | ＜45mmHg | ＞45mmHg | — |

**2. 非急性发作期**  可分为慢性持续期和临床缓解期。慢性持续期指虽无哮喘急性发作，但在相当长的时间内仍有不同频率和（或）不同程度的喘息、咳嗽、胸闷等症状，可伴有肺通气功能下降。临床缓解期指哮喘体征消失，肺功能恢复到急性发作前水平，并持续 4 周以上。

# 六、治 疗 原 则

## （一）减少危险因素接触

患者应通过减少接触引起其哮喘发作的变应原来达到防止哮喘发生的目的。减少变应原的接触是目前公认的最有效的防止支气管哮喘的方法。

## （二）药物治疗

**1. $β_2$ 肾上腺素受体激动药**  主要通过激动呼吸道 $β_2$ 肾上腺素受体，激活腺苷酸环化酶，使细胞内环磷腺苷（cAMP）含量增加，从而使游离 $Ca^{2+}$ 减少，达到舒张支气管、缓解哮喘症状的作用。分为短效制剂（维持 4～6 小时）和长效制剂（维持 10～12 小时）。按起效时间又分为速效（数分钟起效）和慢效（半小时起效）两种（表 3-2）。

表 3-2　常见 $β_2$ 肾上腺素受体激动药的分类

| 药物名称 | 维持时间及起效时间 |
|---|---|
| 沙丁胺醇 | 短效＋速效 |
| 特布他林 | 短效＋速效 |
| 吡布特罗 | 短效＋速效 |
| 非诺特罗 | 短效＋速效 |
| 福莫特罗 | 长效＋速效 |
| 丙卡特罗 | 长效＋慢效 |
| 沙美特罗 | 长效＋速效 |

本类药物为治疗支气管哮喘急性发作的首选药物，但长期用药易产生耐药性，其中常用药物沙丁胺醇有心悸、骨骼肌震颤等不良反应。

**2. 茶碱类药物**　本类药物是目前治疗哮喘的有效药物，主要通过抑制磷酸二酯酶（PDE），提高支气管平滑肌细胞内的 cAMP 浓度，使支气管平滑肌松弛。茶碱类药物的主要不良反应为胃肠道反应和心血管症状，有条件的患者在应用该类药物期间应加强监测血药浓度。

**3. 糖皮质激素**　是当前控制哮喘最有效的药物。该药可抑制炎症介质的生成和释放，增强支气管平滑肌细胞 $\beta_2$ 肾上腺素受体的反应，从而舒张支气管和控制炎症。

**4. 抗胆碱药**　又称为 M 受体拮抗药，通过阻断节后迷走神经通路，降低迷走神经兴奋性，达到舒张支气管和减少痰液分泌的作用。与 $\beta_2$ 肾上腺素受体激动药联合吸入有协同作用，尤其适用于夜间哮喘发作和痰液较多的患者。

考点：缓解哮喘急性发作首选的药物和最有效的药物

### （三）哮喘的教育与管理

对哮喘患者进行教育和管理的目的是取得患者的信任和配合，提高疗效，减少复发。根据不同的对象和具体情况为患者制订长期防治计划，使患者了解哮喘的激发因素和避免诱因的方法，学会监测病情变化，并能在哮喘发作时进行简单的紧急自我处理。

# 第 2 节　慢性阻塞性肺疾病

**案例 3-2**

李先生，男，59 岁。咳嗽、咳痰 20 年，冬季加重。3 年前在劳动或上楼时出现气促、气急，2 年来平地走路较急时也感气急，近半年来在家中活动即有气促、气急，受凉感冒时尤为严重。查体：胸廓呈桶状胸，呼吸运动减弱，叩诊过清音，肺底下降，听诊呼吸音减弱，并可闻及少许水泡音。X 线检查：肺透光度增强，胸廓前后径增大，肋间隙增宽，膈肌下降，膈顶平坦。血常规检查无异常。

问题：1. 该案例中的李先生可能患有什么疾病？
2. 进一步需要做哪些检查？
3. 写出该疾病的治疗原则。

慢性阻塞性肺疾病（chronic obstructive pulmonary disease，COPD）简称慢阻肺，是以持续气流受限为特征的肺部疾病，多呈进行性发展。气流受限不完全可逆，主要以进行性呼吸困难为临床特点。慢阻肺是呼吸系统最常见的疾病之一，其患病率和病死率均处于较高水平。2018 年，王辰院士牵头的"中国成人肺部健康研究"对 10 个省市 50 991 名人群调查显示，20 岁及以上成人的慢阻肺患病率为 8.6%，40 岁以上则高达 13.7%，我国慢阻肺患者人数近 1 亿，提示我国慢阻肺发病率仍然较高。

考点：慢阻肺的临床特点

# 一、病因及发病机制

### （一）病因

病因至今不完全清楚，一般认为与下列危险因素有关，如吸烟、职业粉尘，空气污染、感染等。此外，年龄增加、免疫功能紊乱、气道高反应性等机体因素及气候等环境因素均与 COPD 的发生和发展具有相关性。

## （二）发病机制

**1. 炎症机制**　呼吸系统的慢性炎症是 COPD 的特征性改变，COPD 的发病过程中均有中性粒细胞、T 淋巴细胞、巨噬细胞等炎症细胞参与。

**2. 蛋白 - 抗蛋白失衡机制**　蛋白水解酶可使组织损伤、破坏。抗蛋白酶对多种蛋白酶具有抑制功能，蛋白酶增多或抗蛋白酶不足、活性下降都可导致组织结构破坏，损伤肺组织和肺泡壁。

**3. 氧化应激机制**　颇多研究表明 COPD 患者氧化应激增强。氧化物可直接作用于许多生化大分子如蛋白质等，从而造成其破坏。引起细胞功能障碍、细胞死亡。

# 二、临床表现

## （一）症状

本病进展缓慢，病程较长，多于中年发病，好发于秋冬寒冷季节。部分患者早期可无明显症状。

**1. 非特异性呼吸系统症状**　慢性咳嗽、咳痰，少数可仅咳嗽不伴咳痰，甚至有明显气流受限但无咳嗽症状。痰为白色泡沫或黏液性，合并感染时痰量增多，转为脓痰。

**2. 逐渐加重的呼吸困难**　为 COPD 最主要的症状。早期仅在剧烈活动时有气促，随着病情的发展，在日常生活甚至在静息时也感呼吸困难。晚期常有体重下降、食欲减退、精神抑郁和（或）焦虑等，合并感染时可咳脓痰。后期出现低氧血症和（或）高碳酸血症，可并发慢性肺源性心脏病和右心衰竭。

## （二）体征

早期异常体征不明显。随着疾病的发展可出现：视诊胸廓呈前后径增大，肋间隙增宽等桶状胸样改变，呼吸运动减弱；触诊双侧触觉语颤减弱；叩诊肺部呈过清音，心浊音界缩小或叩不出，肺下界下移；听诊呼吸音减弱、呼气延长、心音遥远。部分患者并发感染时肺部有湿啰音。

# 三、并　发　症

**1. 慢性肺源性心脏病**　由于 COPD 肺脏病变所造成的肺血管床减少和缺氧所致的肺动脉收缩、血管重塑，导致肺动脉高压、右心室肥厚扩大，最终发生右心功能不全。

**2. 自发性气胸**　常在发生气胸当时出现突然尖锐性刺痛和刀割痛，疼痛部位不肯定，可局限在胸部，亦可向肩、背、上腹部放射。出现自发性气胸时可有突然加重的呼吸困难，伴有明显发绀，患侧肺部叩诊为鼓音，听诊呼吸音减弱或消失，可通过 X 线检查确诊。

**3. 慢性呼吸衰竭**　常在 COPD 急性加重时发生，其症状较前加重，发生低氧血症和（或）高碳酸血症，出现缺氧和二氧化碳潴留的表现，如呼吸困难、口唇和甲床发绀、球结膜充血、水肿、扑翼样震颤、视盘水肿、精神神经症状等。

# 四、辅助检查

**1. 肺功能检查**　是判断气流受限的主要客观指标，对 COPD 的诊断及分级、治疗效果判断、病情发展及预后等有指导意义。

（1）第 1 秒用力呼气容积占用力肺活量百分比（$FEV_1/FVC$）是评价气流受限的一项敏感指标；第 1 秒用力呼气容积占预计值百分比（$FEV_1$% 预计值）是评价 COPD 严重程度的良好指标。吸入支气管舒张剂后 $FEV_1/FVC < 70$% 及 $FEV_1 < 80$% 预计值，提示存在不完全可逆的气流受限。

（2）肺总量（TLC）、功能残气量（FRC）和残气量（RV）增高，肺活量（VC）减低，表明肺过度充气；残气量占肺总量 > 40% 时，对 COPD 有重要的诊断价值。

**考点**：慢阻肺的肺功能特点

**2. X线检查**    对COPD诊断特异性不高，但对诊断有无肺部并发症和与其他疾病鉴别有应用价值。早期可无异常改变，随着病情发展出现非特异性改变，可有肺纹理增粗、紊乱；后期可出现肋骨平行、肋间隙增宽、膈肌低平及活动度减弱、两肺透光度增强等表现（图3-3）。

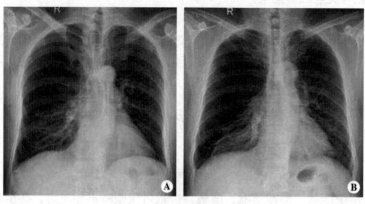

**图3-3    右侧肺局限性肺气肿**

**3. 血气分析**    对判断是否发生低氧血症、高碳酸血症、酸碱平衡失调以及呼吸衰竭的类型有重要意义。

**4. 其他**    COPD合并细菌感染时，外周血白细胞增多，中性粒细胞比例增大。

# 五、诊 断 要 点

## （一）诊断标准

对有慢性咳嗽或咳痰、呼吸困难、反复下呼吸道感染史和（或）有COPD危险因素暴露史的患者，应考虑COPD诊断的可能性。

COPD的诊断主要依据危险因素暴露史、症状、体征及肺功能检查等临床资料，并排除可引起类似症状和持续气流受限的其他疾病，综合分析确定。肺功能检查表现为持续气流受限是确诊COPD的必备条件，吸入支气管舒张剂后$FEV_1/FVC < 70\%$即明确存在持续的气流受限。

## （二）COPD分级

根据COPD患者吸入支气管舒张剂后，$FEV_1/FVC < 70\%$及$FEV_1 < 80\%$预计值可对其严重程度作出分级（表3-3）。

| 表3-3    COPD严重程度分级 | |
| --- | --- |
| 肺功能分级 | 分级标准 |
| 1级（轻度） | $FEV_1/FVC < 70\%$，$FEV_1 \geqslant 80\%$预计值 |
| 2级（中度） | $FEV_1/FVC < 70\%$，$50\% \leqslant FEV_1 < 80\%$预计值 |
| 3级（中度） | $FEV_1/FVC < 70\%$，$30\% \leqslant FEV_1 < 50\%$预计值 |
| 4级（极重度） | $FEV_1/FVC < 70\%$，$FEV_1 < 30\%$预计值 |

## （三）COPD分期

COPD可分为急性加重期和稳定期。急性加重期指在较短时期内出现咳嗽、咳痰、呼吸困难和（或）喘息等症状加重，痰量增多，可伴有发热等炎症加重的表现。稳定期指患者上述症状好转或稳定。

# 六、治疗原则

## （一）稳定期治疗

**1. 脱离不良环境**　教育和劝导戒烟，脱离刺激性气体、职业或环境粉尘等污染的环境。

**2. 改善营养状态**　肥胖患者应减轻体重，消瘦患者可加强营养，通过合理地改善营养状态可改善患者的免疫功能。

**3. 药物治疗**

（1）支气管舒张剂　是缓解患者症状的主要措施，可根据病情严重程度进行选择。临床常用的该类药物主要包括 $β_2$ 肾上腺素受体激动药、茶碱类及抗胆碱能药物，联合用药可增加疗效，降低不良反应的发生率。

（2）糖皮质激素　主要应用于肺功能严重程度为 3、4 级的 COPD 患者。此药和长效肾上腺素受体激动药联用，可增加患者的运动耐量，提高其生活质量，减少急性加重的发作频率。

（3）祛痰药　应用于痰液不易咳出者。常用药物有盐酸氨溴索、N- 乙酰半胱氨酸、稀化黏素及羧甲司坦等。

**4. 长期家庭氧疗**　患者在以下任意一种情况下可采取长期氧疗：① $PaO_2$ < 55mmHg 或 $SaO_2$ < 88%；② $PaO_2$ 55 ～ 60mmHg 或 $SaO_2$ < 89%，并有肺动脉高压、心力衰竭所致水肿或红细胞增多症（血细胞比容 > 0.55）。符合应用条件的患者每天持续低流量（1 ～ 2L/min）氧疗 10 ～ 15 小时，可有益于患者的运动能力和精神状态，改善其生活质量，提高患者存活率。

**5. 呼吸训练**

（1）缩唇呼吸　为防止气道过早闭合，可练习呼气时缩唇，以吹蜡烛样缓慢呼气。尽量排出肺部气体，改善患者通气情况。

（2）深缓腹式呼吸　可防止膈肌疲劳、萎缩，增加肺泡通气。

**6. 康复治疗**　适量运动锻炼是康复治疗的核心内容，可习练太极拳、呼吸操或登梯等提高肌肉细胞代谢，改善心肺系统协调能力，提高患者最大摄氧量，从而改善患者病情。

**7. 手术治疗**　局限性肺气肿或肺大疱可选择合适的手术治疗，如减容手术。严重的患者可进行肺移植手术。

## （二）急性加重期治疗

**1. 明确急性加重期的原因**　急性加重的主要原因是细菌或病毒感染。可选用针对致病病原菌的药物如头孢菌素类、喹诺酮类、大环内酯类抗生素。

**2. 糖皮质激素的应用**　对 COPD 加重期住院患者宜在应用支气管舒张剂的基础上口服泼尼松龙或静脉使用甲泼尼龙。

**3. 保持呼吸道通畅**　通过支气管舒张剂、祛痰药使气道通畅，如应用沙丁胺醇和抗胆碱能类药物配伍雾化吸入治疗。因痰液堵塞导致气道不畅者可加用溴己新、盐酸氨溴索等。

**4. 氧疗**　发生低氧血症者可通过鼻导管吸氧或通过文丘里（Venturi）面罩吸氧。鼻导管给氧时，须控制吸入氧浓度为 28% ～ 30%。

**5. 并发症处理**　出现慢性肺源性心脏病、自发性气胸、慢性呼吸衰竭时，应积极治疗。

# 第 3 节　慢性肺源性心脏病

**案例 3-3**

　　张先生，男，70 岁，20 年来反复咳嗽，咳痰，并出现气短，尤以过劳、受凉后症状明显。近 1 周来出现少尿伴双下肢水肿。体格检查：神志清楚，呼吸略促，口唇发绀，颈静脉怒张，桶状胸，肺部叩诊呈过清音，双肺下野可闻及干湿啰音。剑突下可见心脏搏动，心浊音界不易叩出，肺动脉瓣区第二心音亢进，心律规整；心率 121 次 / 分。腹软，肝脏于右锁骨中线肋缘下 3.0cm。辅助检查：心电图示窦性心律，肺型 P 波，电轴右偏，重度顺钟向转位，$R_{V1}+S_{V_5} \geq 1.05mV$；胸部 X 线片示两肺纹理增多，右下肺动脉干扩张，其横径 $\geq 15mm$；肺动脉段明显突出，其高度 $\geq 7mm$；右心室增大征。

问题：1. 该案例中的张先生可能患有什么疾病？诊断依据是什么？
　　　2. 试述疾病的治疗原则。

肺源性心脏病（cor pulmonale）简称肺心病，是指支气管、肺组织、胸廓或肺血管的病变造成肺血管阻力增大，肺动脉压力增高，最终导致右心室肥厚、扩张，伴或不伴右心衰竭的疾病。临床上根据起病缓急和病程长短，分为急性肺心病和慢性肺心病。前者主要由急性大面积肺栓塞所造成，后者多由 COPD 导致肺动脉高压，进而形成慢性肺心病。本节主要讨论后者。

慢性肺心病在我国是一种常见病，其患病率约为 5‰。患病人数随年龄增加，北方患病率高于南方，农村患病率高于城市。本病和吸烟因素呈正相关，吸烟者患病率相较不吸烟者明显增加；本病无明显性别差异。冬、春季节和气候变化剧烈是该病急性发作的主要因素。

**考点：慢性肺源性心脏病急性发作的主要因素**

# 一、病因和发病机制

## （一）病因

**1. 支气管、肺疾病**　以 COPD 为最常见的病因，占 80% ～ 90%，其次为支气管哮喘、支气管扩张、重症肺结核、间质性肺疾病或相关结缔组织疾病引起。

**2. 胸廓运动障碍性疾病**　较少见，如严重的胸廓或脊椎畸形，以及胸部神经肌肉疾病。

**3. 肺血管疾病**　甚少见，各种原因所致的肺小动脉栓塞及肺小动脉炎均可造成肺血管的狭窄或闭塞，肺循环阻力增大，最终肺动脉压升高、右心室负荷加重发展为肺心病。

**4. 其他**　睡眠呼吸暂停综合征、原发性肺泡通气不足等也可造成肺动脉高压，从而造成肺心病。

**考点：慢性肺源性心脏病的常见病因**

## （二）发病机制

**1. 肺动脉高压的形成**

（1）缺氧、高碳酸血症和呼吸性酸中毒使肺血管缩窄、痉挛，其中缺氧是肺动脉高压形成最主要的因素。

（2）慢性缺氧导致继发性红细胞增多，血液黏稠度增大。同时也可使醛固酮增加和肾小动脉收缩，加重水钠潴留，血容量增多。

（3）长期反复发作的 COPD 及支气管周围炎症，可使邻近肺小动脉管壁增厚、狭窄，产生肺动脉高压。

（4）肺气肿时肺泡内压增高，压迫肺泡毛细血管，造成毛细血管管腔狭窄或闭塞。肺泡壁破裂造成毛细血管网的毁损，肺循环阻力增大。

**2. 心脏病变和心力衰竭**　肺动脉高压使右心室向肺动脉内泵血困难。右心室代偿以克服升高的肺动脉阻力而发生右心室肥厚。随着肺动脉压不断增高，超过右心室代偿能力，最终右心室扩大进而发生右心衰竭。

**3. 其他重要脏器的损害**　缺氧和高碳酸血症影响全身各个系统，除心脏受损外还可导致其他重要脏器发生病理改变。

　　我国的肺心病患者数正在逐年增加，目前该病平均致死率51%～57%，而患者对疾病的认识不足是导致致死率不断增加的主要因素之一。肺心病大多是在慢性肺病的基础上加重而产生的。很多患者对发病早期症状（咳嗽、咳痰等）不重视；而当发现自己上楼气短、走路呼吸困难时，疾病已发展到中晚期，大大增加了康复的难度，甚至导致呼吸衰竭，引起肺动脉高压及右心衰竭。

# 二、临床表现

本病发展缓慢，按其功能的代偿期与失代偿期进行分类叙述。

## （一）肺、心功能代偿期

　　1. 以原发病的症状为主，如咳嗽、咳痰、气促，活动后可有心悸、呼吸困难等。

　　2. 可有不同程度的发绀。$P_2 > A_2$，提示肺动脉高压。三尖瓣区可出现收缩期杂音或剑突下心脏搏动增强，提示右心室肥厚。部分患者因肺气肿使胸膜腔内压升高，出现颈静脉充盈、肝界下移。

## （二）肺、心功能失代偿期

　　**1. 呼吸衰竭**　呼吸困难明显加重，甚至出现神经系统症状，如头痛、失眠、食欲下降、嗜睡、表情淡漠、谵妄等。发绀明显，球结膜充血、水肿，腱反射减弱或消失，皮肤潮红、多汗。

　　**2. 心力衰竭**　明显气促，心悸、食欲缺乏、腹胀等。发绀明显，颈静脉怒张，心率增快，可出现心律失常，剑突下可闻及由于右心室肥大所致三尖瓣相对性关闭不全而产生的收缩期杂音。肝大且有压痛，肝颈静脉回流征阳性，双下肢水肿。

**考点**：慢性肺源性心脏病肺、心功能失代偿期的临床表现

# 三、并　发　症

　　**1. 肺性脑病**　因病变导致的缺氧、二氧化碳潴留而引起的精神障碍、神经系统症状是慢性肺心病最常见的并发症。诊断时需排除其他原因引起的神经、精神障碍。

　　**2. 酸碱失衡和电解质紊乱**　可发生各种类型的酸碱失衡和电解质紊乱。

　　**3. 心律失常**　多表现为房性期前收缩及阵发性室上性心动过速，其中以紊乱性房性心动过速最具特征性。严重时可出现心室纤颤甚至心搏骤停。

　　**4. 上消化道出血**　因长期缺氧及酸中毒造成的胃黏膜糜烂或溃疡。

# 四、辅　助　检　查

　　**1. X 线检查**　除肺、心基础疾病和急性肺部感染的特征外，尚有肺动脉高压征象及右心室增大征象（图 3-4、图 3-5）。包括：①右下肺动脉干扩张，其横径≥15mm 或与气管横径比值>1.07，或动态观察右下肺动脉干增宽>2mm。②肺动脉段明显凸出或其高度≥3mm。③中心肺动脉扩张和外周分支纤细。④圆锥部明显凸出（右前斜位 45°）或其高度≥7mm。⑤右心室增大。

　　**2. 心电图检查**　慢性肺心病的心电图诊断标准如下：①额面平均电轴≥+90°；② $V_1 R/S \geq 1$；③重度顺钟向转位（$V_5 R/S \leq 1$）；④ $R_{V1}+S_{V5} \geq 1.05 mV$；⑤ aVR R/S 或 R/Q≥1；⑥ $V_1 \sim V_3$ 呈 QS、Qr 或 qr（需排除心肌梗死）；⑦肺型 P 波。具有以上 7 条中的 1 条即可诊断。

　　**3. 超声心动图检查**　右心室流出道内径增大（≥30mm）与右心室内径增宽（≥20mm），肺动脉干及右心房增大等（图 3-6）。

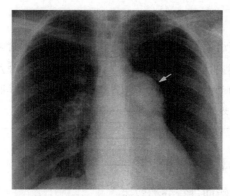 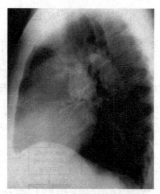

图 3-4　肺动脉高压 X 线正位片　　　图 3-5　肺动脉高压 X 线侧位片

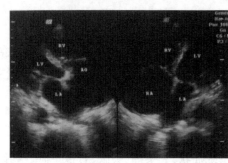 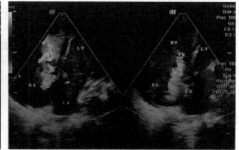

图 3-6　超声心动图检查

**4. 血气分析**　肺心病功能失代偿期尤为显著，表现为低氧血症或合并高碳酸血症。

**5. 血常规**　红细胞计数和血红蛋白可增高，合并感染时，白细胞计数和中性粒细胞增多，部分患者血清学检查可有肝、肾功能的异常及电解质改变。

# 五、诊断要点

符合以下①～④中的任一点加上第⑤点，并除外其他疾病所致的右心改变（如风湿性心脏病、心肌病、先天性心脏病）即可诊断为慢性肺心病。①患者有 COPD 或慢性支气管炎、肺气肿病史或其他胸肺疾病病史。②患者存在活动后呼吸困难、乏力和劳动耐力下降。③出现肺动脉压增高、右心室增大或右心功能不全的征象，如颈静脉怒张、$P_2 > A_2$、剑突下心脏搏动增强、肝大压痛、肝颈静脉回流征阳性、下肢水肿等。④心电图、X 线胸片有提示肺心病的征象。⑤超声心动图有肺动脉增宽和右心增大、肥厚的征象。

# 六、治疗原则

## （一）肺、心功能代偿期

本期可运用中西医结合的综合治疗措施积极治疗呼吸系统原发病，预防呼吸道感染；坚持合理营养、适度锻炼、增强体质；长期家庭氧疗有利于降低肺动脉高压，延缓疾病发展，提高患者生活质量。

## （二）肺、心功能失代偿期

积极控制呼吸道感染，畅通气道，改善呼吸功能，纠正缺氧和二氧化碳潴留，控制心力衰竭。

**1. 控制感染**　合理应用抗生素是控制呼吸道感染治疗过程中的重要环节。一般应根据痰菌培养与药敏试验选用抗生素；必须选用广谱抗生素时，要注意防止真菌感染。通常疗程为 10 ～ 14 天，或感染症状消失后再巩固治疗 3 天左右。

**2. 改善呼吸功能**  扩张支气管，祛痰，平喘，保持呼吸道通畅。合理氧疗以纠正低氧。

**3. 控制心力衰竭**  控制感染和改善呼吸功能仍是心力衰竭的首要治疗措施，通常治疗后心力衰竭得到纠正。如治疗后效果不佳可适当应用利尿药、正性肌力药或血管扩张药等治疗。

（1）利尿药  主要减轻右心负荷，一般选用氢氯噻嗪联合保钾利尿药氨苯蝶啶治疗。效果较差或水肿严重者，可短期应用呋塞米。

（2）正性肌力药  常选用作用快、排泄快的洋地黄类药物，如毛花苷丙，可防止患者因对该类药物耐受性低而发生中毒。

（3）扩张血管药  可减轻心脏前、后负荷。钙通道阻滞药、川芎嗪等能减轻肺小动脉痉挛，从而降低肺动脉压。

**4. 治疗并发症**  及时纠正酸碱平衡失调及电解质紊乱，对心律失常、上消化道出血等危重症采取相应的紧急处理措施。

# 第 4 节  肺  炎

**案例 3-4**

> 刘女士，女，30 岁。于 2 天前劳动中受寒，出现咳嗽、咳铁锈色痰、胸痛及发热，体温 40℃，单位门诊诊断为上呼吸道感染，注射安痛定 1 支，未见好转，来院就诊。查体：急性病容，T 39.5℃，P 110 次 / 分，R 25 次 / 分，右下肺语颤增强，叩诊呈浊音，可闻及湿啰音，心脏（−），腹平软，肝脾未触及。生理性反射存在，病理性反射未引出。实验室检查：白细胞计数 $20 \times 10^9$/L，中性粒细胞 0.85。X 线检查：右下肺可见片状致密阴影。
>
> **问题**：1. 该案例中的刘女士可能患有什么疾病？诊断依据是什么？
> 　　　　2. 试述该疾病的治疗原则。

肺炎（pneumonia）是指由多种病因引起的包括终末细支气管、肺泡及肺间质等在内的肺部炎症。肺炎按患病环境分为社区获得性肺炎和医院获得性肺炎。按炎症的解剖部位可分为大叶性（肺泡性）肺炎、小叶性（支气管性）肺炎和间质性肺炎。按病因分为感染性和理化因素、免疫损伤、过敏及药物所致的肺炎。临床上目前多以病因分类为主。常见的感染性肺炎又可分为细菌性、病毒性、支原体性、真菌性和其他病原体所致肺炎，其中细菌性肺炎最常见。

*考点：肺炎的分类*

## 一、肺炎链球菌肺炎

肺炎链球菌肺炎（streptococcal pneumoniae pneumonia）是由肺炎链球菌（或称肺炎双球菌、肺炎球菌）引起的急性肺部感染。以冬季和早春发病为多，常见于青壮年。近年来由于抗菌药物的广泛应用，临床上以轻型或不典型患者较常见。

### （一）病因和发病机制

肺炎链球菌为革兰氏染色阳性球菌，常成对或呈短链状排列。在干燥环境中肺炎链球菌可存活数月，但对高温耐受性差。肺炎链球菌是寄居在上呼吸道的一种正常菌群，只有当呼吸道防御功能受到损害或全身抵抗力下降时，有毒力的肺炎链球菌才会入侵人体致病。

多数肺炎链球菌肺炎患者常先受上呼吸道感染或淋雨、疲劳、醉酒、精神刺激等因素影响，导致全身免疫功能受损，细菌得以进入下呼吸道且在肺泡内繁殖。肺炎链球菌不产生毒素，故不引起原发性组织坏死和空洞形成，炎症消散后肺组织结构多无破坏，不留纤维瘢痕。

肺炎链球菌的致病力在于其高分子多糖类荚膜对组织的侵袭力，导致肺泡壁出现白细胞、红细胞及大量浆液性渗出，含菌渗出液经肺泡间孔（Cohn孔）蔓延至几个肺段或整个肺叶。疾病一般起于肺的外周，故易累及胸膜，引起渗出性胸膜炎。

 **链接** 肺炎链球菌肺炎可以用疫苗预防吗

肺炎链球菌不仅可以导致肺炎，还是引发脑膜炎、耳炎等疾病的媒介微生物。通过疫苗可以有效抑制肺炎链球菌生长，达到预防肺炎的目的。目前可用于预防肺炎链球菌肺炎的疫苗主要有7价与23价两种，前者是目前唯一可用于2岁以下儿童的肺炎链球菌疫苗，后者多用于2岁以上高危儿童与65岁以上的老年人。另外，更多的肺炎链球菌疫苗正在研发中，相信在不久的将来这些新的肺炎链球菌疫苗就能够应用于临床。

### （二）临床表现

患者发病前多有受凉、淋雨、疲劳、醉酒等诱因，常同时有呼吸道病毒感染。患者多有上呼吸道感染的前驱症状。

**1. 症状**

（1）寒战、高热    呈稽留热型。周身肌肉酸痛、衰弱乏力。若无并发症，发热持续5～10天可恢复。如早期应用有效抗生素，体温可在1～3天内退至正常。

（2）咳嗽、咳痰    咳嗽频繁，早期为干咳或咳少量黏液痰，逐渐发展为黏液性或稀薄淡黄色痰。典型痰液是铁锈色痰。

（3）胸痛    病变累及胸膜时，常患侧胸痛，可放射至肩部或上腹部。

（4）其他症状    部分患者有呕吐、腹胀、腹泻等消化道症状。严重者可出现神志模糊、烦躁不安等表现。

**2. 体征**    呈急性病容，皮肤灼热，面颊绯红，部分患者口角及鼻周有单纯疱疹。早期可无明显异常体征，胸部有肺实变体征时，患侧视诊胸廓扩张度减弱，触诊语颤增强，叩诊呈浊音或实音，听诊呼吸音减低，有支气管呼吸音及湿啰音。

### （三）并发症

**1. 感染性休克**    又称休克型肺炎，是细菌性肺炎时的毒血症引起的一种重症肺炎，老年人多见。以循环衰竭表现为主，而呼吸道症状不明显。主要表现为低血压、四肢冰冷、多汗、发绀、心动过速、心律失常等。

**2. 胸膜炎**    胸痛是胸膜炎最常见的症状。一旦肺炎链球菌肺炎患者感到胸痛往往提示已并发胸膜炎。胸痛由壁胸膜的炎症引起，常发生在炎症部位附近的胸壁。

**3. 其他**    脓胸、心包炎、关节炎等并发症临床上已较罕见。

*考点：肺炎链球菌肺炎的临床表现和并发症*

### （四）辅助检查

**1. 血常规**    白细胞计数增高，可达（10～30）×10⁹/L，中性粒细胞多增至0.80以上，并有核左移或毒性颗粒。年老体弱或免疫功能低下者的白细胞计数可不增高，但中性粒细胞百分比仍增高。

**2. C反应蛋白（CRP）**    是细菌性感染较敏感的指标。病毒性肺炎CRP通常较低。CRP持续高水平或继续升高则提示抗菌治疗失败或出现并发症（如脓胸、脓毒血症）。

**3. X线检查**    充血期仅见肺纹理增多或局限于肺叶、肺段的淡薄模糊阴影。实变期可见大片状均匀密度增高阴影（图3-7），其间可见支气管气道征。消散期可见散在大小不等的小片状阴影，且阴影密度逐渐减低，透亮度逐渐增加。

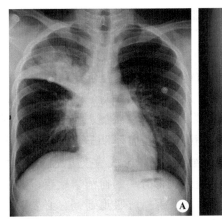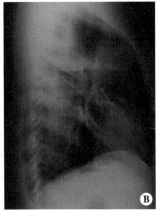

**图 3-7** 肺炎链球菌肺炎 X 线

A. 正位片；B. 侧位片

### （五）诊断要点

根据典型病史与临床表现、血液检查结合胸部 X 线检查，可做出初步诊断。如发病前有受凉或上呼吸道感染史，起病急骤，有寒战、高热、咳嗽、咳血痰或铁锈色痰、胸痛、呼吸困难及肺部实变体征，血白细胞计数和中性粒细胞增高，X 线检查显示肺部炎性实变阴影者应首先考虑肺炎链球菌肺炎。临床表现不典型者，则需认真加以鉴别，病原菌检测是确诊的主要依据。

### （六）治疗原则

**1. 一般治疗** 卧床休息，开窗通气，补充适量的蛋白质、热量及维生素；鼓励多饮水。必要时可静脉输液，保持尿比重在 1.020。对病情较重或年老体弱者，应密切监测呼吸、脉搏及血压等，防止发生休克。

**2. 抗感染治疗** 可使用青霉素类、大环内酯类、多西环素、一代或二代头孢菌素或喹诺酮类等药物。疗程一般为 5～7 天，重症以及伴有肺外并发症的患者可适当延长抗感染疗程。

**3. 对症治疗** 高热者用冰袋外敷或采取其他物理方法降温，必要时可用少量解热镇痛药配合治疗。对有高碳酸血症风险患者，在获得血气分析结果前，血氧饱和度宜维持在 88%～92%。$PaO_2 < 60mmHg$ 或有发绀者应给予氧疗。咳嗽严重者可给予镇咳药物。痰量较多者不宜用中枢性镇咳药，可采用祛痰类药物予以治疗。胸痛剧烈者，可给予少量镇痛药。注意纠正患者水、电解质、酸碱失衡。

**4. 并发症治疗** 如体温持续不降或降而复升，应考虑肺外感染并采取相应治疗，如脓胸应酌情采取反复抽液、生理盐水灌洗及青霉素做腔内注射。

*考点：肺炎链球菌肺炎的治疗原则*

## 二、其他病原体所致肺炎

### （一）肺炎支原体肺炎

肺炎支原体肺炎（Mycoplasmal pneumoniae pneumonia）是由肺炎支原体（*Mycoplasma pneumoniae*，MP）引起的呼吸道和肺部的急性炎症改变，常伴发咽炎、支气管炎。肺炎支原体肺炎约占各种原因引起肺炎的 10%。该病起病缓慢，潜伏期为 2～3 周，病初有全身不适、乏力、头痛。2～3 天后出现发热，体温达 39℃左右，可持续 2～3 周，伴有咽痛和肌肉酸痛。咳嗽为突出症状，初为阵发性干咳，后转为顽固性剧咳。肺部体征不明显，体征与剧咳及发热等临床症状不一致。X 线检查显示模糊的斑片状浸润影，以肺中下野多见。培养分离肺炎支原体对诊断有决定性意义，但不易检出。可采取血清支原体 IgM 抗体 ≥ 1：64 或恢复期抗体滴度有 4 倍增高进行确诊。本病呈自限性，多数可自愈。治疗首选用药为大环内酯类抗生素，如红霉素、阿奇霉素。对大环内酯类效果不佳者可选用喹诺酮类，如左氧氟沙星、诺氟沙星等。治疗时应注意肺炎支原体无细胞壁，因此青霉素或头孢菌素类等抗生素无效。

### （二）病毒性肺炎

病毒性肺炎（viral pneumonia）是由上呼吸道病毒感染向下蔓延导致的肺部炎症。好发于寒冷季节，通常为吸入性感染。常见病毒为流感病毒（甲、乙型）、腺病毒、呼吸道合胞病毒及副流感病毒等。通常症状较轻，起病急骤，一般全身症状较明显，如发热、头痛、疲乏无力、周身肌肉酸痛等。同时也常伴发咽痛、咳嗽及咳痰等呼吸道症状。本病胸部体征常不明显。病情较重者有呼吸浅速，发绀，心跳加快，肺部有干、湿啰音。痰培养常无致病细菌生长。X 线检查可见肺纹理增多、磨玻璃状阴影，病情严重者显示双肺弥漫性结节性浸润影。可通过病毒分离、血清学检查以及病毒抗原等病原学检查确诊。治疗以对症为主，给予足量维生素及蛋白质，保持呼吸道通畅，必要时进行氧疗。常用药物为利巴韦林、奥司他韦及阿糖腺苷。并发细菌感染时应及时选用敏感抗生素联合治疗。

# 第 5 节　肺　结　核

### 案例 3-5

朱女士，女，30 岁。间断低热、乏力 2 个月。查体：体温 37.5℃，脉搏 80 次／分，呼吸 22 次／分，血压 120/80mmHg。右上肺呼吸音粗，未闻及啰音，余未见明显异常。血常规：WBC $8.2\times10^9$/L；胸部 X 线检查：右上肺絮状阴影，边缘模糊。

问题：该案例中的朱女士可能患有什么疾病？还需做何检查以帮助确诊？

肺结核（pulmonary tuberculosis）是由结核分枝杆菌复合群引起的慢性呼吸道传染病，人肺结核的致病菌 90% 为结核分枝杆菌。肺结核的临床表现呈慢性过程，有低热、盗汗、乏力、消瘦等全身中毒症状和咳嗽、咯血等呼吸系统表现。近年来由于耐多药结核病（MDR-TB）的出现及艾滋病（AIDS）的流行，给结核病的防治带来了新问题。

过去 30 年，中国结核病防治工作取得了举世瞩目的成就，但中国仍然是全球结核病高负担国家之一。根据 WHO 2020 年发布的最新全球结核病年度报告，中国 2019 年新发结核病患者数为 83 万例，位居全球第三位；利福平耐药结核病患者数约 6.5 万例，居全球第二位。

### 链接　世界防治结核病日

1882 年 3 月 24 日是德国科学家科赫在柏林宣读发现结核菌的日子。1982 年，在纪念科赫发现结核菌 100 周年时，WHO 及国际防痨和肺病联合会（IUATLD）共同倡议将 3 月 24 日作为"世界防治结核病日"，以提醒公众加深对结核病的认识。2021 年 3 月 24 日是第 26 个世界防治结核病日，中国宣传主题是"终结结核流行，自由健康呼吸"。

### 课堂思政　罗伯特·科赫发现结核杆菌 100 周年

1881 年 2 月，德国科学家罗伯特·科赫赴伦敦参加一次国际学术会议，会上讨论了结核病在全世界猖獗流行的情况，科赫决心找出结核病的病原菌。他首先研究了结核病死亡者的肺组织，但没有找到致病菌，随后，他把结核病患者的肺组织磨碎后擦在小鼠身上，却使小鼠感染了结核病。通过不断尝试和改进染色方法，他终于发现了被染上红色染料的结核杆菌。1882 年 3 月 24 日，在柏林的一次生理学会上，科赫汇报了他的研究成果，并论证了结核杆菌的致病机制，科赫的发现震动了世界。1905 年，他因对结核病的相关研究和发现获得诺贝尔生理学或医学奖。

# 一、概　述

## （一）病原学

结核分枝杆菌细长略弯曲，呈分枝状排列增殖。因其细胞壁含有大量脂质，不易着色，经抗酸染色呈红色，无菌毛和鞭毛，不形成芽孢，有荚膜。其为专性需氧菌，适宜生长温度为 37℃左右。对干燥、冷、酸、碱等抵抗力强，在阴暗潮湿处能存活数月，但阳光下暴晒 2 小时、70% 乙醇接触 2 分钟或煮沸 100℃ 5 分钟即可被杀灭。另外，结核杆菌对紫外线也较敏感，10W 紫外线灯距照射物 0.5 ~ 1.0m，照射 30 分钟即具有明显杀菌效果。

## （二）流行病学

**1. 传染源**　结核病的传染源主要是肺结核痰菌阳性的患者。传染性的大小取决于痰内的结核菌数量。

**2. 传播途径**　结核病主要通过咳嗽、喷嚏、大笑、大声谈话等方式把含有结核菌的微粒排到空气中而传播。飞沫传播是肺结核最重要的传播途径，经消化道和皮肤等其他传播途径现已罕见。

**3. 易感人群**　婴幼儿、老年人、人类免疫缺陷病毒（HIV）感染者、糖皮质激素和免疫抑制剂使用者、糖尿病和肺尘埃沉着病（尘肺）等慢性疾病患者，都是结核病的易感人群。

*考点：肺结核的感染途径*

## （三）人体的反应性

**1. 免疫力**　人体对结核分枝杆菌的先天性非特异免疫力较弱，接种卡介苗或感染结核分枝杆菌后获得的特异性免疫力能杀灭或包围入侵的结核分枝杆菌。这种特异性免疫主要是细胞免疫。

**2. 变态反应**　人体感染结核分枝杆菌 4 ~ 8 周后，机体对结核分枝杆菌及其代谢产物所产生的敏感反应称变态反应，属迟发型变态反应。变态反应可使病变局部出现炎性渗出和坏死。

人体感染结核分枝杆菌后产生的免疫力和变态反应常同时存在。一般认为，免疫力对机体起保护作用，变态反应过强可使结核病灶干酪样坏死，虽然对组织不利，但也可起到灭菌和使细菌局限化的作用。两者之间的关系相当复杂，直接影响结核病的发生、发展与转归。

## （四）病理

结核病的基本病理变化是炎性渗出、增生和干酪样坏死。结核病的病理过程特点是破坏与修复常同时进行，故上述 3 种病理变化多同时存在，可相互转化，也可以某一种变化为主。

**1. 渗出为主的病变**　主要出现在结核性炎症初期阶段或病变恶化复发时，可表现为局部中性粒细胞浸润，继之由巨噬细胞及淋巴细胞取代。

**2. 增生为主的病变**　表现为典型的结核结节，由淋巴细胞、上皮样细胞、朗汉斯巨细胞及成纤维细胞组成，结核结节的中央可出现干酪样坏死。增生为主的病变发生在机体抵抗力较强和病变恢复阶段。

**3. 干酪样坏死为主的病变**　多发生在结核菌毒力强、感染菌数量多、机体超敏反应增强、抵抗力低下时。干酪样坏死病变镜检为红染无细胞结构的颗粒状物，含脂质多，肉眼观察呈淡黄色，状似奶酪，故称干酪样坏死。

*考点：肺结核的病理特征*

# 二、临床表现

## （一）症状

### 1. 呼吸系统症状

（1）咳嗽咳痰　是肺结核最常见的症状，一般为干咳或咳少量黏液痰。有空洞形成时，痰量增多，合并细菌感染时，咳脓痰。

（2）咯血　30% ～ 50% 的患者有咯血，多为少量咯血，系病灶处毛细血管扩张引起；若病灶处小血管破裂，则可出现中等量以上咯血；少数患者大咯血，常为空洞的血管瘤破裂，可引起窒息甚至失血性休克。

（3）胸痛　当肺结核炎症累及胸膜时可出现胸痛，一般不剧烈，随呼吸和咳嗽加重。

（4）呼吸困难　重症肺结核、肺结核伴大量胸腔积液或气胸时，患者可出现不同程度的呼吸困难。

**2. 全身症状**　发热最常见，多为长期午后低热，部分患者有盗汗、乏力、食欲减退和体重减轻等。女性可有月经不调或闭经。

## （二）体征

病变范围较小时，可无任何体征；病变范围较大时，患侧呼吸运动减弱，叩诊呈浊音，听诊有支气管呼吸音和湿啰音；结核性胸膜炎时可有胸腔积液；支气管结核可有局限性哮鸣音。

因肺结核好发于肺上叶尖部，故锁骨上下叩诊呈浊音，听诊呈湿啰音，对诊断有参考意义。

*考点：肺结核的临床表现*

# 三、结核病的分类

**1. 原发性肺结核**　指初次感染即发病的肺结核，包括原发综合征及胸内淋巴结结核。肺部原发病灶、淋巴管炎和局部淋巴结炎，统称原发综合征。多见于儿童，结核菌素皮肤试验多为强阳性。

**2. 血行播散性肺结核**　包括急性血行播散性肺结核、亚急性及慢性血行播散性肺结核。胸部影像学表现为两肺均匀分布的大小、密度一致的粟粒结节；亚急性或慢性血行播散性肺结核的弥漫病灶多分布于两肺的上中部，大小不一，密度不等，可有融合。儿童急性血行播散性肺结核有时表现为磨玻璃样阴影，婴幼儿粟粒病灶周围渗出明显，边缘模糊，易于融合。

**3. 继发性肺结核**　由于初次感染后体内潜伏病灶中的结核菌复燃增殖而发病，是成人肺结核的最常见类型，可分为以下 5 个亚型。

（1）浸润性肺结核　渗出性病变和纤维干酪增殖灶多发生在上叶，影像学表现为小片状或斑点状阴影。

（2）空洞性肺结核　空洞大小不一，多为干酪渗出病变溶解形成洞壁不明显、多个空腔的虫蚀样空洞；伴周围浸润病变的薄壁空洞，当引流支气管出现炎症伴阻塞时，可形成薄壁的张力性空洞。

（3）结核球　多由干酪样病变吸收和周围纤维包裹形成，常有钙化，周围有小结节的卫星病灶。

（4）干酪性肺炎　机体免疫力减退者受到大量结核菌感染，或淋巴结中的大量干酪样物经支气管进入肺内而发生。大叶性干酪性肺炎影像呈大叶性密度均匀磨玻璃状阴影，逐渐出现溶解区，呈虫蚀样空洞，可出现播散灶。

（5）纤维空洞型肺结核　该型病程长，反复进展恶化，肺组织严重破坏，肺功能严重受损，双侧或单侧出现纤维厚壁空洞和广泛的纤维增生，造成肺门抬高和肺纹理呈垂柳样，患侧肺组织收缩，常见胸膜粘连和代偿性肺气肿。

**4. 气管、支气管结核**　指发生在气管、支气管的黏膜、黏膜下层、平滑肌、软骨及外膜的结核病，是结核病的特殊临床类型。主要表现为气管、支气管壁不规则增厚、管腔狭窄或阻塞，狭窄支气管远端肺组织可出现继发性不张或实变、支气管扩张及其他部位支气管播散病灶等。

**5. 结核性胸膜炎**　包括结核性干性胸膜炎、结核性渗出性胸膜炎和结核性脓胸。临床表现有发热、胸痛、干咳，随着病变发展，可出现胸闷、心悸、呼吸困难等。

# 四、辅助检查

**1. 痰结核分枝杆菌检查**　是确诊肺结核的主要方法。直接涂片检查可呈阳性，厚涂片法能提高阳性率；培养法常作为结核病诊断的金标准，同时可为药物敏感性测定和菌种鉴定提供菌株。一般培养 2 ～ 6 周阳性结果随时报告，培养至 8 周无生长者报告阴性。

**2. 影像学检查**　胸部 X 线检查可早期发现肺结核，也能对病灶部位、范围、性质、发展情况和治疗效果做出判断。胸部 CT 能发现隐蔽的病变和微小病变，减少漏诊，能更清晰地显示病变特点和性质。

**3. 结核菌素（PPD）皮肤试验**　是测定机体对结核杆菌是否有细胞免疫能力及引起超敏反应的试验。于左前臂屈侧中上部 1/3 处皮内注射 PPD 0.1ml（5U），48 ～ 72 小时记录结果，硬结平均直径＜ 5mm 或无反应者为阴性；硬结平均直径≥ 5mm 者为阳性；硬结平均直径≥ 5mm，＜ 10mm 为一般阳性；硬结平均直径≥ 10mm，＜ 15mm 为中度阳性；硬结平均直径≥ 15mm 或局部出现双圈、水疱、坏死及淋巴管炎者为强阳性，一般表示体内有活动性结核病灶；阴性反应一般表示未感染结核杆菌，但感染初期、机体免疫力低下者、使用免疫抑制剂者可为阴性。

**4. 其他检查**

（1）血液检查　可有淋巴细胞与单核细胞比例增高。严重者可有贫血。红细胞沉降率于病灶活动期增快。

（2）纤维支气管镜检查　可在病灶处钳取活体组织进行病理学检查、结核分枝杆菌培养。

# 五、诊断要点

本病根据病史、临床表现、各项检查和治疗史可做出诊断。痰液检查是确诊的金标准。

*考点：肺结核诊断的金标准*

# 六、治疗原则

## （一）化学治疗

**1. 原则**　早期、联用、适量、规律、全程。

**2. 常用药物**

（1）异烟肼（INH，H）　是抗结核药中早期杀菌力最强者。口服吸收迅速，可透过血脑屏障。不良反应少，偶可发生药物性肝炎，发生周围神经炎时可服用维生素 $B_6$。

（2）利福平（RFP，R）　对巨噬细胞内外的结核分枝杆菌均有快速杀菌作用。口服 1 ～ 2 小时后达血药浓度峰值，能保持较长时间，故推荐早晨空腹或早餐前半小时服用。偶有胃肠刺激和暂时性肝功能损害。

（3）吡嗪酰胺（PZA，Z）　有独特的灭菌作用，能杀灭巨噬细胞内酸性环境中的结核分枝杆菌。常见不良反应为高尿酸血症、肝损害、关节痛和恶心。

（4）乙胺丁醇（EMB，E）　为抑菌药，与其他药物联用时，可延缓结核分枝杆菌对其他药物产生耐药性。不良反应为视神经炎，治疗前应测定视力与视野。儿童不宜用。

（5）链霉素（SM，S）　能杀灭巨噬细胞外碱性环境中的结核分枝杆菌，肌内注射。不良反应为耳毒性、前庭功能损害和肾毒性等，应严格掌握使用剂量。儿童、孕妇、听力障碍和肾功能不良者不用或慎用。

**3. 化疗方案**　以下方案为我国肺结核统一标准化学治疗方案，须全程督导化疗管理，保证患者不间断地规律用药。

（1）初治活动性肺结核（含痰涂片阳性和阴性）　通常选用 2HRZE/4HR 方案，即强化期使用异烟肼、利福平、吡嗪酰胺、乙胺丁醇，1 次 / 天，共 2 个月；巩固期使用异烟肼、利福平 1 次 / 天，共 4 个月。若强化期第 2 个月末痰涂片仍阳性，强化方案可延长 1 个月，总疗程 6 个月不变。

（2）复治活动性肺结核（含痰涂片阳性和阴性）　常用方案为 2HRZSE/6HRE，3HRZE/6HR，2HRZSE/1HRZE/5HRE。

*考点：肺结核的化疗原则*

## （二）对症治疗

**1. 结核毒性症状的治疗**　发热、盗汗等症状经有效化疗后可逐渐消失，一般无需特殊处理。有严重中毒症状者，应卧床休息，必要时加用糖皮质激素。

**2. 咯血**　少量咯血者以对症治疗（休息、止咳等）为主，可适当选用止血药；中等或大量咯血者，应严格卧床休息，患侧卧位，用垂体后叶素止血。垂体后叶素忌用于高血压、冠心病患者及孕妇。大咯血时可酌情输血。如大咯血引起窒息，应立即将患者置于头低足高 45° 的俯卧位，同时拍击健侧背部，迅速排出积血。有条件时行气管插管吸引或气管切开。

## （三）其他

肺结核患者经内科合理化学治疗无效或病变严重者，可考虑外科手术治疗。预防肺结核的主要措施为按时接种卡介苗；切断传播途径；保证结核患者早诊断、早治疗、规范用药；完善各级防治结核病组织。

# 第6节　呼吸衰竭

**案例 3-6**

蔡女士，女，63 岁。慢性支气管炎 30 余年，加重 3 年，5 天前游泳后发热，咳嗽加重，咳脓痰。下肢水肿，行走气喘，卧床不起，多采取半卧位，今天早晨家属发现其神志恍惚，嗜睡，送来急诊。体格检查：体温 38℃，呼吸 25 次/分，心率 106 次/分，半卧位，嗜睡状态，间有轻度躁动，发绀明显，颈静脉怒张，心音弱，节律齐，胸廓呈桶状，叩诊过度反响，双肺散在湿啰音，以左肺较多，偶有干啰音，腹软，可见剑突下明显搏动，肝肋下 4cm，有触痛，下肢明显水肿。血气分析：$PaO_2$ 53mmHg，$PaCO_2$ 54mmHg。

问题：1. 该案例中的蔡女士可能患有什么疾病？
　　　2. 对患者的缺氧状态如何给氧？

呼吸衰竭（respiratory failure）是指各种原因引起的肺通气和（或）换气功能严重障碍，使患者不能进行有效的气体交换，导致缺氧伴（或不伴）二氧化碳潴留，进而引起患者生理功能和代谢功能紊乱的临床综合征。

临床上主要根据病理生理和血气变化将呼吸衰竭分为两类：Ⅰ型呼吸衰竭，$PaO_2 < 60mmHg$，$PaCO_2$ 降低或正常，主要见于肺换气功能障碍；Ⅱ型呼吸衰竭，$PaO_2 < 60mmHg$，同时伴有 $PaCO_2 > 50mmHg$，主要见于肺泡通气不足。也可根据发病急缓分为急性呼吸衰竭和慢性呼吸衰竭，或根据发病机制分为通气性呼吸衰竭和换气性呼吸衰竭。

# 一、病因及发病机制

## （一）病因

**1. 气道阻塞性病变**　呼吸道的炎症、痉挛、肿瘤、纤维化瘢痕、异物等均可引起气道阻塞，导致肺通气不足从而引起患者缺氧或合并二氧化碳潴留，进而发生呼吸衰竭。

**2. 肺组织病变**　各种减少肺组织有效弥散面积的疾病，如严重肺结核、各类肺炎、肺组织纤维化、硅沉着病等均可导致缺氧和（或）二氧化碳潴留，最终引发呼吸困难。

**3. 肺血管疾病**　肺栓塞、肺血管炎等换气功能障碍导致呼吸衰竭。

**4. 心脏疾病**　各种引起肺通气和换气功能障碍的疾病，如冠心病、瓣膜病、心肌病等均可造成缺氧和（或）二氧化碳潴留。

**5. 胸廓与胸膜病变**　限制胸廓活动和肺扩张的疾病，如胸廓畸形、气胸、大量胸腔积液、胸膜肥厚与广泛粘连等，均可导致肺通气和换气功能障碍，从而发生呼吸衰竭。

**6. 神经肌肉疾病**　能够抑制呼吸中枢或累及呼吸肌的疾病，如脑血管疾病、脑炎、镇静催眠药服用过量、脊髓灰质炎、重症肌无力及严重的钾代谢紊乱均可使患者因肺通气不足导致呼吸衰竭。

### （二）发病机制

**1. 通气功能障碍**　静息状态下成人每分钟有效肺泡通气量为 4L 左右才能保持氧分压和二氧化碳分压在正常范围。肺泡通气量减少会引起 $PaO_2$ 下降和 $PaCO_2$ 上升，从而发生缺氧和二氧化碳潴留。

**2. 通气与血流比例失调**　正常成人静息状态下肺通气量与肺血流量比值约为 0.8。当肺泡通气不足、血流正常，即比值 < 0.8 时，静脉血不能充分氧合，称肺动 - 静脉分流；相反，若比值 > 0.8 时，肺泡通气不能被充分利用，称无效腔通气。通气 / 血流比例失调大多会引发缺氧而无二氧化碳潴留。

**3. 弥散障碍**　主要指氧气和二氧化碳通过肺泡膜进行交换的过程发生障碍。气体弥散功能取决于肺泡膜两侧气体分压差、气体弥散系数、肺泡膜的弥散面积、厚度和通透性。因二氧化碳的弥散能力是氧气的 20 倍，通气 / 血流比例失调大多会引发缺氧而无二氧化碳潴留，弥散障碍主要影响氧气交换，导致以低氧血症为主的呼吸困难。

**4. 氧耗量增加**　发热、寒战、呼吸困难等均可增加氧耗量。氧耗量增加使氧分压降低，可通过增加通气量以防止发生缺氧。但氧耗量增加的患者若同时伴有通气障碍，则可出现严重的缺氧。

*考点：呼吸衰竭的病因*

## 二、临床表现

**1. 呼吸困难**　是呼吸衰竭最早且最突出的症状。多数患者有明显的呼吸费力或气促，可表现为呼吸频率、节律及幅度的改变。急性呼吸衰竭早期仅表现为呼吸频率加快，随病情加重出现辅助呼吸肌活动加强。慢性呼吸衰竭病情较轻时表现为呼吸费力，呼气延长，严重时发展成浅快呼吸。中枢神经被抑制所致的呼吸衰竭，主要表现为呼吸节律改变。

**2. 发绀**　是缺氧的典型表现，当动脉血氧饱和度（$SaO_2$）低于 90% 时，可在口唇、指甲等末梢部位出现发绀。

**3. 精神神经症状**　急性缺氧可出现躁狂、昏迷、抽搐等症状。伴二氧化碳潴留时，可出现淡漠、嗜睡、扑翼样震颤，甚至呼吸骤停。慢性呼吸衰竭伴二氧化碳潴留时，随 $PaCO_2$ 升高可表现为先兴奋后抑制现象。兴奋症状包括失眠、烦躁、昼睡夜醒现象等。

**4. 循环系统表现**　早期心率增快、血压升高；晚期伴二氧化碳潴留时心率减慢、心律失常、血压下降。

**5. 消化和泌尿系统表现**　严重呼吸衰竭不仅损害肝、肾，同时因缺氧和酸中毒使胃肠道黏膜屏障功能受损，导致黏膜充血水肿、糜烂或溃疡，引起上消化道出血。

**6. 其他**　呼吸衰竭亦会造成患者酸碱平衡失调和电解质紊乱。

*考点：呼吸衰竭的临床表现*

## 三、辅 助 检 查

**1. 血气分析**　$PaO_2$ 正常值为 95～100mmHg，呼吸衰竭时 $PaO_2$ 低于 60mmHg；$PaCO_2$ 正常值为 35～45mmHg，II 型呼吸衰竭时 $PaCO_2$ 高于 50mmHg；$SaO_2$ 正常值为 97%，呼吸衰竭时 < 75%。

**2. 血二氧化碳结合力（$CO_2CP$）测定**　正常值为 22～31mmol/L，升高为呼吸性酸中毒或代谢性碱中毒，降低为代谢性酸中毒或呼吸性碱中毒；$CO_2CP$ 在正常范围时不能排除呼吸性酸中毒合并代谢性酸中毒。

**3. 血清电解质测定**　呼吸性酸中毒合并代谢性酸中毒时，常有血钾升高。呼吸性酸中毒合并代谢性碱中毒时，常有血钾和血氯降低。

**4. 血液酸碱度测定** 正常值为 7.35 ～ 7.45。pH 低于 7.35 为酸中毒，pH 高于 7.45 为碱中毒。

**5. 其他** 慢性呼吸衰竭时，红细胞及血红蛋白常偏高；肝、肾功能有不同程度的障碍。

# 四、诊断要点

根据呼吸系统疾病或其他导致肺通气、换气功能障碍的病史；有缺氧和（或）二氧化碳潴留的临床表现；$PaO_2$ 低于 60mmHg，伴或不伴 $PaCO_2$ 高于 50mmHg。在排除心内解剖分流等疾病后，可诊断呼吸衰竭。

*考点：呼吸衰竭的诊断要点*

# 五、治疗原则

**1. 保持呼吸道通畅** 是治疗呼吸衰竭最基本的治疗措施。如患者口咽部有分泌物或胃内反流物应及时清理；经常鼓励痰多、黏稠难咳出者咳痰，必要时予以祛痰药以助排痰或用纤维支气管镜吸痰；对呼吸道痉挛狭窄者，应雾化吸入舒张呼吸道药物。

**2. 氧疗** 通常在能使 $PaO_2$ 迅速提高到 60mmHg 或脉搏容积血氧饱和度达 90% 以上的前提下，尽量降低吸氧浓度。给氧方法要根据患者不同病情而定。如患者缺氧伴有二氧化碳潴留，则应给予流量在 1 ～ 2L/min、浓度为 25% ～ 30% 的低流量、低浓度持续吸氧。缺氧不伴或仅有轻度二氧化碳潴留则可提高吸氧浓度到 35% 以上。

**3. 应用呼吸兴奋剂** 呼吸兴奋剂必须在保持气道通畅的前提下应用，以防引起呼吸肌疲劳。主要适用于因中枢抑制所造成的通气量不足，对肺换气功能障碍所导致的呼吸衰竭无效。常用的药物有多沙普仑、尼可刹米及洛贝林。

**4. 机械通气** 以有创或无创呼吸机来改善通气和（或）换气功能，从而改善肺的气体交换效能，减轻呼吸肌负担，尽快恢复呼吸肌功能。

**5. 病因治疗** 针对不同病因采取相应的治疗措施是治疗呼吸衰竭的根本。

**6. 支持治疗** 应及时纠正电解质紊乱和酸碱平衡失调，防止加重呼吸系统功能障碍，干扰呼吸衰竭的治疗效果；加强液体管理，防止血容量不足或液体负荷过大；须维持呼吸衰竭患者充足的营养及热量供给。

**7. 体外膜肺氧合（ECMO）** 作为一种重要的体外生命支持技术，临床上主要用于心脏功能不全和（或）呼吸功能不全的支持，目前已经成为治疗难以控制的严重心力衰竭和呼吸衰竭的关键技术。ECMO 现在主要在心脏外科应用，用于救治暴发性心肌炎、心搏骤停、心肌梗死合并心源性休克、急性呼吸窘迫综合征（ARDS）、肺移植，以及 ECMO 期间的镇静镇痛管理等方面。ECMO 工作原理是将静脉血从体内引流到体外，经膜式氧合器氧合和排除二氧化碳后再用离心泵将血液注入体内，承担气体交换和血液循环功能。

# 第 7 节 肺 癌

**案例 3-7**

周先生，男，48 岁。因咳嗽、咳痰 1 个月，痰中带血 1 周入院。患者 1 个月前无明显诱因出现刺激性咳嗽，咳少量灰白色黏痰，伴右胸背胀痛。曾按呼吸道感染服用抗生素及消炎止咳中药，疗效不明显。1 周来间断痰中带血，即来院就诊。发病以来稍感疲乏，食欲尚可，大小便正常。吸烟 20 余年，近 5 年从事室内装修业务。体格检查：双侧锁骨上未触及肿大淋巴结，气管中位，无声嘶。双胸廓对称，叩诊呈清音，右上肺可闻及干啰音。辅助检查：Hb 125g/L，WBC $7.9×10^9$/L。胸部 X 线片示右上肺前段有一约 2cm×3cm 大小椭圆形块状阴影，边缘模糊毛糙，可见细短的毛刺影。

**问题：** 该案例中的周先生可能患有什么疾病？需进一步做哪些检查？

原发性支气管肺癌（primary bronchogenic carcinoma），简称肺癌（lung cancer），是起源于支气管黏膜或腺体的恶性肿瘤。肺癌早期可表现为刺激性咳嗽、痰中带血等呼吸道症状，40 岁以上多病，男性发病率高于女性，城市发病率高于农村。

# 一、病　　因

**1. 吸烟**　与许多恶性肿瘤的发生有密切关系，尤以肺癌为甚。通常认为，吸烟与鳞状细胞癌和小细胞癌的关系相对更为密切。肺癌发生的高峰期往往滞后于吸烟高峰期。开始吸烟年龄越小、每日吸烟量越大、持续时间越长，引起肺癌的相对危险度越大。被动吸烟也会增加肺癌的发生率。

**2. 环境污染**　广义的环境污染包括室外大环境污染和室内小环境污染。各种农业、工业废气、粉尘和汽车尾气等都含有致癌物，可导致呼吸系统疾病发病率上升及心肺疾病病死率的上升。室内污染也是导致肺癌发生不容忽视的原因，如室内烹饪释放的油烟雾燃烧的烟煤释放的大量苯并芘，可导致肺癌发病率升高。

**3. 职业暴露**　长期接触铀、镭等放射性物质和石棉、氡、砷及其化合物等高致癌物质者更易罹患肺癌。对于发达国家的非吸烟人群而言，氡是仅次于被动吸烟的室内致肺癌的发生因素；另外，经常接触柴油废气者的肺癌发病率也会升高。

**4. 肺癌家族史及既往肿瘤病史**　这类人群往往可能携带有异常基因改变。在目前尚无可靠的肺癌基因筛查系统和公认方法时，更应关注患者的肺癌家族史及既往罹患肿瘤病史。一级亲属被诊断肺鳞状细胞癌的个体患肺癌的风险度明显升高。

**5. 年龄**　在我国，45 岁以下人群肺癌的发病率相对较低，45 岁以上人群的肺癌发病率呈现明显增加趋势。

**6. 其他**　肺结核、慢性阻塞性肺疾病和尘肺等慢性肺部疾病患者肺癌发病率高于健康人。肺支气管慢性炎症及肺纤维瘢痕病变在愈合过程中的鳞状上皮化生或增生可能发展成肺癌。

*考点：肺癌的病因*

# 二、病　　理

## （一）非小细胞肺癌

**1. 鳞状上皮细胞癌**（简称鳞癌）　易发生于主支气管内，典型的鳞癌显示细胞角化、角化珠形成和（或）细胞间桥。电镜下可见胞质内有角蛋白中间丝、大量桥粒和张力纤维束将癌细胞连接起来。

**2. 腺癌**　典型腺癌呈腺管或乳头状结构，细胞大小一致，核大，染色深，常有核仁，核膜比较清楚。腺癌多数向管外生长，也可有部分循肺泡壁蔓延。腺癌侵犯血管、淋巴管较早，出现原发瘤引起症状前即已转移。

**3. 大细胞癌**　是一种未分化细胞癌。常出现在肺门附近或肺边缘的支气管，呈实性巢状排列。典型的大细胞癌细胞较大，但大小不一，细胞核大，核仁明显。大细胞癌的转移较小细胞未分化癌晚。

**4. 其他**　腺鳞癌、类癌、肉瘤样癌、唾液腺型癌等。

## （二）小细胞肺癌

典型的小细胞癌细胞小，核呈细颗粒状或深染，核仁不明显，胞质极稀少，典型小细胞癌主要位于肺中心部，支气管镜活检多为阳性。小细胞癌恶性度高，多转移至肺门和纵隔淋巴结，并由于其易侵犯血管，肺外转移较早。

*考点：肺癌的病理分类*

# 三、临床表现

肿瘤类型、大小、部位、临床分期、有无转移及并发症与临床表现直接相关。根据侵犯部位可分为原发肿瘤、肿瘤胸内扩展、肿瘤胸外转移和副肿瘤综合征4类。

## （一）原发肿瘤常见的症状和体征

**1. 咳嗽**   早期症状，多为无痰或少痰的刺激性干咳，当肿瘤引起支气管狭窄后可加重咳嗽。肺泡细胞癌多有大量黏液痰。若伴发继发感染，则痰量增加且呈黏液脓性。

**2. 咯血**   早期出现痰中带血，如果病变侵蚀大血管，会引发大咯血。

**3. 喘鸣**   肿瘤或肿大的淋巴结阻塞呼吸道，造成部分呼吸道阻塞，引发呼吸困难、喘鸣。支气管舒张剂不会减轻喘鸣等症状。

**4. 发热**   肿瘤组织坏死引发低热，肿瘤压迫引发阻塞性肺炎也可导致发热。由上述原因引发的人体温度增高用抗生素不易缓解。

**5. 消瘦**   肿瘤晚期因消耗过多，且食欲下降会造成患者消瘦或恶病质。

## （二）肿瘤胸内扩展引发的症状和体征

**1. 胸痛**   当肿瘤细胞侵犯胸膜、肋骨、胸壁、脊柱时，患者感到受累部位隐痛或钝痛，肿瘤压迫肋间神经，其分布区会感到疼痛。

**2. 声音嘶哑**   肿瘤直接压迫或肿大的纵隔淋巴结压迫喉返神经，导致声音嘶哑。

**3. 吞咽困难**   肿瘤侵犯或压迫食管，导致食管狭窄，咽下困难。另外癌肿可造成气管-食管瘘，使肺部发生炎症。

**4. 胸腔积液**   部分患者出现胸腔积液，表明肿瘤已转移至胸膜或肺淋巴回流受阻。

**5. 上腔静脉阻塞综合征**   上腔静脉因肿瘤或肿大的淋巴结压迫，或癌栓阻塞上腔静脉回流受阻所致。患者感觉领口进行性变紧，出现头、颈、上肢、上胸部缺血、水肿、静脉曲张。

**6. 神经受压表现**   肺尖肺癌压迫颈部交感神经，出现霍纳综合征（Horner syndrome）。其主要表现为病变侧眼睑下垂、瞳孔缩小，眼球内陷，同侧额部与胸壁少汗或无汗。肺癌压迫臂丛神经时，造成患者腋下、上肢内侧疼痛。

## （三）肿瘤胸外转移引发的症状和体征

癌肿转移至右锁骨上窝及颈部淋巴结，固定而坚硬，逐渐增大增多，无压痛；转移至中枢神经系统可引起颅内压增高，如头疼、恶心、呕吐、精神状态异常；转移至骨骼可引起骨痛和病理性骨折；部分小细胞肺癌可转移至胰腺，表现为胰腺炎症状或阻塞性黄疸。

## （四）副肿瘤综合征

肺癌非转移性的胸外表现称为副肿瘤综合征，主要见于肥大性肺性骨关节病、异位促性腺激素增多、促肾上腺皮质激素和抗利尿激素增多、神经肌肉综合征及高钙血症等。

*考点：肺癌的临床表现*

# 四、辅助检查

## （一）影像学检查

### 1. 胸部 X 线检查

（1）中央型肺癌   生长在段支气管至主支气管的肺癌，多为一侧类圆形或不规则肺门阴影（图3-8）。向管腔内生长可引起支气管阻塞征象。完全阻塞时，肺段、叶不张。肺不张伴肺门淋巴结肿大时，形成中央型肺癌特有倒 S 形影像。阻塞不完全时呈现段、叶局限性气肿。

（2）周围型肺癌　生长在段支气管以下的肺癌，初为局限性小斑片状阴影，边缘不清，密度较淡。随着病情发展，阴影增大，密度增高，呈圆形或类圆形，边缘常呈分叶状，伴有凹陷或小毛刺（图 3-9）。

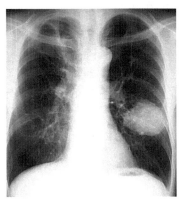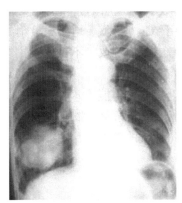

图 3-8　中央型肺癌　　　　　图 3-9　周围型肺癌

**2. 磁共振成像（MRI）**　在明确肿瘤与大血管之间的关系上较 CT 有优势，但在发现小病灶（＜ 5mm）方面则不如 CT 敏感。

**3. 单光子发射计算机断层成像（SPECT）**　利用肿瘤细胞摄取放射性核素与正常细胞之间的差别，对肿瘤的定位、定性和骨转移进行诊断。

### （二）实验室检查

**1. 一般检查**　如血常规、肝功能、肾功能及出凝血功能检测等。

**2. 血清学肿瘤标志物检测**　常用的原发性肺癌标志物有癌胚抗原、神经元特异性烯醇化酶、胃泌素释放肽前体、鳞状上皮细胞癌抗原等。肿瘤标志物联合检测可提高临床应用中的灵敏度和特异度。

### （三）纤维支气管镜检查和超声支气管镜检查

纤维支气管镜检查和超声支气管穿刺活检术对于肿瘤的定位诊断和获取组织学诊断具有重要价值。通过超声支气管镜还可以对邻近支气管的肺门和纵隔淋巴结进行穿刺活检，用于肺癌的定性诊断和纵隔淋巴结分期诊断。

### （四）痰脱落细胞检查

痰脱落细胞检查是肺癌定性诊断简便有效的方法之一，也可以作为肺癌高危人群的筛查手段。

### （五）病理组织学检查

在胸部 CT、B 超引导下取病变组织进行病理学检查，是确诊肺癌及分型最重要的依据。

## 五、诊 断 要 点

根据肺癌典型临床表现，如无明显诱因的持续刺激性咳嗽、痰中带血、低热及消瘦等。联合 X 线等影像学检查可做出初步诊断。确诊需做病理组织学检查。

## 六、治 疗 原 则

**1. 手术治疗**　为有手术指征的患者的首选治疗方法，根据病变范围不同可分别做患侧全肺切除、肺叶段切除及姑息切除。

**2. 药物治疗**　包括化学药物治疗（简称化疗）、分子靶向治疗和免疫治疗等，常见的化疗药物有顺铂、卡铂、长春瑞滨、紫杉醇和多西他赛等。化疗可提高患者生存率、缓解症状及提高生活质量。小细胞癌对化疗最为敏感。化疗的主要不良反应为胃肠道反应、骨髓抑制等。分子靶向治疗是指以肿瘤组织或细胞中所具有的特异性分子为靶点，采用分子靶向药物特异性阻断该靶点的生物学功能，从而逆转肿瘤细胞的恶性生长行为。可选用单克隆抗体及酪氨酸激酶抑制剂。

**3. 放射治疗**　常用 $^{60}Co$ γ 射线、电子束 β 射线及中子加速器等。拒绝或不能耐受手术及原发瘤阻塞支气管的患者，应考虑放疗。放疗不良反应主要为白细胞减少、放射性肺炎、肺纤维化和放射性食管炎等。

**4. 支气管镜介入治疗**　对不能手术和放疗的患者，可采用各种支气管镜介导的激光、高频电刀、射频消融、冷冻、气道支架、球囊扩张等技术。

**5. 基因治疗**　肺癌相关的基因治疗主要包括自杀基因、替代缺陷的抑癌基因、灭活癌基因及疫苗治疗。

*考点：肺癌的治疗原则*

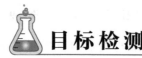 目标检测

**单项选择题**

1. 支气管哮喘的临床特征是
　　A. 吸气性呼吸困难
　　B. 反复发作，呼气性呼吸困难
　　C. 反复发作，混合型呼吸困难
　　D. 夜间阵发性呼吸困难

2. 关于支气管哮喘的治疗以下不正确的是
　　A. 抗过敏药物应为首选用药
　　B. 吸入糖皮质激素为哮喘的"治本"治疗
　　C. 支气管扩张剂是控制哮喘发作的"治标"治疗
　　D. 祛除和脱离激发因素是防治哮喘最有效的方法

3. COPD 的主要治疗目标是
　　A. 控制感染
　　B. 增加呼吸运动度
　　C. 化痰平喘
　　D. 减缓和阻止肺功能下降

4. COPD 肺功能检查中最重要的改变是
　　A. 最大通气量降低
　　B. 限制性通气障碍
　　C. 肺活量降低
　　D. $FEV_1/FVC < 70\%$

5. COPD 的临床表现不应包括
　　A. 桶状胸
　　B. 语颤减弱
　　C. 叩诊过清音
　　D. 并发肺源性心脏病时心脏浊音界必定扩大

6. 下列各项对诊断 COPD 最有意义的是
　　A. 查体有桶状胸，发绀
　　B. 心电图呈低电压

　　C. 胸部 X 线示肺透亮度增加，肋间隙增宽
　　D. $FEV_1/FVC < 70\%$

7. 慢性肺源性心脏病最常见的病因是
　　A. 慢性阻塞性肺疾病
　　B. 支气管哮喘，肺脓肿
　　C. 支气管扩张症
　　D. 慢性纤维空洞型肺结核

8. 慢性肺源性心脏病时肺动脉高压形成的最主要的因素是
　　A. 支气管平滑肌痉挛
　　B. 支气管感染
　　C. 缺氧性肺小动脉痉挛
　　D. 肺毛细血管数量减少

9. 慢性肺源性心脏病最常见的并发症是
　　A. 肺性脑病
　　B. 休克
　　C. 上消化道出血
　　D. 弥散性血管内凝血

10. 慢性肺源性心脏病肺动脉高压的 X 线表现一般不应有
　　A. 右下肺动脉干扩张
　　B. 肺动脉段中度突出
　　C. 肺动脉圆锥明显凸出
　　D. 左心室肥大

11. 肺炎链球菌致病主要是由于
　　A. 产生大量毒素
　　B. 产生溶血素
　　C. 菌体荚膜内含有高分子多糖聚合体对组织的侵袭力
　　D. 肺炎链球菌产生杀白细胞毒素对人体肺组织的损害

12. 诊断肺炎链球菌肺炎最重要的依据是
　　A. 寒战、高热

   B.末梢血白细胞增高

   C.肺内有细小水泡音

   D.痰或血培养出肺炎链球菌

13.一患者突然起病，寒战、高热、咳黏稠的铁锈色痰，典型肺实变体征，并发现巩膜黄染，诊断最大可能是

   A.肺结核　　　　　　B.肺脓肿

   C.肺炎链球菌肺炎　　D.病毒性肝炎

14.关于肺炎链球菌肺炎的治疗，最主要的是

   A.卧床休息，补液　　B.氧气吸入

   C.祛痰止咳　　　　　D.选用敏感的抗菌药物

15.引起呼吸衰竭的病因是

   A.上呼吸道疾病

   B.气道疾病

   C.肺部疾病

   D.以上均有可能

16.关于 Ⅰ 型呼吸衰竭的指标叙述正确的是

   A.$PaCO_2 > 50mmHg$

   B.$PaO_2 < 60mmHg$

   C.$PaCO_2 > 60mmHg$

   D.明显发绀

17.关于呼吸衰竭的发病机制不正确的是

   A.通气不足，$PaO_2$ 下降，$PaCO_2$ 增高

   B.通气／血流比例失调

   C.弥散障碍，$PaO_2$ 下降

   D.大脑中枢功能紊乱

18.呼吸衰竭患者已陷入昏迷状态，呼吸道分泌物积滞，通气严重不足，最重要的措施是

   A.气管切开和辅助呼吸

   B.吸氧

   C.建立静脉通道

   D.氨茶碱

19.患者，男性，63 岁。咳嗽，咯血 2 周。痰涂片找到鳞癌细胞，而常规胸部 X 线片未见明显异常。下列检查有定位诊断价值的是

   A.支气管镜检查

   B.CT 扫描

   C.鼻咽部检查

   D.侧位胸片或高千伏摄片

20.患者，男性，38 岁。咳嗽，咯血 2 周。X 线检查发现左下叶后基底段肺不张。支气管镜检查和活检证实为小细胞未分化癌。CT 示肺门淋巴结不肿大。下列治疗措施不恰当的是

   A.手术切除或术后加用化学治疗

   B.化学治疗

   C.化学治疗基础上联合放射治疗

   D.配合免疫或中医中药治疗

21.哪种类型肺癌对化疗敏感

   A.鳞癌　　　　　　　B.腺癌

   C.小细胞癌　　　　　D.大细胞癌

（宣永华）

# 第4章

# 循环系统疾病

 **学习目标**

1. **掌握** 循环系统常见疾病的临床表现及诊断依据。
2. **熟悉** 循环系统常见疾病的辅助检查、并发症和治疗原则。
3. **了解** 循环系统常见疾病的分类、病因及发病机制。

## 第1节 慢性心力衰竭

**案例 4-1**

杨女士，38 岁。因活动后气短 2 年，加重伴双下肢水肿半个月入院。既往有风湿性心脏病病史 15 年。患者 2 年前出现活动后气短，休息可缓解，间断服用药物治疗，半个月前受凉后气短症状加重，伴双下肢水肿来诊。查体：T 36.5℃，P 102 次 / 分，R 28 次 / 分，BP 98/64mmHg。颈静脉怒张，呼吸急促，右下肺可闻及湿啰音，心率 102 次 / 分，心尖部可闻及舒张期隆隆样杂音，肺动脉瓣区第二心音亢进，肝大，肝颈静脉反流征阳性，双下肢中度凹陷性水肿。

问题：1. 该案例中杨女士在风湿性心脏病的基础上发生了什么？应做哪些辅助检查以协助诊断？

2. 试述该疾病的治疗原则。

心力衰竭是指各种心脏疾病导致心室充盈和（或）射血能力降低，心输出量减少，不能满足机体组织细胞代谢的需要，出现器官、组织血液灌注不足，以肺循环和（或）体循环淤血为特征的一系列临床综合征。心力衰竭按发展的速度可分为急性心力衰竭和慢性心力衰竭；按发生的部位可分为左心衰竭、右心衰竭和全心衰竭；按发生的时期可分为收缩性心力衰竭和舒张性心力衰竭。本节重点讲述慢性心力衰竭。

慢性心力衰竭指各种慢性心血管病变引起的心力衰竭，是大多数心血管疾病的最终归宿，也是心血管疾病最主要的死亡原因。在我国，高血压、冠心病是慢性心力衰竭最常见的病因。

## 一、病因及发病机制

**1. 病因** 慢性心力衰竭的基本病因为原发性心肌损害（如冠心病、心肌炎等），心脏负荷过重（如主动脉瓣关闭不全、高血压等）。常见诱因有感染、心律失常、血容量增加、妊娠和分娩等，其中呼吸道感染最为常见。

**2. 发病机制** 慢性心力衰竭的发病机制十分复杂，是一个逐渐发展的过程，当心脏功能下降时，机体通过增加心脏的前负荷、心肌增厚及激活神经体液调节机制来增加心输出量，满足机体需要。若通过以上调节机制心输出量能满足机体需要，则心功能处于代偿期；若不能满足机体需要，则造成失代偿，出现心力衰竭的症状和体征。

**考点：慢性心力衰竭的常见原因和诱因**

# 二、临床表现

## （一）左心衰竭

左心衰竭以肺循环淤血和心输出量降低为主要表现。

**1. 症状**

（1）程度不同的呼吸困难　是左心衰竭最常见的症状。早期表现为劳力性呼吸困难，随着病情发展可出现夜间阵发性呼吸困难、端坐呼吸。夜间阵发性呼吸困难表现为患者入睡后因憋气而惊醒，被迫采取坐位，咳嗽、咳白色或粉红色泡沫痰，呼吸深快，重者可有哮鸣音，称为心源性哮喘。端坐休息后可缓解。进一步发展可导致急性肺水肿，是左心衰竭呼吸困难最严重的形式。

（2）咳嗽、咳痰、咯血　是肺泡和支气管黏膜淤血所致。痰呈白色泡沫状，偶带血丝，一旦黏膜下血管破裂，可大量咯血。

（3）心输出量降低的症状　疲劳、乏力、头晕、嗜睡或失眠及少尿等，主要是由于心输出量下降，组织器官血液灌注不足所致。

**2. 体征**

（1）心脏体征　除基础心脏病的体征外，多数患者可出现心脏扩大，心率增快，心尖区可闻及舒张期奔马律、肺动脉瓣区第二心音亢进。交替脉是左心衰竭早期的重要体征之一。

（2）肺部体征：湿啰音是左心衰竭时的主要体征，随着病情由轻到重，肺部湿啰音可从局限于肺底部直至全肺。

*考点：慢性左心力衰竭的临床表现*

## （二）右心衰竭

右心衰竭以体循环淤血为主要表现。

**1. 症状**

（1）消化道症状　是最常见的症状，因长期胃肠道及肝淤血，引起食欲缺乏、恶心、呕吐、腹胀、便秘及上腹痛等症状。

（2）劳力性呼吸困难　继发肺部疾病或左心衰竭的患者可出现。

**2. 体征**

（1）水肿　是右心衰竭的典型体征。其特征为水肿首先出现在身体的下垂部位，为对称性、凹陷性水肿，也可出现浆膜腔积液，严重者呈全身性水肿。

（2）颈静脉征　颈静脉充盈或怒张是右心衰竭的主要体征，肝颈静脉反流征阳性更具有特征性。

（3）肝大和压痛　肝脏因淤血而肿大，且伴有压痛，长期肝淤血可导致心源性肝硬化。

（4）心脏体征　除原有心脏病体征外，可因右心室明显扩大，出现三尖瓣关闭不全的反流性杂音。

*考点：慢性右心力衰竭的临床表现*

## （三）全心衰竭

全心衰竭同时具有左心衰竭、右心衰竭的临床表现。全心衰竭时，右心输出量减少使肺淤血减轻，从而使呼吸困难减轻。

## （四）心力衰竭的分级与分期

将心脏病患者按心功能状况进行分级、分期，可大体反映病情的严重程度，分级与分期对治疗措施的选择、劳动能力的评定、预后的判断等有实用价值。

**1. 分级、分期**　目前常用的是美国纽约心脏病学会（NYHA）提出的分级标准，该标准主要根据患者的自觉活动能力将心功能分为 4 级（表 4-1）。这种分级方法简单易行，但仅凭患者的主观陈述，有时主观症状和客观检查差距很大。鉴于此，美国心脏病学会将心力衰竭分为 A、B、C、D 4 期（表 4-2）。

| 表 4-1    美国纽约心脏病学会（NYHA）心功能分级 | |
| --- | --- |
| 分级 | 症状 |
| Ⅰ级 | 活动不受限。日常体力活动不引起明显的气促、疲乏或心悸 |
| Ⅱ级 | 活动轻度受限。休息时无症状，日常活动可引起明显的气促、疲乏或心悸 |
| Ⅲ级 | 活动明显受限。休息时可无症状，轻于日常活动即引起显著的气促、疲乏、心悸 |
| Ⅳ级 | 休息时也有症状，任何体力活动均会引起不适。如无需静脉给药，可在室内或床边活动者为Ⅳa级；不能下床并需静脉给药支持者为Ⅳb级 |

| 表 4-2    心力衰竭的分期 | |
| --- | --- |
| 分期 | 症状 |
| A 期 | 有心力衰竭的高危因素，但没有器质性心脏病或心力衰竭的症状 |
| B 期 | 有器质性心脏病，但没有心力衰竭的症状 |
| C 期 | 有器质性心脏病且目前或以往有心力衰竭的症状 |
| D 期 | 需要特殊干预治疗的难治性心力衰竭 |

**2. 6 分钟步行试验**    是一项简单易行、安全方便的试验，通过评定慢性心力衰竭患者的运动耐力来反映心力衰竭的严重程度和疗效。方法是要求患者在平直走廊里尽可能快地行走，测定 6 分钟的步行距离，若 6 分钟步行距离少于 150m，表明为重度心力衰竭；150 ～ 450m 为中度心力衰竭；＞ 450m 为轻度心力衰竭。

# 三、辅 助 检 查

## （一）实验室检查

**1. 利钠肽**    是心力衰竭诊断、临床风险评估的重要指标，临床上常用 B 型利钠肽（BNP）和 N 端 B 型利钠肽原（NT-proBNP）。未经治疗者若利钠肽水平正常可基本排除心力衰竭诊断；已接受治疗者，利钠肽水平越高则预后越差。但其特异性不高，左心室肥厚、心肌缺血、慢性阻塞性肺疾病、肺动脉栓塞等均可引起利钠肽水平增高。

**2. 心肌损伤标志物**    心肌肌钙蛋白（cTn）可用于诊断原发病如急性心肌梗死（AMI），也可以对心力衰竭患者作进一步的危险分层。

**3. 常规检查**    如血常规、尿常规、肝肾功能、血糖、血脂、电解质、甲状腺功能等。

## （二）影像学检查

**1. 胸部 X 线检查**    ①心影扩大：心脏扩大的程度和动态改变可间接反映心功能状态。②肺淤血：主要表现为肺门血管阴影增强、肺纹理密度增加等，克利（Kerley）B 线是慢性肺淤血的特征性表现。

**2. 超声心动图**    可显示心腔大小、心瓣膜结构及心功能情况，是临床上最实用的判断心脏功能的方法。

**3. 放射性核素检查**    放射性核素心血池显影有助于判断心室腔大小、计算射血分数和左心室最大充盈速率，反映心脏舒张功能。

## （三）心电图

心力衰竭患者几乎都存在心电图异常，可有左心室、右心室肥大的表现。怀疑存在心律失常或无症状性心肌缺血时应行 24 小时动态心电图。

# 四、诊断要点

慢性心力衰竭的诊断是综合病因、病史、症状、体征及辅助检查而做出的。首先应有明确的器质性心脏病的诊断，症状、体征是诊断心力衰竭的关键。例如，左心衰竭肺淤血引起的呼吸困难、肺部啰音，右心衰竭的体循环淤血引起的体征是诊断心力衰竭的重要依据。

# 五、治疗原则

## （一）病因治疗

**1. 去除病因**　是心力衰竭治疗的根本方法。如控制高血压，改善冠心病心肌缺血，手术治疗心瓣膜病等。

**2. 消除诱因**　抗感染、控制心律失常、纠正电解质紊乱及酸碱失衡、治疗贫血与出血、避免输液过多过快、避免过度劳累及情绪激动等。

## （二）一般治疗

**1. 休息**　严重心力衰竭时应卧床休息，避免体力劳动，降低心脏负荷，心功能改善后，鼓励患者根据个体情况逐渐恢复体力活动。

**2. 控制钠盐摄入**　减少钠盐摄入，可减少体内水钠潴留，减轻心脏前负荷，减轻水肿症状等。

## （三）药物治疗

**1. 利尿药**　适用于所有有症状的心力衰竭患者。利尿药不但可以消除水肿，减少血容量和减轻心脏前负荷，而且能够通过降低血压来减轻心脏后负荷，从而增加心输出量，改善心功能。常用利尿药包括：①排钾利尿药：噻嗪类利尿药如氢氯噻嗪、氯噻酮；袢利尿药如呋塞米。②保钾利尿药：如螺内酯（安体舒通）、氨苯蝶啶等。利尿药宜根据心力衰竭程度、急缓及原有心脏病的不同特点来选用。

**2. 肾素 - 血管紧张素 - 醛固酮系统抑制药**　根据心力衰竭患者的情况及早使用。主要通过降低心力衰竭患者神经体液代偿机制的不利影响，抑制心血管的重构，改善慢性心力衰竭患者的远期预后。常用药物有：①血管紧张素转换酶抑制药（ACEI）：如卡托普利、贝那普利、赖诺普利等。②血管紧张素 II 受体拮抗药（ARB）：如缬沙坦、氯沙坦、厄贝沙坦等。ARB 可作为不能耐受 ACEI 类不良反应的替代药。目前不主张心力衰竭患者 ACEI 和 ARB 联合应用。③醛固酮受体拮抗药：如螺内酯、依普利酮等。④肾素抑制药：如阿利吉仑等。

**3. β 受体阻断药**　可抑制交感神经激活对心力衰竭患者代偿机制的不利影响，长期应用能减轻症状、改善预后、降低病死率和住院率。临床应用时应根据患者的心功能状态，从小剂量开始，逐渐增加剂量，适量长期维持。突然停药可致临床症状恶化，应予避免。临床常用药物有卡维地洛、美托洛尔、比索洛尔等。

**4. 正性肌力药**

（1）洋地黄类药物　能增强心肌收缩力，抑制心脏传导系统，兴奋迷走神经，从而提高心输出量，减慢心率。常用药物有毒毛花苷 K、毛花苷丙（西地兰）、地高辛。洋地黄的用量个体差异很大，且治疗量和中毒量很接近，在老年人及缺氧、低血钾等情况下，极易发生洋地黄中毒，甚至危及生命。因此在临床应用中一定要观察其不良反应。洋地黄中毒的主要表现有：①胃肠道反应：恶心、呕吐、腹痛、腹泻；②心律失常：最常见的是室性期前收缩二联律，还可见房性期前收缩、心房颤动、房室传导阻滞等；③神经系统表现：头痛、失眠、忧郁、眩晕甚至神志错乱；④视觉改变：出现黄绿视或复视。出现洋地黄中毒反应时，应立即停用洋地黄制剂及排钾利尿药，补充钾盐，纠正心律失常。

（2）非洋地黄类正性肌力药物　主要有β受体激动药，如多巴胺、多巴酚丁胺；磷酸二酯酶抑制药，如氨力农、米力农等。

*考点：洋地黄药物中毒的识别和处理*

**5. 血管扩张药**　慢性心力衰竭的治疗并不推荐使用血管扩张药，仅在伴有心绞痛或高血压的患者考虑联合应用，对有心脏流出道或瓣膜狭窄的患者禁用。

*考点：慢性心力衰竭的治疗原则*

# 第 2 节　急性心力衰竭

**案例 4-2**

张先生，50 岁。因急性前壁心肌梗死入院，经治疗后病情明显好转。于第 3 天在室内活动时，突感呼吸困难、咳嗽、咳出大量泡沫样痰，伴大汗。查体：血压 90/60mmHg，端坐位，口唇发绀，双肺可闻及湿啰音及哮鸣音，心率 110 次 / 分，律齐，心尖区可闻及舒张期奔马律。

问题：张先生发生了什么情况？应采取什么抢救措施？

急性心力衰竭是指心力衰竭急性发作和（或）加重的一种临床综合征。临床上最常见的是急性左心衰竭，主要是急性肺水肿的表现。

## 一、病因和发病机制

**1. 病因**　常见病因为急性弥漫性心肌损害，如急性广泛性心肌梗死、急性心肌炎等；心脏负荷突然增加及严重的心律失常等。

**2. 发病机制**　心脏收缩力突然严重减弱或左房室瓣急性反流，左心室排血量急剧下降，左室舒张末压急剧升高而导致肺静脉压骤然升高，出现急性肺淤血，当肺毛细血管渗透压超过一定数值时，则有大量浆液由毛细血管渗出至肺间质和肺泡内，发生急性肺水肿，严重者同时出现心源性休克。

## 二、临床表现

**1. 症状**　突发严重的呼吸困难，呼吸频率每分钟达 30 ~ 40 次，强迫端坐位、表情痛苦、烦躁不安、面色灰白、口唇发绀、大汗淋漓、频繁咳嗽，咳出大量白色或粉红色泡沫痰。

**2. 体征**　听诊两肺满布湿啰音和哮鸣音，心尖区可闻及舒张期奔马律，肺动脉瓣区第二心音亢进。如不及时抢救，可因严重缺氧和心输出量锐减，导致心源性休克而死亡。

*考点：急性左心衰竭的临床表现*

## 三、诊断要点

根据典型症状与体征，一般不难诊断。所有患者如有条件均需急查心电图、胸部 X 线片、B 型利钠肽（BNP）水平、心肌肌钙蛋白（cTn）、尿素氮、肌酐、电解质、血糖、全血细胞计数、肝功能等。

## 四、治疗原则

急性左心衰竭时的缺氧和严重呼吸困难是致命的威胁，须尽快缓解。

### （一）一般处理

**1. 体位**　取坐位或半卧位，两腿下垂，以减少静脉回心血量，减轻心脏负荷。

**2. 吸氧**　保持气道通畅的情况下，立即给予高流量鼻导管吸氧（6～8L/min），氧气可经 20%～30% 乙醇湿化，以降低肺泡内泡沫的表面张力，改善通气。对病情特别严重者应采取无创呼吸机持续加压给氧，使肺泡内压增加，既可使气体交换加强，又可对抗组织液向肺泡内渗透。

**3. 镇静**　对烦躁不安的患者，静脉注射吗啡 3～5mg。吗啡可使患者镇静，还能扩张外周血管，减少回心血量，减轻心脏负担，减轻呼吸困难，降低耗氧量。对老年人及意识不清、已有呼吸抑制、休克者慎用。

### （二）药物治疗

**1. 利尿药**　可静脉注射呋塞米 20～40mg，以减少血容量，减轻心脏负荷。

**2. 氨茶碱**　具有强心、利尿、平喘及降低肺动脉压等作用，是早期肺水肿患者有效的辅助治疗药物。一般用氨茶碱 0.25g 加入 5% 葡萄糖注射液 20ml 内缓慢静脉注射。

**3. 正性肌力药物**　可用毛花苷丙、毒毛花苷 K 等缓慢静脉注射。

**4. 血管扩张药**　降低外周阻力，减少回心血量，减轻呼吸困难。以静脉用药为主，常用制剂有硝酸甘油、硝普钠、乌拉地尔等，用药过程中注意监测血压。

*考点：急性左心衰竭的治疗原则*

# 第 3 节　心律失常

**案例 4-3**

刘女士，42 岁。因间断性心慌、气短 2 年，加重 3 天入院。既往有高血压病史。2 年前患者间断出现心慌、气短症状，休息可缓解，未治疗。3 天前患者无明显诱因再次出现上述症状，休息不缓解，就诊当地诊所，给予口服速效救心丸、复方丹参滴丸，因效果不佳来院就诊。查体：T35.5℃，P96 次/分，R20 次/分，BP 142/74mmHg。心率 112 次/分，律不齐，第一心音强弱不等，未闻及杂音，肺、腹未见明显异常。行心电图检查示：P 波消失，代之以大小、形态不等的 f 波，频率 360 次/分，QRS 波群形态正常，频率为 112 次/分，心室律不规则。

问题：1. 该案例中刘女士发生了什么情况？
　　　2. 应如何进行处理？

心律失常是指心脏搏动起源的部位、频率、节律、传导速度或顺序异常。

## 一、心律失常的分类

心律失常按其发生的原理可分为以下两种。

### （一）冲动形成异常

**1. 窦性心律失常**　如窦性心动过速、窦性心动过缓、窦性心律不齐、窦性停搏、病态窦房结综合征等。

**2. 异位心律失常**　包括①主动性异位心律：包括期前收缩、阵发性心动过速、扑动和颤动。②被动性异位心律：包括逸搏和逸搏心律。

### （二）冲动传导异常

**1. 生理性传导异常**　包括干扰及干扰性房室分离等。

**2. 病理性传导异常**　如窦房传导阻滞、房内传导阻滞、房室传导阻滞、束支传导阻滞、室内传导阻滞等。

**3. 房室间传导途径异常**　如预激综合征。

# 二、窦性心律失常

正常窦性心律的冲动起源于窦房结，频率为 60 ～ 100 次 / 分。窦性心律失常是窦房结发放冲动的频率、节律异常或窦性冲动向心房传导受阻所引起的心律失常。

## （一）窦性心动过速

安静状态下成年人窦性心律的频率超过 100 次 / 分，即为窦性心动过速。

**1. 病因**　可见于健康人在运动、饮酒、饮浓茶、饮咖啡、情绪激动等情况时；某些病理情况如发热、贫血、休克、心力衰竭、甲状腺功能亢进或应用某些药物如阿托品、麻黄碱、异丙肾上腺素等时可出现窦性心动过速。

**2. 临床表现**　除原发病症状外，患者可无症状或有心悸、头晕及乏力表现。窦性心动过速通常逐渐开始、逐渐终止。

**3. 心电图特征**　窦性 P 波，P-R 间期≥ 0.12 秒，P-P 间期＜ 0.6 秒（图 4-1）。

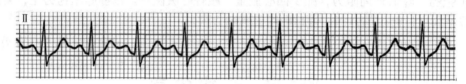

**图 4-1　窦性心动过速**

**4. 治疗原则**　一般不需特殊治疗，针对原发病做相应处理。必要时应用 β 受体阻滞药或非二氢吡啶类钙通道阻滞药减慢心率。

*考点：窦性心动过速的病因和心电图特征*

## （二）窦性心动过缓

成年人清醒时，窦性心律的频率低于 60 次 / 分时，称为窦性心动过缓。

**1. 病因**　可见于健康的青年人、运动员、睡眠状态时；器质性心脏病如冠心病、心肌炎、心肌病等，颅内高压、严重缺氧、低温、甲状腺功能低下、阻塞性黄疸等可出现窦性心动过缓；服用洋地黄及抗心律失常药物如 β 受体阻滞药、胺碘酮、钙通道阻滞药等也可引起窦性心动过缓。

**2. 临床表现**　多无自觉症状，当心率过慢致组织血流量灌注不足时，患者可有胸闷、头晕甚至晕厥等症状。

**3. 心电图特征**　窦性 P 波，P-R 间期≥ 0.12 秒，P-P 间期＞ 1.0 秒（图 4-2）。

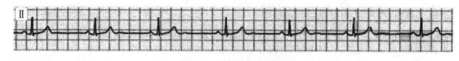

**图 4-2　窦性心动过缓**

**4. 治疗原则**　无明显症状者无需治疗。症状明显者用阿托品或异丙肾上腺素等药物，症状不能缓解者可考虑安装心脏起搏器。

*考点：窦性心动过缓的病因和心电图特征*

## （三）窦性心律不齐

窦房结不规则地发出冲动，引起心脏收缩与舒张的节律不齐，出现快慢不规则的心律，称为窦性心律不齐。

**1. 病因**　常见于年轻人，与呼吸周期有关，生理性窦性心律不齐随年龄增长而减少；病理性者见于冠心病、心肌炎、心肌病等。

**2. 临床表现**　多无症状，如两次心脏搏动间隔时间较长时，可有心悸感。

**3. 心电图特征**　窦性心律，同一导联的 P-P 间距差异大于 0.12 秒（图 4-3）。

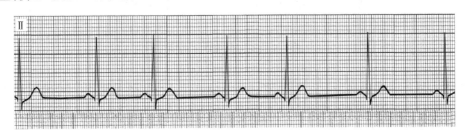

**图 4-3　窦性心动过缓及窦性心律不齐**

**4. 治疗原则**　通常不需治疗，消除诱因后，症状可消失。心率过慢且有症状的患者应用提高心率的药物如阿托品、异丙肾上腺素等。

### （四）窦性停搏

窦性停搏，又称窦性静止，指窦房结停止发出冲动，使心脏暂时停搏，或由低位起搏点（房室结或心室）发出逸搏或逸搏心律控制心室。

**1. 病因**　生理性见于咽部受刺激、气管插管及按压颈动脉窦或眼球等刺激迷走神经反射时；病理性常由炎症、缺血、损伤及退行性变化等损伤了窦房结的自律细胞引起；另外，洋地黄、奎尼丁、β 受体阻滞药等药物过量也可引起。

**2. 临床表现**　心脏停搏时间较长且无逸搏时，患者可出现头晕、黑蒙、短暂意识丧失或晕厥，严重者导致死亡。

**3. 心电图特征**　规律的窦性心律中，一段较正常 P-P 间期明显延长的间期内无 P 波或 P 波与 QRS 波群均不出现，长的 P-P 间期与基本的窦性 P-P 间期无倍数关系（图 4-4）。

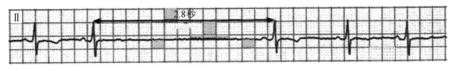

**图 4-4　窦性停搏**

**4. 治疗原则**　由迷走神经张力增高引起的窦性停搏，不需特殊处理，消除相关因素后可自行恢复；对于病理性窦性停搏，需对因处理，有反复晕厥史者，应及时安装人工心脏起搏器。

### （五）病态窦房结综合征

病态窦房结综合征（sick sinus syndrome，SSS，简称病窦综合征）是由于窦房结及其邻近组织病变导致窦房结起搏功能和（或）传导功能障碍，产生多种心律失常和临床症状的综合表现。

**1. 病因**　可引起窦房结病变的因素都可导致病态窦房结综合征，如冠心病、心肌病、风湿性心脏病、甲状腺功能减退等。

**2. 临床表现**　主要是脏器供血不足的症状。轻者乏力、头晕眼花、失眠、记忆力差、反应迟钝等，严重者可引起短暂黑蒙、晕厥或短暂的意识丧失。

**3. 心电图特征**　①持续而明显的窦性心动过缓（心率＜ 50 次 / 分），且非药物引起；②窦性停搏与窦房结阻滞并存；③窦房结传导阻滞与房室传导阻滞并存；④慢 - 快综合征，即心动过缓与房性快速性心律失常交替发作（图 4-5）。

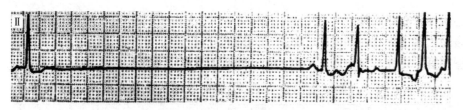

**图 4-5　病态窦房结综合征**

**4. 治疗原则**　尽可能明确病因，对因处理。不伴快速性心律失常的患者，可试用阿托品、异丙肾上腺素以提升心率；尽量避免应用减慢心率的药物。症状明显者，最好安装心脏起搏器，在此基础上应用抗心律失常的药物。

**考点：病窦综合征的心电图特征**

🔗 **链接**　心脏起搏器与电器

安装心脏起搏器的患者，应避免周围电器对起搏器功能的干扰。一般电视机、收音机、吸尘器、电吹风、电熨斗、洗衣机、电热毯、传真机、复印机、音响、耳机、电脑、冰箱等对起搏器无影响。而手机、大功率对讲机、电焊机、金属探测仪等靠近起搏器会有影响。高压设备、大型电动机、发电机、广播天线、有强磁场的设备等对起搏器影响较大。因此，患者不能进行磁共振、电热疗、磁疗等影响起搏器功能的检查与治疗。手术电刀、心脏除颤器、冲击碎石仪、经皮电刺激仪等可能会影响起搏器工作，治疗前应向医师讲明安装起搏器的情况。

# 三、期前收缩

期前收缩是临床上最常见的心律失常，是窦房结以外的起搏点提早发出冲动的主动异位心律。根据异位起搏点的部位不同，可分为房性期前收缩、房室交界性期前收缩和室性期前收缩 3 种，以室性最多见，房室交界性较少见。

## （一）病因

**1. 生理性因素**　健康人在情绪激动、精神紧张、疲劳、过度吸烟、饮酒、饮浓茶等时可出现。

**2. 病理性因素**　主要见于各种心脏病，如冠心病、心肌炎、风湿性心瓣膜病、心力衰竭等；发热、贫血、甲状腺功能亢进、电解质紊乱及酸碱平衡失调等可引起。

**3. 药物**　阿托品、肾上腺素、洋地黄、奎尼丁、普鲁卡因胺等可引起。

**考点：期前收缩的病因**

## （二）临床表现

**1. 症状**　多无明显不适，少数有心脏停搏感、心悸、心前区不适和乏力等。

**2. 体征**　除原有心脏病的阳性体征外，在规律的心律中出现提早的心脏搏动，听诊第一心音增强，第二心音减弱，之后有一较长的间歇（代偿间歇），同时可伴有触诊该次脉搏的减弱或消失。

## （三）心电图特点

**1. 房性期前收缩**　①提前出现房性 P′ 波，形态与窦性 P 波形态不同；②下传的 QRS 波群形态一般情况下与窦性心律相同；③不完全性代偿间歇，即期前收缩前后两个窦性波之间的间隔短于正常 P-P 间隔的两倍（图 4-6）。

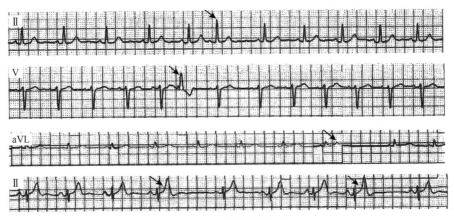

**图 4-6** 房性期前收缩

**2. 房室交界性期前收缩** ①提前出现 QRS 波及逆行 P′ 波，逆行 P 波可位于 QRS 之前、之中或之后；② QRS 波形态正常或略有变异；③多为完全性代偿间歇，即期前收缩前后两个窦性 P 波之间的间隔等于正常 P-P 间隔的 2 倍（图 4-7）。

**3. 室性期前收缩** ①提前出现一个宽大畸形的 QRS 波群，QRS 波时限常＞ 0.12 秒，前面无相关 P 波；② T 波方向与主波方向相反；③为完全性代偿间歇（图 4-8）。

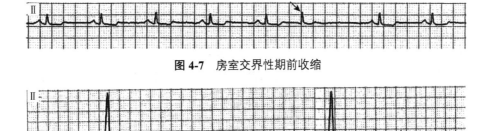

**图 4-7** 房室交界性期前收缩

**图 4-8** 室性期前收缩

*考点：室性期前收缩的心电图表现*

### （四）治疗原则

**1. 房性期前收缩或房室交界性期前收缩** 一般无需特殊治疗。如有明显症状时，可用 β 受体阻滞药或普罗帕酮等治疗。

**2. 室性期前收缩** 如无器质性心脏病，且无明显症状，一般无需治疗；如有明显症状，则去除诱因，可用 β 受体阻滞药治疗；如有器质性心脏病，应积极治疗原发病，去除诱因。

## 四、阵发性心动过速

期前收缩持续而规则地连续发生 3 次或以上者，称为阵发性心动过速。其特点是突发突止，心率较快，且节律规则或较规则。根据异位起搏点的不同，可分为阵发性房性心动过速、阵发性房室交界性心动过速和阵发性室性心动过速（简称室速）3 种，临床上因前两种在心电图上有时难以区分且两者的处理原则相同，故合称为阵发性室上性心动过速（简称室上速）。

### （一）病因和发病机制

**1. 阵发性室上性心动过速** 常发生于无器质性心脏病者，以预激综合征显性或隐性旁路折返、房室结内折返所致者最多见；由心房异位节律点兴奋性增强所致的房性心动过速多伴有器质性心脏病，如风湿性心脏病、甲状腺功能亢进性心脏病、冠心病及高血压心脏病等。

**2. 阵发性室性心动过速**　90% ～ 95% 的患者有器质性心脏病，多见于冠心病急性心肌梗死，其次是心肌病、心力衰竭、二尖瓣脱垂、风湿性心脏病等，以及代谢障碍、电解质紊乱等，偶尔见于无明显器质性心脏病者。诱因多为情绪激动、突然体位改变、用力或饱餐等。

### （二）临床表现

**1. 阵发性室上性心动过速**　心动过速常突发突止，持续时间长短不一。症状轻重取决于心室率的快慢程度和持续时间，轻者常见心悸、胸闷、头晕和焦虑不安，严重者可有晕厥、心绞痛、心力衰竭和休克等。听诊心律规则，第一心音强度恒定。

**2. 阵发性室性心动过速**　多突然发作，发作时血流动力学障碍程度较严重，心脑血管供血不足表现较明显，有血压降低、呼吸困难、少尿、晕厥、心绞痛、急性左心衰竭等表现，甚至出现阿 - 斯综合征、猝死。听诊心律轻度不规则，第一心音强度不等。

### （三）心电图特征

**1. 阵发性室上性心动过速**　①3 个或 3 个以上的房性或房室交界性期前收缩连续出现，QRS 波群时限、形态均正常；②P′ 波与窦性 P 波形态不同或 P′ 波不易辨认；③心率 160 ～ 250 次 / 分，节律规则；④起始突然，常由 1 个期前收缩触发，随之引起心动过速发作（图 4-9）。

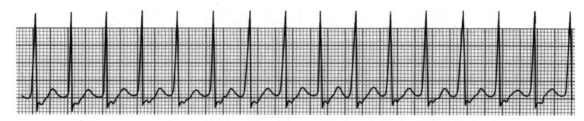

图 4-9　阵发性室上性心动过速

**2. 阵发性室性心动过速**　①3 个或 3 个以上室性期前收缩连续出现；②心室率 140 ～ 200 次 / 分，节律略不规则；③ QRS 波群宽大畸形，时限 > 0.12 秒，T 波与主波方向相反；④心房独立活动，与 QRS 波群无固定关系；⑤可有心室夺获与室性融合波。心室夺获是指室性心动过速发作时少数室上性冲动可下传至心室，引起 1 次提前发生的正常 QRS 波群。室性融合波指室上性冲动和室性冲动同时激动心室，引起心室搏动，室性融合波的 QRS 波群形态介于窦性与异位心室搏动之间。心室夺获和室性融合波是确立室性心动过速的重要依据（图 4-10）。

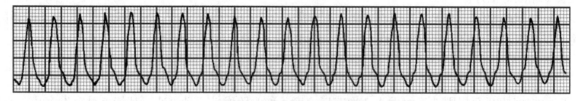

图 4-10　阵发性室性心动过速

### （四）治疗原则

**1. 阵发性室上性心动过速**

（1）急性发作时处理　①刺激迷走神经：如屏气后用力呼气，刺激咽喉部引起恶心，压迫颈动脉窦等；②药物疗法：首选腺苷，无效可静脉注射维拉帕米，亦可选用普罗帕酮、毛花苷丙等；③同步直流电复律：当患者血流动力学不稳定时，首选同步直流电复律。

（2）预防复发　对发作频繁、药物疗效差者，可选射频消融术根治。

**2. 阵发性室性心动过速**　无器质性心脏病的非持续性室速者，如无症状和无血流动力学异常，无需进行治疗；有器质性心脏病的非持续性室速则需治疗；持续性室速，无论有无器质性心脏病均需治疗。

（1）终止发作　如无血流动力学异常，可静脉注射利多卡因或胺碘酮；如血流动力学紊乱，则首选同步直流电复律。

（2）预防复发　避免诱因，多采用药物治疗，如口服美西律、胺碘酮、普罗帕酮等。

# 五、心房颤动

心房颤动简称房颤，是由心房内多个异位起搏点各自以不同的速率发放快速而不协调的冲动所引起，心房内肌纤维不协调地收缩，失去了有效的收缩功能。根据发作时间的长短可分为阵发性房颤和持续性房颤，根据心室率的快慢分为快速性房颤和缓慢性房颤。

## （一）病因

绝大多数心房颤动见于器质性心脏病，最常见于风湿性心瓣膜病二尖瓣狭窄，其次是冠心病、甲状腺功能亢进、心肌病、高血压心脏病、肺源性心脏病及洋地黄中毒等；也可见于无器质性病变患者，在情绪激动、运动、饮酒或术后发生。

*考点：心房颤动的病因*

## （二）临床表现

除原发病的症状外，临床表现多与心室率快慢有关，心室率接近正常者，一般无症状；心室率快的患者，可出现胸闷、心悸等。听诊有第一心音强弱不等、心律绝对不规则及脉搏短绌。

## （三）心电图特征

1. P 波消失，代之以大小、形态不同的心房颤动波（f 波），频率为 350 ～ 600 次 / 分。
2. 心室率为 100 ～ 160 次 / 分，心室律绝对不规则。
3. QRS 波群形态大多正常（图 4-11）。

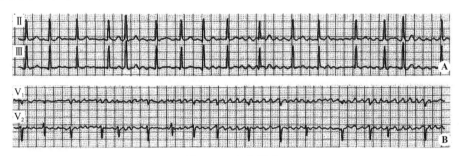

**图 4-11　心房颤动**

*考点：心房颤动的心电图表现*

## （四）治疗原则

**1. 针对病因积极治疗原发病**　如风湿性心瓣膜病、冠心病、高血压、甲状腺功能亢进等。

**2. 预防血栓**　慢性房颤患者给予抗凝药物，如阿司匹林或华法林等。

**3. 转复心律**　急性房颤超过 48 小时未转复或慢性持续性房颤应转复心律，可行药物转复，也可行直流电复律。

**4. 控制心室率**　心室率快者可应用 β 受体阻滞药、洋地黄等，使安静状态时心室率在 60 ～ 80 次 / 分，轻微活动后心室率＜ 100 次 / 分。

# 六、心室颤动

心室颤动简称室颤，为许多相互交叉的折返电活动波引起的心室活动不协调的病理表现，导致心脏排血量极低，是最严重的致命性心律失常，常为患者临终前的表现。如不及时抢救，患者可在数分钟内死亡。

**1.病因**    心室颤动多见于严重缺血性心脏病，也可由抗心律失常药物如洋地黄、奎尼丁等中毒引起，还可见于严重缺氧、电解质紊乱及触电、溺水、低温等。

*考点：心室颤动的病因*

**2.临床表现**    突然意识丧失、抽搐，心音消失、脉搏消失，血压测不到，继而呼吸停止。

**3.心电图特征**

（1）形态、频率、振幅极不规则的波形，无法区分 QRS-T 波群。

（2）心室率 150 ～ 500 次 / 分（图 4-12）。

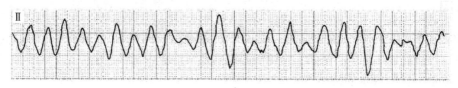

图 4-12    心室颤动

*考点：心室颤动的心电图表现*

**4.治疗原则**    一旦确认为心室颤动，应争分夺秒地进行抢救，按照心肺脑复苏原则进行，尽快建立有效呼吸和循环。

# 七、房室传导阻滞

房室传导阻滞又称房室阻滞，是指窦房结发出的冲动，从心房传到心室的过程中，由于房室交界区冲动传导迟延或阻断，造成冲动部分或完全被阻滞。根据传导阻滞的严重程度，可将其分为三度。一度传导阻滞是每个心房冲动都能传入心室，但房室传导时间延长，二度传导阻滞分为Ⅰ型和Ⅱ型。Ⅰ型房室传导阻滞表现为传导时间逐渐延长，直至一次冲动不能下传；Ⅱ型房室传导阻滞表现为传导时间相等，但间歇出现一次冲动不能下传。三度传导阻滞是全部冲动不能被传导，心房、心室各自按照自己的节律搏动。

*考点：房室传导阻滞的分度*

## （一）病因

正常人或运动员在迷走神经张力增高时可出现不完全性房室传导阻滞，常于夜间发生。器质性心脏病如急性心肌梗死、心肌炎、心肌病、先天性心脏病、高血压心脏病等可引起。其他如洋地黄中毒、电解质紊乱、甲状腺功能低下等亦可引起。

## （二）临床表现

1. 一度房室传导阻滞患者通常无症状，听诊时心尖部第一心音减弱。

2. 二度房室传导阻滞患者可有心悸与心搏脱落感，Ⅰ型房室传导阻滞听诊时第一心音强度逐渐减弱并有心搏脱落；Ⅱ型房室传导阻滞听诊时有心搏脱落但第一心音强度恒定。

3. 三度房室传导阻滞症状取决于心室率的快慢，轻者可出现疲乏、晕厥、心绞痛、心力衰竭等症状，重者可发生意识丧失、抽搐，甚至阿-斯综合征或猝死。听诊心率慢而规则，第一心音强弱不等。

*考点：房室传导阻滞的临床表现*

## （三）心电图特征

**1. 一度房室传导阻滞** 表现为 P-R 间期大于 0.20 秒，无 QRS 波群脱漏（图 4-13）。

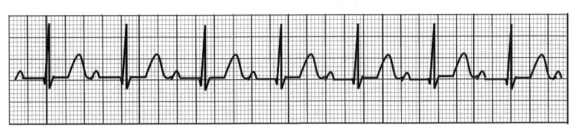

图 4-13 一度房室传导阻滞

**2. 二度房室传导阻滞**

（1）I 型 P 波规律出现，P-R 间期进行性延长，直至一个心房冲动不能下传心室，即 P 波后脱落一个 QRS 波；脱漏后 P-R 间期又得到一定程度的恢复，之后又逐渐延长，重复上述周期，这种现象称文氏现象（图 4-14）。

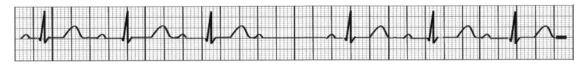

图 4-14 二度房室传导阻滞 I 型

（2）II 型 P 波后突然出现 QRS 波群的脱漏，不能下传心室，冲动在心房和心室之间按比例下传，而 P-R 间期固定不变（图 4-15）。

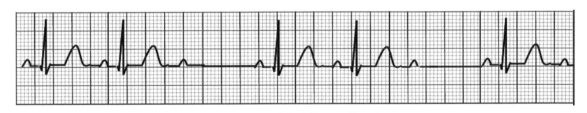

图 4-15 二度房室传导阻滞 II 型

**3. 三度房室传导阻滞** 心房与心室活动各自独立，P 波和 QRS 波群无固定关系，形成完全性房室分离，P-P 间期相等，R-R 间期相等。但 P-P 间期与 R-R 间期之间没有关系，心房率超过心室率，QRS 波群时限、形态与频率取决于阻滞部位，如阻滞部位高，则 QRS 波群形态接近正常，心室率 35 ～ 50 次 / 分，如阻滞部位低，则 QRS 波群宽大畸形，心室率低于 35 次 / 分（图 4-16）。

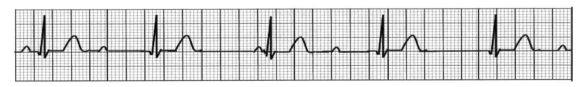

图 4-16 三度房室传导阻滞

**考点：** 房室传导阻滞的心电图特征

## （四）治疗原则

针对病因进行治疗。一度或二度 I 型房室传导阻滞心室率不慢者，无需治疗；二度 II 型与三度房室传导阻滞，心室率过慢，可用阿托品、异丙肾上腺素等药物，如心室率低于 40 次 / 分，且症状严重者，应首选临时或永久性心脏起搏器治疗。

# 第4节　原发性高血压

**案例 4-4**

李先生，40 岁。身高 172cm，体重 103kg，既往体健。近 2 个月出现头痛、头晕。反复多次测量血压为（140 ～ 150）/（90 ～ 106）mmHg，查体除血压增高外未见其他异常。

**问题：** 该案例中李先生能不能诊断高血压，属几级高血压？首选的治疗措施是什么？

原发性高血压是以体循环动脉压升高为主要表现的临床综合征，简称高血压病。其主要危害是引起心、脑、肾、视网膜等重要脏器损害，最终导致这些器官衰竭，是心血管疾病死亡的主要原因之一。

目前，我国采用国际上统一的血压分类标准，在未用降压药情况下，非同日 3 次测量血压，收缩压 ≥ 140mmHg 和（或）舒张压 ≥ 90mmHg，诊断为高血压。高血压分级标准见第 1 章第 3 节血压标准相关内容。

## 一、病因和发病机制

### （一）病因

病因目前尚未完全明确，一般认为是在遗传背景下由多种因素作用引起的。

**1. 超重和肥胖**　可增加高血压和心脑血管疾病的患病风险，尤其是中心性肥胖。

**2. 膳食**　高盐、高脂饮食可导致血压升高，过量饮酒可增加血压升高的风险。

**3. 吸烟**　可使交感神经末梢释放去甲肾上腺素增加而致血压增高。

**4. 精神心理因素**　焦虑、抑郁状态可增加高血压的患病风险。

**5. 其他**　年龄、高血压家族史、缺乏体力活动，以及糖尿病、血脂异常等。个体具有的危险因素越多，程度越严重，血压水平越高，高血压患病风险越大。

### （二）发病机制

在多种因素作用下，由于交感神经系统功能亢进、肾素 - 血管紧张素 - 醛固酮系统（RAAS）激活、血管平滑肌细胞膜离子转运异常及胰岛素抵抗等机制，导致外周血管阻力增加，血压升高。

## 二、临床表现

**1. 一般表现**　起病隐匿，病情进展缓慢，早期多无症状，部分患者有头痛、头晕、失眠、乏力、胸闷、心悸等症状，少数患者在出现心、脑、肾及视网膜并发症后才被发现。体检可闻及主动脉瓣区第二心音亢进，长期持续性高血压可有左心室肥厚并闻及第四心音。高血压合并靶器官损害时可出现相应的体征，如合并脑部病变可出现失语、肢体偏瘫、锥体束征等。

**2. 急进型高血压**　又称恶性高血压，病情急剧发展，血压明显升高，舒张压持续 ≥ 130mmHg，并伴头痛、视物模糊、眼底出血、渗出和视盘水肿，肾损害突出，有持续性蛋白尿、血尿、管型尿，如不能及时有效地治疗，患者常死于肾衰竭、脑卒中或心力衰竭。

## 三、并　发　症

**1. 高血压危象**　在高血压病程中，因各种应激状况、突然停服降压药等诱因，使外周小动脉发生暂时性强烈痉挛而引起血压急剧上升，病情急剧恶化，引起一系列临床症状，如头痛、眩晕、烦躁、恶心、呕吐、心悸、气急及视物模糊等。

**2. 高血压脑病**　在重度高血压患者中，由于过高的血压超过了脑血流自动调节范围，导致脑水肿和颅内压升高而产生的一系列临床症状。主要表现为弥漫性严重头痛、呕吐，意识障碍、精神错乱，甚至昏迷、局灶性或全身性抽搐。

**3. 脑血管病**　包括脑血栓形成、脑梗死、短暂性脑缺血发作、脑出血等。

**4. 心力衰竭**　当后负荷过重时可引起心力衰竭。

**5. 慢性肾衰竭**　长期高血压控制不良，肾小球前小动脉阻力持续增高使肾小球毛细血管处于高灌注、高滤过、高跨膜压的状态，最终导致良性小动脉性肾硬化症，晚期出现肾衰竭。

**6. 主动脉夹层**　由于长期高血压对血管壁的冲击作用，导致主动脉内膜损伤，血液渗入主动脉中层形成夹层血肿，并沿着主动脉壁延伸剥离。该并发症是严重的心血管急症，也是猝死的病因之一。

*考点：高血压的并发症*

# 四、辅助检查

常规检查项目包括血液生化（血钾、血钠、空腹血糖、血脂、尿酸和肌酐）、血常规、尿液分析（尿蛋白、尿糖和尿沉渣镜检）、心电图等。这些检查有助于发现相关的危险因素和靶器官损害。根据需要还可以进一步检查超声心动图、颈动脉超声、口服葡萄糖耐量试验、糖化血红蛋白、血高敏处 C 反应蛋白、尿白蛋白与肌酐比值、尿蛋白定量、眼底检查、胸部 X 线摄片、脉搏波传导速度（PWV）以及踝臂血压指数（ABI）等。

# 五、诊断要点

主要依据为诊室测量的血压值，必须以未服用降压药物情况下，非同日测量 3 次血压，测定所得的平均值为依据。一旦诊断高血压，必须鉴别是原发性还是继发性。原发性高血压患者需做有关实验室检查，评估靶器官损害和相关危险因素。

高血压患者应做心血管危险分层。根据血压升高水平、其他心血管危险因素、糖尿病、靶器官损害以及并发症情况将高血压患者分为低危、中危、高危和极高危（表 4-3）。

| 表 4-3　高血压患者心血管危险分层标准 | | | |
|---|---|---|---|
| 其他危险因素和病史 | 血压水平 | | |
| | 1 级 | 2 级 | 3 级 |
| 无其他危险因素 | 低危 | 中危 | 高危 |
| 1 ～ 2 个其他危险因素 | 中危 | 中危 | 极高危 |
| 3 个以上其他危险因素，或靶器官损害 | 高危 | 高危 | 极高危 |
| 有并发症或合并糖尿病 | 极高危 | 极高危 | 极高危 |

用于分层的其他心血管危险因素：①年龄（男性＞ 55 岁、女性＞ 65 岁）；②吸烟；③糖耐量受损和（或）空腹血糖受损；④血脂异常，TC=5.7mmol/L（220mg/dl）或 LDL-C ＞ 3.3mmol/L（130mg/dl）或 HDL-C ＜ 1.0mmol/L（40mg/dl）；⑤早发心血管病家族史（一级亲属发病年龄男性＜ 55 岁，女性＜ 65 岁）；⑥腹型肥胖，腰围男性 =90cm，女性 =85cm 或肥胖（BMI=28kg/m$^2$）；⑦血同型半胱氨酸升高（≥ 10μmol/L）；⑧用于分层的靶器官损害：左心室肥厚，有动脉粥样斑块形成，血肌酐升高、蛋白尿。并发症：心脏病，脑血管病，肾病，血管疾病；高血压性视网膜病变。

# 六、治疗原则

应采取综合治疗措施，且必须坚持终身治疗。

## （一）治疗目标

一般人群血压降至＜ 140/90mmHg；合并糖尿病、慢性肾病者，血压降至＜ 130/80mmHg；老年收缩性高血压收缩压控制在 140 ～ 150mmHg，舒张压应＜ 90mmHg，但不低于 65 ～ 70mmHg。

**考点：高血压的治疗目标**

## （二）治疗措施

**1. 改善生活行为**　适用于所有高血压患者。①减轻体重：尽量将 BMI 控制在＜ 25kg/m²；②减少钠盐摄入：每天食盐量以不超过 5g 为宜；③补充钙和钾盐：多吃新鲜的蔬菜水果；④减少脂肪摄入：膳食中脂肪量应控制在总热量的 25% 以下；⑤戒烟、限酒：饮酒量每天不超过相当于 50g 乙醇的量；⑥增加运动：有利于改善胰岛素抵抗和减轻体重，稳定血压水平。

> 🔗 **链接**　高血压患者的合理运动
>
> 　　合理运动可稳定和降低血压，平均每周锻炼 75 分钟，收缩压平均下降 12mmHg，舒张压下降 8mmHg。但应注意运动的方式和运动量。一般选择快走、慢跑、骑自行车、游泳、打太极拳等有氧运动，运动量以运动时心率在最大心率和最小心率之间为宜。最大心率＝（220 —年龄）×85%，最小心率＝（220 —年龄）×70%。

**2. 降压药物治疗**　适用于以下患者：① 2 级或以上的患者；②合并糖尿病、已有靶器官损害和并发症患者；③凡血压升高持续 6 个月以上，改善生活行为后血压不能控制者。目前临床常用的药物可归纳为五大类。

（1）ACEI　用于各种类型及程度的高血压，对伴有心力衰竭、左心室肥大、心肌梗死、糖尿病肾病等并发症的患者尤为适宜。通过抑制血管紧张素转换酶而使血管紧张素 Ⅱ 生成减少，同时抑制缓激肽的分解而起降压作用。常用药物有卡托普利、依那普利、贝那普利、培哚普利等。

（2）ARB　其适应证与 ACEI 相同，降压主要通过选择性阻滞血管紧张素 Ⅱ 受体，阻断了其收缩血管、水钠潴留的作用。其不良反应少，可作为不能耐受 ACEI 不良反应的替代药物。常用药物有氯沙坦、缬沙坦、厄贝沙坦、替米沙坦等。

（3）β 受体阻滞药　适用于各种不同程度的高血压，尤其是心率较快的中青年患者或合并心绞痛的患者。主要通过与 β 肾上腺素受体结合，抑制心率和心肌收缩力，使心输出量降低，达到降压的目的。常用药物有普萘洛尔、美托洛尔、阿替洛尔、卡维地洛等。

（4）钙通道阻滞药　适用于中、重度高血压的治疗，尤其适用于老年人收缩期高血压的治疗。主要是能阻滞 $Ca^{2+}$ 通道，抑制血管平滑肌细胞及心肌细胞 $Ca^{2+}$ 内流，导致心肌收缩力下降、血管平滑肌松弛、血管扩张而降低血压。常用药物有硝苯地平、尼群地平、氨氯地平及硝苯地平缓释剂、非洛地平缓释剂等。

（5）利尿药　适用于轻、中度高血压。能增强其他降压药物的疗效，主要通过利尿排钠、降低容量负荷而降低血压。常用药物包括氢氯噻嗪、氨苯蝶啶、阿米洛利、呋塞米、吲达帕胺等。

**考点：高血压的用药种类**

# 第 5 节　冠状动脉粥样硬化性心脏病

冠状动脉粥样硬化性心脏病（简称冠心病）是指冠状动脉因粥样硬化使冠状动脉管腔狭窄、阻塞，导致心肌缺血、缺氧而引起的心脏病，统称为冠状动脉性心脏病或冠状动脉疾病，归属为缺血性心脏病，是动脉粥样硬化导致器官病变的最常见类型。

冠心病的危险因素包括：①年龄、性别：本病多发生在 40 岁以后，男性多于女性，近年来临床发病有年轻化的趋势。②血脂异常：是动脉粥样硬化最重要的危险因素。③高血压：高血压者患本病概率比血压正常的人高 3 ～ 4 倍。④吸烟：是仅次于高脂血症、高血压的第三大危险因素。⑤糖尿病：糖尿病患者的动脉粥样硬化发生率比无糖尿病患者明显增高，且病变发展迅速。⑥其他：肥胖，体力活动少，长期摄取高热量、高脂肪、高胆固醇、高钠盐饮食，遗传因素，性格急躁等与动脉粥样硬化发生有关。

冠状动脉病变部位、程度和范围的差异使得冠心病有着不同的临床特点。1979 年，世界卫生组织将其分为五种类型：无症状性心肌缺血、心绞痛、心肌梗死、缺血性心肌病、猝死型冠心病。近年来趋向将冠心病分为急性冠脉综合征和慢性心肌缺血综合征两大类。急性冠脉综合征（acute coronary syndrome，ACS）包括不稳定型心绞痛（unstable angina，UA）、非 ST 段抬高型心肌梗死（non-ST segment elevation myocardial infarction，NSTEMI）和 ST 段抬高型心肌梗死（STEMI）；慢性心肌缺血综合征（chronic myocardial ischemia syndrome）包括无症状性心肌缺血、稳定型心绞痛和缺血性心肌病。本节重点讨论心绞痛和心肌梗死两种类型。

*考点：冠心病的危险因素和分型*

# 一、心　绞　痛

**案例 4-5**

李先生，62 岁。既往有高血压病史，发作性胸前区不适半个月。半个月来患者在劳动或情绪激动时出现胸前区不适，休息可缓解。查体：BP 152/100mmHg。心、肺、腹未见明显异常。

**问题：** 该案例中的李先生可能患有什么疾病？应选择哪些检查协助诊断？

心绞痛（angina pectoris）是在冠状动脉粥样硬化的基础上，由于血管管腔狭窄、痉挛，引起心肌急剧的、短暂的缺血、缺氧，导致以发作性胸痛或胸部不适为主要表现的一组临床综合征。根据其临床特点分为稳定型心绞痛和不稳定型心绞痛。

## （一）稳定型心绞痛

稳定型心绞痛（stable angina pectoris）是冠状动脉严重狭窄导致供血不足引起心肌急剧的、暂时的缺血与缺氧的临床综合征，常发生于心肌负荷增加的时候。

**1. 病因和发病机制**

（1）病因　冠状动脉粥样硬化是最基本的原因，其次为冠状动脉血流量减少或缺血性疾病。常见诱因有体力劳动、情绪激动、饱餐、便秘、寒冷、阴雨天气、吸烟、酗酒、血压过高或过低等。

（2）发病机制　正常情况下，冠状动脉血流量可根据机体需要来调节，运动时冠状动脉血流量可增加到休息时的 6 ～ 7 倍，以满足心脏对氧气的需求。当冠状动脉狭窄到一定程度时，虽在静息时仍能满足心脏需求，但存在诱因时无法供应足够的血液，心肌细胞就会缺血、缺氧。心肌在缺血、缺氧时产生大量的酸性及多肽类代谢产物，刺激心脏内自主神经的传入纤维末梢，传到大脑产生疼痛的感觉，这种痛觉多在与自主神经进入水平相同的脊髓段 $T_1$ ～ $T_5$ 的脊神经所分布的区域，即胸骨后及两臂的前内侧与小指，尤其是左侧，而不直接反映在心脏部位。

*考点：心绞痛的病因和诱因*

**2. 临床表现**

（1）症状　最主要的症状是发作性胸痛或胸部不适，具有以下特点。

1）部位：典型部位在胸骨体上中段之后，可波及心前区，疼痛范围约手掌大小，界限不清，可向左肩、左臂内侧放射至小指、环指；少部分为上腹部、咽部、颈部疼痛；每次心绞痛发作的部位相对固定。

2）性质：典型疼痛表现为压迫、发闷或紧缩感，也可为烧灼样疼痛，偶伴濒死感，每次发作，疼痛轻重程度不一，但性质基本一致；心绞痛发作时，患者被迫停止原来的活动，直至症状缓解。

3）诱因：指能引起心肌需氧量增加或冠状动脉血流量减少的因素，如体力劳动、情绪激动等，疼痛一定出现在劳累的当时，而不是在劳累之后。

4）持续时间：每次发作持续 3 ～ 5 分钟，很少超过 15 分钟，发作频率高则 1 日数次，也可几日或几周甚至几个月发作 1 次。

5）缓解方式：停止活动或含服硝酸甘油可迅速缓解。

（2）体征　缓解期无特异性体征，发作时可有面色苍白或伴冷汗，强迫停立位，心率加快，血压升高，心尖部出现第四心音、收缩期杂音等。

*考点：心绞痛的临床表现*

**3.辅助检查**

（1）心电图检查　可发现心肌缺血，是诊断心绞痛最方便、最常用的方法。

1）静息心电图：多数患者心电图正常，少数患者可出现非特异性 ST 段和 T 波异常。

2）发作时心电图：心绞痛发作时，大多数患者心电图出现 ST 段压低＞ 0.1mV，T 波低平或倒置（图 4-17）。

3）运动负荷试验：运动中可出现典型心绞痛的心电图改变，ST 段水平或下斜型压低＞ 0.1mV，持续 2 分钟。本试验可明显提高心肌缺血性心电图的检出率。

4）24 小时动态心电图：连续记录患者 24 小时心电图变化，有利于提高缺血性心电图的检出率。

（2）放射性核素检查　放射性核素心肌显像对心肌缺血诊断有较大价值。放射性核素心血池显像，可测定左心室射血分数，判定室壁局部运动情况。

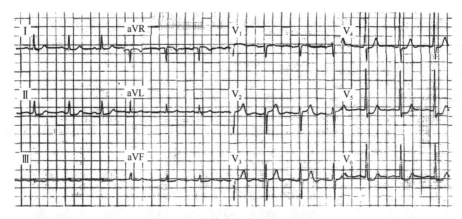

**图 4-17　心绞痛发作时的心电图**

（3）超声心动图检查　心绞痛及严重缺血发作时，超声心动图可有节段性室壁运动异常。

（4）冠状动脉造影　是目前诊断冠心病冠状动脉病变最准确的方法，具有确诊价值。通过选择性冠状动脉造影可明确病变的部位、程度等，指导治疗，判断预后。

**4.诊断要点**　依据心绞痛发作的特点，结合年龄和存在冠心病的危险因素，除外其他原因所致的心绞痛即可诊断，必要时做冠状动脉造影检查以明确诊断。

**5.治疗原则**

（1）发作时治疗

1）休息：心绞痛发作时应立即停止活动，就地休息，症状即可消失。

2）药物治疗：舌下含服硝酸酯药物是缓解心绞痛最有效的措施。这类药物可扩张冠状动脉，增加冠状动脉循环的血流量，还可扩张周围血管，减少静脉回心血量，减轻心脏前、后负荷，从而缓解心绞痛。常用药物有硝酸甘油、硝酸异山梨酯等。

（2）缓解期治疗

1）一般治疗：①避免诱因，如过度劳累、情绪激动等；②控制危险因素，如高血压、高血糖、血脂代谢异常、肥胖、吸烟等；③注意饮食、生活起居的规律性；④适当的体育锻炼。

2）药物治疗：①硝酸酯类药物，如硝酸甘油、硝酸异山梨酯；②β受体阻滞药，如美托洛尔，其主要通过减慢心率，减轻心肌耗氧量，缓解心绞痛；③钙通道阻滞药，如地尔硫草、硝苯地平、维拉帕米等，其主要通过阻滞血管平滑肌、心肌的钙通道，扩张血管，降低心脏后负荷，增加冠状动脉血流量；④抗血小板药物，如阿司匹林、双嘧达莫等，能预防血栓形成，减少心绞痛发展为心肌梗死的可能性；⑤其他药物，如复方丹参滴丸、速效救心丸等。

3）介入治疗：可用经皮冠状动脉成形术（PTCA）或支架植入术。

4）外科手术：可实施主动脉-冠状动脉旁路移植术。

**考点：心绞痛发作时的治疗原则**

### （二）不稳定型心绞痛

与稳定型心绞痛相比，不稳定型心绞痛的主要差别在于冠状动脉内的粥样斑块不稳定，可继发斑块内出血、破裂等病理改变，导致血小板聚集，缺血加重。

**1. 临床表现**　胸痛的部位、性质与稳定型心绞痛相似，但有下列之一的特点：①稳定型心绞痛在1个月内疼痛发作的频率增加，程度加重、时限延长、诱发因素变化；②1个月之内新发生的心绞痛，并因较轻的负荷所诱发；③休息状态下发作心绞痛或轻微活动即可诱发。

**2. 治疗原则**　疼痛剧烈者可给予吗啡皮下注射。阿司匹林、氯吡格雷和低分子肝素是不稳定型心绞痛治疗中的重要措施，不推荐溶栓。治疗过程中应重复检测心肌梗死标志物。

# 二、急性心肌梗死

**案例 4-6**

庄先生，60岁。因胸骨后剧痛2小时急诊入院。2小时前患者在睡眠中疼醒，持续2小时，向左臂内侧放射，含服速效救心丸疼痛不缓解，速来急诊。查体：血压110/74mmHg，表情痛苦，大汗，心率110次/分，律齐，未闻及杂音。行心电图检查示：$V_1 \sim V_4$ 导联 ST 段弓背向上型抬高。

**问题：**该案例中的庄先生可能患有什么疾病？还应做哪些检查？应如何处理？

急性心肌梗死（acute myocardial infarction，AMI）是在冠状动脉病变的基础上，冠状动脉供血急剧减少或中断，引起心肌持续而严重缺血，导致部分心肌急性坏死。临床表现为持续性剧烈胸痛，心电图的动态演变及心肌酶升高等特点。

**课堂思政**　葛均波院士——只争朝夕，开创我国心血管疾病防控新局面

葛均波长期致力于推动我国重大心血管疾病诊疗技术革新和成果转化，创造了多个心脏病领域的中国第一和世界第一：他在国际上首创逆向导丝技术，攻克了复杂冠脉病变介入治疗的最后堡垒；他带领团队十多年不辍钻研，研制的国内首例生物完全可降解支架获批上市；他倡立"1120中国心梗救治日"，使胸痛中心建设上升为国家卫生战略。他在血管内超声研究、新型冠脉支架研发、支架内再狭窄防治等领域取得一系列突破性成果，为提升中国心血管病学领域的国际学术地位作出了突出贡献。他倡导成立了华东地区首条24小时全天候抢救急性心肌梗死患者的绿色通道，挽救了无数冠心病患者的生命。

### （一）病因和发病机制

**1. 病因**　冠状动脉粥样硬化是心肌梗死的基本病因。其他如先天性冠状动脉畸形、冠状动脉痉挛等也可引起。交感神经兴奋性增高、左心室负荷加重、冠状动脉灌注量锐减等可诱发心肌梗死。

**2. 发病机制**　在冠状动脉粥样硬化造成管腔严重狭窄和心肌供血不足，而侧支循环未充分建立的基础上，发生管腔闭塞或血流量锐减，导致心肌严重而持久地急性缺血达1小时以上，即可发生心肌梗死。

**考点：急性心肌梗死的基本病因**

### （二）临床表现

**1. 症状**

（1）先兆症状　半数以上的患者发病数日或数周前有先兆症状，表现为心绞痛发作较前频繁，持续时间长，含服硝酸甘油不易缓解，甚至在安静状态下有心绞痛发作。

（2）疼痛　胸痛是最早、最明显的症状，特点为胸骨后突发压榨样剧烈疼痛，伴有窒息感或濒死感，性质、部位与心绞痛相似，但疼痛剧烈且持续时间长，休息或含服硝酸甘油不能缓解。

（3）胃肠道症状　表现为上腹部疼痛，伴恶心、呕吐，易误诊为急腹症。

（4）全身症状　可有发热、心动过速，伴全身乏力、大汗等。

（5）心律失常　以 24 小时内最多见。多为室性心律失常，尤其是室性期前收缩。下壁心肌梗死易发生房室传导阻滞。

（6）心源性休克　多在起病后数小时至 1 周内发生，为心肌广泛坏死、心输出量急剧下降所致。表现为收缩压低于 80mmHg，烦躁不安，面色苍白，皮肤湿冷，脉搏细数，大汗淋漓，尿量减少，意识不清甚至昏迷。

（7）心力衰竭　主要为急性左心衰竭，可在起病最初几天内发生，为梗死后心脏收缩力明显减弱或不协调所致。右心室梗死者一开始即可出现右心衰竭表现，并伴血压下降。

**2. 体征**　轻者可无明显阳性体征，重者心脏浊音界可稍增大，心率增快，少数患者心率减慢，血压先升高，后降低，心肌收缩力减弱时心尖部第一心音减弱，二尖瓣乳头肌功能失调或断裂时心尖部可闻及收缩期吹风样杂音伴收缩中晚期喀喇音等。并发纤维素性心包炎可有心包摩擦音。

### （三）并发症

**1. 乳头肌功能失调或断裂**　二尖瓣乳头肌因缺血、坏死导致二尖瓣脱垂和关闭不全，极少数可见乳头肌断裂。体检时心尖部可闻及收缩中晚期喀喇音和收缩期吹风样杂音，可引起心力衰竭，甚至急性肺水肿而死亡。

**2. 心脏破裂**　常出现于发病 1 周内，多为心室游离壁破裂，可致患者猝死，有高血压病史的老年女性多见。

**3. 栓塞**　多发生在起病后 1～2 周。左心室附壁血栓脱落可引起脑、肾、脾或四肢动脉栓塞。下肢静脉血栓脱落可引起肺动脉栓塞。

**4. 室壁瘤**　出现在发病几天或几个月不等，多出现在心室，室壁瘤可导致患者栓塞、顽固性心律失常和心力衰竭。超声心动图、左心室造影、放射性核素检查有助于发现室壁瘤。

**5. 心肌梗死后综合征**　心肌梗死后数周或数月出现，表现为反复发生的心包炎、胸膜炎及肺炎等。

*考点：急性心肌梗死的临床表现和并发症*

### （四）辅助检查

**1. 心电图**　是诊断急性心肌梗死最快捷、最方便、最简单的方法，并能确定其梗死的部位和范围。

（1）特征性改变　①宽而深的 Q 波（病理性 Q 波），在面向透壁心肌坏死的导联上出现；②ST 段抬高呈弓背向上型，在面向心肌损伤区的导联上出现；③T 波倒置，在面向心肌缺血区的导联上出现。在背向心肌梗死的导联则出现相反的改变，即 ST 段压低和 T 波直立并增高（图 4-18）。

（2）动态性改变　①起病数小时内，可无异常或出现异常高大的 T 波；②数小时后，ST 段明显抬高，弓背向上，与直立的 T 波形成单向曲线；③数小时至 2 日内出现病理性 Q 波，Q 波在 3～4 天内稳定不变，以后 70%～80% 永久存在；④ST 段抬高持续数天至两周左右，逐渐回到基线水平，T 波则变为平坦或倒置，是为亚急性期改变；⑤数周至数月后，T 波呈 V 形倒置，两支对称，波谷尖锐，为慢性期改变。T 波倒置可永久存在，也可在数月至数年内逐渐恢复。

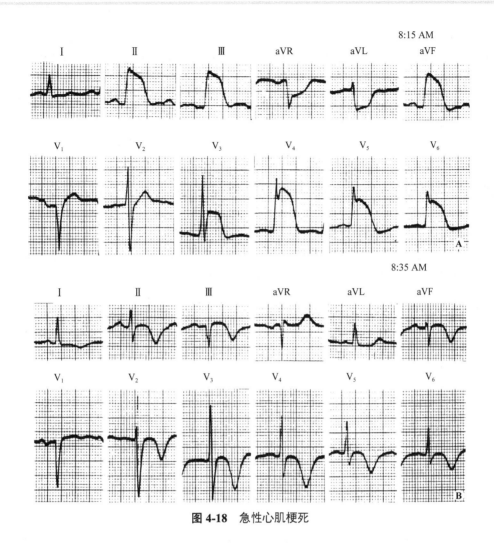

图 4-18 急性心肌梗死

（3）定位诊断 可根据有特征性改变的导联判断急性心肌梗死的部位（图 4-19）。

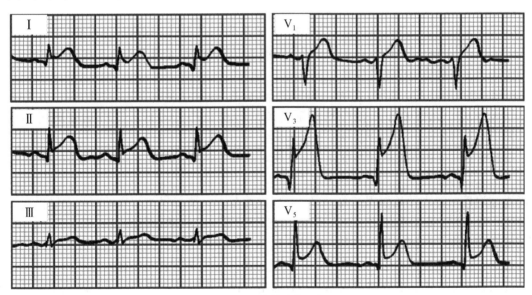

图 4-19 急性前壁心肌梗死

**2. 实验室检查** 血清心肌坏死标志物、心肌损伤标志物增高水平与心肌坏死范围及预后明显相关。①肌红蛋白起病后 2 小时内升高，12 小时内达高峰；24 ～ 48 小时内恢复正常。②心肌肌钙蛋白 I （cTnI）或肌钙蛋白 T（cTnT）起病 3～4 小时后升高，cTnI 于 11～24 小时达高峰，7～10 天降至正常，cTnT 于 24～48 小时达高峰，10～14 天降至正常。这些心肌结构蛋白含量的增高是诊断 AMI 的敏感指标。③肌酸激酶同工酶（CK-MB）升高，在起病后 4 小时内增高，16～24 小时达高峰，3～4 天恢复正常，其增高的程度能较准确反映梗死的范围，其高峰出现时间是否提前有助于判断溶栓治疗是否成功。

*考点：急性心肌梗死的心电图特征*

应对心肌坏死标志物的测定进行综合评价，如肌红蛋白在 AMI 后出现最早，也十分敏感，但特异性不强；cTnT 和 cTnI 出现稍延迟，而特异性较高，若症状出现后 6 小时内测定为阴性，则 6 小时后应复查；缺点是其阳性持续时间可长达 10～14 天，对在此期间判断是否有新的梗死不利。CK-MB 虽不如 cTnT、cTnI 敏感，但对早期（＜4 小时）AMI 的诊断有较重要价值。

已沿用多年的 AMI 心肌酶测定，包括肌酸激酶（CK）、谷草转氨酶（AST）及乳酸脱氢酶（LDH），其特异性及敏感性均不如上述心肌坏死标志物，现已不再用于诊断 AMI。

**3. 其他**　①超声心动图，有助于了解室壁运动及心功能情况，对发现室壁瘤、心脏破裂、乳头肌功能失调有重要价值；②放射性核素检查和冠状动脉造影，对梗死部位和范围进行判定，为血运重建治疗提供依据。

*考点：急性心肌梗死的实验室检查*

### （五）诊断依据

根据典型的临床表现、特征性的心电图改变及实验室检查可诊断本病。对老年人突然发生严重的心律失常、休克、心力衰竭而原因不明者，或突然发生较重而持久的胸闷或胸痛者，应首先考虑该病，先按 AMI 处理，动态观察心电图、血清心肌坏死标志物来明确诊断。

### （六）治疗

治疗原则是尽早恢复心肌的血流灌注，挽救濒死心肌，防止梗死面积扩大，保护心功能，及时处理严重心律失常、泵衰竭和各种并发症，防止猝死。

**1. 一般治疗**

（1）活动与休息　急性期卧床休息 12 小时，若无并发症，24 小时内在床上行肢体活动，若无低血压，第 3 天可在病房内走动，梗死后 4～5 天，据病情逐渐增加活动直至每天 3 次步行 100～150m。

（2）吸氧　急性期给予中流量吸氧。

（3）监测　监测心电图、血压、呼吸、血流动力学改变，及时发现并发症，除颤仪随时处于备用状态。

（4）抗栓治疗　无抗血小板治疗禁忌证者均应行抗血小板治疗，立即嚼服阿司匹林 150～300mg，继以 75～100mg/ 次、1 次 / 天，长期维持。

（5）缓解疼痛　使用吗啡或哌替啶止痛。哌替啶止痛作用较吗啡弱，但不良反应少，可与吗啡交替使用。

**2. 再灌注治疗**　防止梗死面积扩大，缩小心肌缺血范围，要尽早使闭塞的冠状动脉再通，使心肌得到再灌注。常用方法有溶栓疗法、介入治疗、紧急主动脉 - 冠状动脉旁路移植术。

**3. 消除心律失常**　心律失常必须及时消除，以免发展成严重心律失常甚至猝死。室性期前收缩或室性心动过速者，立即静脉给予利多卡因；心室颤动者，立即采用非同步直流电复律；室上性快速心律失常可选用维拉帕米等，必要时可采用同步直流电复律；缓慢性心律失常可用阿托品肌内注射或静脉注射；严重房室传导阻滞者应尽早安装临时心脏起搏器。

**4. 控制休克**　补充血容量、应用升压药及血管扩张药、纠正酸中毒、避免脑缺血等。

**5. 治疗心力衰竭**　主要是急性左心衰竭，以吗啡（或哌替啶）和利尿药为主，亦可选用血管扩张药或多巴酚丁胺静脉滴注。急性心肌梗死后 24 小时内应尽量避免使用洋地黄制剂。右心室梗死的患者应慎用利尿药。

**6. 其他治疗**　①抗凝治疗：常在溶栓后进行，可防止急性心肌梗死范围扩大或再梗死，如阿司匹林、肝素等。②β受体阻滞药：在心肌梗死早期，可减轻交感神经系统功能亢进引起的心脏负荷，降低心肌耗氧量，防止梗死面积扩大，如美托洛尔、阿替洛尔等。③调脂治疗：他汀类药物在急性期可促进内皮细胞释放一氧化氮，有类硝酸酯的作用，远期有抗炎症和稳定斑块的作用，能降低病死率，应尽早使用。④硝酸酯类药物：根据血压情况使用硝酸酯类药物，扩张冠状动脉，增加冠状动脉血流量，改善症状。⑤血管紧张素转换酶抑制药和血管紧张素受体阻滞药：在患病早期，有助于改善心肌的重塑，降低心力衰竭的发生率。⑥极化液：主要作用是恢复心肌细胞膜的极化状态，为心肌细胞提供能量，有利于心肌正常收缩，减少心律失常的发生。

*考点：急性心肌梗死的治疗原则*

# 第 6 节　病毒性心肌炎

**案例 4-7**

赵同学，男，16 岁，学生。鼻塞、流涕、咽痛 1 周后出现心慌、胸闷、气短，以活动时明显。查体：体温 36.7℃，心率 124 次 / 分，律不齐，可闻及期前收缩，未闻及杂音。心电图示窦性心动过速，频发室性期前收缩。血常规：WBC $6.8\times10^9$/L，中性粒细胞 0.56，淋巴细胞 0.44。

问题：该案例中的赵同学可能患有什么疾病？诊断依据是什么？

病毒性心肌炎是指嗜心肌病毒感染引起的，以心肌非特异性间质性炎症为主要病变的心肌炎症。是最常见的感染性心肌炎。

## 一、病因与发病机制

**1. 病因**　多种病毒都可引起心肌炎，以柯萨奇 B 组病毒、埃可（ECHO）病毒、脊髓灰质炎病毒等常见，尤其是柯萨奇 B 组病毒，占 30% ～ 50%。此外，流感、风疹、麻疹、单纯疱疹、乙型脑炎、肝炎病毒等也能引起心肌炎。

**2. 发病机制**　当心肌被病毒感染后，一方面病毒直接作用于心肌，造成心肌直接损害；另一方面病毒感染后介导的免疫反应导致心肌细胞损伤。

*考点：病毒性心肌炎的病因*

## 二、临床表现

病毒性心肌炎患者的临床表现取决于病变的广泛程度，轻重变异很大，可完全没有症状，也可以猝死。

**1. 症状**　约半数患者发病前 1 ～ 3 周有肠道或呼吸道病毒感染的症状，如发热、全身倦怠、恶心、呕吐等。随后出现心悸、气促、胸痛、呼吸困难、水肿甚至阿 - 斯综合征等。

**2. 体征**　查体可见与发热不平行的心动过速、过缓和各种心律失常，其中以室性期前收缩最常见。听诊可闻及第一心音减弱或分裂，心音可呈胎心律，若同时累及心包，可闻及心包摩擦音。重症患者可出现心脏轻到中度增大、肺部湿啰音、颈静脉怒张、肝脏增大和双下肢水肿等，甚至出现心源性休克的体征。

*考点：病毒性心肌炎的临床表现*

## 三、辅助检查

**1. 心电图**　常见 ST-T 段改变和各型心律失常，特别是室性心律失常和房室传导阻滞等。如合并心包炎可有 ST 段上升，严重心肌损害时可出现病理性 Q 波，需与心肌梗死鉴别。

**2. 超声心动图**    轻者可正常；重者可有左心室增大、节段性或弥漫性室壁运动减弱，左心室舒张功能减退，附壁血栓形成等。

**3. 胸部 X 线检查**    轻者正常，重者可有心影增大。

**4. 实验室检查**

（1）血液生化检查    急性期可出现白细胞计数增高，红细胞沉降率增快，C 反应蛋白、血清肌酸磷酸激酶、血清肌钙蛋白增高等。

（2）病毒学检查    可从咽拭子、粪便、心肌组织中分离病毒或用聚合酶链反应（PCR）技术检测病毒 RNA，血清中检测特异性抗病毒抗体滴度。

**5. 放射性核素心肌显像**    可显示心肌细胞坏死区的部位和范围，敏感性高，特异性低。

**6. 心内膜心肌活检**    为有创检查，主要用于病情危重、治疗反应差、病因不明的患者。阳性结果是诊断心肌炎的可靠证据。病毒性心肌炎病变可为局灶性，因此需反复取材才能确诊。

# 四、诊断要点

临床上主要依据发病前有肠道感染或呼吸道感染病史、心脏损害的临床表现、心肌损伤标志物阳性、其他辅助检查显示心肌损伤、病原学检查阳性等做出初步诊断。确诊有赖于心内膜心肌活检。

# 五、治疗原则

**1. 一般治疗**    急性期应卧床休息，减轻心脏负荷，进富含维生素和蛋白质的易消化食物。有严重心律失常和心力衰竭的患者，应卧床休息 1 个月，半年内不参加体力活动；无心脏形态功能改变者，休息半个月，3 个月内不参加重体力活动，直至患者症状消失、血液学指标等恢复正常后方可逐渐增加活动量。

**2. 营养心肌**    急性心肌炎时应用自由基清除剂，包括静脉或口服维生素 C、辅酶 Q10、腺苷三磷酸（ATP）、细胞色素 c、丹参、黄芪等。

**3. 糖皮质激素**    目前不主张早期使用糖皮质激素。对其他治疗效果不佳者可考虑使用激素治疗。

**4. 对症治疗**    当出现心源性休克、心力衰竭、心律失常时进行相应的对症治疗。

*考点：病毒性心肌炎的治疗原则*

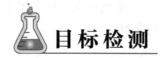 **目标检测**

**单项选择题**

1. 诱发及加重心功能不全的最常见诱因为

    A. 血容量增多　　　　　　B. 身心劳累

    C. 感染　　　　　　　　　D. 心律失常

2. 左心衰竭最早出现的症状是

    A. 食欲缺乏　　　　　　　B. 劳力性呼吸困难

    C. 肝大　　　　　　　　　D. 端坐呼吸

3. 右心衰竭的典型体征是

    A. 肝大　　　　　　　　　B. 下垂部位水肿

    C. 颈静脉怒张　　　　　　D. 交替脉

4. 急性心肌梗死患者最早、最突出的症状是

    A. 剧烈而持久的胸骨后疼痛

    B. 心力衰竭

    C. 心律失常

    D. 心源性休克

5. 目前诊断冠心病最有价值的是

    A. 心电图　　　　　　　　B. 心肌酶谱

    C. 冠状动脉造影　　　　　D. 冠状动脉 CT

6. 下列哪一项不是我国冠心病主要的易患因素

    A. 糖尿病　　　　　　　　B. 甲状腺功能低下

    C. 吸烟　　　　　　　　　D. 高脂血症

7. 心绞痛发作时的首选药物是

    A. 去痛片　　　　　　　　B. 阿托品

    C. 哌替啶　　　　　　　　D. 硝酸酯制剂

8. 急性心肌梗死 24 小时内的主要死因是

    A. 心律失常　　　　　　　B. 心源性休克

    C. 心力衰竭　　　　　　　D. 心脏破裂

9. 下列哪种药物可减慢窦性心动过速的心率

A. 阿托品　　　　　　　　B. 肾上腺素

C. 苯妥英钠　　　　　　　D. β 受体阻滞药

10. 下列哪种心律失常可用机械刺激迷走神经的方法治疗

A. 期前收缩　　　　　　　B. 阵发性室上速

C. 阵发性室速　　　　　　D. 心房颤动

11. 三度房室传导阻滞，治疗的最佳方法为

A. 阿托品　　　　　　　　B. 利多卡因

C. 安装心脏起搏器　　　　D. 维拉帕米

12. 关于心房颤动的叙述，下列不正确的是

A. 心房率多在 350 ～ 600 次 / 分

B. 持久心房颤动易发生动脉栓塞

C. 心室率不快时可无症状

D. 第一心音强弱一致

13. 患者，男性，64 岁。测血压为 168/92mmHg，他的血压属于

A. 正常血压范围　　　　　B. 3 级高血压

C. 1 级高血压　　　　　　D. 2 级高血压

14. 治疗高血压患者，常用的降压药物包括

A. 利尿药　　　　　　　　B. 钙通道阻滞药

C. β 受体阻滞药　　　　　D. 以上都是

15. 终止心室颤动最有效的方法是

A. 胺碘酮

B. 利多卡因

C. 胸外叩击复律

D. 非同步直流电除颤

16. 患者，男性，47 岁。血压 180/100mmHg，经服硝苯地平及血管紧张素转换酶抑制药治疗 2 周后，血压降至 120/80mmHg，关于停药问题应是

A. 立即减少药物服用剂量

B. 血压正常，停服降压药

C. 血压高时服药，血压低时不服药

D. 继续服药，在数月期间如血压保持稳定后，再逐渐减少至能维持血压稳定的最小剂量

17. 患者，男性，67 岁。因急性下壁心肌梗死入院。查体：血压 88/58mmHg，心率 39 次 / 分，律齐，最可能的心律失常是

A. 心房颤动　　　　　　　B. 室性期前收缩

C. 室上性心动过速　　　　D. 房室传导阻滞

18. 患者，男性，19 岁。发热、咳嗽、流涕 1 周后热退，随后出现胸闷、心悸、心前区隐痛，心率 118 次 / 分，心律不齐，偶闻期前收缩。心电图示：低电压，T 波低平。患者可能患了

A. 缩窄性心包炎　　　　　B. 肥厚型心肌病

C. 病毒性心肌炎　　　　　D. 风湿性心肌炎

19. 患者，女性，32 岁。患风湿性心脏病 4 年，近 2 个月来每当稍快行走或梳洗时即感心悸、气急，休息较长时间后症状缓解。该患者目前属于

A. 心功能 I 级　　　　　　B. 心功能 II 级

C. 心功能 III 级　　　　　D. 心功能 IV 级

20. 急进型高血压患者多以下列哪种器官的功能损害最为严重

A. 心脏　　　　　　　　　B. 脑

C. 肾脏　　　　　　　　　D. 眼底病变

21. 冠心病最重要的危险因素是

A. 高血压　　　　　　　　B. 血脂异常

C. 吸烟　　　　　　　　　D. 高血糖

22. 诊断急性心肌梗死最快捷、最方便的方法是

A. 心电图　　　　　　　　B. 超声心动图

C. 放射性核素检查　　　　D. 心肌酶

23. 急性心肌梗死后 24 小时内宜避免使用

A. 利尿药　　　　　　　　B. 血管扩张药

C. 洋地黄制剂　　　　　　D. 镇静催眠药

24. 病毒性心肌炎确诊依靠

A. 放射性核素心肌显像

B. 红细胞沉降率增快

C. 心电图改变

D. 心内膜心肌活检

（宣永华）

# 第5章
# 消化系统疾病

 **学习目标**

1. **掌握** 消化系统疾病的临床表现、并发症及确诊检查。
2. **熟悉** 消化系统疾病的常见病因、辅助检查、诊断要点及治疗原则。
3. **了解** 消化系统疾病的病因和发病机制。

## 第1节 慢性胃炎

**案例 5-1**

李先生，35 岁，教师。5 年来，经常感到胃胀痛不适、嗳气，饭后加重。经多方治疗，时好时坏。5 年前曾被诊断为"慢性胃炎"。

问题：1. 李先生最可能的诊断是什么？

2. 为明确诊断、指导治疗，患者需要做哪些检查？

慢性胃炎是由各种病因引起的胃黏膜的慢性炎症性病变。慢性胃炎的分类方法很多，根据胃镜检查分为慢性浅表性胃炎和慢性萎缩性胃炎。慢性浅表性胃炎是指胃黏膜浅层以淋巴细胞和浆细胞为主的慢性炎症细胞浸润为主要病变的慢性胃炎，幽门螺杆菌感染是这类慢性胃炎的主要病因。慢性萎缩性胃炎是指胃黏膜已发生了萎缩性改变的慢性胃炎，常伴有肠上皮化生。慢性萎缩性胃炎又可再分为多灶萎缩性胃炎和自身免疫性胃炎两大类。前者表现为萎缩性改变在胃内呈多灶性分布，以胃窦为主，多由幽门螺杆菌感染引起的慢性浅表性胃炎发展而来。后者以胃底腺黏膜高度萎缩、幽门腺黏膜无萎缩为特征。慢性胃炎临床很常见，发病率随年龄而增加。

## 一、病因和发病机制

**1. 幽门螺杆菌**（*Helicobacter pylori*，Hp）**感染** 是慢性浅表性胃炎的最主要病因。

 **链接** 幽门螺杆菌与慢性胃炎

幽门螺杆菌呈 S 形或弧形弯曲，有鞭毛，能在胃内穿过黏液层移向胃黏膜，其分泌的黏附素能使其贴紧上皮细胞，其释放的尿素酶能分解尿素产生氨，在菌体周围形成氨云，从而保持细菌周围中性环境，幽门螺杆菌的这些特点有利于其在胃黏膜表面定植。Hp 通过上述产氨作用、分泌空泡细胞毒素 A（Vac A）等物质而引起细胞损害，其细胞毒素相关基因（*Cag A*）蛋白能引起强烈的炎症反应，这些因素的长期存在导致胃黏膜的慢性炎症。

**2. 理化因素** 长期饮浓茶、咖啡、烈酒，进食过冷、过于粗糙的食物及过度吸烟、长期服用非甾体抗炎药等，均可造成胃黏膜的慢性炎症。

**3. 自身免疫** 自身免疫性胃炎以富含壁细胞的胃体黏膜萎缩为主；患者血液中存在自身抗体如抗胃壁细胞抗体（PCA），伴恶性贫血者还可查到内因子抗体（IFA）。

**4. 十二指肠液反流**　幽门括约肌功能不全时或胃肠吻合术后，含胆汁和胰液的十二指肠液常反流入胃，可削弱胃黏膜屏障功能。

**5. 其他**　急性胃炎迁延不愈、其他脏器疾病、营养不良、年龄因素、遗传因素等均与慢性胃炎的发生有关。

*考点：引起慢性胃炎的主要病因*

## 二、临床表现

慢性胃炎病程较长，症状缺乏特异性。约半数患者表现为上腹痛、胀或不适，缺乏节律性，餐后可加重，另有食欲减退、早饱、嗳气、反酸、烧心、恶心等消化不良症状，伴出血者可有黑便。自身免疫性胃炎患者可伴有贫血、消瘦、舌炎、腹泻等。体检可有上腹压痛，少数患者有贫血貌。

## 三、辅助检查

**1. 胃镜及活组织检查**　胃镜检查并同时取活组织做组织病理学检查是最可靠的诊断方法。内镜下慢性浅表性胃炎可见黏膜充血、水肿、色泽较红，充血区和水肿区相间（红白相间），有灰白色、淡黄色分泌物附着，可见小片糜烂和出血点（斑）。慢性萎缩性胃炎黏膜多呈苍白色或灰白色，可有红白相间，但以白为主、黏膜血管显露、色泽灰暗、皱襞细小，可有上皮增生或肠化生形成的细小颗粒或较大结节，散在糜烂灶，黏膜易出血，黏液量极少或无。内镜下两种胃炎皆可见伴有胆汁反流。

*考点：慢性胃炎的确诊检查*

**2. 幽门螺杆菌检测**　已成为消化性溃疡的常规检测项目。检测方法分为侵入性检查和非侵入性检查两类。快速尿素酶试验是侵入性检查的首选方法，操作简便，费用低。$^{13}$C 或 $^{14}$C 尿素呼气试验检测幽门螺杆菌的敏感性及特异性高且无需胃镜检查，可作为根除幽门螺杆菌后复查的首选方法。

**3. 自身免疫性胃炎的相关检查**　疑为自身免疫性胃炎者应检测血 PCA 和 IFA，如为该病 PCA 多呈阳性，伴恶性贫血时 IFA 多呈阳性。血清维生素 $B_{12}$ 浓度测定及维生素 $B_{12}$ 吸收试验有助恶性贫血的诊断。

## 四、诊断要点

病史不典型，症状无特异性，确诊必须依靠胃镜检查及胃黏膜活组织病理学检查。幽门螺杆菌检测有助于病因诊断。怀疑自身免疫性胃炎应检测相关自身抗体。

## 五、治疗原则

目前尚无特效治疗，无症状者无需治疗。

**1. 根除幽门螺杆菌**　对于幽门螺杆菌阳性的慢性胃炎根除幽门螺杆菌适用于下列患者：①伴消化不良症状；②伴胃黏膜糜烂、萎缩；③有胃癌家族史；④长期服用质子泵抑制药。具体治疗详见本章第 2 节。

**2. 对症治疗**　反酸或糜烂、出血者，可给予抑酸和胃黏膜保护药（如硫糖铝兼有黏膜保护及吸附胆汁作用）；腹胀、恶心、呕吐者，可给予促胃肠动力药；胃痉挛者，可给予解痉药。有恶性贫血时注射维生素 $B_{12}$ 后贫血可获纠正。

**3. 戒烟酒，避免使用对胃黏膜有损害的药物**　饮食规律、清淡，细嚼慢咽，避免暴饮暴食及粗糙刺激性食物。

*考点：慢性胃炎的治疗原则*

# 第2节 消化性溃疡

**案例5-2**

　　张先生，31岁，教师。因反复上腹部疼痛5年，加重3天来院就诊。患者5年来，每于秋季无明显诱因感上腹疼痛，进食后疼痛加重，饭前疼痛减轻，伴反酸、嗳气。服抑酸药有效。近3天来由于劳累及生活无规律腹痛加重，规律同前，为进一步明确诊断来院就诊。吸烟，每日20支。饮酒，每日约250ml。查体：腹软，上腹剑突下偏左压痛，肝脾未触及，余未见异常。上消化道钡餐示胃小弯可见2cm×2cm龛影。

　　问题：1.该案例中的张先生可能患有什么疾病？进一步需要做哪些检查？
　　　　　2.试述该疾病的治疗原则。

　　消化性溃疡是指在各种致病因子的作用下，黏膜发生炎性反应与坏死、脱落、形成溃疡，溃疡的黏膜坏死缺损穿透黏膜肌层，严重者可达固有肌层或更深。溃疡的形成与胃酸和胃蛋白酶的消化作用有关，故称消化性溃疡。病变可发生于食管、胃或十二指肠，也可发生于胃-空肠吻合口附近或含有胃黏膜的麦克尔憩室内，其中以胃、十二指肠最常见。本病在全世界均常见，可见于任何年龄，以20～50岁居多，男性多于女性，临床上十二指肠溃疡多于胃溃疡，二者发病率约为3∶1，胃溃疡发病年龄较迟，平均较十二指肠溃疡晚十年。

## 一、病因和发病机制

　　幽门螺杆菌和非甾体抗炎药是导致消化性溃疡的最常见病因，其可损害胃、十二指肠黏膜屏障导致溃疡发生。

　　**1. 幽门螺杆菌感染**　十二指肠溃疡的幽门螺杆菌感染率为90%～100%，胃溃疡的幽门螺杆菌感染率为80%～90%，根除幽门螺杆菌后溃疡的复发率明显下降。幽门螺杆菌感染通过直接或间接（炎症细胞因子）作用，导致胃酸分泌增加，从而使十二指肠的酸负荷增加。

**课堂思政**　幽门螺杆菌的发现

　　1981年，澳大利亚皇家珀斯医院的病理科医师Warren在做胃黏膜标本的病理检查时，注意到胃黏膜上有一些类似细菌的东西，呈弯曲状。他邀请在消化科实习的医师Marshall一起研究。Marshall先后做了34次培养，结果都失败了。在做第35次培养时，他陪家人外出度假，没有关注培养箱。等到度假回来，培养皿里竟然长出了细菌。原来幽门螺杆菌是微需氧的细菌，平时培养箱里氧供给充足，反而抑制了细菌生长。为了证明幽门螺杆菌可以导致胃炎和溃疡，Marshall喝下菌液，以身试菌，结果患上了严重的胃病，之后他又通过抗生素治好了自己的胃病。他们的发现，让慢性胃炎和消化性溃疡不再是顽固难以治愈的疾病，他们也因这项发现获得了2005年诺贝尔生理学或医学奖。

　　**2. 非甾体抗炎药**　如阿司匹林、吲哚美辛、布洛芬等除直接损伤胃黏膜外，还能抑制前列腺素的合成，从而削弱了前列腺素对胃黏膜的保护作用。

　　**3. 胃酸、胃蛋白酶**　在消化性溃疡发病中起决定作用。尤其是胃酸的作用占主导地位。胃蛋白酶的蛋白质水解作用在pH＞4时便失去活性。胃酸加胃蛋白酶更具侵袭力。

　　**4. 其他因素**　如遗传、吸烟、长期精神紧张、过度疲劳等均与溃疡的发生有关。

*考点：引起消化性溃疡的最常见病因*

## 二、病　　理

　　胃溃疡多发生在胃小弯处和胃窦部，十二指肠溃疡好发于十二指肠球部。溃疡多为单发，少数为两个以上的多发性溃疡。如果胃和十二指肠同时存在溃疡，称为复合性溃疡。溃疡一般呈圆形或椭圆形，直径常小于 2.0cm，底部洁净，覆盖有白色或灰黄色纤维渗出物。可侵犯胃壁各层，引起出血、穿孔。活动性溃疡周围黏膜常有充血、水肿。治愈后可形成瘢痕。

# 三、临床表现

## （一）症状

临床上以慢性病程、周期性发作、节律性腹痛为特点，常在秋末、春初时发作。

**1. 上腹痛**　是消化性溃疡的主要症状，临床上溃疡部位不同，疼痛性质、疼痛部位、发作时间、持续时间等也有其特殊性（表 5-1）。

| 特点 | 胃溃疡 | 十二指肠溃疡 |
|---|---|---|
| 疼痛性质 | 烧灼或痉挛感 | 灼痛、胀痛、剧痛、钝痛、饥饿样不适 |
| 疼痛部位 | 剑突下正中或偏左 | 上腹正中或稍偏右 |
| 发作时间 | 进食后 30～60 分钟 | 进食后 2～4 小时，午夜或凌晨 3 点常被疼醒，称为空腹痛、午夜痛或夜间痛 |
| 持续时间 | 1～2 小时，胃排空后缓解 | 到下次进餐或服制酸药为止 |
| 疼痛规律 | 进食 - 疼痛 - 缓解 | 疼痛 - 进食 - 缓解 |

表 5-1　消化性溃疡的疼痛特点

**2. 其他胃肠道症状**　反酸、嗳气、恶心、呕吐等消化不良的症状。

**3. 全身症状**　自主神经功能失调的症状如失眠、多汗等，还可表现为营养不良的症状，如消瘦、贫血等。

*考点：消化性溃疡的疼痛特点*

## （二）体征

缓解期多无明显体征，发作期患者可有剑突下、上腹部或右上腹部局限性轻压痛。

# 四、并 发 症

**1. 出血**　多有精神紧张、过度劳累、饮食不当、吸烟过多或服用刺激性药物及饮酒等诱因，是消化性溃疡最常见的并发症。有 10%～25% 的患者以上消化道出血为首发症状。主要表现为呕血和（或）黑粪。

**2. 穿孔**　急性穿孔是消化性溃疡最严重的并发症。主要表现为突然剧烈腹痛，甚至休克、高度腹肌紧张伴有压痛及反跳痛、肝浊音界缩小或消失、肠鸣音减弱或消失、X 线检查可见膈下游离气体。

**3. 幽门梗阻**　主要由十二指肠溃疡或幽门管溃疡引起。暂时性幽门梗阻系幽门平滑肌痉挛、溃疡周围组织炎性水肿所致，炎症好转即可消失，称为功能性梗阻。器质性幽门梗阻系溃疡愈合过程中瘢痕收缩或与周围组织粘连，使幽门通道狭窄引起。表现为餐后上腹部饱胀、频繁呕吐出大量酸臭气味的隔夜食物，呕吐后感到轻松。严重时出现脱水和低钾、低氯性碱中毒。体检时可见胃型、胃蠕动波及振水音。

**4. 癌变**　少数胃溃疡可发生癌变。对于溃疡病史长，年龄 45 岁以上，症状顽固，疼痛持久，失去原有的规律性；短期内明显消瘦、厌食、大便隐血试验持续阳性；经严格内科治疗无效等均应考虑癌变可能，需做进一步检查确诊。

*考点：消化性溃疡的并发症及表现*

# 五、辅助检查

**1. 胃镜检查与黏膜活检**　对消化性溃疡有确诊价值，是确诊消化性溃疡的首选方法。镜下可见溃疡呈圆形或椭圆形，边缘完整，底部充满灰黄色或白色渗出物，周围黏膜充血水肿，有时可见黏膜壁向溃疡集中，对溃疡边缘及邻近黏膜做多点活检，借以鉴别良、恶性溃疡，并可同时检测幽门螺杆菌。

*考点：消化性溃疡的确诊检查*

**2. X 线钡餐检查**　适用于对胃镜检查有禁忌或不愿接受胃镜检查者。溃疡的 X 线直接征象是龛影，对溃疡有确诊价值。

**3. 幽门螺杆菌的检查**　已成为消化性溃疡的常规检测项目，有无感染决定治疗方案的选择。

**4. 隐血试验**　活动性十二指肠溃疡或胃溃疡常有少量渗血，使粪便隐血试验呈阳性，经治疗 1～2 周内转阴性。若胃溃疡患者隐血试验持续 2 周以上阳性，应怀疑有癌变可能。

# 六、诊断要点

根据慢性、周期性、节律性上腹痛史，一般可做出初步诊断。确诊需做胃镜检查和（或）X 线钡餐检查。

# 七、治疗原则

## （一）一般治疗

1. 作息规律，工作劳逸结合，避免过度劳累和精神紧张。

2. 合理的饮食治疗　①定时进餐，少量多餐；②选择营养丰富、易消化食物；③避免进食粗糙、过冷、过热、过硬、刺激性食物，戒浓茶、咖啡、辛辣调味品，戒烟酒。禁用损害胃黏膜和促进胃酸分泌的药物，如阿司匹林、利血平、糖皮质激素等。

## （二）药物治疗

**1. 根除幽门螺杆菌治疗**　目前推荐根除治疗方案为铋剂四联方案：质子泵抑制药（PPI）+ 铋剂 +2 种抗菌药物（常用的有克拉霉素、阿莫西林、甲硝唑、四环素、呋喃唑酮等）。我国多数地区为抗菌药物高耐药地区，推荐经验性铋剂四联治疗方案疗程为 14 天。

**2. 抑制胃酸药物**　① $H_2$ 受体拮抗药（$H_2RA$）：可抑制基础及刺激的胃酸分泌，以前一作用为佳，后一作用不如 PPI 充分。常用药物有西咪替丁、雷尼替丁和法莫替丁。②质子泵抑制药（PPI）：是首选药物，抑酸作用比 $H_2RA$ 更强且作用持久。与 $H_2RA$ 相比，PPI 促进溃疡愈合的速度较快、溃疡愈合率较高，因此特别适用于治疗难治性溃疡或 NSAID 溃疡患者不能停用 NSAID 时的治疗。通常采用标准剂量 PPI，每日 1 次，早餐前 0.5 小时服药。治疗十二指肠溃疡的疗程为 4～6 周，胃溃疡为 6～8 周，通常胃镜下溃疡愈合率均＞90%。

**3. 保护胃黏膜药物**　常用的有硫糖铝、枸橼酸铋钾、米索前列醇。

## （三）手术治疗

适应证：①大量出血经内科紧急处理无效时；②急性穿孔；③瘢痕性幽门梗阻；④内科治疗无效的顽固性溃疡；⑤胃溃疡疑有癌变。

*考点：消化性溃疡的治疗原则*

# 第 3 节　胃　癌

**案例 5-3**

　　王先生，52 岁，上腹部隐痛不适 2 个月。2 个月前开始出现上腹部隐痛不适，进食后明显，伴饱胀感，食欲逐渐下降，无明显恶心、呕吐及呕血，当地医院按"胃炎"治疗，稍好转。近半个月自觉乏力，体重较 2 个月前下降 3kg。近日大便色黑，查 2 次大便潜血（＋），血常规 Hb 96g/L。既往吸烟 20 年，10 支／天，其兄长死于消化道肿瘤。

　　查体：结膜、甲床苍白，腹部未触及包块，剑突下区域深压痛，无肌紧张，移动性浊音（－），其他未见异常。上消化道造影示胃小弯侧见直径约 2cm 的龛影，位于胃轮廓内，周围黏膜僵硬粗糙。

　　**问题**：该患者的初步诊断是什么？诊断依据是什么？

　　胃癌（gastric carcinoma）是指原发于胃的上皮源性恶性肿瘤，在我国胃癌发病率仅次于肺癌居第二位，病死率排第三位。好发年龄在 50 岁以上，男女发病率之比为 2 ∶ 1。我国早期胃癌占比很低，大多数发现时已是进展期，近年来随着胃镜检查的普及，早期胃癌占比逐年增高。

## 一、病因及发病机制

　　胃癌的确切病因不十分明确，但以下因素与发病有关。

　　**1. 地域环境及饮食生活因素**　胃癌发病有明显的地域性差别，在我国的西北与东部沿海地区胃癌发病率比南方地区明显为高。长期食用熏烤、盐腌食品的人群中胃远端癌发病率高，与食品中亚硝酸盐、真菌毒素、多环芳烃化合物等致癌物或前致癌物含量高有关；食物中缺乏新鲜蔬菜和水果与发病也有一定关系。吸烟者的胃癌发病危险较不吸烟者高 50%。

　　**2. 幽门螺杆菌（Hp）感染**　也是引发胃癌的主要因素之一。Hp 阳性者胃癌发生的危险性是 Hp 阴性者的 3 ～ 6 倍。幽门螺杆菌的毒性产物细胞毒素相关基因蛋白（Cag A）可能具有促癌作用，胃癌患者中抗 Cag A 抗体检出率较一般人群明显为高。控制 Hp 感染在胃癌防治中的作用已受到高度重视。

　　**3. 癌前病变**　是指一些使胃癌发病危险性增高的良性胃疾病和病理改变。易发生胃癌的胃疾病包括胃息肉、慢性萎缩性胃炎及胃部分切除后的残胃，这些病变都可能伴有不同程度的慢性炎症过程、胃黏膜肠上皮化生或非典型增生，时间长久则有可能转变为癌。

　　**4. 遗传和基因**　遗传与分子生物学研究表明，胃癌患者有血缘关系的亲属其胃癌发病率较对照组高 4 倍。胃癌的癌变是一个多因素、多步骤、多阶段发展过程，涉及癌基因、抑癌基因、凋亡相关基因与转移相关基因等的改变，而基因改变的形式也是多种多样的。

## 二、病　　理

### （一）大体分型

　　**1. 早期胃癌**　指病变仅限于黏膜或黏膜下层，不论病灶大小或有无淋巴结转移。癌灶直径在 10mm 以下称小胃癌，5mm 以下为微小胃癌。早期胃癌根据病灶形态可分 3 型：①Ⅰ型为隆起型，癌灶突向胃腔；②Ⅱ型为表浅型，癌灶比较平坦没有明显的隆起与凹陷；③Ⅲ型为凹陷型，为较深的溃疡。Ⅱ型还可以分为三个亚型，即Ⅱa 浅表隆起型、Ⅱb 浅表平坦型和Ⅱc 浅表凹陷型。

　　**2. 进展期胃癌**　指癌组织浸润深度超过黏膜下层的胃癌，分为 4 型。①Ⅰ型（息肉型，也称肿块型）：为边界清楚突入胃腔的块状癌灶；②Ⅱ型（溃疡局限型）：为边界清楚并略隆起的溃疡状癌灶；③Ⅲ型（溃疡浸润型）：为边界模糊不清的溃疡，癌灶向周围浸润；④Ⅳ型（弥漫浸润型）：癌肿沿胃壁各层全周性浸润生长，边界不清。若全胃受累胃腔缩窄、胃壁僵硬如革囊状，称皮革胃，恶性程度极高，发生转移早。

胃癌好发部位以胃窦部为主，约占 1/2，其次是胃底贲门部约占 1/3，胃体较少。

考点：胃癌的好发部位

## （二）组织类型

胃癌按组织类型可分为腺癌（肠型和弥漫型）、乳头状腺癌、管状腺癌、黏液腺癌、低黏附性癌（包括印戒细胞癌）、腺鳞癌、鳞状细胞癌、小细胞癌、未分化癌等。胃癌绝大部分为腺癌。

## （三）胃癌的扩散与转移

**1. 直接浸润** 分化差呈浸润性生长的胃癌突破浆膜后，易扩散至网膜、结肠、肝、脾、胰腺等邻近器官。当胃癌组织侵及黏膜下层后，可沿组织间隙与淋巴网蔓延，贲门胃底癌易侵及食管下端；胃窦癌可向十二指肠浸润，通常浸润在幽门下 3cm 以内。

**2. 淋巴转移** 是胃癌的主要转移途径，进展期胃癌的淋巴转移率高达 70% 左右，侵及黏膜下层的早期胃癌淋巴转移率近 20%。引流胃的区域淋巴结有 16 组，依据它们与胃的距离，可分为 3 站。第一站为胃旁淋巴结，按照贲门右、贲门左、胃小弯、胃大弯、幽门上、幽门下淋巴结的顺序编为 1 ~ 6 组。7 ~ 16 组淋巴结原则上按照动脉分支排序分别为胃左动脉旁、肝总动脉旁、腹腔动脉旁、脾门、脾动脉旁、肝十二指肠韧带内、胰后、肠系膜上动脉旁、结肠中动脉旁、腹主动脉旁淋巴结。胃的区域淋巴结分组见图 5-1。胃癌由原发部位经淋巴网向第一站（$N_1$）胃周淋巴结转移，继之癌细胞随支配胃的血管，沿血管周围淋巴结向心性转移至第二站（$N_2$），并可向更远的第三站淋巴结（$N_3$）转移。不同部位胃癌的淋巴结的分站组合各不相同（表 5-2）。胃癌的淋巴结转移通常是循序逐步渐进，但也可发生跳跃式淋巴转移，即第一站无转移而第二站有转移。终末期胃癌可经胸导管向左锁骨上淋巴结转移，或经肝圆韧带转移至脐部。

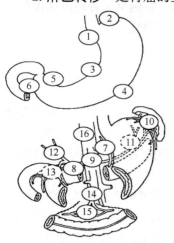

图 5-1 胃的淋巴结分组示意图

| 淋巴结站别 | 全胃 | 窦部 | 体部 | 贲门部 |
|---|---|---|---|---|
| 第一站（$N_1$） | 1, 2, 3, 4, 5, 6 | 3, 4, 5, 6 | 1, 3, 4, 5, 6 | 1, 2, 3, 4 |
| 第二站（$N_2$） | 7, 8, 9, 10, 11 | 1, 7, 8, 9 | 2, 7, 8, 9, 10, 11 | 5, 6, 7, 8, 9, 10, 11 |
| 第三站（$N_3$） | 12, 13, 14 | 2, 10, 11, 12, 13, 14 | 12, 13, 14 | 12, 13, 14 |

表 5-2 不同部位胃癌各站淋巴结的划分

**3. 血行转移** 胃癌细胞进入门静脉或体循环向身体其他部位播散，形成转移灶。常见转移的器官有肝、肺、胰、骨骼等，以肝转移为多。

**4. 腹膜种植转移** 当胃癌组织浸润至浆膜外层后，肿瘤细胞脱落并种植在腹膜和脏器浆膜上，形成转移结节。直肠前凹的转移癌，直肠指检可以发现。女性患者胃癌可形成卵巢转移性肿瘤，称库肯勃（Krukenberg）瘤。癌细胞腹膜广泛播散时，可出现大量癌性腹水。

考点：胃癌最主要的转移方式

## （四）临床病理分期

胃癌 TNM 分期法分期的病理依据主要是肿瘤浸润深度、淋巴结转移及远处转移情况。以 T 表示原发肿瘤浸润胃壁的深度，N 表示局部淋巴结的转移情况，M 表示远处转移情况（表 5-3）。

| 表 5-3　胃癌 TNM 分期 | | | |
|---|---|---|---|
| **原发肿瘤（T）** | | **区域淋巴结（N）** | |
| Tx | 原发肿瘤无法评估 | Nx | 区域淋巴结无法评估 |
| T0 | 无原发肿瘤的证据 | N0 | 区域淋巴结无转移 |
| Tis | 原位癌：上皮内肿瘤，未侵及固有层，高度不典型增生 | N1 | 1～2 个区域淋巴结有转移 |
| T1 | 肿瘤侵犯固有层，黏膜肌层或黏膜下层 | N2 | 3～6 个区域淋巴结有转移 |
| T2 | 肿瘤侵犯固有肌层 | N3 | 7 个或 7 个以上区域淋巴结有转移 |
| T3 | 肿瘤穿透浆膜下结缔组织，而尚未侵犯脏腹膜或邻近结构 | **远处转移（M）** | |
| T4 | 肿瘤侵犯浆膜（脏腹膜）或邻近结构 | M0 | 无远处转移 |
| T4a | 肿瘤侵犯浆膜（脏腹膜） | M1 | 有远处转移 |
| T4b | 肿瘤侵犯邻近结构 | 一 | |

# 三、临床表现

多数早期胃癌患者无明显症状，少数人有恶心、呕吐或类似溃疡病的上消化道症状，无特异性。因此，早期胃癌诊断率低。疼痛与体重减轻是进展期胃癌最常见的临床症状。患者常有较为明确的上消化道症状，如上腹不适、进食后饱胀，随着病情进展上腹疼痛加重，食欲下降、乏力、消瘦，部分患者有恶心、呕吐。另外，根据肿瘤的部位不同，也有其特殊表现。例如，贲门胃底癌可有胸骨后疼痛和进行性吞咽困难，幽门附近的胃癌有幽门梗阻表现，肿瘤破坏血管后可有呕血、黑便等消化道出血症状。腹部持续疼痛常提示肿瘤扩展超出胃壁。约 10% 的患者有胃癌扩散的症状和体征，如锁骨上淋巴结肿大、腹水、黄疸、腹部包块、直肠前凹触及肿块等。晚期胃癌患者常可出现贫血、消瘦、营养不良甚至恶病质等表现。

# 四、诊断要点

为提高早期胃癌诊断率，对有胃癌家族史或原有胃病史的人群要定期检查。对 40 岁以上有上消化道症状而无胆道疾病者，原因不明的消化道慢性失血者，短期内体重明显减轻、食欲不振者应做胃的相关检查，以防漏诊。目前临床上用于诊断胃癌的检查主要有以下 4 种。

**1. 纤维胃镜检查**　能够直接观察胃黏膜病变的部位和范围，并可以对可疑病灶钳取小块组织做病理学检查，是诊断胃癌的最有效方法。

**2. X 线钡餐检查**　数字化 X 线胃肠造影技术的应用使影像分辨率和清晰度显著提高，目前仍为诊断胃癌的常用方法。目前多采用气钡双重造影，通过黏膜相和充盈相的观察做出诊断，优点是痛苦小易被患者所接受；缺点是不如胃镜直观且不能取活检进行组织学检查。

**3. 其他影像学检查**　螺旋 CT 检查在评价胃癌病变范围、局部淋巴结转移和远处转移（如肝、卵巢）方面具有较高的价值，是判断胃癌术前临床分期的首选方法。

**4. 其他检查**　胃液脱落细胞学检查现已较少应用，部分胃癌患者的粪便潜血可持续阳性。肿瘤标志物癌胚抗原（CEA）、糖类抗原（CA）19-9 和 CA125 在部分胃癌患者中可见升高，但目前认为该类指标仅作为判断肿瘤预后和治疗效果的指标，无助于胃癌的诊断。

通过临床表现、纤维胃镜或 X 线钡餐检查，多数胃癌可获得正确诊断。少数情况下，需要与胃良性溃疡、胃间质瘤、胃淋巴瘤和胃良性肿瘤等进行鉴别诊断。

**考点：** *诊断胃癌的最有效方法*

# 五、治疗原则

**1. 手术治疗** 是胃癌的主要治疗手段，也是目前治愈胃癌的唯一方法，分为根治性手术和姑息性手术两类。①根治性手术：为彻底切除胃癌原发灶，按临床分期标准清除胃周围的淋巴结，重建消化道。②姑息性手术：是指原发灶无法切除，针对由于胃癌导致的梗阻、穿孔、出血等并发症状而做的手术，如胃空肠吻合术、空肠造口、穿孔修补术等。

**2. 化疗** 用于根治性手术的术前、术中和术后，延长生存期。晚期胃癌患者采用适量化疗，能减缓肿瘤的发展速度，改善症状，有一定的近期效果。

**3. 其他治疗** 包括放疗、免疫治疗、靶向治疗、中医中药治疗等。胃癌对放疗的敏感度较低，较少采用，可用于缓解癌肿引起的局部疼痛症状。胃癌的免疫治疗包括非特异生物反应调节剂如卡介苗、香菇多糖等；细胞因子如白介素、干扰素、肿瘤坏死因子等，以及过继性免疫治疗如淋巴细胞激活后杀伤细胞（LAK）、肿瘤浸润淋巴细胞（TIL）等的临床应用。靶向治疗包括曲妥珠单抗（抗HER-2抗体）、贝伐珠单抗（抗VEGFR抗体）和西妥昔单抗（抗EGFR抗体），对晚期胃癌的治疗有一定的效果。

# 第4节 肝 硬 化

**案例5-4**

张先生，48岁，工人。因间歇性乏力、纳差2年，呕血、黑便2天，昏睡不醒1天入院。2天共呕出咖啡渣样液体约1500ml，排出柏油样便约500g。乙肝病史10年。查体：T39℃，P110次/分，R15次/分，BP78/50mmHg。精神萎靡，面色苍白，颈部可见蜘蛛痣，四肢湿冷，心率110次/分，腹壁静脉曲张，肝脏未触及，脾肋下4cm，移动性浊音（＋）。

问题：该患者最可能的诊断是什么？

肝硬化是由于一种或多种病因引起的以肝组织弥漫性纤维化、假小叶和再生结节形成为特征的慢性、进行性肝病。临床上以肝功能损害和门静脉高压为主要表现，晚期常出现消化道出血、肝性脑病、继发感染等严重并发症。发病年龄多在30～50岁，男性多于女性，男女比例为（3.6～8.0）：1。

# 一、病因及发病机制

**1. 病毒感染** 在我国以病毒性肝炎为主要病因，占肝硬化病因的60%～80%。可由乙肝病毒（HBV）、丙肝病毒（HCV）或丁肝病毒（HDV）与HBV重叠感染所致的慢性肝炎演变而成，即肝炎后肝硬化。

**2. 血吸虫病** 吸虫卵沉积在汇管区可刺激结缔组织增生，主要引起肝纤维化。

**3. 酒精中毒** 长期大量饮酒（每日摄入乙醇80g达10年以上）引起酒精性肝炎，继而发展为肝硬化。

**4. 胆汁淤积** 持续肝内淤胆或肝外胆管阻塞时，可引起原发性或继发性胆汁性肝硬化。

**5. 循环障碍** 慢性右心衰竭，缩窄性心包炎等，使肝脏长期淤血、缺氧，肝细胞变性坏死，结缔组织增生，可发展为心源性肝硬化。

**6. 药物或化学毒物等** 长期服用甲基多巴、四环素等药物或长期接触四氯化碳、磷、砷等，可引起中毒性肝炎，最终可发展为肝硬化。

**7. 其他** 代谢和遗传性疾病，如肝豆状核变性（铜沉积）、血色病（铁质沉着）、$\alpha_1$-抗胰蛋白酶缺乏症和半乳糖血症；营养不良，可降低肝对其他致病因素的抵抗力，可能为肝硬化的间接原因。

*考点：在我国引起肝硬化的最主要病因*

# 二、临床表现

## （一）肝功能代偿期

症状轻，缺乏特异性。常以疲乏无力、食欲减退为主要表现，可伴恶心、腹胀不适、上腹隐痛、轻微腹泻等。症状多呈间歇性，劳累或发生其他疾病时出现，休息或治疗后可缓解。肝轻度肿大，质偏硬，脾轻度肿大。肝功能多正常或轻度异常。

## （二）肝功能失代偿期

### 1. 肝功能减退的表现

（1）全身症状　患者一般情况及营养状况差，消瘦乏力，精神不振，皮肤粗糙，面色黝暗无光泽（肝病面容），常有不规则低热、水肿及缺乏维生素所致的舌炎、口角炎、多发性神经炎、夜盲等。

（2）消化道症状　食欲明显减退，甚至厌食。进食后常感上腹饱胀不适、恶心、呕吐，稍进油腻肉食，可引起腹泻。半数以上患者有轻度黄疸，少数可有中至重度黄疸，提示肝细胞有进行性或广泛坏死。

（3）出血倾向和贫血　轻者可有鼻出血、牙龈出血、皮肤紫癜；重者胃肠道出血引起呕血、黑粪等，与肝合成凝血因子减少、脾功能亢进等有关。患者常有不同程度的贫血，是由营养不良、肠道吸收障碍、胃肠道失血和脾功能亢进等因素引起。

（4）内分泌功能失调　男性患者表现为乳房发育、毛发脱落、性欲减退、睾丸萎缩等；女性患者有月经失调、闭经、不孕等。此外，还可出现蜘蛛痣（患者面部、颈、上胸、肩背和上肢区域多见）、肝掌（在手掌大鱼际、小鱼际和指端腹侧部位有红斑）、色素沉着（患者面部，尤其眼眶周围和其他暴露部位多见）。上述表现与雌激素增多，雄性激素、肾上腺皮质激素减少有关。

*考点：肝功能减退的表现*

### 2. 门静脉高压症

门静脉系统阻力增加和门静脉血流量增多，形成门静脉高压，主要表现为脾大、侧支循环的建立和开放、腹水。

（1）脾大　多为轻、中度增大。晚期脾大常伴有脾功能亢进，即表现为白细胞、血小板和红细胞计数减少。

（2）侧支循环的建立和开放　由于门静脉高压，门静脉与腔静脉之间的吻合支逐渐扩张，形成侧支循环。临床上有 3 支重要的侧支开放：①食管和胃底静脉曲张，常于饮食不当，腹内压升高时发生上消化道出血，出现呕血、黑粪；②腹壁静脉曲张，在脐周与腹壁可见迂曲的静脉；③痔静脉扩张（形成内痔），破裂时出现便血。

（3）腹水　是肝硬化最突出的表现，肝硬化失代偿期患者 75% 以上有腹水。腹水出现时常有腹胀，大量腹水使腹部膨隆、腹壁绷紧发亮，状如蛙腹，患者行走困难，有时膈肌显著抬高，出现端坐呼吸和脐疝。

*考点：门静脉高压症的表现*

# 三、并发症

**1. 食管、胃底静脉曲张破裂出血**　为最常见的并发症。曲张的静脉可因粗糙食物、化学性刺激和腹内压增高等因素而突然破裂出现呕血、黑粪。常可造成出血性休克，并诱发肝性脑病，病死率较高。

**2. 感染**　由于机体抵抗力下降可引起各种感染，如自发性腹膜炎、支气管肺炎、胆道感染、泌尿系感染等。自发性腹膜炎的致病菌多为革兰氏阴性杆菌，一般起病较急，表现为腹痛、腹水迅速增长。

**3. 肝性脑病**　为最严重的并发症，又是常见死亡原因。

**4. 肝肾综合征（功能性肾衰竭）**　肝硬化大量腹水时导致有效循环血量减少，使肾血管收缩，肾皮质血流量和肾小球滤过率持续降低。表现为自发性少尿或无尿、氮质血症、稀释性低钠血症和低尿钠，但肾却无重要病理改变。

**5. 肝肺综合征**　是指严重肝病、肺血管扩张和低氧血症组成的三联征。临床上表现为呼吸困难及低氧血症，特殊检查显示肺血管扩张。内科治疗多无效，吸氧只能暂时改善症状但不能逆转病程。

**6. 原发性肝癌**　如肝硬化患者在短期内出现肝脏迅速增大、持续性肝区疼痛、肝脏表面发现肿块、腹水呈血性、无其他原因可解释的发热、虽经积极治疗而病情仍迅速恶化时，常提示有恶变可能，应进一步检查确诊。

*考点：肝硬化的并发症、最常见的死亡原因*

# 四、辅助检查

**1. 肝功能检查**　代偿期的肝功能试验大多正常或轻度异常，失代偿期则多有全面的损害，如血浆白蛋白降低，球蛋白升高，白/球蛋白比例降低或倒置，凝血酶原时间则有不同程度延长。氨基转移酶常有轻、中度增高，血清胆红素有不同程度增高。

*考点：肝硬化时，肝功能的表现*

**2. 腹水检查**　常为漏出液。如并发自发性腹膜炎，可由原来的漏出液变为渗出液，白细胞数增多，其中以中性粒细胞增多为主。

**3. B超检查**　对门脉高压诊断较为准确。可显示肝脏大小、外形和内部回声改变、脾大，门静脉及脾静脉直径增宽。有腹水时可见液性暗区。

**4. 胃镜检查**　胃镜可直接观察并确定食管及胃底有无静脉曲张，了解其曲张程度及范围。

**5. 免疫学检查**　免疫球蛋白IgG可增高，由病毒性肝炎引起者，尚可出现相应的肝炎病毒标志物。

**6. 其他检查**　肝穿刺活组织检查发现假小叶即可确诊为肝硬化，食管吞钡X线检查显示虫蚀样或蚯蚓状充盈缺损，纵行黏膜皱襞增宽，胃底静脉曲张时可见菊花样充盈缺损。腹腔镜检查可见肝脏表面呈结节状改变，并可对病变处进行穿刺活检。

# 五、诊断要点

诊断依据主要有：①有病毒性肝炎史、长期大量饮酒史、用药史等；②肝质地坚硬；③有肝功能减退和门静脉高压的临床表现；④肝功能有异常改变；⑤肝活检有假小叶形成。

# 六、治疗原则

## （一）一般治疗

**1. 休息**　代偿期应注意休息，适当减少活动；失代偿期应强调卧床休息。休息是治疗的重要措施。

**2. 饮食**　以高热量、高蛋白质、高维生素、易消化食物为宜；避免进食粗糙、坚硬食物和刺激性食物。低钾者可补充香蕉、橘子、橙子等高钾水果。对肝功能显著损害或有肝性脑病先兆时，应限制蛋白质摄入量或禁食蛋白质；有腹水时应少盐或无盐饮食。

**3. 支持治疗**　失代偿期患者食欲缺乏、进食量少，且多有恶心、呕吐，宜静脉输入高渗葡萄糖液以补充热量，输液中可加入维生素C、胰岛素、氯化钾等；应特别注意维持水、电解质和酸碱平衡，病情较重者应用复方氨基酸、白蛋白或鲜血。

## （二）药物治疗

抗病毒治疗的常用药物有阿德福韦、恩替卡韦、拉米夫定、干扰素等。避免服用对肝脏有损害的药物，可适当选用保肝药物，不宜种类过多以避免增加肝脏负担。可用葡醛内酯（肝泰乐）、维生素及助消化药物，也可采用中西药联合治疗。

## （三）腹水的治疗

**1. 限制水钠摄入**　给予无盐或低盐饮食；每日进水量应限制在1000ml左右。

**2. 增加水钠排出** 常用利尿药螺内酯（安体舒通）和呋塞米（速尿）联合。

**3. 提高血浆胶体渗透压** 输注血浆、新鲜血、人血白蛋白等。

**4. 放腹水加输注白蛋白** 大量腹水出现压迫症状，可放腹水加输注白蛋白治疗，以缓解症状。

**5. 其他** 对难治性腹水可采用浓缩回输，腹腔 - 颈静脉引流术及近年来开展的颈静脉肝内门体分流术治疗。

### （四）手术治疗

为降低门脉压力及消除脾功能亢进，可考虑门 - 腔静脉吻合术和脾切除等。晚期肝硬化患者可行肝移植术治疗。

### （五）并发症治疗

积极治疗和预防胃底食管静脉曲张破裂出血、肝性脑病、自发性细菌性腹膜炎等。

### （六）食管、胃底静脉曲张破裂出血的处理

应采取急救措施，包括禁食、静卧、加强监护、迅速补充有效血容量（静脉输液、鲜血）以纠正出血性休克，采用有效止血措施（如双气囊三腔管压迫止血）及预防肝性脑病等。食管曲张静脉出血经止血后再发生出血，可采用定期通过内镜对曲张静脉注射硬化剂或静脉套扎术及长期服用普萘洛尔、单硝酸异山梨酯等降低门静脉压力的药物。

考点：肝硬化的治疗原则

🔗 **链接** 内镜食管静脉套扎术

内镜食管静脉套扎术是指内镜下食管静脉套扎器把安装在内镜头端的橡皮圈扎在被吸入的曲张静脉上，形成息肉状，橡皮圈数日后可自行脱落。该方法不影响食管壁肌层，不会导致食管腔狭窄，主要适用于中度和重度以上静脉曲张患者。与硬化剂方法联合应用可以提高疗效。套扎治疗常需反复进行，目前认为 2 周的间期是适宜的，有利于病灶修复。

# 第 5 节 原发性肝癌

📖 **案例 5-5**

刘先生，44 岁，工人，右上腹疼痛半年，加重伴上腹部包块 1 个月。半年前无明显诱因出现右上腹钝痛，为持续性，有时向右肩背部放射，无恶心呕吐，自服"止痛片"缓解。1 个月来，右上腹疼痛加重，自觉右上腹饱满，有包块，伴腹胀、纳差、恶心，为进一步明确诊治，转我院。患者发病来，偶有发热（体温最高 37.8℃），大小便正常，体重下降约 5kg。既往有乙型肝炎病史多年。

查体：全身皮肤无黄染，巩膜轻度黄染。腹平软，右上腹饱满，无腹壁静脉曲张，右上腹压痛，无肌紧张，肝脏肿大肋下 5cm，边缘钝，质韧，有触痛，脾未触及，墨菲征（-），腹叩诊呈鼓音，无移动性浊音，肝上界叩诊在第 5 肋间，肝区叩痛，听诊肠鸣音 8 次 / 分。辅助检查：Hb 89g/L，WBC $5.6×10^9$/L，谷丙转氨酶（ALT）84IU/L，谷草转氨酶（AST）78IU/L，总胆红素（TBIL）30mmol/L，结合胆红素（DBIL）10mmol/L，碱性磷酸酶（ALP）188IU/L，谷氨酰转肽酶（GGT）64IU/L，甲胎蛋白（AFP）880ng/ml，癌胚抗原（CEA）24mg/ml。B 超示肝右叶实质性占位性病变，直径 8cm，肝内外胆管不扩张。

问题：该患者的初步诊断是什么？诊断依据是什么？

原发性肝癌是目前我国第 4 位常见恶性肿瘤及第 2 位肿瘤致死病因，严重威胁我国人民的生命和健康。我国肝癌患者的中位年龄为 40 ～ 50 岁，男性比女性多见。近年来其发病率有增高趋势。

**课堂思政** 中国肝胆外科之父——吴孟超

吴孟超（1922 年 8 月 31 日—2021 年 5 月 22 日），著名肝胆外科专家，中国科学院院士，我国肝脏外科的开拓者和主要创始人之一，被誉为中国肝胆外科之父。医者仁心，大道无形。60 多年来，吴孟超创造了中国医学界乃至是世界医学肝胆外科领域的无数个第一：主刀完成了我国第一例成功的肝脏手术，翻译了第一部中文版的肝脏外科入门专著，制作了中国第一具肝脏血管的铸型标本，创造了间歇性肝门阻断切肝法和常温下无血切肝法，完成了世界上第一例中肝叶切除手术……他也成为医药卫生界第一个摘得国家最高科学技术奖的科学家，真正践行了他"把一生的精力贡献给医学和科学"的誓言。

# 一、病因及病理

原发性肝癌的病因和发病机制尚未确定。危险因素包括乙型肝炎病毒（HBV）感染、丙型肝炎病毒（HCV）感染、酒精（乙醇）、非酒精性脂肪肝病（NAFLD）、致癌物暴露和糖尿病等。各种原因导致的肝硬化是肝癌发生过程中最重要的环节。

肝癌大体病理形态分为 3 型：结节型、巨块型和弥漫型。按肿瘤大小，传统分为小肝癌（直径≤ 5cm）和大肝癌（直径 > 5cm）。新的分类为：微小肝癌（直径≤ 2cm），小肝癌（> 2cm，≤ 5cm），大肝癌（> 5cm，≤ 10cm）和巨大肝癌（> 10cm）。

从病理组织上可分为 3 类：肝细胞型、胆管细胞型和二者同时出现的混合型。我国绝大多数原发性肝癌是肝细胞癌（占 91.5%）。

肝癌细胞极易经门静脉系统在肝内播散，形成癌栓后阻塞门静脉主干可引起门静脉高压的临床表现；血行肝外转移最多见于肺，其次为骨、脑等。肝癌经淋巴转移者相对少见，可转移至肝门淋巴结以及胰周、腹膜后、主动脉旁及锁骨上淋巴结。在中晚期病例，肿瘤可直接侵犯邻近脏器及横膈，或发生腹腔种植性转移。

*考点：原发性肝癌的最常见的组织类型*

# 二、临床表现

肝癌早期多无典型临床表现，一旦出现症状和体征，疾病多已进入中、晚期。常见临床表现如下。

**1. 肝区疼痛** 多为持续性钝痛、刺痛或胀痛，主要是由于肿瘤迅速生长，使肝包膜张力增加所致。右半肝顶部的癌肿累及横膈，疼痛可牵扯至右肩背部。癌肿坏死、破裂，引起腹腔内出血时，表现为突发的右上腹剧痛，有腹膜刺激征等急腹症表现。

**2. 全身及消化道症状** 无特异性，常不易引起注意。主要表现为乏力、消瘦、食欲减退、腹胀等。部分患者可伴有恶心、呕吐、发热、腹泻等症状。晚期则出现贫血、黄疸、腹水及恶病质等。

**3. 肝大** 肝脏增大呈进行性，质地坚硬，边缘不规则，表面凹凸不平呈大小不等的结节或肿块。发生肺、骨、脑等脏器转移者，可产生相应症状。少数患者可有低血糖症、红细胞增多症、高钙血症和高胆固醇血症等特殊表现。

# 三、辅 助 检 查

## （一）影像学检查

**1. 超声检查** 是目前有较好诊断价值的非侵入性检查方法，并可用作高发人群中的普查。超声检查可显示肿瘤部位、数目、大小、形态及肝静脉或门静脉内有无癌栓等，诊断符合率可达 90% 左右，经验丰富的超声医生能发现直径 1.0cm 左右的微小癌；通过超声造影可提高肝癌的确诊率。

**2. CT**　分辨率较高，诊断符合率高达 90% 以上；CT 动态扫描与动脉造影相结合的 CT 血管造影（CTA），可提高微小癌的检出率。多层螺旋 CT、三维 CT 成像更提高了分辨率和定位的精确性。

**3. MRI**　诊断价值与 CT 相仿，对良、恶性肝内占位病变，特别与血管瘤的鉴别优于 CT，且可进行肝静脉、门静脉、下腔静脉和胆道重建成像，可显示这些管腔内有无癌栓。

**4. 选择性肝动脉造影**　诊断正确率达 95% 左右，对血管丰富的癌肿，其分辨率低限约 0.5cm。由于是创伤性检查，只有在必要时才考虑采用。

**5. 超声导引下肝穿刺针吸细胞学检查**　发现癌细胞有确定诊断意义；但可能出现假阴性，偶尔会引起肿瘤破裂、穿刺针道出血和癌细胞沿针道扩散，临床上不主张采用。肿瘤位于肝表面，经过各种检查仍不能确诊者，可行腹腔镜检查。

### （二）血清标志物的检测

**1. 血清甲胎蛋白（AFP）**　≥ 400ng/ml，持续性升高并能排除妊娠、活动性肝病、生殖腺胚胎源性肿瘤等，即可考虑肝癌的诊断。AFP 低度升高者，应做动态观察，并结合肝功能变化及影像学检查加以综合分析判断。临床上约 30% 肝癌患者 AFP 不升高，此时应检测 AFP 异质体，如为阳性，则有助于诊断。

**2. 血液酶学及其他肿瘤标志物检查**　肝功能相关的酶可能升高，但缺乏特异性。绝大多数胆管细胞癌患者 AFP 正常，部分患者 CEA 或 CA19-9 升高。

**考点：原发性肝癌的诊断最常用血清标志物**

## 四、诊断要点

肝癌出现了典型症状，诊断并不困难，但往往已非早期。因此凡是中年以上，特别是有肝病病史的患者，如有不明原因的肝区疼痛、消瘦、进行性肝脏增大，应及时做详细检查。超声等影像学检查和检测 AFP，有助于早期诊断，甚至可检出无症状、体征的微小或小肝癌。

原发性肝癌主要应与肝硬化、继发性肝癌、肝良性肿瘤、肝脓肿、肝棘球蚴病，以及与肝毗邻器官，如右肾、结肠肝曲、胃、胰腺等处的肿瘤相鉴别。

## 五、治疗原则

采用以手术切除为主的综合治疗，是提高肝癌长期治疗效果的关键。

**1. 手术治疗**　包括部分肝切除和肝移植。

（1）部分肝切除　是治疗肝癌首选和最有效的方法。总体上，肝癌切除术后 5 年生存率为 30% ~ 50%，微小肝癌切除术后 5 年生存率可高达 90%，小肝癌约 75%。大多数医生仍然采用传统的开腹肝切除术；如果技术条件允许，也可有选择地采用经腹腔镜肝切除术。

（2）肝移植　同时切除肿瘤和硬化的肝脏，因此可以获得较好的长期治疗效果。鉴于供肝匮乏和治疗费用昂贵，原则上选择肝功能 C 级的小肝癌病例行肝移植。国际上大多按照米兰肝移植标准选择肝癌患者行肝移植（米兰肝移植标准：1 个肿瘤 < 5cm；2 个或 3 个肿瘤，直径均 < 3cm，无血管侵犯或肝外转移）。

**考点：原发性肝癌首选的治疗方式**

**2. 消融治疗**　通常在超声引导下经皮穿刺行微波、射频、冷冻、无水乙醇（PEI）注射等消融治疗，适应证是不宜手术或不需要手术治疗的肝癌；也可在术中应用或术后用于治疗转移、复发瘤。优点：简便、创伤小，有些患者可获得较好的治疗效果。

**3. 放射治疗**　对一般情况较好，不伴有严重肝硬化，无黄疸、腹水，无脾功能亢进和食管静脉曲张，癌肿较局限，尚无远处转移而又不适于手术切除或术后复发者，可采用放射为主的综合治疗。

**4.经肝动脉和（或）门静脉区域化疗或经肝动脉化疗栓塞（TACE）** 用于治疗不可切除的肝癌或作为肝癌切除术后的辅助治疗。

**5.全身药物治疗** 包括生物和分子靶向药物及中医中药（如槐耳颗粒）治疗。以上各种治疗方法，多以综合应用效果为好。

# 第6节 急性胆囊炎

**案例5-6**

檀女士，48岁，因"突发右上腹痛3小时"来院就诊。患者3小时前于夜间睡眠时突发右上腹绞痛，向右肩背部放射，呈阵发性并逐渐加重，伴恶心，无呕吐，体温38.0℃，无腹泻及黑便。既往史：右上腹痛向右肩背部放射，平时进油腻食物后感上腹部及右上腹部胀满不适。

问题：1.患者体格检查时应注意哪些可能出现的阳性表现？
2.患者下一步需做何种辅助检查以明确诊断？

胆道感染主要是胆囊炎和不同部位的胆管炎，分为急性、亚急性和慢性炎症。胆道感染主要因胆道梗阻、胆汁淤滞造成，胆道结石是导致梗阻的最主要原因，而反复感染可促进结石形成并进一步加重胆道梗阻。急性胆囊炎（acute cholecystitis）是胆囊管梗阻和细菌感染引起的炎症。约95%以上的患者有胆囊结石，称结石性胆囊炎；5%的患者胆囊无结石，称非结石性胆囊炎。

## 一、病　因

急性结石性胆囊炎（acute calculous cholecystitis）初期的炎症可能是结石直接损伤受压部位的胆囊黏膜引起，细菌感染是在胆汁淤滞的情况下出现。主要致病原因有：①胆囊管梗阻：胆囊结石移动至胆囊管附近时，可堵塞胆囊管或嵌顿于胆囊颈，嵌顿的结石直接损伤黏膜，以至于胆汁排出受阻，胆汁滞留、浓缩。高浓度的胆汁酸盐具有细胞毒性，可引起细胞损害，加重黏膜的炎症、水肿甚至坏死。②细菌感染：致病菌多从胆道逆行进入胆囊、或经血液循环或淋巴途径进入胆囊，在胆汁流出不畅时造成感染。致病菌主要是革兰氏阴性杆菌，以大肠埃希菌最常见，其他还有克雷伯杆菌、粪肠球菌、铜绿假单胞菌等。常合并厌氧菌感染。已有报告在胆囊结石患者胆汁中检测出幽门螺杆菌DNA，说明有细菌经十二指肠逆行进入胆道的可能。

## 二、病　理

病变开始时胆囊管梗阻，黏膜水肿、充血、胆囊内渗出增加，胆囊肿大。如果此阶段采取治疗措施后梗阻解除，炎症消退，大部分组织可恢复原来结构，不遗留瘢痕，此为急性单纯性胆囊炎。如病情进一步加重，病变波及胆囊壁全层，囊壁增厚，血管扩张，甚至发生浆膜炎症，有纤维素或脓性渗出物，发展至化脓性胆囊炎。此时治愈后也产生纤维组织增生、瘢痕化，容易再发生胆囊炎症。胆囊炎反复发作则呈现慢性炎症过程，胆囊可完全瘢痕化而萎缩。如胆囊管梗阻未解除，胆囊内压继续升高，胆囊壁血管受压则导致血供障碍，继而缺血坏疽，则为坏疽性胆囊炎。坏疽性胆囊炎常并发胆囊穿孔，多发生在底部和颈部。全胆囊坏疽后因为黏膜坏死，胆囊功能消失。急性胆囊炎因周围炎症浸润至邻近器官，也可穿破至十二指肠、结肠等形成胆囊胃肠道内瘘，急性炎症可因内瘘减压而迅速消退。

## 三、临床表现

急性发作主要是上腹部疼痛，开始时仅有上腹胀痛不适，逐渐发展至呈阵发性绞痛；夜间发作常见，饱餐、进食肥腻食物常诱发发作。疼痛放射到右肩、右肩胛和背部。伴恶心、呕吐、厌食、便秘等消化道症状。如病情发展，疼痛可为持续性、阵发加剧。患者常有轻度至中度发热，通常无寒战，可有畏寒，如出现寒战高热，表明病变严重，如胆囊坏疽、穿孔或胆囊积脓，或合并急性胆管炎。10%～20% 的患者可出现轻度黄疸，可能是胆色素通过受损的胆囊黏膜进入血液循环，或邻近炎症引起奥迪（Oddi）括约肌痉挛所致。10%～15% 的患者可因合并胆总管结石导致黄疸。

体格检查：右上腹胆囊区域可有压痛，疼痛程度个体间有差异，炎症波及浆膜时可有腹肌紧张及反跳痛，墨菲（Murphy）征阳性。有些患者可触及肿大胆囊并有触痛。如胆囊被大网膜包裹，则形成边界不清、固定压痛的肿块；如发生坏疽、穿孔则出现弥漫性腹膜炎表现。

辅助检查：85% 的患者白细胞升高，老年人可不升高。血清谷丙转氨酶、碱性磷酸酶常升高，约 1/2 的患者血清胆红素升高，1/3 的患者血清淀粉酶升高。超声检查可见胆囊增大、囊壁增厚（>4mm），明显水肿时见"双边征"，囊内结石显示强回声，其后有声影；对急性胆囊炎的诊断准确率为 85%～95%。CT、MR 检查均能协助诊断。

## 四、诊断要点

根据典型的临床表现、结合实验室和影像学检查，诊断一般无困难。

## 五、治疗原则

急性结石性胆囊炎最终需手术治疗，原则上应争取择期手术。

### （一）非手术治疗

非手术治疗也可作为手术前的准备。治疗方法包括禁食、输液、营养支持、补充维生素、纠正水电解质及酸碱代谢失衡。

### （二）手术治疗

急性期手术力求安全、简单、有效，对年老体弱、合并多个重要脏器疾病者，选择手术方法时应慎重。

**1. 急诊手术的适应证**　①发病在 48～72 小时内者；②经非手术治疗无效或病情恶化者；③有胆囊穿孔、弥漫性腹膜炎、并发急性化脓性胆管炎、急性坏死性胰腺炎等并发症者。

**2. 手术方法**　①胆囊切除术：首选腹腔镜胆囊切除，也可应用传统的或小切口的胆囊切除。②部分胆囊切除术：如估计分离胆囊床困难或可能出血者，可保留胆囊床部分胆囊壁，用物理或化学方法破坏该处的黏膜，胆囊其余部分切除。③胆囊造口术：对高危患者或局部粘连解剖不清者，可先行造口术减压引流，3 个月后再行胆囊切除。④超声引导下经皮经肝胆囊穿刺引流术：可减低胆囊内压，急性期过后再择期手术。

## 第 7 节　胆　石　症

**案例 5-7**

徐女士，48 岁，反复剑突下及右上腹阵发性绞痛 3 天，伴有寒战，半年前有类似发作史。查体：T39℃，P110 次/分，BP140/85mmHg。血常规检查：WBC12×10⁹L，N80%，神志清楚，皮肤、巩膜轻度黄染，右肋缘下触及肿大的胆囊，有触压痛，肝轻叩痛。

**问题：**该患者初步诊断是什么？首选的检查方法是什么？

胆石症（cholelithiasis）包括发生在胆囊和胆管的结石，是常见病和多发病。胆石常分为三类（图 5-2）。

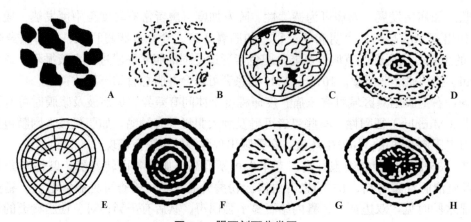

**图 5-2　胆石剖面分类图**
A. 黑色素石；B～D. 胆色素钙结石；E～H. 胆固醇类结石

（1）胆固醇类结石　80% 以上胆囊结石属于此类。呈白黄、灰黄或黄色，形状和大小不一，小者如砂粒，大者直径达数厘米，呈多面体、圆形或椭圆形。质硬表面多光滑，剖面呈放射性条纹状。X线检查多不显影。胆固醇类结石包括纯胆固醇结石和混合性结石。后者由胆固醇、胆红素、钙盐等多种成分混合组成，根据所含成分的比例不同而呈现不同的形状、颜色和剖面结构。

（2）胆色素类结石　分为胆色素钙结石和黑色素石。前者为游离胆色素与钙等金属离子结合形成，并含有脂肪酸、胆汁酸、细菌、黏糖蛋白等成分，其质软易碎，呈棕色或褐色，故又称棕色石；主要发生在肝内外各级胆管；结石形状大小不一，呈粒状、长条状，甚至呈铸管形，一般为多发。黑色素石不含细菌、质较硬，由不溶性的黑色胆色素多聚体、各种钙盐和黏液糖蛋白组成，几乎均发生在胆囊内；常见于溶血性贫血、肝硬化、心脏瓣膜置换术后患者。

（3）其他结石　此外，还有碳酸钙、磷酸钙或棕榈酸钙为主要成分的少见结石。

胆石可发生在胆管系统的任何部位，胆囊内的结石为胆囊结石，左右肝管汇合部以下的肝总管和胆总管结石为肝外胆管结石，汇合部以上的为肝内胆管结石。

胆囊结石（cholecystolithiasis）主要为胆固醇结石或以胆固醇为主的混合性结石和黑色素结石。主要见于成年人，发病率随年龄增长而增加，女性多于男性。

# 一、病　因

胆囊结石的成因非常复杂，与多种因素有关。任何影响胆固醇与胆汁酸和磷脂浓度比例和造成胆汁淤滞的因素都能导致结石形成。例如，女性雌激素、肥胖、妊娠、高脂肪饮食、长期肠外营养、糖尿病、高脂血症、胃切除或胃肠吻合术后、回肠末段疾病和回肠切除术后、肝硬化、溶血性贫血等都是胆囊结石的危险因素。在我国经济发达城市及西北地区的胆囊结石发病率相对较高，可能与饮食习惯有关。

# 二、临床表现

大多数患者可无症状，称为无症状胆囊结石。随着健康检查的普及，无症状胆囊结石的发现率明显升高。胆囊结石的典型症状为胆绞痛，只有少数患者出现，其他常表现为急性或慢性胆囊炎。

**1. 胆绞痛**　典型的发作是在饱餐、进食油腻食物后或睡眠中体位改变时，由于胆囊收缩或结石移位加上迷走神经兴奋，结石嵌顿在胆囊壶腹部或颈部，胆囊排空受阻，胆囊内压力升高，胆囊强力收缩而发生绞痛。疼痛位于右上腹或上腹部，呈阵发性，或者持续疼痛阵发性加剧，可向右肩胛部和背部放射，部分患者因剧痛而不能准确说出疼痛部位，可伴有恶心、呕吐。首次胆绞痛出现后，约 70%的患者一年内会再发作，随后发作频率会增加。

**2. 上腹隐痛**　多数患者仅在进食过多、吃肥腻食物、工作紧张或休息不好时感到上腹部或右上腹隐痛，或者有饱胀不适、嗳气、呃逆等，常被误诊为"胃病"。

**3. 胆囊积液**　胆囊结石长期嵌顿或阻塞胆囊管但未合并感染时，胆囊黏膜吸收胆汁中的胆色素，并分泌黏液性物质，导致胆囊积液。积液呈透明无色，称为白胆汁。

**4. 其他**　①极少引起黄疸，即使有黄疸也较轻；②小结石可通过胆囊管进入并停留于胆总管内成为胆总管结石；③进入胆总管的结石通过奥迪括约肌可引起损伤或嵌顿于壶腹部导致胰腺炎，称为胆源性胰腺炎；④因结石压迫引起胆囊炎症慢性穿孔，可造成胆囊十二指肠瘘或胆囊结肠瘘，大的结石通过瘘管进入肠道偶尔可引起肠梗阻称为胆石性肠梗阻；⑤结石及炎症的长期刺激可诱发胆囊癌。

**5. 米里齐综合征**（Mirizzi syndrome）　是特殊类型的胆囊结石，形成的解剖因素是胆囊管与肝总管伴行过长或者胆囊管与肝总管汇合位置过低，持续嵌顿于胆囊颈部的和较大的胆囊管结石压迫肝总管，引起肝总管狭窄；反复的炎症发作导致胆囊肝总管瘘管，胆囊管消失、结石部分或全部堵塞肝总管。临床特点是反复发作胆囊炎及胆管炎，明显的梗阻性黄疸。胆道影像学检查可见胆囊增大、肝总管扩张、胆总管正常。

*考点：胆结石主要临床表现*

## 三、诊断要点

临床典型的绞痛病史是诊断的重要依据，影像学检查可帮助确诊。首选超声检查，其诊断胆囊结石的准确率接近 100%。超声检查发现胆囊内有强回声团、随体位改变而移动、其后有声影即可确诊为胆囊结石。有 10%～15% 的患者结石含钙量超过 10%，这时腹部 X 线片也可显影，有助于确诊，侧位 X 线片可与右肾结石区别。CT、MRI 也可显示胆囊结石，不作为常规检查。

*考点：胆结石首选检查方式*

## 四、治疗原则

对于有症状和（或）并发症的胆囊结石，首选腹腔镜胆囊切除（laparoscopic cholecystectomy，LC）治疗，与开腹胆囊切除相比同样有效，且具有恢复速度快、损伤小、疼痛轻、瘢痕不易发现等优点。病情复杂或没有腹腔镜条件也可作开腹胆囊切除。无症状的胆囊结石一般不需预防性手术治疗，可观察和随诊。但是，长期观察表明，约 30% 以上的患者会出现症状及合并症而需要手术。故下列情况应考虑行手术治疗：①结石数量多及结石直径≥2～3cm；②胆囊壁钙化或瓷化胆囊；③伴有胆囊息肉＞1cm；④胆囊壁增厚（＞3mm）即伴有慢性胆囊炎。

## 第 8 节　急性胰腺炎

**案例 5-8**

刘先生，50 岁，因持续上腹部疼痛 2 天，加重 2 小时就诊。于 2 天前在饮酒后出现上腹部疼痛，为持续性，伴恶心、呕吐 5 次，为胃肠内容物，2 小时来疼痛明显加重，伴发热。

查体：体温 39.4℃，脉搏 93 次/分，血压 130/85mmHg。腹部平坦，全腹压痛、反跳痛、腹肌紧张。B 超示胰腺体积增大，回声较低且不均匀，胰腺周围 1cm 无回声带，腹腔内有移动性液性暗区。血清淀粉酶测定 600U/dl [ 索莫吉（Somogyi）法测定 ]。

问题：此患者初步诊断是什么？诊断依据有哪些？

急性胰腺炎（acute pancreatitis）是一种常见的急腹症。按病理改变过程分类可分为水肿性和出血坏死性急性胰腺炎，前者占 80%～90%。按临床病情分为轻型急性胰腺炎和重症急性胰腺炎，后者占 10%～20%。前者病情轻，有自限性，预后好，病死率＜1%；而后者则病情险恶，常常涉及全身的多个脏器，病死率 10% ～ 30%。

# 一、病 因

急性胰腺炎有多种致病危险因素，国内以胆道疾病为主，占 50% 以上，称胆源性胰腺炎。

**1. 胆道疾病** 胆道结石可阻塞胆总管末端，此时胆汁可经共同通道反流入胰管，动物实验显示胆盐可直接导致腺泡细胞质钙离子水平增高，引起腺泡细胞坏死或胰管内高压诱发急性胰腺炎。造成胆总管末端阻塞的原因还有胆道蛔虫及因炎症或手术器械引起的十二指肠乳头水肿或狭窄、奥迪括约肌痉挛等。

**2. 过量饮酒** 是常见病因之一。乙醇能直接损伤胰腺，还可刺激胰液分泌、引起十二指肠乳头水肿和奥迪括约肌痉挛，其结果造成胰管内压力增高，细小胰管破裂，胰液进入腺泡周围组织。

**3. 十二指肠液反流** 当十二指肠内压力增高，十二指肠液可向胰管内反流。十二指肠内压力增高的原因有穿透性十二指肠溃疡、十二指肠憩室、环状胰腺、十二指肠炎性狭窄、胰腺钩突部肿瘤、胃大部切除术后输入袢梗阻、蛔虫性感染和其他梗阻因素。

**4. 代谢性疾病** 高脂血症性胰腺炎（高脂蛋白血症 I、IV或V型）和高钙血症（甲状旁腺功能亢进）。

**5. 医源性原因** 内镜逆行胰胆管造影（ERCP）可导致 2% ～ 10% 的患者发生胰腺炎。

**6. 药物** 磺胺类药物、5- 氨基水杨酸、硫唑嘌呤、6- 巯嘌呤、阿糖胞苷、双脱氧肌苷、利尿药如呋塞米、噻嗪类；雌激素、甲硝唑、红霉素、丙戊酸、对乙酰氨基酚等均可导致急性胰腺炎。

**7. 创伤** 上腹部钝器伤、贯通伤、手术操作创伤等。

**8. 胰腺血液循环障碍** 低血压、心肺旁路、动脉栓塞、血管炎及血液黏滞度增高等因素均可造成胰腺血液循环障碍而发生急性胰腺炎。

**9. 其他** 如饮食、感染及与妊娠有关的代谢、内分泌、遗传和自体免疫性疾病等也可能是胰腺炎的发病因素。

*考点：急性胰腺炎主要致病原因*

# 二、病 理

基本病理改变是胰腺呈不同程度的水肿、充血、出血和坏死。

**1. 急性水肿性胰腺炎** 病变轻，多局限在体尾部。胰腺肿胀变硬，充血，被膜紧张，胰周可有积液。腹腔内的脂肪组织，特别是大网膜可见散在粟粒状或斑块状的黄白色皂化斑（脂肪酸钙）。腹水为淡黄色，镜下见间质充血、水肿并有炎性细胞浸润。有时可发生局限性脂肪坏死。

**2. 急性出血坏死性胰腺炎** 病变以胰腺实质出血、坏死为特征。胰腺肿胀，呈暗紫色，分叶结构模糊，坏死灶呈灰黑色，严重者整个胰腺变黑。腹腔内可见皂化斑和脂肪坏死灶，腹膜后可出现广泛组织坏死。腹腔内或腹膜后有咖啡或暗红色血性液体或血性浑浊渗液。镜下可见脂肪坏死和腺泡破坏，腺泡小叶结构模糊不清。间质小血管壁也有坏死，呈现片状出血，炎细胞浸润。晚期坏死组织合并感染可形成胰腺或胰周脓肿。

# 三、临床表现

由于病变程度不同，患者的临床表现差异很大。

**1. 腹痛** 是本病的主要症状。常于饱餐和饮酒后突然发作，腹痛剧烈，多位于左上腹，向左肩及左腰背部放射。胆源性者腹痛始发于右上腹，逐渐向左侧转移。病变累及全胰时，疼痛范围较宽并呈束带状向腰背部放射。

**2. 腹胀** 与腹痛同时存在。是腹腔神经丛受刺激产生肠麻痹的结果，早期为反射性，继发感染后则由腹膜后的炎症刺激所致。腹膜后炎症越严重，腹胀越明显。腹腔积液时可加重腹胀。患者排便、排气停止。腹内压增高可导致腹腔间隔室综合征。

**3. 恶心、呕吐** 该症状早期即可出现，呕吐往往剧烈而频繁。呕吐物为胃十二指肠内容物，偶可呈咖啡色。呕吐后腹痛不缓解。

**4. 腹膜炎体征** 急性水肿性胰腺炎时压痛多只限于上腹部，常无明显肌紧张。急性出血坏死性胰腺炎压痛明显，并有肌紧张和反跳痛，范围较广或延及全腹。移动性浊音多为阳性。肠鸣音减弱或消失。

**5. 其他** 较轻的急性水肿性胰腺炎可不发热或轻度发热。合并胆道感染常伴有寒战、高热。胰腺坏死伴感染时，持续性高热为主要症状之一。若结石嵌顿或胰头肿大压迫胆总管可出现黄疸。坏死性胰腺炎患者可有脉搏细速、血压下降，乃至休克。早期休克主要是由低血容量所致，后期继发感染使休克原因复杂化且难以纠正。伴急性肺功能衰竭时可有呼吸困难和发绀。胰腺坏死伴感染时，还可出现腰部皮肤水肿、发红和压痛。少数严重患者胰腺的出血可经腹膜后渗入皮下。在腰部、季肋部和下腹部皮肤出现大片青紫色瘀斑，称格雷·特纳（Grey-Turner）征；若出现在脐周，称卡伦（Cullen）征。胃肠出血时可有呕血和便血。血钙降低时，可出现手足抽搐。严重者可有 DIC 表现及中枢神经系统症状，如感觉迟钝、意识模糊乃至昏迷。

# 四、辅 助 检 查

## （一）实验室检查

**1. 胰酶测定** 血清、尿淀粉酶测定是最常用的诊断方法。血清淀粉酶在发病数小时开始升高，24 小时达高峰，4～5 天后逐渐降至正常；尿淀粉酶在发病 24 小时才开始升高，48 小时到高峰，下降缓慢，1～2 周后恢复正常。血清淀粉酶值超过 500U/dl（正常值 40～180U/dl，Somogyi 法），尿淀粉酶也明显升高（正常值 80～300U/dl，Somogyi 法），有诊断价值。淀粉酶值越高诊断准确率也越大。但升高的幅度和病变严重程度不呈正相关。

血清脂肪酶明显升高（正常值 23～300U/L）具有特异性，也是比较客观的诊断指标。

考点：急性胰腺炎胰酶变化情况

**2. 其他项目** 包括白细胞增高、高血糖、肝功能异常、低钙血症、血气分析异常等。诊断性腹腔穿刺若抽出血性渗出液，其淀粉酶值升高对诊断很有帮助。C 反应蛋白（CRP）增高（发病 48 小时＞150mg/ml）提示病情较重。

## （二）影像学诊断

**1. 腹部超声** 经济简便易行，但上腹部胃肠气体的干扰可影响诊断的准确性。可发现胰腺肿大和胰周液体积聚。胰腺水肿时显示为均匀低回声，出现粗大的强回声提示有出血、坏死的可能。如发现胆道结石，胆管扩张，胆源性胰腺炎可能性大。

**2. 增强 CT 扫描** 是最具诊断价值的影像学检查。不仅能诊断急性胰腺炎，而且能鉴别是否合并胰腺组织坏死。在胰腺弥漫性肿大的背景上若出现质地不均、液化和蜂窝状低密度区，则可诊断为胰腺坏死。还可在网膜囊内、胰周、肾旁前或肾旁后间隙、结肠后甚至髂窝等处发现胰外积液和坏死感染征象。此外，对其并发症如胰腺脓肿和假性囊肿等也有诊断价值。

**3. MRI** 可提供与 CT 类似的诊断信息。在评估胰腺坏死、炎症范围及有无游离气体等方面有价值。磁共振胆胰管成像（MRCP）较清晰地显示胆管及胰管，在复发性胰腺炎及原因不明的胰腺炎诊断中具有重要的作用。

# 五、治 疗 原 则

根据急性胰腺炎的分型、分期和病因选择恰当的治疗方法。

## （一）非手术治疗

非手术治疗适用于急性胰腺炎全身反应期、水肿性及尚无感染的出血坏死性胰腺炎。

**1. 禁食、胃肠减压**　持续胃肠减压可防止呕吐，减轻腹胀，降低腹内压。

**2. 补液、防治休克**　静脉输液，补充电解质，纠正酸中毒，预防治疗低血压，维持循环稳定，改善微循环。对重症患者应进行重症监护，吸氧，维持 $SaO_2 \geqslant 95\%$。

**3. 镇痛解痉**　在诊断明确的情况下给予解痉止痛药，常用的解痉药有山莨菪碱、阿托品等。吗啡虽可引起奥迪括约肌张力增高，但对预后并无不良影响。

**4. 抑制胰腺分泌**　质子泵抑制药或 $H_2$ 受体拮抗药，可间接抑制胰腺分泌；生长抑素及胰蛋白酶抑制药也有抑制胰腺分泌的作用。

**5. 营养支持**　禁食期主要靠完全肠外营养（TPN）。待病情稳定，肠功能恢复后可早期给予肠内营养，酌情恢复饮食。

**6. 抗生素的应用**　有感染证据时可经验性或针对性使用抗生素。常见致病菌有大肠埃希菌、铜绿假单胞菌、克雷伯杆菌和变形杆菌等。

**7. 中药治疗**　呕吐基本控制后，经胃管注入中药，常用复方清胰汤加减：金银花、连翘、黄连、黄芩、厚朴、枳壳、木香、红花、生大黄（后下）。酌情每天 3～6 次。注入后夹管 2 小时。呕吐不易控制者可用药物灌肠。

### （二）手术治疗

**1. 手术适应证**　①急性腹膜炎不能排除其他急腹症时；②胰腺和胰周坏死组织继发感染；③伴胆总管下端梗阻或胆道感染者；④合并肠穿孔、大出血或胰腺假性囊肿。

**2. 手术方式**　最常用的是坏死组织清除加引流术。酌情选用开放手术（经腹腔或腹膜后小切口途径）或使用内镜（肾镜等）行坏死组织清除引流术。

# 第 9 节　胰　腺　癌

### 案例 5-9

毛先生，46 岁，全身发黄 6 天。6 天前患者发现眼球及全身皮肤发黄，且逐渐加重。小便颜色加深，粪便颜色变浅。同时伴有皮肤瘙痒难忍。查体：体温 36.9℃，心率 75 次 / 分，血压 130/85mmHg。巩膜及皮肤黄染，腹部稍隆起，无明显压痛及反跳痛，未触及肿物。B 超显示胰头有直径为 3.5cm 的占位性病变。

**问题：** 该患者的初步诊断是什么？为进一步诊断，需要做哪些检查？

胰腺癌（pancreatic cancer）是一种发病隐匿，进展迅速，治疗效果及预后极差的消化道恶性肿瘤，其发病率有明显增高的趋势。40 岁以上好发，男性比女性多见。目前胰腺癌居常见癌症死因的第 4 位，居消化道癌症死因的第 2 位，仅次于大肠癌，5 年生存率为 1%～3%。

## 一、病　理

胰腺癌包括胰头癌、胰体尾部癌。90% 的胰腺癌为导管细胞腺癌，少见黏液性囊腺癌和腺泡细胞癌。近年研究证明，胰腺癌患者常存在染色体异常。在胰腺癌致癌因素中，吸烟是唯一公认的危险因素，但吸烟增加胰腺癌发病危险性的机制尚不完全清楚，可能与烟草特异性 N- 亚硝酸盐对器官的特异作用，或是 N- 亚硝酸盐分泌到胆管，随后反流到胰管有关。本节主要介绍胰头癌。

胰头癌（cancer of the head of the pancreas）占胰腺癌的 70%～80%。常见淋巴转移和癌浸润。淋巴转移多见于胰头前后、幽门上下、肝十二指肠韧带内、肝总动脉、肠系膜根部及腹主动脉旁的淋巴结，晚期可转移至锁骨上淋巴结。癌肿常浸润邻近器官，如胆总管的胰内段、胃、十二指肠、肠系膜根部、胰周腹膜、神经丛、门静脉、肠系膜上动、静脉，甚至下腔静脉及腹主动脉。还可发生癌肿远端的胰管内转移和腹腔内种植。血行转移可至肝、肺、骨、脑等。该病早期诊断困难，手术切除率低，预后差。

**考点：胰腺癌主要发生的部位**

# 二、临床表现

患者的临床症状以上腹部疼痛、饱胀不适，黄疸，食欲降低和消瘦最为多见。

**1. 上腹疼痛、不适**　是常见的首发症状。早期因肿块压迫胰管，使胰管发生不同程度的梗阻、扩张、扭曲及压力增高，出现上腹不适，或隐痛、钝痛、胀痛。少数（约 15%）患者可无疼痛。通常因对早期症状的忽视，而延误诊断。中晚期肿瘤侵及腹腔神经丛，出现持续性剧烈腹痛，向腰背部放射，导致不能平卧，常呈卷曲坐位，严重影响睡眠和饮食。

**2. 黄疸**　是胰头癌最主要的临床表现，多数是由于胰头癌压迫或浸润胆总管所致，呈进行性加重。黄疸出现的早晚和肿瘤的位置密切相关，癌肿距胆总管越近，黄疸出现越早。胆道梗阻越完全，黄疸越深。多数患者出现黄疸时已属中晚期。小便深黄，大便呈陶土色。

**3. 消化道症状**　如食欲不振、腹胀、消化不良、腹泻或便秘。部分患者可有恶心、呕吐。晚期癌肿侵及十二指肠可出现上消化道梗阻或消化道出血。

**4. 消瘦和乏力**　患者因饮食减少、消化不良、睡眠不足和癌肿消耗等造成消瘦、乏力、体重下降，晚期可出现恶病质。

**5. 其他**　胰头癌致胆道梗阻一般无胆道感染，若合并胆道感染易与胆石症相混淆。少数患者有轻度糖尿病表现。部分患者表现有抑郁、焦虑、性格狂躁等精神神经障碍，其中以抑郁最为常见。晚期偶可扪及上腹肿块，质硬，固定，腹水征阳性。少数患者可发现左锁骨上淋巴结转移，或直肠指检扪及盆腔转移。

**考点：胰腺癌主要临床表现**

# 三、辅助检查

## （一）实验室检查

**1. 血清生化学检查**　胰头癌导致胰管梗阻的早期可有血、尿淀粉酶的一过性升高，空腹或餐后血糖升高，糖耐量试验有异常曲线。胆道梗阻时，血清总胆红素和结合胆红素升高，碱性磷酸酶、氨基转移酶也可轻度升高，尿胆红素阳性。

**2. 免疫学检查**　大多数胰腺癌血清学标志物可升高，包括 CA19-9、CA242、CA50、癌胚抗原（CEA）、胰胚抗原（POA）、胰腺癌特异性抗原（PaA）及胰腺癌相关抗原（PCAA）。但是，目前尚未找到有特异性的胰腺癌标志物，肿瘤标志物的联合检测可以提高检测的敏感性和特异性。CA19-9 目前最常用于胰腺癌的辅助诊断和术后随访。

## （二）影像学检查

影像学诊断技术是胰头癌的定位和定性诊断的重要手段。

**1. 腹部超声**　可显示肝内、外胆管扩张，胆囊胀大，胰管扩张（正常直径 ≤ 3mm），胰头部占位病变，同时可观察有无肝转移和淋巴结转移。

**2. 内镜超声（EUS）**　优于普通超声，可发现小于 1cm 的肿瘤，对评估大血管受侵犯程度敏感性高，是目前对胰头癌 TN（tumor & nodes）分期最敏感的检查手段，可作为评估肿瘤可切除性的可靠依据。

**3. 胃肠钡餐造影**　在胰头癌肿块较大者可显示十二指肠曲扩大和反 3 字征。低张力造影可提高阳性发现率。

**4. CT**　胰腺动态薄层增强扫描及三维重建检查在临床中广泛应用，为胰腺肿瘤的定性、定位诊断提供了非常重要的影像学依据，尤其是对胰腺肿瘤的术前可切除性评估具有重要意义，目前可作为胰腺肿瘤患者的首选影像学检查手段。

# 四、治疗原则

手术切除是胰头癌有效的治疗方法。尚无远处转移的胰头癌，均应争取手术切除以延长生存时间和改善生存质量。常用的手术方式：①胰头十二指肠切除术（Whipple 手术）：切除范围包括胰头（含钩突）、远端胃、十二指肠、上段空肠、胆囊和胆总管。需同时清除相应区域的淋巴结。切除后再将胰腺、胆总管和胃与空肠重建。重建的术式有多种。②保留幽门的胰头十二指肠切除术（PP-PD）：该术式适用于幽门上下淋巴结无转移，十二指肠切缘无癌细胞残留者，术后患者生存期与 Whipple 手术相似，最重要的优点就是缩短手术时间，减少术中出血，但同时也使患者术后胃溃疡和胃排空障碍的发生率有所增加。③姑息性手术：适用于高龄、已有肝转移、肿瘤已不能切除或合并明显心肺功能障碍不能耐受较大手术的患者。包括胆肠吻合术解除胆道梗阻；胃空肠吻合术解除或预防十二指肠梗阻；为减轻疼痛，可在术中行内脏神经节周围注射无水乙醇的化学性内脏神经切断术或行腹腔神经结节切除术。术后也可采用以氟尿嘧啶和丝裂霉素为主的化疗，也有主张以放疗为基本疗法的综合性治疗。

术后生存期与多种因素有关。经多因素分析提示，二倍体肿瘤 DNA 含量、肿瘤大小、淋巴结有无转移、切缘有无癌细胞残留等是较客观的指标。改善预后的关键在于早期诊断、早期发现、早期治疗。

# 第 10 节　急性阑尾炎

**案例 5-10**

赵先生，32 岁，3 天前无明显原因及诱因突然出现腹部疼痛，呈持续性隐痛，开始以脐周显著，无明显阵发性加剧，无腰背部放射痛，感轻度恶心，未呕吐，无腹泻。在诊所行抗炎、对症治疗，症状无明显缓解，疼痛逐渐转移至右下腹，收入院治疗。

体格检查：T36.6℃，P80 次／分，R20 次／分，BP110/70mmHg。腹部平坦，未见肠型及蠕动波，右下腹腹肌稍紧张，右下腹有压痛，以麦克伯尼点为重，有轻度反跳痛，墨菲征阴性，肝、脾未触及肿大，未触及其他包块，肝、肾区叩击痛阴性，移动性浊音未叩出，肠鸣音稍弱。

问题：患者症状有什么特点？最可能的诊断是什么？

**链接** 阑尾的解剖

阑尾位于右髂窝，远端为盲管，外形呈蚯蚓状与盲肠相通。

阑尾动脉为回结肠动脉终末分支，无侧支，当血运障碍时易发生坏死。阑尾静脉与动脉并行，最终回流入门静脉，阑尾发炎时炎症可波及门静脉。阑尾系膜短于阑尾本身，因而使阑尾呈卷曲状。盲肠上三条结肠带相交处为阑尾根部，位置固定不变，沿结肠带寻找阑尾是最可靠的方法。阑尾远端游离，可指向不同方向，以盲肠内位最常见，尖端指向左上方。有时阑尾还可部分或全部位于腹膜后。其位置还可随盲肠位置而改变，有时位于右上腹等。

阑尾的组织结构包括黏膜层、黏膜下层、肌层、浆膜下层和浆膜层。黏膜和黏膜下层的淋巴组织丰富，肌层发育不完善易导致痉挛和梗阻，是阑尾易感染扩散的内在因素。

急性阑尾炎（acute appendicitis）是外科常见病，是最多见的急腹症。Fitz 首先正确地描述了本病的病史、临床表现和病理所见，并提出阑尾切除术是本病的合理治疗方法。目前，由于外科技术、麻醉、抗生素的应用及护理等方面的进步，绝大多数急性阑尾炎患者能够早期就医、早期确诊、早期手术，并收到良好的治疗效果。

# 一、病　因

阑尾易发生炎症是由其自身解剖特点决定的，其解剖结构为一细长盲管，腔内富含微生物，肠壁内有丰富的淋巴组织，容易发生感染。一般认为阑尾炎的发生由以下因素综合造成。

**1. 阑尾管腔阻塞**　是急性阑尾炎最常见的病因，常由淋巴滤泡的明显增生引起，约占60%，多见于年轻人。粪石也是阑尾管腔阻塞的原因之一。异物、炎性狭窄、食物残渣、蛔虫、肿瘤等则是较少见的病因。阑尾管腔细，开口狭小，系膜短使阑尾蜷曲，这些都是造成阑尾管腔易于阻塞的因素。阑尾管腔阻塞后阑尾黏膜仍继续分泌黏液，腔内压力上升，血运发生障碍，使阑尾炎症加剧。

**2. 细菌入侵**　由于阑尾管腔阻塞，细菌繁殖，分泌内毒素和外毒素，损伤黏膜上皮并使黏膜形成溃疡，细菌穿过溃疡的黏膜进入阑尾肌层。阑尾壁间质压力升高，妨碍动脉血流，造成阑尾缺血，最终造成梗死和坏疽。致病菌多为肠道内的各种革兰氏阴性杆菌和厌氧菌。

# 二、病 理 分 型

根据急性阑尾炎的临床过程和病理解剖学变化，可分为4种病理类型。

**1. 急性单纯性阑尾炎**　属轻型阑尾炎或病变早期。病变多只限于黏膜和黏膜下层。阑尾外观轻度肿胀，浆膜充血并失去正常光泽，表面有少量纤维素性渗出物。镜下，阑尾各层均有水肿和中性粒细胞浸润，黏膜表面有小溃疡和出血点。临床症状和体征均较轻。

**2. 急性化脓性阑尾炎**　亦称急性蜂窝织炎性阑尾炎，常由单纯性阑尾炎发展而来。阑尾肿胀明显，浆膜高度充血，表面覆以纤维素性（脓性）渗出物。镜下，阑尾黏膜的溃疡面加大并深达肌层和浆膜层，管壁各层有小脓肿形成，腔内亦有积脓。阑尾周围的腹腔内有稀薄脓液，形成局限性腹膜炎。临床症状和体征较重。

**3. 坏疽性及穿孔性阑尾炎**　是一种重型的阑尾炎。阑尾管壁坏死或部分坏死，呈暗紫色或黑色。阑尾腔内积脓，压力升高，阑尾壁血液循环障碍。穿孔部位多在阑尾根部和尖端。穿孔如未被包裹，感染继续扩散，则可引起急性弥漫性腹膜炎。

**4. 阑尾周围脓肿**　急性阑尾炎化脓坏疽或穿孔，如果此过程进展较慢，大网膜可移至右下腹部，将阑尾包裹并形成粘连，形成炎性肿块或阑尾周围脓肿。

急性阑尾炎的转归有以下几种：①炎症消退：一部分单纯性阑尾炎经及时药物治疗后炎症消退。大部分将转为慢性阑尾炎，易复发。②炎症局限化：化脓、坏疽或穿孔性阑尾炎被大网膜包裹粘连，炎症局限，形成阑尾周围脓肿。需用大量抗生素或中药治疗，治愈缓慢。③炎症扩散：阑尾炎症重，发展快，未予及时手术切除，又未能被大网包裹局限，炎症扩散，发展为弥漫性腹膜炎、化脓性门静脉炎、感染性休克等。

*考点：急性阑尾炎的主要病理类型*

# 三、临 床 诊 断

## （一）症状

**1. 腹痛**　典型的腹痛发作始于上腹，逐渐移向脐部，数小时（6～8小时）后转移并局限在右下腹。此过程的时间长短取决于病变发展的程度和阑尾位置。70%～80%的患者具有这种典型的转移性腹痛的特点。部分患者发病开始即出现右下腹痛。不同类型的阑尾炎其腹痛也有差异，如单纯性阑尾炎表现为轻度隐痛；化脓性阑尾炎呈阵发性胀痛和剧痛；坏疽性阑尾炎呈持续性剧烈腹痛；穿孔性阑尾炎因阑尾腔压力骤减，腹痛可暂时减轻，但出现腹膜炎后，腹痛又会持续加剧。

不同位置的阑尾炎，其腹痛部位也有区别，如盲肠后位阑尾炎疼痛在右侧腰部，盆位阑尾炎腹痛在耻骨上区，肝下区阑尾炎可引起右上腹痛，极少数左下腹部阑尾炎呈左下腹痛。

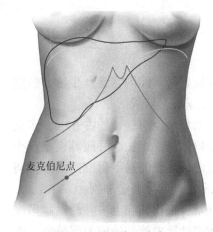

图 5-3　阑尾炎压痛点

**2. 胃肠道症状**　发病早期可能有厌食，恶心、呕吐也可发生，但程度较轻。有的患者可能发生腹泻。盆腔位阑尾炎，炎症刺激直肠和膀胱，引起排便、里急后重症状。弥漫性腹膜炎时可致麻痹性肠梗阻，腹胀、排气排便减少。

**3. 全身症状**　早期乏力。炎症重时出现中毒症状，心率增快，体温达 38℃ 左右。阑尾穿孔时体温会更高，达 39℃ 或 40℃。如发生门静脉炎时可出现寒战、高热和轻度黄疸。

### （二）体征

**1. 右下腹压痛**　是急性阑尾炎最常见的重要体征。压痛点通常位于麦克伯尼点（图 5-3），可随阑尾位置的变异而改变，但压痛点始终在一个固定的位置上。发病早期腹痛尚未转移至右下腹时，右下腹便可出现固定压痛。压痛的程度与病变的程度相关。老年人对压痛的反应较轻。当炎症加重，压痛的范围也随之扩大。当阑尾穿孔时，疼痛和压痛的范围可波及全腹。但此时，仍以阑尾所在位置的压痛最明显。可用叩诊来检查，更为准确，也可嘱患者取左侧卧位，检查效果更好。

**2. 腹膜刺激征象**　反跳痛（Blumberg 征），腹肌紧张，肠鸣音减弱或消失等。这是壁腹膜受炎症刺激出现的防卫性反应。提示阑尾炎症加重，出现化脓、坏疽或穿孔等病理改变。腹膜炎范围扩大，说明局部腹腔内有渗出或阑尾穿孔。但是，在小儿、老年人、孕妇、肥胖、虚弱者或盲肠后位阑尾炎时，腹膜刺激征象可不明显。

**3. 右下腹包块**　如体检发现右下腹饱满，扪及一压痛性包块，边界不清，固定，应考虑阑尾周围脓肿的诊断。

**4. 可作为辅助诊断的其他体征**

（1）结肠充气试验（Rovsing 征）　患者取仰卧位，医生用右手压迫左下腹，再用左手挤压近侧结肠，结肠内气体可传至盲肠和阑尾，引起右下腹疼痛者为阳性。

（2）腰大肌试验（Psoas 征）　患者取左侧卧位，使右大腿后伸，引起右下腹疼痛者为阳性。说明阑尾位于腰大肌前方、盲肠后位或腹膜后位。

（3）闭孔内肌试验（Obturator 征）　患者取仰卧位，使右髋和右大腿屈曲，然后被动向内旋转，引起右下腹疼痛者为阳性。提示阑尾靠近闭孔内肌。

（4）经肛门直肠指检　引起炎症阑尾所在位置压痛，压痛常在直肠右前方。当阑尾穿孔时直肠前壁压痛广泛。当形成阑尾周围脓肿时，有时可触及痛性肿块。

### （三）实验室检查

大多数急性阑尾炎患者的白细胞计数和中性粒细胞比例增高。白细胞计数升高到 $(10 \sim 20) \times 10^9$/L，可发生核左移。部分患者白细胞可无明显升高，多见于单纯性阑尾炎或老年患者。尿检查一般无阳性发现，如尿中出现少数红细胞，说明炎性阑尾与输尿管或膀胱相靠近。明显血尿说明存在泌尿系统的原发病变。在生育期有闭经史的女患者，应检查血清人绒毛膜促性腺激素 β 亚单位（β-HCG）以除外产科情况。血清淀粉酶和脂肪酶检查有助于除外急性胰腺炎。

### （四）影像学检查

**1. 腹部平片**　可见盲肠扩张和液气平面，偶见钙化的粪石和异物影，可帮助诊断。

**2. B超**　检查有时可发现肿大的阑尾或脓肿。

**3. CT**　可获得与 B 超相似的效果，尤其有助于阑尾周围脓肿的诊断。但是必须强调，这些特殊检查在急性阑尾炎的诊断中不是必需的，当诊断不肯定时可选择应用。

在有条件的单位，腹腔镜或后穹隆镜检查也可用于诊断急性阑尾炎并同时作阑尾切除术。

考点：急性阑尾炎诊断要点

# 四、鉴 别 诊 断

急腹症的某些症状和体征与急性阑尾炎很相似，需与其鉴别。尤其当阑尾穿孔发生弥漫性腹膜炎时鉴别诊断则更难。有时需在剖腹探查术中才能鉴别清楚。

需要与急性阑尾炎鉴别的包括其他脏器病变引起的急性腹痛，以及一些非外科急腹症，常见的如下。

**1. 胃十二指肠溃疡穿孔** 穿孔溢出的胃内容物可沿右结肠旁沟流至右下腹部，易被误诊为急性阑尾炎的转移性腹痛。患者多有溃疡病史，表现为突然发作的剧烈腹痛。体征除右下腹压痛外，上腹也常有疼痛和压痛，腹壁板状强直等腹膜刺激症状也较明显。胸腹部 X 线检查如发现膈下有游离气体，则有助于鉴别诊断。

**2. 右侧输尿管结石** 多呈突然发生的右下腹阵发性剧烈绞痛，疼痛向会阴部、外生殖器放射。右下腹无明显压痛，或仅有沿右侧输尿管径路的轻度深压痛。尿中查到多量红细胞。B 超检查或 X 线摄片在输尿管走行部位可呈现结石阴影。

**3. 妇产科疾病** 在育龄妇女中特别要注意。异位妊娠破裂表现为突然下腹痛，常有急性失血症状和腹腔内出血的体征，有停经史及阴道不规则出血史；检查时宫颈举痛、附件肿块、阴道后穹隆穿刺有血等。卵巢滤泡或黄体囊肿破裂的临床表现与异位妊娠相似，但病情较轻，多发病于排卵期或月经中期以后。急性输卵管炎和急性盆腔炎，下腹痛逐渐发生，可伴有腰痛；腹部压痛点较低，直肠指检盆腔有对称性压痛；伴发热及白细胞计数升高，常有脓性白带，阴道后穹隆穿刺可获脓液，涂片检查细菌呈阳性。卵巢囊肿蒂扭转有明显而剧烈腹痛，腹部或盆腔检查中可扪及有压痛性的肿块。B 超检查均有助于诊断和鉴别诊断。

**4. 急性肠系膜淋巴结炎** 多见于儿童。往往先有上呼吸道感染史，腹部压痛部位偏内侧，范围不太固定且较广，并可随体位变更。

**5. 其他** 急性胃肠炎时，恶心、呕吐和腹泻等消化道症状较重，无右下腹固定压痛和腹膜刺激征。胆道系统感染性疾病易与高位阑尾炎混淆，但有明显绞痛、高热，甚至出现黄疸，常有反复右上腹疼痛史。右侧肺炎、胸膜炎时可出现反射性右下腹痛，但有呼吸系统的症状和体征。此外，回盲部肿瘤、克罗恩（Crohn）病、梅克尔（Meckel）憩室炎或穿孔、小儿肠套叠等，亦需进行临床鉴别。

上述疾病有其各自特点，应仔细鉴别。如患者有持续性右下腹痛，不能用其他诊断解释以排除急性阑尾炎时，应密切观察或根据病情及时进行手术探查。

# 五、治 疗

## （一）手术治疗

绝大多数急性阑尾炎一旦确诊，应早期施行阑尾切除术。早期手术系指阑尾炎症还处于管腔阻塞或仅有充血水肿时就行手术切除，此时手术操作较简易，术后并发症少。如化脓坏疽或穿孔后再手术，不但操作困难且术后并发症明显增加。术前即应用抗生素，有助于防止术后感染的发生。不同临床类型急性阑尾炎的手术方法选择亦不相同。

**1. 急性单纯性阑尾炎** 行阑尾切除术，切口一期缝合。有条件的单位，也可采用经腹腔镜阑尾切除术。

**2. 急性化脓性或坏疽性阑尾炎** 行阑尾切除术。腹腔如有脓液，应仔细清除，用湿纱布蘸净脓液后关腹。注意保护切口，一期缝合。

**3. 穿孔性阑尾炎**    宜采用右下腹经腹直肌切口，利于术中探查和确诊，切除阑尾，清除腹腔脓液或冲洗腹腔，根据情况放置腹腔引流。术中注意保护切口，冲洗切口，一期缝合。术后注意观察切口，有感染时及时引流。

**4. 阑尾周围脓肿**    阑尾脓肿尚未破溃穿孔时应按急性化脓性阑尾炎处理。如阑尾穿孔已被包裹形成阑尾周围脓肿，病情较稳定，宜应用抗生素治疗或同时联合中药治疗促进脓肿吸收消退，也可在超声引导下穿刺抽脓或置管引流。如脓肿扩大，无局限趋势，宜先行 B 超检查，确定切口部位后行手术切开引流。如阑尾显露方便，也应切除阑尾，阑尾根部完整者施单纯结扎。如阑尾根部坏疽穿孔，可行 U 字缝合关闭阑尾开口的盲肠壁。术后加强支持治疗，合理使用抗生素。

*考点：急性阑尾手术适应证*

### （二）非手术治疗

非手术治疗仅适用于单纯性阑尾炎及急性阑尾炎的早期阶段，患者不接受手术治疗或客观条件不允许，或伴存其他严重器质性疾病有手术禁忌证者。主要措施包括选择有效的抗生素和补液治疗，也可经肛门直肠内给予抗生素栓剂。

# 第 11 节  肠 梗 阻

**案例 5-11**

　　杨女士，60 岁，因腹痛、腹胀伴肛门停止排气排便 3 天入院。既往有排黏液血便史。

　　体格检查：T36.4℃，P96 次 / 分，R20 次 / 分，BP120/82mmHg。神志清醒，急性痛苦面容。腹部膨隆，可见肠蠕动波。腹软，右中腹部有压痛，无反跳痛，移动性浊音阴性，肠鸣音亢进，可闻及气过水音。腹部立卧位 X 线检查见小肠积气积液、扩张。

　　问题：该患者的初步诊断是什么？诊断依据是什么？

各种原因引起肠内容物阻塞，不能顺利通过和运行的现象称为肠梗阻，临床上常出现腹胀、腹痛、呕吐、排便障碍等表现，严重者可并发肠穿孔、水电解质紊乱、感染，是外科常见的急腹症之一。肠梗阻不但可引起肠管本身解剖与功能的改变，还可导致全身性的生理紊乱，病情复杂多变。若不及时合理治疗，往往危及患者生命。随着对肠梗阻病理生理的不断深入研究和各种诊疗措施的应用，治疗效果明显提高，但病情严重者如绞窄性肠梗阻病情进展快，短时间内发生严重脱水、电解质及酸碱平衡失调，甚至休克。

## 一、病 因 分 类

**1. 机械性肠梗阻**    最常见，是指由于机械原因引起肠腔变窄而发生肠内容物通过障碍。此类肠梗阻见于：肠腔堵塞，如蛔虫、异物、粪块、结石等；肠管受压，如腹外疝嵌顿、粘连带压迫、肠扭转、肿瘤压迫等；肠壁病变，如先天性肠道闭锁、炎症性狭窄（肠结核、克罗恩病）、肿瘤等（图 5-4）。

**2. 动力性肠梗阻**    较少见，由于肠壁肌肉运动紊乱，导致肠内容物运行障碍。主要见于神经反射或毒素刺激引起肠壁肌功能紊乱，使肠蠕动功能丧失或肠管痉挛。分为麻痹性和痉挛性两大类。前者多见于急性化脓性腹膜炎、腹部手术后、腹膜后血肿，因肠壁肌麻痹所致；后者见于急性肠炎、肠功能紊乱和慢性铅中毒，由于肠壁肌肉强烈痉挛性收缩，致使肠内容物不能向下运行。临床少见，且往往为一时性障碍。

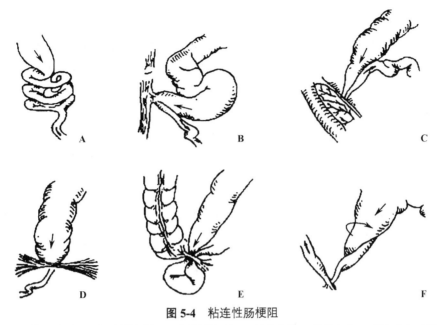

**图 5-4　粘连性肠梗阻**

A.肠袢粘连成团；B.腹壁粘着扭折；C.系膜粘着扭折；D.粘连系带；E.粘连内疝；F.粘连成角，扭转

**3. 血运性肠梗阻**　较少见，是由肠系膜血管栓塞或血栓形成，肠管血运发生障碍所致。肠腔虽无堵塞，但肠内容物不能运行。

此外，肠梗阻还可按其肠壁血运有无障碍分为单纯性和绞窄性两类。①单纯性肠梗阻：肠壁血运无障碍，仅有肠内容物不能正常运行；②绞窄性肠梗阻：肠梗阻发生后，伴有肠壁血运障碍。肠梗阻还可按梗阻发生的部位分为高位（空肠上段）肠梗阻和低位（回肠末段、结肠）肠梗阻两类；按梗阻的程度分为完全性肠梗阻和不完全性肠梗阻；按梗阻发生的快慢分为急性肠梗阻和慢性肠梗阻。如一段肠袢两端完全阻塞肠扭转，则称为闭袢性肠梗阻，此类梗阻由于肠腔高度膨胀，极易发生肠坏死和肠穿孔。

# 二、临床表现

肠梗阻虽然梗阻的原因、部位、程度、发展急缓有别，可有不同的临床表现，但肠内容物不能顺利通过肠腔是共同的特征，因此各种类型的肠梗阻都具有共同的临床表现特点，即腹痛、呕吐、腹胀及停止排便、排气。

## （一）症状

**1. 腹痛**　单纯性肠梗阻表现为阵发性绞痛；绞窄性肠梗阻多为持续性疼痛，阵发性加剧；麻痹性肠梗阻则为持续性胀痛。腹痛多在腹中部，也可偏重梗阻所在的部位。

**2. 呕吐**　梗阻部位越高，呕吐出现越早、越频繁。故高位肠梗阻时呕吐频繁，呕吐物多为胃十二指肠内容物；低位肠梗阻时呕吐出现得迟而少，呕吐物呈粪汁样；结肠梗阻时呕吐到晚期才出现（甚至可无呕吐），呕吐物呈棕褐色或血性。

**3. 腹胀**　高位肠梗阻腹胀不明显；低位肠梗阻腹胀明显，遍及全腹；结肠梗阻多为周边性腹胀；绞窄性肠梗阻表现为不对称的局限性腹胀；麻痹性肠梗阻腹胀明显，并为均匀性全腹胀。

**4. 肛门停止排便排气**　急性完全性肠梗阻患者有此症状。但梗阻早期，尤其是高位肠梗阻，梗阻以下肠内残存的粪便和气体仍可自行排出。绞窄性肠梗阻如肠套叠、肠系膜血栓形成等，亦可排出少量果酱样或血性黏液便。

**考点：急性肠梗阻临床表现**

## （二）体征

**1. 全身变化**　单纯性肠梗阻患者早期全身情况多无明显改变。晚期可表现为唇干舌燥、眼窝内陷、皮肤弹性差、尿少等脱水体征。绞窄性肠梗阻或严重脱水时，可有脉搏细速、血压下降、脉压缩小、面色苍白、四肢湿冷等休克表现。

**2. 腹部体征**

（1）视诊：腹式呼吸减弱或消失，可见肠型、肠蠕动波和腹胀。

（2）触诊：单纯性肠梗阻可有轻度压痛；绞窄性肠梗阻由于伴有腹膜炎、肠坏死，故有明显的腹肌紧张、压痛和反跳痛等腹膜刺激征。如扪及痛性包块，多为受绞窄的肠袢；条索状团块为蛔虫性肠梗阻；腊肠样包块则为肠套叠。

（3）叩诊：多为鼓音，绞窄性肠梗阻腹腔内有多量渗出液（超过100ml）时，可有移动性浊音。

（4）听诊：机械性肠梗阻肠鸣音亢进，并有气过水声和金属音。麻痹性肠梗阻时肠鸣音减弱或消失。

# 三、辅 助 检 查

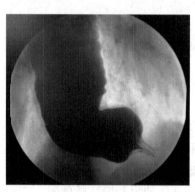

**图5-5　"鸟嘴"征**

**1. 实验室检查**　肠梗阻可出现白细胞计数升高、中性粒细胞比例升高，多见于绞窄性肠梗阻。血红蛋白值、血细胞比容升高。水、电解质、血清钾紊乱及出现酸碱失衡。

**2. X线检查**　机械性肠梗阻发生4～6小时，直立位腹部平片可显示多个气液平面及气胀肠袢。乙状结肠扭转钡剂灌肠X线检查见扭转部位钡剂受阻，钡影尖端呈"鸟嘴"征（图5-5）。

# 四、诊 断 依 据

腹部阵发性绞痛、呕吐、腹胀、停止排便排气、肠型、肠鸣音亢进、气过水声是诊断肠梗阻的依据。X线检查可以证实临床诊断。

# 五、治 疗 要 点

肠梗阻的治疗原则是纠正因梗阻引起的全身性生理紊乱和解除梗阻。具体治疗方法要根据肠梗阻的类型、部位和患者全身情况而定。

**1. 基础疗法**　包括纠正水电解质紊乱和酸碱失衡、胃肠减压、防治感染和毒血症，预防和救治休克等。

**2. 解除梗阻**

（1）非手术治疗　主要适用于单纯粘连性（特别是不完全性）肠梗阻，麻痹性或痉挛性肠梗阻，蛔虫或粪块堵塞引起的肠梗阻，肠套叠早期，肠结核等炎症引起的不完全性肠梗阻。根据不同类型的肠梗阻采用药物治疗，口服或肠道灌注植物油，针刺疗法及各种复位法等。

（2）手术治疗　各种类型的绞窄性肠梗阻、肿瘤及先天性肠道畸形引起的肠梗阻，以及非手术治疗无效的患者，适于手术治疗。

# 第 12 节　结　肠　癌

**案例 5-12**

冯女士，49岁，大便次数增加、带血3个月。3个月前无明显诱因，排便次数增多，3～6次／天，不成形，间断带暗红色血迹。有中、下腹痛，无明显腹胀及恶心、呕吐。近来明显乏力，体重下降约 4kg。查体：T37.2℃，P78 次 / 分，R18 次 / 分，BP120/80mmHg，一般状况稍差，皮肤无黄染，结膜苍白，浅表淋巴结未触及肿大。右下腹似可扪及约 4cm×8cm 质韧包块，可推动，边界不清，移动性浊音阴性，肠鸣音大致正常，直肠指检未发现异常。辅助检查：大便潜血（＋），血 WBC4.6×10⁹/L，Hb86g/L，入院后查血 CEA42ng/ml。

**问题**：该患者初步诊断是什么？诊断依据是什么？

结肠癌（colon cancer）是胃肠道中常见的恶性肿瘤，我国以 41 ～ 65 岁人群发病率高。近 20 年来尤其在大城市，结肠癌发病率明显上升，且有结肠癌多于直肠癌的趋势。从病因看半数以上结肠癌来自腺瘤癌变，从形态学上可见到增生、腺瘤及癌变各阶段以及相应的染色体改变。随着分子生物学技术的发展，同时存在的不同基因表达亦逐渐被认识，从而明确恶性肿瘤的发生发展是一个多步骤、多阶段及多基因参与的细胞遗传性疾病。

# 一、病因与病理

结肠癌病因虽未明确，但其相关的高危因素逐渐被认识，如饮食中含有过多的动物脂肪及动物蛋白，缺乏新鲜蔬菜尤其是纤维素；缺乏适度的体力活动等。遗传易感性在结肠癌的发病中也具有重要作用，如遗传性非息肉性结肠癌的错配修复基因突变携带者的家族成员，应视为结肠癌的一组高危人群。某些疾病如家族性肠息肉病等，已被公认为癌前期病变；结肠腺瘤、溃疡性结肠炎及结肠血吸虫病肉芽肿，与结肠癌的发生有较密切的关系。

结肠癌根据肿瘤的大体形态可区分为以下几种。

**1. 隆起型** 肿瘤向肠腔内生长，好发于右侧结肠，特别是盲肠。

**2. 浸润型** 沿肠壁浸润，容易引起肠腔狭窄和肠梗阻，多发生于左侧结肠。

**3. 溃疡型** 其特点是向肠壁深层生长并向周围浸润，是结肠癌常见类型。

结肠癌主要经淋巴转移，首先转移到结肠壁和结肠旁淋巴结，再到肠系膜血管周围和肠系膜血管根部淋巴结。血行转移多见于肝，其次为肺、骨等。结肠癌也可直接浸润到邻近器官。如乙状结肠癌常侵犯膀胱、子宫、输尿管；横结肠癌可侵犯胃壁，甚至形成内瘘；脱落的癌细胞也可在腹膜种植转移。

# 二、临床表现

结肠癌早期常无特殊症状，典型临床表现如下。

**1. 排便习惯与粪便性状的改变** 常为最早出现的症状。多表现为排便次数增加、腹泻、便秘、粪便中带血、脓液或黏液。

**2. 腹痛** 也是早期症状之一，常为定位不确切的持续性隐痛，或仅为腹部不适或腹胀感，出现肠梗阻时则腹痛加重或为阵发性绞痛。

**3. 腹部肿块** 多为瘤体本身，有时可能为梗阻近侧肠腔内的积粪。肿块大多坚硬，呈结节状。如为横结肠和乙状结肠癌可有一定活动度。如癌肿穿透并发感染，肿块固定，且可有明显压痛。

**4. 肠梗阻症状** 一般属结肠癌的中晚期症状，多表现为慢性低位不完全肠梗阻，主要表现是腹胀和便秘，腹部胀痛或阵发性绞痛。当发生完全梗阻时，症状加剧。左侧结肠癌有时可以急性完全性结肠梗阻为首发症状。

**5. 全身症状** 由于慢性失血、癌肿溃烂、感染、毒素吸收等，患者可出现贫血、消瘦、乏力、低热等症状。病程晚期可出现肝大、黄疸、水肿、腹水、直肠前凹肿块、锁骨上淋巴结肿大及恶病质等。

由于癌肿病理类型和部位的不同，临床表现也有区别。一般右侧结肠癌以全身症状、贫血、腹部肿块为主要表现，左侧结肠癌以肠梗阻、便秘、腹泻、便血等症状为显著。

*考点：结肠癌的临床表现*

## 三、诊断要点

结肠癌早期症状多不明显，易被忽视。凡 40 岁以上有以下任一表现者应列为高危人群：①Ⅰ级亲属有结直肠癌史者；②有癌症史或肠道腺瘤或息肉史；③大便隐血试验阳性者；④以下 5 种表现具 2 项以上者：黏液血便、慢性腹泻、慢性便秘、慢性阑尾炎史及精神创伤史。对高危人群，行纤维结肠镜检查或 X 线钡剂灌肠或气钡双重对比造影检查，不难明确诊断。超声和 CT 扫描检查对了解腹部肿块和肿大淋巴结，发现肝内有无转移等均有帮助。血清癌胚抗原（CEA）值约 45% 的结肠癌患者升高，用于术后判断预后和复发，更有价值。

## 四、治疗原则

原则上是以手术切除为主的综合治疗。手术方式为结肠癌根治术。手术切除范围须包括癌肿所在肠祥及其系膜和区域淋巴结。包括：①右半结肠切除术；②横结肠切除术；③左半结肠切除术；④乙状结肠癌的根治切除术。

# 第13节 直 肠 癌

直肠癌（colorectal cancer）是乙状结肠直肠交界处至齿状线之间的癌，较常见。中国人直肠癌与西方人比较，有以下流行病学特点：①直肠癌比结肠癌发生率稍高，直肠癌约占 60%；最近的资料显示结肠癌和直肠癌发生率逐渐靠近，有些地区已接近 1∶1，主要是结肠癌发生率增高所致。②低位直肠癌所占的比例高，占直肠癌的 60%～75%；绝大多数癌肿可在直肠指检时触及。③青年人（＜30 岁）直肠癌比例高，占 10%～15%。上段直肠癌的细胞生物学行为与结肠癌相似，根治性切除术后总的 5 年生存率与结肠癌也相近，中低位直肠癌在 40% 左右。

## 一、病因与病理

### （一）病因

直肠癌的发病原因尚不清楚，其可能的相关因素与结肠癌相似。

### （二）大体分型

直肠癌分为溃疡型、肿块型、浸润型 3 型。

**1. 溃疡型** 多见，占 50% 以上。形状为圆形或卵圆形，中心凹陷，边缘凸起，向肠壁深层生长并向周围浸润。早期可有溃疡，易出血，此型分化程度较低，转移较早。

**2. 肿块型** 向肠腔内突出，肿块增大时表面可产生溃疡，向周围浸润少，预后较好。

**3. 浸润型** 癌肿沿肠壁浸润，使肠腔狭窄，分化程度低，转移早而预后差。

### （三）组织学分类

**1. 腺癌** 结、直肠腺癌细胞主要是柱状细胞、黏液分泌细胞和未分化细胞，进一步分类主要为管状腺癌和乳头状腺癌，占 75%～85%，其次为黏液腺癌，占 10%～20%。

**2. 腺鳞癌** 亦称腺棘细胞癌，肿瘤由腺癌细胞和鳞癌细胞构成。其分化多为中分化至低分化。腺鳞癌和鳞癌主要见于直肠下段和肛管，较少见。

**3. 未分化癌** 癌细胞弥漫呈片状或团状，不形成腺管状结构，细胞排列无规律，癌细胞较小，形态较一致，预后差。

结、直肠癌可以在一个肿瘤中出现两种或两种以上的组织类型，且分化程度并非完全一致，这是结、直肠癌的组织学特征。

### （四）扩散与转移

**1. 直接浸润**　癌肿首先直接向肠壁深层浸润性生长，向肠壁纵轴浸润发生较晚。估计癌肿浸润肠壁一圈需 1.5～2.0 年。直接浸润可穿透浆膜层侵入邻近脏器如子宫、膀胱等，下段直肠癌由于缺乏浆膜层的屏障作用，易向四周浸润，侵入附近脏器如前列腺、精囊腺、阴道、输尿管等。

**2. 淋巴转移**　是主要的扩散途径。上段直肠癌向上沿直肠上动脉、肠系膜下动脉及腹主动脉周围淋巴结转移。发生逆行性转移的现象非常少见。如淋巴液正常流向的淋巴结发生转移且流出受阻时，可逆行向下转移。下段直肠癌（以腹膜返折为界）向上方和侧方转移为主。齿状线周围的癌肿可向上方、侧方、下方转移。向下方转移可表现为腹股沟淋巴结肿大。

**3. 血行转移**　癌肿侵入静脉后沿门静脉转移至肝；也可由髂静脉转移至肺、骨和脑等。直肠癌手术时有 10%～15% 的病例已发生肝转移；直肠癌致肠梗阻和手术时挤压，易造成血行转移。

**4. 种植转移**　直肠癌种植转移的机会较小，上段直肠癌可发生种植转移。

## 二、临床表现

直肠癌早期无明显症状，病情发展到一定程度可出现下列症状。

**1. 直肠刺激症状**　便意频繁，排便习惯改变；便前肛门有下坠感、里急后重、排便不尽感，晚期有下腹痛。

**2. 肠腔狭窄症状**　癌肿侵犯致肠管狭窄，初时大便变细，当造成肠管部分梗阻后，有腹痛、腹胀、肠鸣音亢进等不全性肠梗阻表现。

**3. 癌肿破溃感染症状**　大便表面带血及黏液，甚至有脓血便。症状出现的频率依次为便血、便频、便细、黏液便、肛门痛、里急后重、便秘。

**4. 其他症状**　癌肿侵犯前列腺、膀胱，可出现尿频、尿痛、血尿。侵犯骶前神经可出现骶尾部剧烈持续性疼痛。晚期出现肝转移时可有腹水、肝大、黄疸、贫血、消瘦、水肿等。

## 三、诊断要点

直肠癌根据病史、体检、影像学和内镜检查不难做出临床诊断，准确率亦可达 95% 以上。但多数患者常有不同程度的延误诊断，其中有患者对便血、大便习惯改变等症状不够重视，亦有医生警惕性不高的原因。

直肠癌的筛查应遵循由简到繁的步骤进行。常用的检查方法如下。

**1. 大便潜血检查**　为大规模普查或作为结、直肠癌高危人群的初筛手段。阳性者须做进一步检查。无症状阳性者的癌肿发现率在 1% 以上。

**2. 直肠指检**　是诊断直肠癌最重要的方法，由于中国人直肠癌约 70% 为低位直肠癌，能在直肠指检时触及。因此凡遇患者有便血、大便习惯改变、大便变形等症状，均应行直肠指检。指检可查出癌肿的部位，距肛缘的距离，癌肿的大小、范围、固定程度、与周围脏器的关系等。

**3. 内镜检查**　包括肛门镜、乙状结肠镜和纤维结肠镜检查。门诊常规检查时可用肛门镜或乙状结肠镜检查，操作方便、不需肠道准备。已明确直肠癌在手术治疗前必须行纤维结肠镜检查，因为结、直肠癌有 5%～10% 为多发癌。内镜检查不仅可在直视下观察，还可取组织进行病理检查。

**4. 影像学检查**

（1）钡剂灌肠检查　是结肠癌的重要检查方法，对直肠癌的诊断意义不大，用以排除结、直肠多发癌和息肉病。

（2）腔内超声检查　对中低位直肠癌推荐进行腔内超声检查以检测癌肿浸润肠壁的深度及有无侵犯邻近脏器，可在术前对直肠癌的局部浸润程度进行评估。

（3）MRI检查    在中低位直肠癌进行MRI检查，以评估肿瘤在肠壁内的浸润深度，对中低位直肠癌的诊断及术前分期有重要价值。

**5. 肿瘤标志物**    目前公认的在结直肠癌诊断和术后监测有意义的肿瘤标志物是癌胚抗原（CEA）和CA19-9。但认为CEA缺乏对早期结、直肠癌的诊断价值，且仅有45%患者升高。大量的统计资料表明结、直肠癌患者的血清CEA水平与肿瘤分期呈正相关关系，Ⅰ、Ⅱ、Ⅲ、Ⅳ期患者的血清CEA阳性率依次分别为25%、45%、75%和85%左右。CEA主要用于预测直肠癌的预后和监测复发。CA19-9的临床意义与CEA相似。

**6. 其他检查**    低位直肠癌伴有腹股沟淋巴结肿大时，应行淋巴结活检。癌肿位于直肠前壁的女性患者应作阴道检查及双合诊检查。男性患者有泌尿系症状时应行膀胱镜检查。

# 四、治疗原则

手术切除仍然是直肠癌的主要治疗方法。术前的放疗和化疗（临床上称为新辅助放化疗）可一定程度上提高手术疗效。从外科治疗的角度，临床上将直肠癌分为低位直肠癌（距齿状线5cm以内）；中位直肠癌（距齿状线5～10cm）；高位直肠癌（距齿状线10cm以上）。这种分类对直肠癌根治手术方式的选择有重要的参考价值。而解剖学分类是根据血供、淋巴回流、有无浆膜等因素区分，将直肠分为上段直肠和下段直肠。这两种分类有所不同。

**1. 手术治疗**    切除包括癌肿、足够的两端肠段、已侵犯的邻近器官的全部或部分、四周可能被浸润的组织及全直肠系膜。如不能进行根治性切除时，亦应进行姑息性切除，使症状得到缓解。如伴发能切除的肝转移癌应同时切除肝转移癌。

**2. 放疗**    作为手术切除的辅助疗法有提高疗效的作用。术前的放疗可以提高手术切除率，降低患者的术后局部复发率。术后放疗仅适用于局部晚期患者、直肠癌且术前未经放疗和术后局部复发的患者。

**3. 化疗**    结直肠癌的辅助化疗推荐选用以奥沙利铂为基础的联合用药方案或者单药氟尿嘧啶、卡培他滨，给药途径有静脉给药、局部缓释颗粒、术后腹腔置管灌注给药及温热灌注化疗等，以静脉化疗为主。

**4. 其他**    目前对直肠癌的治疗正进行着非常广泛的研究，如基因治疗、靶向治疗、免疫治疗等。

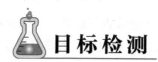

# 目标检测

**单项选择题**

1. 诊断慢性胃炎最有价值的辅助检查是
   A. 胃液分析　　　　　　B. X线钡餐检查
   C. 粪便隐血试验　　　　D. 胃镜+活检

2. 在我国，对于大多数慢性胃炎，主要病因为
   A. 药物　　　　　　　　B. 食物
   C. 胆汁反流　　　　　　D. 幽门螺杆菌

3. 预防消化性溃疡复发最主要的措施是
   A. 抑酸治疗
   B. 戒烟酒
   C. $H_2$受体拮抗药维持治疗
   D. 根除Hp治疗

4. 胃溃疡的节律性上腹痛多发生于餐后
   A. 0.5～1.0小时　　　　B. 1～2小时
   C. 2～3小时　　　　　　D. 3～4小时

5. 患者，男，54岁，间歇上腹不适四年，餐后加重，嗳气，胃液分析示基础酸分泌量为零。可能的诊断是
   A. 慢性浅表性胃炎
   B. 慢性肥厚性胃炎
   C. 慢性萎缩性胃炎
   D. 消化性溃疡

6. 胃溃疡最常发生的部位是
   A. 胃大弯　　　　　　　B. 胃小弯
   C. 幽门部　　　　　　　D. 胃体部

7. 诊断消化性溃疡，最可靠依据是
   A. 慢性上腹痛具有节律性
   B. 胃液高酸
   C. 经常反酸嗳气
   D. 钡餐检查有龛影

8. 患者，男，32岁，经常周期性上腹痛3年，空腹发作，

夜间更重，进食或服抗酸药物可止痛，最可能的诊断是

  A. 胃溃疡　　　　　　B. 十二指肠溃疡

  C. 慢性胃炎　　　　　D. 胆囊炎

9. 在我国引起肝硬化最常见的病因是

  A. 病毒性肝炎　　　　B. 酗酒

  C. 药物或毒物　　　　D. 血吸虫病

10. 患者，男，34 岁，餐后上腹部疼痛 10 年，反复发作，近 2 周加重，查体：上腹部轻压痛。钡餐检查发现胃小弯侧龛影。最可能的诊断是

  A. 慢性胃炎　　　　　B. 急性胃肠炎

  C. 消化性溃疡　　　　D. 胃食管反流病

11. 对胃癌的发现率和诊断准确率较高的检查是

  A. X 线钡餐检查　　　B. 大便隐血试验

  C. 纤维胃镜检查　　　D. 脱落细胞学检查

12. 早期胃癌的有效治疗方法是

  A. 根治性切除术　　　B. 胃大部切除术

  C. 胃窦切除术　　　　D. 全胃切除术

13. 下列哪项可判断为早期胃癌

  A. 病灶局限于胃肌肉层

  B. 病灶局限于黏膜或黏膜下层

  C. 无淋巴结转移

  D. 直径小于 1cm

14. 胃癌主要转移途径及部位是

  A. 种植于膀胱直肠窝

  B. 直接侵及横结肠

  C. 血性扩散至肝

  D. 由淋巴管转移到淋巴结

15. 胃癌致幽门梗阻最突出的临床表现为

  A. 呕吐　　　　　　　B. 腹胀

  C. 消瘦　　　　　　　D. 贫血

16. 目前最佳的小肝癌定位诊断方法是

  A. CT　　　　　　　　B. B 超

  C. MRI　　　　　　　D. X 线钡餐造影

17. 肝癌临床期的重要症状表现为

  A. 食欲减退　　　　　B. 肝区疼痛

  C. 消瘦、乏力　　　　D. 持续性低热

18. 对早期原发性肝癌的诊断最优的方法是

  A. B 超

  B. 血清甲胎蛋白

  C. 放射性核素肝扫描

  D. 血清 γ- 谷氨酰转肽酶

19. 不需要与急性胆囊炎进行鉴别的疾病是

  A. 急性胰腺炎

  B. 急性阑尾炎

  C. 溃疡病穿孔

  D. 急性单纯性肠梗阻

20. 胆囊结石的疼痛特点不包括

  A. 多数为隐痛

  B. 剧烈胆绞痛

  C. 常为夜间发作

  D. 疼痛向腰背呈束带状放射

21. 胆囊结石最常见的并发症是

  A. 结石性急性胆囊炎

  B. 继发性胆管结石

  C. 米里齐综合征

  D. 急性胰腺炎

22. 有关胆石症的叙述，不正确的是

  A. 可继发感染，引起急性胆囊炎

  B. 可导致胆囊积脓

  C. 静止性胆囊结石无需处理

  D. 结石较大者比小结石更易引起临床症状

23. 急性胰腺炎最早的症状特点是

  A. 上腹剧痛、频繁呕吐

  B. 腹痛伴高热

  C. 腹胀、便秘

  D. 腹肌紧张反跳痛

24. 急性胰腺炎的基本病理改变是

  A. 纤维性变

  B. 假性囊肿形成

  C. 水肿、出血、坏死

  D. 形成胰腺周围脓肿

25. 唯一公认的胰腺癌的危险因素是

  A. 高蛋白饮食

  B. 高胆固醇饮食

  C. 吸烟

  D. 糖尿病

26. 胰腺癌的好发部位是

  A. 胰头　　　　　　　B. 胰体

  C. 胰尾　　　　　　　D. 胰体、尾部

27. 胰头癌最主要的临床表现是

  A. 腹胀、食欲缺乏、消瘦

  B. 消化道出血

  C. 腹泻或便秘

  D. 进行性加重的黄疸

28. 急性阑尾炎的临床病理类型中，不包括

  A. 急性单纯性阑尾炎

  B. 急性化脓性阑尾炎

  C. 坏疽及穿孔性阑尾炎

  D. 异位急性阑尾炎

29. 当胆囊位置较低或阑尾位置较高时，急性阑尾炎与下述哪项相混淆

  A. 急性胆囊炎

  B. 急性胃肠炎

  C. 急性肠系膜淋巴结炎

  D. 胃、十二指肠溃疡穿孔

30. 急性阑尾炎非手术治疗的适应证是

A. 化脓或坏疽性阑尾炎

B. 慢性阑尾炎

C. 急性单纯性阑尾炎

D. 老年人、小儿、妊娠期阑尾炎

31. 对阑尾炎诊断最有意义的是

　　A. 腹部 B 超

　　B. 右下腹局限性压痛

　　C. 转移性右下腹痛

　　D. 血白细胞计数超过 $10.0×10^9/L$

32. 急性阑尾炎的典型症状是

　　A. 转移性右下腹疼痛伴胃肠道症状

　　B. 恶心、呕吐

　　C. 腹泻、尿痛

　　D. 麻痹性肠梗阻

33. 不典型急性阑尾炎的 X 线表现不包括

　　A. 回肠末端反射性肠腔积气积液

　　B. 阑尾区条索状气影

　　C. 阑尾结石

　　D. 阑尾的蠕动较慢而弱

34. 导致粘连性肠梗阻的主要原因是

　　A. 创伤性粘连　　　B. 出血后粘连

　　C. 异物性粘连　　　D. 术后粘连

35. 下列肠梗阻中，最常见的类型为

　　A. 粘连性肠梗阻　　B. 绞窄性肠梗阻

　　C. 麻痹性肠梗阻　　D. 嵌顿性肠梗阻

36. 关于肠套叠的临床特点，叙述不正确的是

　　A. 典型的临床表现为腹痛、呕吐、血便和腹部包块

B. 气钡灌肠 X 线检查可见钡剂影呈杯口状或弹簧状

C. 成人肠套叠多与器质性疾病有关

D. 低位小肠套叠出现呕吐的症状较早

37. 单纯性机械性肠梗阻的临床特点是

　　A. 阵发性腹痛伴肠鸣音亢进

　　B. 持续性绞痛，频繁呕吐

　　C. 持续性剧痛，腹胀不对称

　　D. 持续性胀痛，肠鸣音消失

38. 有关小肠扭转的叙述不正确的是

　　A. 呕吐频繁，出现较晚

　　B. 起病急剧，腹痛剧烈

　　C. 脐周疼痛，可放射至腰背部

　　D. 多见于重体力劳动青壮年

39. 直肠癌最重要的诊断方法是

　　A. 钡剂灌肠 X 线检查

　　B. CEA 测定

　　C. 纤维结肠镜检查

　　D. 直肠指检

40. 关于结肠癌，下列哪项是错误的

　　A. 结肠癌可伴有贫血和发热

　　B. 根据肿瘤形态，可分为肿块型、浸润型、溃疡型

　　C. 左半结肠癌以全身中毒症状为主

　　D. 结肠癌的血行转移，多转移至肝

41. 大肠癌的转移途径不包括

　　A. 直接浸润　　　　B. 淋巴转移

　　C. 血行转移　　　　D. 胎盘垂直转移

（王改芹　宋香全）

# 第6章

# 泌尿系统疾病

**学习目标**

1. **掌握** 泌尿系统常见疾病的临床表现和诊断依据。
2. **熟悉** 泌尿系统常见疾病的辅助检查和治疗要点。
3. **了解** 泌尿系统常见疾病的病因和发病机制。

　　泌尿系统由肾脏、输尿管、膀胱、尿道和有关血管、神经等组成，主要生理功能包括生成尿液，排泄代谢产物和多余的水，调节水、电解质及酸碱平衡，维持人体内环境稳定。肾脏还具有重要的内分泌功能，能合成、调节和分泌多种激素，参与调节血压、红细胞生成和骨骼生长等。

## 第1节　急性肾小球肾炎

 **案例 6-1**

　　肖先生，26岁。因发热、咽痛2周，颜面水肿2天来院就诊。患者2周前受凉后出现发热，体温最高达39℃，伴咽痛、全身乏力、食欲不振。自行服感冒药稍有好转。2天前出现颜面水肿，晨起时明显，尿量减少，具体不详。查体：BP160/100mmHg，颜面水肿，双下肢无明显水肿。

　　**问题：** 1. 该案例中的肖先生可能患有什么疾病？进一步需要做哪些检查？

　　　　　2. 请说出该疾病的治疗要点。

　　急性肾小球肾炎（acute glomerulonephritis，AGN）简称急性肾炎，是以血尿、蛋白尿、水肿和高血压为主要临床表现的一组疾病，可伴有一过性氮质血症。多见于链球菌感染后，其他细菌、病毒及寄生虫感染亦可引起。多发于儿童，男性发病率高于女性。本节主要介绍急性链球菌感染后肾小球肾炎。

### （一）病因及发病机制

　　急性肾小球肾炎主要为β溶血性链球菌感染所致。常发生于扁桃体炎、猩红热、脓疱疮等感染后，诱发机体免疫反应，产生循环免疫复合物，沉积于肾小球而致病，或种植于肾小球的抗原与循环中的特异抗体相结合形成原位免疫复合物而致病，或补体异常活化亦参与致病，导致肾小球内炎症细胞浸润，引起肾脏病变。

　　　　　　　　　　　　　　　　　　　　　　　　　　　**考点：急性肾小球肾炎的常见病因**

### （二）临床表现

　　急性肾小球肾炎常于感染后2周起病，相当于抗原免疫后产生抗体的时间。起病急，轻者呈亚临床型（仅尿常规血清C3异常），典型者呈急性肾炎综合征表现，重症者可发生急性肾损伤。大多数患者预后良好，常在数月内临床痊愈，少数患者可转为慢性肾病。

　　急性肾小球肾炎患者常表现为水肿、血尿、少尿或无尿、高血压，也可出现一系列少见复杂的临床症状如呼吸窘迫、肺水肿和脑病等，先于尿检异常出现。约30%患者有肉眼血尿，可伴有轻、中度蛋白尿，少数有大量蛋白尿。少数患者可发生充血性心力衰竭，常与水钠潴留有关。

### （三）辅助检查

**1. 尿液检查**　绝大多数患者有镜下血尿，尿沉渣中可见白细胞，常有红细胞管型、颗粒管型。尿蛋白多为 + ～ ++。

**2. 血液检查**　早期患者血清总补体及 C3 下降，8 周内逐渐恢复正常，对本病具有诊断意义。患者血清抗链球菌溶血素 O 滴度升高，提示近期内曾有过链球菌感染。

**3. 肾功能检查**　部分患者可有肾小球滤过功能一过性受损，表现为血肌酐、血尿素氮轻度升高。1 ～ 2 周后随着尿量增加，肾功能逐渐恢复正常。

### （四）诊断要点

链球菌感染后 1 ～ 3 周出现血尿、蛋白尿、水肿、高血压等急性肾炎综合征，伴血清 C3 一过性下降，可临床诊断急性肾炎。若血肌酐持续升高或 2 个月病情尚未见好转，应及时肾穿刺活检明确诊断。

满足以下第①、④、⑤三条即可诊断，如伴有②、③、⑥的任一条或多条则诊断依据更加充分：①血尿伴（或不伴）蛋白尿伴（或不伴）管型尿；②水肿，一般先累及眼睑及颜面部，继而呈下行性累及躯干和双下肢，呈非凹陷性；③高血压；④血清 C3 短暂性降低，病程第 8 周大多数患者恢复正常；⑤ 3 个月内链球菌感染证据或链球菌感染后的血清学证据；⑥不典型的急性肾小球肾炎或病情迁延者应考虑行肾组织病理检查，典型病理表现为毛细血管内增生性肾小球肾炎。

*考点：急性肾小球肾炎的诊断要点*

### （五）治疗原则

支持及对症治疗为主。急性期应卧床休息，待肉眼血尿消失、水肿消退及血压恢复正常后可逐渐增加活动量。避免劳累和剧烈运动。利尿消肿、降血压、预防心脑并发症的发生。若反复发生慢性扁桃体炎，待病情稳定后可考虑扁桃体切除以清除感染灶。

## 第 2 节　慢性肾小球肾炎

**案例 6-2**

> 顾先生，44 岁。因血尿、蛋白尿 3 年，血压增高半年，双下肢水肿 1 个月来院就诊。患者 3 年前因感冒后出现尿色深，泡沫增多，在当地医院查尿蛋白 ++ ～ +++，尿红细胞 8 ～ 10 个 /HP，24 小时尿蛋白定量波动于 1 ～ 3g。间断药物治疗，尿检结果无明显改善。半年前体检测血压为 170/100mmHg，偶有头晕，无视物模糊等不适，未予重视。1 个月前出现双下肢凹陷性水肿。查体：BP170/110mmHg，两肺呼吸音清，无干湿啰音，心率 88 次 / 分，律齐，无病理性杂音，腹软，无压痛及反跳痛，移动性浊音阴性，双下肢凹陷性水肿。
>
> 问题：1. 该案例中的顾先生可能患有什么疾病？进一步需要做哪些检查？
> 　　　 2. 请说出该疾病的治疗要点。

慢性肾小球肾炎（chronic glomerulonephritis，CGN）简称慢性肾炎，以血尿、蛋白尿、水肿和高血压为基本临床表现，病情迁延，进展缓慢，伴不同程度的肾功能损害，最终将发展至终末期肾衰竭。

### （一）病因及发病机制

慢性肾小球肾炎多由不同原因的原发性肾小球疾病发展而来，仅有少数是由急性肾小球肾炎发展所致。慢性肾小球肾炎的病因、发病机制、病理类型不尽相同，但起始因素多为免疫介导炎症。同时，高血压、大量蛋白尿、高血脂等非免疫非炎症因素也起到重要作用。

## （二）临床表现

慢性肾小球肾炎可发生于任何年龄，主要以中青年男性多见。多数起病缓慢、隐匿。早期患者可无特殊症状，可有乏力、疲倦、食欲下降和腰部疼痛等。

**1. 蛋白尿** 是慢性肾小球肾炎最常见的表现，多为轻中等量蛋白尿。

**2. 血尿** 多为镜下血尿，也可出现肉眼血尿及红细胞管型尿。

**3. 水肿** 多为眼睑水肿和（或）下肢凹陷性水肿，与水钠潴留、低蛋白血症有关。

**4. 高血压** 一般为轻度，或持续的中等以上高血压，以舒张压升高为主，严重者可出现恶性高血压，可有眼底出血、渗出，甚至视盘水肿。高血压的出现与水钠潴留、肾素 - 血管紧张素水平增加有关。

**5. 肾功能损害** 疾病早期，肾功能正常或轻度受损。随着疾病恶化，肾功能逐渐下降并出现相应的临床表现，最终进入终末期肾衰竭。肾脏病理类型是决定肾功能进展快慢的重要因素（如系膜毛细血管性肾小球肾炎进展较快，膜性肾病进展较慢），但也与治疗是否合理有关。

慢性肾小球肾炎临床表现多样，个体差异较大，故要特别注意因某一表现突出而易造成误诊。如慢性肾小球肾炎高血压突出而易误诊为原发性高血压。

## （三）辅助检查

**1. 尿液检查** 尿蛋白多为 + ～ +++，定量多为 1 ～ 3g/d。尿沉渣镜检可见红细胞增多及各种管型。

**2. 血液检查** 早期血常规检查多正常或轻度贫血；晚期红细胞计数和血红蛋白降低，血脂可升高。

**3. 肾功能检查** 早期肾功能检查正常，晚期内生肌酐清除率下降，血尿素氮及血肌酐升高。

**4. B 超检查** 早期肾脏大小正常，晚期可出现双肾对称性缩小，皮质变薄。

**5. 肾活组织病理学检查** 有助于确定病理类型和判断预后。

## （四）诊断要点

尿检异常（蛋白尿、血尿）、伴或不伴水肿及高血压病史达 3 个月以上，无论有无肾功能损害均应考虑此病，在除外继发性肾小球肾炎及遗传性肾小球肾炎后，可诊断为慢性肾小球肾炎。

*考点：慢性肾小球肾炎的诊断要点*

## （五）治疗原则

**1. 一般治疗**

（1）饮食应限制蛋白质及磷的摄入量，根据肾功能情况给予优质低蛋白饮食 [ 0.6 ～ 1.0g/（kg·d）]。高血压患者应限盐（＜ 6g/d）。

（2）保证充分的休息及睡眠。

（3）避免加重肾损害因素，如劳累、感染、妊娠、应用肾毒性药物等。

**2. 药物治疗**

（1）积极控制高血压和减少尿蛋白 高血压和蛋白尿是加速肾小球硬化、促进肾功能恶化的重要因素，应积极控制高血压（＜ 130/80mmHg）和减少蛋白尿（＜ 1g/d）。血管紧张素转化酶抑制药（ACEI）或血管紧张素 Ⅱ 受体阻滞药（ARB）除具有降压作用外，还有减少蛋白尿和延缓肾功能恶化的肾脏保护作用，为治疗慢性肾炎高血压和（或）蛋白尿的首选药物。

（2）糖皮质激素和细胞毒药物 由于慢性肾小球肾炎为一组临床综合征，病因、病理类型等差异较大，一般不主张积极应用。

*考点：慢性肾小球肾炎的饮食注意事项和降压首选药物*

## 第 3 节　尿 路 感 染

**案例 6-3**

　　郭女士，23 岁。因尿频、尿急、腰痛、发热 3 天来院就诊。患者 3 天前无明显诱因出现尿频、尿急，约每小时 1 次，伴发热、寒战，最高体温达 39.2℃，伴腰痛，恶心、呕吐。查体：T39℃，BP100/70mmHg，双肾叩击痛（＋）。

　　问题：1. 该案例中的郭女士可能患有什么疾病？进一步需要做哪些检查？
　　　　　2. 请说出该疾病的治疗要点。

　　尿路感染（urinary tract infection，UTI）简称尿感，是指各种病原体在尿路中生长、繁殖引起的感染性疾病。尿路感染按发病部位分为上尿路感染及下尿路感染。上尿路感染主要是肾盂肾炎，下尿路感染包括膀胱炎和尿道炎。

　　50 岁以下的人群中，女性尿路感染发病率明显高于男性。每年 2%～10% 的女性至少有一次尿路感染，其中 20%～30% 的患者尿路感染反复发作。成年男性，一般极少发生尿路感染，但 65 岁以上的男性尿路感染发病率几乎和女性接近。

# 一、病因及发病机制

## （一）病因

　　革兰氏阴性杆菌为尿路感染最常见的致病菌，以大肠埃希菌最为常见，占非复杂尿路感染的 75%～90%，其次是克雷伯杆菌、变形杆菌、柠檬酸杆菌属等。5%～15% 的尿路感染由革兰氏阳性菌（主要是肠球菌和凝固酶阴性的葡萄球菌）引起。大肠埃希菌最常见于无症状性细菌尿、非复杂性尿路感染或首次发生尿路感染的患者。院内感染、复杂性或复发性尿路感染、尿路器械检查后发生的尿路感染，则多为肠球菌、变形杆菌、克雷伯杆菌和铜绿假单胞菌所致。

*考点：尿路感染的常见致病菌*

## （二）发病机制

**1. 感染途径**

　　（1）上行感染　是指病原菌经由尿道外口上行至膀胱、输尿管、肾盂，再侵犯肾髓质引起的感染。是最常见的感染途径（约占尿路感染的 95%）。正常情况下阴道前庭和尿道口周围定居少量肠道菌群，但并不致病。某些因素如性生活、尿路梗阻、医源性操作、生殖器感染等可导致上行感染的发生。

　　（2）血行感染　是指病原菌通过血运到达肾脏和尿路其他部位引起的感染。此种感染途径少见，不足 2%。多见于慢性疾病或接受免疫抑制剂治疗的患者。常见的病原菌有金黄色葡萄球菌、沙门菌属、假单胞菌属和白假丝酵母菌属等。

　　（3）直接感染　泌尿系统周围器官、组织发生感染时，病原菌偶可直接侵入泌尿系统导致感染。

　　（4）淋巴道感染　盆腔和下腹部器官感染时，病原菌可从淋巴道感染泌尿系统，但罕见。

**2. 机体防御功能**　正常情况下，进入膀胱的细菌很快被清除，是否发生尿路感染除与细菌的数量、毒力有关外，还取决于机体的防御功能。机体的防御机制包括：①排尿的冲刷作用；②尿道和膀胱黏膜的抗菌作用；③尿液中高浓度尿素、高渗透压和低 pH 等；④前列腺分泌物中含有的抗菌成分；⑤感染出现后，白细胞很快进入膀胱上皮组织和尿液中；⑥输尿管膀胱连接处的活瓣具有防止尿液、细菌进入输尿管的功能；⑦女性阴道的乳酸杆菌菌群对限制致病病原体的繁殖有重要作用。

**3. 易感因素**

　　（1）尿路梗阻　为尿路感染最主要的易感因素。常见梗阻因素如结石、前列腺增生、狭窄、肿瘤等均可导致尿流不畅，尿液积聚，细菌不易被冲洗清除，而在局部大量繁殖引起感染。

（2）尿路结构异常或功能缺陷　如多囊肾、马蹄肾、膀胱输尿管反流、肾盂及输尿管畸形、肾发育不良等。

（3）机体免疫力低下　如糖尿病、重症肝病、艾滋病、贫血、肿瘤及长期应用免疫抑制剂的患者，免疫力下降容易发生感染。

（4）医源性因素　导尿或留置导尿管、膀胱镜和输尿管镜检查、逆行性尿路造影等可致尿路黏膜损伤，如将细菌带入泌尿道，易引发尿路感染。

（5）尿道口周围及女性内生殖器炎症病变　如阴道炎、尿道旁腺炎、前列腺炎等，细菌沿尿路上行引起肾盂肾炎。

*考点：尿路感染的常见感染途径*

# 二、临床表现

## （一）膀胱炎

膀胱炎占尿路感染的 60% 以上，分为急性单纯性膀胱炎和反复发作性膀胱炎。主要表现为尿频、尿急、尿痛（尿路刺激征）。部分患者可有耻骨上方疼痛或压痛，排尿困难。尿液浑浊，约 30% 可出现血尿。一般无全身感染症状。75% 以上的致病菌为大肠埃希菌。

## （二）肾盂肾炎

**1. 急性肾盂肾炎**　起病急，可发生于各年龄段，育龄女性多见。

（1）全身症状　发热、寒战、恶心、呕吐、头痛、全身酸痛等，体温多在 38.0℃以上，多为弛张热，也可呈稽留热或间歇热。

（2）泌尿系统症状　尿频、尿急、尿痛、排尿困难等。部分患者症状不典型或缺如。

（3）腰痛　程度不一，多为钝痛或酸痛。体检时可发现肋脊角或输尿管点压痛和（或）肾区叩击痛。

**2. 慢性肾盂肾炎**　临床表现较为复杂，症状可不典型，有时仅表现为无症状性菌尿。多数患者可有类似急性肾盂肾炎的表现，如不同程度的低热、排尿不适、间歇性尿频、腰部酸痛及肾小管功能受损等。病情持续可发展为慢性肾衰竭。

## （三）无症状性菌尿

无症状性菌尿是指患者有真性菌尿，而无尿路感染的症状，可由症状性尿路感染演变而来或无急性尿路感染病史。致病菌多为大肠埃希菌，患者可长期无症状，尿常规可无明显异常或白细胞增加，但尿培养有真性菌尿。

## （四）复杂性尿路感染

复杂性尿路感染是指患者有泌尿系统结构或功能异常（包括异物），或免疫力低下而发生的尿路感染。复杂性尿路感染显著增加治疗失败的风险，增加疾病的严重性。患者的临床表现多样，轻者可只有泌尿系统症状，严重者可出现菌血症、败血症。

# 三、并　发　症

**1. 肾乳头坏死**　指肾乳头及其邻近肾髓质缺血性坏死，常发生于伴有糖尿病或尿路梗阻的肾盂肾炎，为严重并发症。主要表现为寒战、高热、剧烈腰痛、腹痛和血尿等，可同时伴发革兰氏阴性杆菌败血症和（或）急性肾衰竭。

**2. 肾周围脓肿**　常由严重的肾盂肾炎直接扩散而来，多伴有糖尿病、尿路结石等易感因素。致病菌常为革兰氏阴性杆菌，尤其是大肠埃希菌。临床表现除原有症状加剧外，常出现明显的单侧腰痛，且在向健侧弯腰时疼痛加剧。

考点：膀胱炎和急性肾盂肾炎临床表现特点

# 四、辅助检查

## （一）尿液检查

**1. 尿常规**　有白细胞尿、血尿、蛋白尿。尿沉渣镜检白细胞＞5个/HP，称为白细胞尿，几乎所有尿路感染都有白细胞尿，对尿路感染诊断意义较大。部分患者有镜下血尿，少数急性膀胱炎患者可见肉眼血尿。

**2. 白细胞排泄率**　留取3小时尿液，立即进行尿白细胞计数。正常人白细胞计数＜$2\times10^5$/h，白细胞计数＞$3\times10^5$/h为阳性，介于（2～3）$\times10^5$/h为可疑。

**3. 细菌学检查**

（1）涂片细菌检查　清洁中段尿沉渣涂片，若平均每个高倍视野下可见1个以上细菌，提示尿路感染。本法设备简单、操作方便，检出率达80%～90%，可初步确定是杆菌或球菌、是革兰氏阴性菌还是革兰氏阳性菌，对及时选择抗生素有重要参考价值。

（2）细菌培养　培养菌落数≥$10^5$/ml，为真性菌尿，可确诊为尿路感染。如临床上无尿路感染症状，则要求做两次中段尿培养，细菌菌落数均≥$10^5$/ml，且为同一菌种，可诊断为尿路感染；在有典型膀胱炎症状的妇女，中段尿培养大肠埃希菌、腐生葡萄球菌≥$10^2$/ml，也支持尿路感染。耻骨上膀胱穿刺尿细菌定性培养有细菌生长，即为真性菌尿。

尿细菌定量培养可出现假阳性或假阴性结果。假阳性主要见于：①中段尿收集不规范，标本被污染；②尿标本在室温下存放超过1小时才进行接种；③检验技术错误等。假阴性主要见于：①近7天内使用过抗生素；②尿液在膀胱内停留时间不足；③收集中段尿时，消毒药物混入尿标本内；④饮水过多导致尿液被稀释；⑤感染灶排菌呈间歇性等。

**4. 硝酸盐还原试验**　大肠埃希菌等革兰氏阴性菌可使尿中的硝酸盐还原为亚硝酸盐。此法对诊断尿路感染有很高的特异性，但敏感性较差。可作为尿路感染的过筛试验。

**5. 白细胞酯酶试验**　中性粒细胞可产生白细胞酯酶，该试验可检测尿中是否有中性粒细胞，包括已经被破坏的中性粒细胞。

考点：尿路感染的尿液检查特点

## （二）血液检查

**1. 血常规**　急性肾盂肾炎患者血白细胞计数常升高，中性粒细胞比例增多，核左移，血沉可增快。

**2. 肾功能**　慢性肾盂肾炎肾功能受损时可出现肾小球滤过率下降，血肌酐升高等。

## （三）影像学检查

影像学检查包括B超、X线腹平片、CT、逆行性肾盂造影等，目的是了解尿路情况，及时发现有无尿路结石、梗阻、反流、畸形等导致尿路感染反复发作的因素。

# 五、诊断要点

## （一）尿路感染的定性诊断

1. 有典型症状和体征，如尿路刺激征（尿频、尿痛、尿急），耻骨上方疼痛和压痛，发热，腰部疼痛或叩击痛等，尿细菌培养菌落数均≥$10^5$/ml，即可诊断尿路感染。

2. 如尿培养的菌落数不能达到上述指标，但可满足下列指标任意一项时，也可帮助诊断：①硝酸盐还原试验和（或）白细胞酯酶阳性；②白细胞尿（脓尿）；③未离心新鲜尿液革兰氏染色发现病原体，且一次尿培养菌落数均 ≥ $10^3$/ml。

3. 对于留置导尿管的患者出现典型症状、体征，且无其他原因可以解释，尿标本细菌培养菌落计数 > $10^3$/ml 时，可诊断为导管相关性尿路感染。

### （二）尿路感染的定位诊断

**1. 根据临床表现定位**　上尿路感染常有发热、寒战、甚至出现脓毒血症症状，伴有明显的腰痛，输尿管点和（或）肋脊点压痛、肾区叩击痛等，伴或不伴尿路刺激征。下尿路感染常以尿路刺激征为主要表现，一般少有发热、腰痛等。

**2. 根据实验室检查定位**　出现下列情况者提示上尿路感染：膀胱冲洗后尿培养阳性；尿沉渣镜检有白细胞管型，并排除间质性肾炎、狼疮肾炎等疾病；肾小管功能不全的表现。

**3. 慢性肾盂肾炎的诊断**　除反复发作尿路感染病史外，需结合影像学及肾功能检查。①肾外形凹凸不平，且双肾大小不等。②静脉肾盂造影可见肾盂、肾盏变形，缩窄。③持续性肾小管功能损害。
具备上述第①、②条的任何一项再加第③条可诊断慢性肾盂肾炎。

## 六、治疗原则

### （一）一般治疗

急性期注意休息，多饮水，勤排尿。反复发作者应积极寻找病因，及时去除诱发因素。

### （二）抗感染治疗

用药原则：①根据尿路感染的部位，是否存在复杂尿路感染的因素选择抗生素的种类、剂量及疗程；②选用致病菌敏感的抗生素。一般首选对革兰氏阴性杆菌有效的抗生素，尤其是首发尿路感染，若治疗 3 天症状无改善，应按药敏试验结果调整用药；③选择在尿和肾内浓度高的抗生素；④选用肾毒性小、副作用少的抗生素；⑤单一药物治疗失败、严重感染、混合感染、耐药菌株出现时应联合用药。

**1. 急性膀胱炎**　疗程一般 3 ～ 7 天，停服抗生素 7 天后，需进行尿细菌定量培养。如结果呈阴性表示已治愈；如仍有真性细菌尿，应继续给予 2 周抗生素治疗。

**2. 急性肾盂肾炎**　在留取尿细菌检查标本后应立即开始治疗，首选对革兰氏阴性杆菌有效的药物。72 小时显效者无需换药，否则应按药敏试验结果更换抗生素。

**3. 慢性肾盂肾炎**　治疗的关键是积极寻找并去除易感因素。急性发作时治疗同急性肾盂肾炎。

### （三）疗效评定

**1. 治愈**　症状消失，尿菌阴性，疗程结束后 2 周、6 周复查尿菌仍阴性。

**2. 治疗失败**　治疗后尿菌仍阳性，或治疗后尿菌阴性，但 2 周或 6 周复查尿菌转为阳性，且为同一种菌株。

*考点：尿路感染的治疗要点*

## 第 4 节　慢性肾衰竭

**案例 6-4**

刘先生，56 岁。因反复双下肢水肿 5 年，恶心、腹胀 1 周来院就诊。患者 5 年前无明显诱因出现双下肢凹陷性水肿，伴乏力，未予规律治疗，1 周来出现恶心、呕吐，晨起时明显，伴腹胀、夜尿增多。查体：BP170/110mmHg，口唇苍白，腹部稍膨隆，无压痛及反跳痛，移动性浊音（＋）。

问题：1. 该案例中的刘先生可能患有什么疾病？进一步需要做哪些检查？
2. 请说出该疾病的治疗要点。

慢性肾衰竭（chronic renal failure，CRF）是指各种原发性或继发性慢性肾脏病进行性发展至后期的共同结局，是以代谢产物潴留，水、电解质及酸碱平衡失调和全身各系统症状为表现的一种临床综合征。

慢性肾脏病（chronic kidney disease，CKD）是指各种原因引起的肾脏结构或功能异常 ≥ 3 个月，包括出现肾脏损伤标志（血、尿成分异常或影像学检查异常），或有肾移植病史，伴或不伴肾小球滤过率（GFR）下降；或不明原因的 GFR 下降（< 60ml/min）≥ 3 个月。根据 GFR 将 CKD 分为 5 期（表 6-1）。其中 CRF 则包括 CKD 中 GFR 下降至失代偿期的那一部分群体，主要为 CKD4 ～ 5 期。

表 6-1  慢性肾脏病的分期

| 分期 | | 特征 | GFR[ml/（min·1.73m²）] | 防治目标和措施 |
| --- | --- | --- | --- | --- |
| 1 | | GFR 正常或升高 | ≥ 90 | CKD 病因诊治，缓解症状；保护肾功能，延缓 CKD 进展 |
| 2 | | GFR 轻度降低 | 60 ～ 89 | 评估、延缓 CKD 进展；降低 CVD（心血管病）风险 |
| 3 | 3a | GFR 轻到中度降低 | 45 ～ 59 | 延缓 CKD 进展 |
| | 3b | GFR 中到重度降低 | 30 ～ 44 | 评估、治疗并发症 |
| 4 | | GFR 重度降低 | 15 ～ 29 | 综合治疗；肾脏替代治疗准备 |
| 5 | | 终末期肾脏病（ESRD） | < 15 或透析 | 适时肾脏替代治疗 |

# 一、病因及发病机制

## （一）病因

慢性肾脏病的常见病因有糖尿病肾病、高血压肾小动脉硬化、原发性与继发性肾小球肾炎、肾小管间质疾病、肾血管疾病、遗传性肾病等。在我国，慢性肾衰竭的最常见病因仍是原发性肾小球肾炎，近年来糖尿病肾病导致的慢性肾衰竭明显增加。

*考点：我国慢性肾衰竭的常见病因*

## （二）发病机制

**1. 慢性肾衰竭的发病机制**  ①肾单位高灌注、高滤过；②肾单位高代谢；③肾组织上皮细胞表型转化的作用；④细胞因子和生长因子促纤维化的作用。

**2. 尿毒症症状的发生机制**  ①肾脏排泄和代谢功能下降，导致水、电解质和酸碱平衡失调；②尿毒症毒素的毒性作用；③肾脏的内分泌功能障碍，如促红细胞生成素（EPO）分泌减少可引起肾性贫血，骨化三醇 [1, 25-(OH)$_2$D$_3$] 产生不足可致肾性骨病。

# 二、临床表现

不同阶段的慢性肾脏病和慢性肾衰竭，其临床表现亦不同。CKD1 ～ 3 期患者可以无任何症状，或仅有乏力、食欲减退、夜尿增多、腰酸等轻度不适。进入 CKD3b 期以后，上述症状逐渐明显。到 CKD5 期时，可出现急性左心衰竭、严重高钾血症、消化道出血、中枢神经系统障碍等，甚至有生命危险。

## （一）水、电解质代谢紊乱

**1. 代谢性酸中毒**  部分轻至中度慢性肾衰竭（GFR > 25ml/min，或 Scr < 350μmol/L）患者，由于肾小管分泌 H$^+$ 障碍或肾小管 HCO$_3^-$ 的重吸收能力下降，可引起代谢性酸中毒，即肾小管酸中毒。当 GFR < 25ml/min（或 Scr > 350μmol/L）时，代谢产物如磷酸、硫酸等酸性物质因肾排泄障碍而潴留，从而发生代谢性酸中毒，即尿毒症性酸中毒。

**2. 水、钠代谢紊乱**  水钠潴留，导致稀释性低钠血症，出现不同程度的皮下水肿和（或）体腔积液，常伴有血压升高，严重时导致左心衰竭和脑水肿。

**3. 钾代谢紊乱**　当 GFR 降至 20 ～ 25ml/min 或更低时，肾脏排钾能力下降，易出现高钾血症；尤其当钾摄入过多、酸中毒、感染等情况发生时，更易出现高钾血症。有时由于钾摄入不足、胃肠道丢失过多、应用排钾利尿药等因素，也可出现低钾血症。

**4. 钙磷代谢紊乱**　在慢性肾衰竭早期，血钙、血磷仍能维持在正常范围，随病情进展，肾脏排磷减少，出现高磷血症、低钙血症。低钙血症主要与钙摄入不足、活性维生素 D 缺乏、高磷血症、代谢性酸中毒等因素有关。血磷浓度由肠道对磷的吸收及肾的排泄来调节。当肾小球滤过率下降、尿磷排出减少时，血磷浓度逐渐升高。低钙血症、高磷血症活性维生素 D 缺乏等可引起继发性甲状旁腺功能亢进和肾性骨营养不良。

**5. 镁代谢紊乱**　当 GFR < 20ml/min 时，由于肾脏排镁减少，常有轻度高镁血症。低镁血症也偶可出现，与镁摄入不足或过多应用利尿药有关。

### （二）蛋白质、糖类、脂类和维生素代谢紊乱

**1. 蛋白质代谢紊乱**　一般表现为蛋白质代谢产物蓄积，如氮质血症，也可出现白蛋白、必需氨基酸水平下降。

**2. 糖代谢异常**　主要表现为糖耐量减低和低血糖症两种情况，前者多见。

**3. 脂代谢紊乱**　主要表现为高脂血症，多为轻到中度高三酰甘油血症，少数患者表现为轻度高胆固醇血症，或两者兼有。

**4. 维生素代谢紊乱**　如血清维生素 A 水平增高，维生素 $B_6$ 及叶酸缺乏等，常与饮食摄入不足、某些酶活性下降有关。

### （三）心血管系统表现

心血管病变是慢性肾脏病患者的常见并发症和最主要死因。尤其是进入终末期肾病阶段，心血管事件及动脉粥样硬化性心血管病的发生率比普通人群升高 15 ～ 20 倍，病死率进一步增高。

**1. 高血压和左心室肥厚**　由于水钠潴留、肾素 - 血管紧张素增高和（或）某些舒血管因子产生不足导致不同程度的血压升高。高血压可引起动脉硬化、左心室肥厚和心力衰竭。贫血以及血透动静脉内瘘的使用，可加重左心室负荷和左心室肥厚。

**2. 心力衰竭**　随着肾功能的不断恶化，心力衰竭患病率明显增加，至尿毒症期可达 65% ～ 70%。其原因多与水钠潴留、高血压及尿毒症心肌病变有关。

**3. 尿毒症性心肌病**　与代谢废物的潴留及贫血等因素有关，可伴有冠状动脉粥样硬化性心脏病。还可出现各种心律失常，与心肌损伤缺氧、电解质紊乱、尿毒症毒素蓄积等有关。

**4. 心包病变**　心包积液较常见，多与尿毒症毒素蓄积、低蛋白血症、心力衰竭等有关，少数情况也可能与感染、出血等因素有关。轻者可无症状，重者可有心音低钝、遥远，少数情况下还可有心脏压塞。

**5. 血管钙化和动脉粥样硬化**　由于高磷血症、钙分布异常和血管保护性蛋白（如胎球蛋白 A）缺乏而引起的血管钙化，在慢性肾衰竭心血管病变中起着重要作用。动脉粥样硬化往往进展迅速，血液透析患者的病变程度较非透析患者为重。

### （四）其他表现

**1. 呼吸系统**　体液过多或酸中毒时均可出现气短、气促，严重酸中毒可致呼吸深长。由尿毒症毒素诱发的肺泡毛细血管渗透性增加、肺充血，可引起尿毒症肺水肿，此时肺部 X 线检查可出现蝴蝶翼征。

**2. 消化系统**　消化系统症状通常是 CKD 最早的表现。主要表现有食欲缺乏、恶心呕吐、口腔有尿味。消化道出血也较常见，多是由于胃黏膜糜烂或消化性溃疡所致。

**3. 血液系统**　主要表现为肾性贫血、出血倾向和血栓形成倾向。肾性贫血主要由于肾组织分泌促红细胞生成素（EPO）减少所致。晚期慢性肾衰竭患者有出血倾向，多与血小板功能降低有关，部分

患者也可有凝血因子活性降低，重者可发生胃肠道出血、脑出血等。血栓形成倾向指透析患者动静脉瘘容易阻塞，可能与抗凝血酶 M 活性下降、纤维溶解不足有关。

**4. 神经系统** 早期可有疲乏、失眠、注意力不集中，其后会出现性格改变、抑郁、记忆力减退、判断力降低。尿毒症严重时常有反应淡漠、谵妄、惊厥、幻觉、昏迷、精神异常等表现，称为尿毒症脑病。周围神经病变也很常见，以感觉神经障碍明显，最常见的是肢端袜套样分布的感觉丧失，也可有神经肌肉兴奋性增加及肌萎缩、肌无力等。

**5. 内分泌功能** 主要表现有：①肾脏本身内分泌功能紊乱，如 1, 25-$(OH)_2D_3$ 不足、EPO 缺乏；②糖耐量异常和胰岛素抵抗；③下丘脑 - 垂体内分泌功能紊乱；④外周内分泌腺功能紊乱，大多数患者均有继发性甲状旁腺功能亢进，部分患者有轻度甲状腺素水平降低。

**6. 骨骼病变** 慢性肾脏病患者存在钙、磷等矿物质代谢及内分泌功能紊乱，导致矿物质异常、骨病、血管钙化等临床综合征，称为慢性肾脏病矿物质和骨异常。

慢性肾衰竭出现的骨矿化和代谢异常称为肾性骨营养不良，以高转化性骨病最多见。

**考点：慢性肾衰竭各系统表现特点**

# 三、辅助检查

**1. 血液检查** 红细胞数下降，血红蛋白含量降低。血浆白蛋白、血钙降低，血磷升高，血钾、血钠增高或降低。

**2. 尿液检查** 可见红细胞、白细胞、颗粒管型、蜡样管型等。

**3. 肾功能检查** 血肌酐、血尿素氮水平增高，内生肌酐清除率降低。

**4. B 超检查** 显示双肾缩小。

# 四、诊断要点

本病的诊断主要依据病史、相关临床表现及肾功能检查。但临床表现复杂，各系统表现均可成为首发症状，因此应仔细询问病史和查体，并重视肾功能的检查，尽早明确诊断，防止误诊。必要时，可尽早行肾活检以明确导致慢性肾衰竭的基础肾脏病。

# 五、治疗原则

## （一）早期防治对策及措施

早期诊断，积极有效治疗原发疾病，避免和纠正造成肾功能进展、恶化的危险因素，是慢性肾衰竭防治的基础，也是保护肾功能和延缓慢性肾脏病进展的关键。

对正常人群，需每年筛查一次，努力做到早期诊断。

对已有的肾脏疾病或可能引起肾损害的疾病（如糖尿病、高血压等）应积极控制，并需每年定期检查尿常规、肾功能等至少 2 次，以早期发现慢性肾脏病。

对诊断为慢性肾脏病的患者，要采取各种措施延缓慢性肾衰竭发生，防止进展至终末期肾病。包括：①坚持病因治疗；②避免和消除肾功能急剧恶化的危险因素；③阻断或抑制肾单位损害渐进性发展的各种途径，保护健存肾单位。

## （二）营养治疗

限制蛋白饮食是治疗的重要环节，能够减少含氮代谢产物生成，减轻症状及相关并发症，甚至可能延缓病情进展。CKD1 ~ 2 期患者，无论是否有糖尿病，推荐蛋白质摄入量 0.8 ~ 1g/（kg·d）。从 CKD3 期起至透析治疗前患者，推荐蛋白质摄入量 0.6 ~ 0.8g/（kg·d）。血液透析及腹膜透析患者蛋白质摄入量为 1.0 ~ 1.2g/（kg·d）。在低蛋白饮食中，约 50% 的蛋白质应为高生物价蛋白，如蛋、瘦肉、鱼肉、牛奶等。

无论应用何种饮食治疗方案，都必须摄入足量热量，还需注意补充钙、维生素及叶酸等营养素，并控制钾、磷等的摄入。

考点：慢性肾衰竭的营养治疗要点

### （三）药物治疗

**1. 纠正酸中毒和水、电解质紊乱**

（1）纠正代谢性中毒 主要为口服碳酸氢钠，必要时可静脉输入。对有明显心力衰竭患者，要防止碳酸氢钠输入量过多，输入速度宜慢，以免加重心脏负荷。

（2）水、钠紊乱的防治 为防止出现水钠潴留需适当限制钠摄入量，一般钠摄入量不应超过 $6 \sim 8g/d$。有明显水肿、高血压者，钠摄入量限制在 $2 \sim 3g/d$，个别严重病例可限制为 $1 \sim 2g/d$。对严重肺水肿、急性左心衰竭者，常需及时给予血液透析或连续性肾脏替代治疗（CRRT），以免延误治疗时机。

（3）高钾血症的防治 应积极预防高钾血症的发生。CKD3 期以上的患者应适当限制钾摄入。当 GFR $< 10ml/min$ 或血清钾水平 $> 5.5mmol/L$ 时，则应更严格地限制钾摄入。

**2. 高血压的治疗** 对高血压进行及时、合理的治疗，不仅是为了控制高血压的症状，也是为了保护心、肾、脑等靶器官。一般非透析患者应控制血压 130/80mmHg 以下，维持透析患者血压不超过 140/90mmHg。降压药以 ACEI、ARB 应用最广，但不推荐两者联合应用。

**3. 贫血的治疗** 如排除失血、造血原料缺乏等因素，透析患者若血红蛋白 $< 100g/L$ 可考虑开始应用重组人促红细胞生成素治疗，避免 Hb 下降至 90g/L 以下；非透析患者若 Hb $< 100g/L$，建议基于 Hb 下降率、评估相关风险后，个体化决定是否开始使用重组人促红细胞生成素治疗。

**4. 肾性骨营养不良的治疗** 在早期纠正钙、磷代谢平衡，积极采取降磷措施，可防止患者发生继发性甲状旁腺功能亢进和肾性骨营养不良。常用活性维生素 $D_3$（骨化三醇）口服。

**5. 防治感染** 感染是导致慢性肾衰竭患者死亡的第二主要病因。平时应注意预防各种病原体感染。抗生素的选择和应用原则与一般感染相同，但剂量需要根据 GFR 水平调整。在疗效相近的情况下，尽量选择肾毒性最小的药物。

### （四）肾脏替代治疗

对于 CKD4 期以上或预计 6 个月内需要接受透析治疗的患者，建议进行肾脏替代治疗准备。对于非糖尿病肾病患者，当 GFR $< 10ml/min$ 并有明显尿毒症症状和体征时，则应进行肾脏替代治疗。对糖尿病肾病患者，可适当提前至 GFR $< 15ml/min$ 时安排肾脏替代治疗。

肾脏替代治疗包括血液透析、腹膜透析和肾脏移植。血液透析和腹膜透析疗效相近，各有优缺点。但透析疗法仅可部分替代肾脏的排泄功能，不能代替肾脏内分泌和代谢功能。肾移植是目前最佳的肾脏替代疗法，成功的肾移植可恢复患者正常的肾功能（包括内分泌和代谢功能）。

## 第 5 节 前列腺增生

**案例 6-5**

曾先生，71 岁。因尿频、排尿不尽感 3 年余，排尿困难 2 天来院就诊。患者 3 年前无明显诱因出现尿频，夜尿 4 ~ 6 次，伴排尿不尽感，无尿痛、尿失禁、肉眼血尿，无发热、下肢水肿，2 天前上述症状加重，伴排尿障碍，排尿时间延长，断续淋漓。查体：双肾无叩击痛，双侧输尿管行径无压痛。耻骨上膀胱区膨隆、轻压痛，叩诊浊音。肛诊前列腺Ⅱ度肿大，质韧，光滑无触痛。

问题：1. 该案例中的曾先生可能患有什么疾病？进一步需要做哪些检查？

2. 请说出该疾病的治疗要点。

前列腺增生又称前列腺良性肥大，是引起老年男性排尿障碍原因中最常见的一种良性疾病。

## （一）病因及发病机制

病因尚不完全清楚，目前认为年龄和有功能的睾丸是前列腺增生发病的两个重要因素。

发病机制也尚未明确，可能是由于上皮和间质细胞的增殖和细胞凋亡的平衡性破坏引起。上皮和基质的相互影响，各种生长因子的作用，随着年龄增长、睾酮、双氢睾酮、雌激素的改变都与本病发生有关。

## （二）临床表现

前列腺增生多在50岁以后出现症状。症状与前列腺体积大小不成比例，而取决于引起梗阻的程度、病变发展速度及是否合并感染等，症状可时轻时重。

**1. 尿频**　为最常见的早期症状，夜间更为显著。早期主要是因膀胱颈部充血刺激所致，随着残余尿量增多，有效容量减少，尿频逐渐加重。

**2. 排尿困难**　进行性排尿困难是最重要的典型症状。可表现为排尿迟缓、断续、尿流缓慢、尿线细而无力、射程短、尿后滴沥不尽、排尿时间延长等。

**3. 尿潴留**　常见诱因有气候变化、劳累、酗酒等，导致前列腺突然充血、水肿引起急性尿潴留，亦可出现充溢性尿失禁。

**4. 其他**　合并感染时，出现膀胱炎及血尿。晚期可有肾积水、慢性肾衰竭。长期排尿困难可引起腹股沟疝、痔、脱肛等。

*考点：前列腺增生的常见临床表现*

## （三）辅助检查

**1. 血、尿常规和肾功能检查**　可了解肾功能水平及是否合并感染等一般情况。

**2. 直肠指检**　可触及前列腺肿大，表面光滑无触痛，质韧有弹性，中间沟变浅或消失。

**3. B超检查**　直接了解前列腺大小、内部结构、是否突入膀胱及膀胱残余尿量情况。

**4. 尿流率测定**　包括最大尿流率、平均尿流率、排尿时间及尿量4项主要指标，其中最大尿流率对于帮助诊断有无下尿路梗阻及了解梗阻程度最有价值。

## （四）诊断要点

**1. 病史**　50岁以上男性出现排尿困难，尤其是进行性排尿困难。

**2. 直肠指检**　可触及前列腺肿大，表面光滑无触痛，质韧有弹性，中间沟变浅或消失。

**3. B超检查**　前列腺增大，膀胱残余尿量增多。

**4. 尿流动力学检查**　排尿时膀胱内压增高，逼尿肌功能失常。

*考点：前列腺增生的诊断要点*

## （五）治疗原则

前列腺增生的治疗方式包括等待观察、药物治疗、手术治疗和微创治疗等，根据患者的病情选择不同的治疗方式。症状轻者，可以暂时不治疗，但应定期检查；症状加重时，若影响生活质量，应当采取药物或手术治疗缓解症状。

**1. 药物治疗**　包括α受体阻滞药、激素等。

（1）α受体阻滞药　可以降低平滑肌张力，减少尿道阻力，改善排尿功能。如特拉唑嗪或哌唑嗪等。

（2）激素　可降低前列腺内双氢睾酮含量，缩小前列腺，改善排尿功能。如5α-还原酶抑制药：

非那雄胺。

**2. 手术治疗**　前列腺增生梗阻严重、残余尿量较多、症状明显而药物治疗效果不佳，身体状况良好能耐受手术者，应考虑手术治疗。若有尿路感染、残余尿量较多或有肾积水、肾功能不全等，可先留置导尿管或膀胱造瘘引流尿液，积极抗感染等对症治疗，待上述症状改善后再择期手术。

**课堂思政**　大医——吴阶平教授

　　吴阶平教授是我国泌尿外科奠基人之一，他主持编写了中国第一部泌尿外科专著，尤其是有关肾结核对侧肾积水的研究，挽救了许多危症患者的生命。除了医学家和医学教育家的身份，他还是爱国知识分子的杰出代表、九三学社的杰出领导人、有广泛影响的社会活动家。曾获得全国性科学技术奖项 7 次。吴阶平教授把自己的医学事业与党和国家的事业、社会和科学的进步紧密相连，用绚丽多彩的一生为我们诠释和拓展了"大医"的深刻内涵。

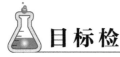 **目标检测**

**单项选择题**

1. 慢性肾炎患者适宜的饮食是
   A. 高热量优质低蛋白饮食
   B. 高磷饮食
   C. 多补水和钾
   D. 高脂饮食

2. 在我国慢性肾衰竭最常见的病因是
   A. 结石
   B. 慢性肾小球肾炎
   C. 高血压肾病
   D. 糖尿病肾病

3. 关于急性肾小球肾炎的叙述，正确的是
   A. 女性多见
   B. 蛋白尿多见
   C. 镜下血尿多见
   D. 血压明显升高

4. 肾盂肾炎具有诊断意义的实验室检查是
   A. 尿常规
   B. 尿细菌定量培养
   C. 尿蛋白定量
   D. 血肌酐、尿素氮

5. 尿沉渣显微镜检查中对肾盂肾炎的诊断最有价值的是
   A. 蜡样管型
   B. 大量蛋白尿
   C. 白细胞管型
   D. 红细胞增多

6. 患者，男，44 岁。有慢性肾衰竭病史 5 年，近日查血红蛋白 48g/L，血肌酐 660μmol/L。该患者发生贫血的主要原因是
   A. 骨髓抑制
   B. 肾产生促红细胞生成素减少
   C. 透析过程失血
   D. 红细胞寿命缩短

7. 老年男性急性尿潴留最常见的病因是
   A. 尿道结石
   B. 尿道肿瘤
   C. 前列腺增生
   D. 膀胱异物

8. 引起急性肾炎最常见的病因是
   A. 肺炎链球菌感染
   B. 草绿色链球菌感染
   C. 葡萄球菌感染
   D. 溶血性链球菌感染

9. 前列腺增生最典型的症状是
   A. 进行性排尿困难
   B. 尿滴沥
   C. 尿失禁
   D. 急性尿潴留

10. 患者女，26 岁，已婚。因发热、腰痛、尿频、尿急 2 天入院。诊断为急性肾盂肾炎。该疾病最常见的致病菌是
    A. 大肠埃希菌
    B. 溶血性链球菌
    C. 幽门螺杆菌
    D. 阴沟肠杆菌

（王　照）

# 第7章

# 血液系统疾病

血液系统主要由造血组织和血液组成。造血组织是指生成血细胞的组织，包括骨髓、胸腺、淋巴结、肝脏、脾脏、胚胎及胎儿的造血组织，出生后造血的主要器官是骨髓。

血液系统疾病指原发或主要累及血液和造血器官、组织的疾病。包括红细胞疾病（各种类型贫血）、粒细胞疾病（粒细胞缺乏症）、单核细胞和巨噬细胞疾病、淋巴细胞和浆细胞疾病、造血干细胞疾病（再生障碍性贫血、白血病）、脾功能亢进、出血性及血栓性疾病（血小板减少性紫癜）等。其常见症状和体征包括贫血、出血及出血倾向、发热、骨关节疼痛、淋巴结肿大等。常用辅助检查方法有外周血血常规检查、骨髓检查及细胞化学染色、出凝血功能检查、生化及免疫学检查、组织病理学检查等。

## 第1节  缺铁性贫血

 **案例 7-1**

杨女士，女性，45 岁。近 3 个月来感头晕、心慌、气短，伴疲乏无力，逐渐加重，平素无偏食，一年前因溃疡病行胃大部切除术。查体：皮肤黏膜苍白，呼吸急促，心率 120 次 / 分，律齐，未闻及杂音。血常规示：Hb 56g/L，RBC $2.8 \times 10^{12}$/L，WBC $4.5 \times 10^{9}$/L，网织红细胞 0.005。

问题：1. 杨女士的诊断是什么？

2. 为明确诊断，还应该做哪些检查？

当机体对铁的需求与供给失衡，导致体内储存铁缺乏，继之缺铁性红细胞生成（iron deficiency erythropoiesis，IDE），最终引起缺铁性贫血（iron deficiency anemia，IDA）。IDA 是铁缺乏症（iron deficiency，ID）的最终阶段，表现为缺铁引起的小细胞低色素性贫血及其他异常。缺铁和铁利用障碍影响血红素合成，故该类贫血又为血红素合成异常性贫血。铁缺乏症和缺铁性贫血是广泛影响世界各国的重要健康问题，累及影响约 20 亿人，是发达国家唯一常见的营养缺乏症，以及发展中国家最常见的贫血类型，在育龄期女性更为常见。

## 一、病因和发病机制

### （一）病因

缺铁性贫血的病因包括生理性及病理性两方面。生理性缺铁是由于需要增加及摄入不足，多见于婴幼儿、青少年、妊娠和哺乳期妇女，若不补充高铁食物，易造成 IDA。病理性缺铁包括：①吸收不良，常见于胃大部切除术后，胃酸分泌不足，多种原因造成的胃肠道功能紊乱等，部分慢性炎症通过上调铁调素导致铁吸收减少；②慢性失血，是成人 IDA 最常见和最重要的病因，如慢性胃肠道失血（包括痔疮、消化性溃疡等）、月经过多、咯血、血红蛋白尿等。

　　正常人每天造血需 2～25mg 铁，这些铁主要来自衰老破坏的红细胞。正常人维持体内铁平衡需每天从食物摄取铁 1.0～1.5mg，孕期、哺乳期妇女每天需摄取 2～4mg。动物食品铁吸收率高，植物食品铁吸收率低，铁吸收部位主要在十二指肠及空肠上段。吸收入血的铁参与形成血红蛋白，多余的铁以铁蛋白和含铁血黄素形式储存于肝、脾、骨髓等器官的单核巨噬细胞系统，待铁需要增加时动用。人体每天排铁不超过 1mg，主要通过肠黏膜脱落细胞随粪便排出，少量通过尿液、汗液排出，哺乳期妇女还可通过乳汁排出。

考点：铁剂的吸收过程

## （二）发病机制

　　**1. 缺铁对铁代谢的影响**　当体内储存铁减少到不足以补偿功能状态的铁时，铁代谢指标发生异常：储铁指标（铁蛋白、含铁血黄素）减低、血清铁和转铁蛋白饱和度减低、总铁结合力和未结合铁的转铁蛋白升高、组织缺铁、红细胞内缺铁。转铁蛋白受体表达于红系造血细胞膜表面，其表达量与红细胞内血红蛋白合成所需的铁代谢密切相关，当红细胞内铁缺乏时，转铁蛋白受体脱落进入血液，成为血清可溶性运铁蛋白受体（sTfR）。

　　**2. 缺铁对造血系统的影响**　红细胞内缺铁，血红素合成障碍，大量原卟啉不能与铁结合成为血红素，以游离原卟啉（FEP）的形式积累在红细胞内或与锌原子结合成为锌原卟啉（ZPP），血红蛋白生成减少，红细胞胞质少、体积小，发生小细胞低色素性贫血；严重时粒细胞、血小板的生成也受影响。

　　**3. 缺铁对组织细胞代谢的影响**　组织缺铁，细胞中含铁酶和铁依赖酶的活性降低，进而影响患者的精神、行为、体力、免疫功能及患儿的生长发育和智力。

# 二、临床表现

　　**1. 缺铁原发病表现**　因上消化道出血引起的黑便、血便，妇女月经过多等。

　　**2. 贫血**　表现为乏力、易倦、头晕、头痛、眼花、耳鸣、心悸、气短、纳差，面色苍白、心率增快等。

　　**3. 组织缺铁表现**　精神行为异常（如注意力不集中、异食癖等）；体力、耐力下降；易感染；儿童生长发育迟缓、智力低下；口腔炎、舌炎、吞咽困难；毛发干枯、皮肤干燥；指（趾）甲脆薄易裂，重者指（趾）甲变平，甚至呈匙状甲。

考点：缺铁性贫血的临床表现

# 三、辅助检查

　　**1. 血常规**　呈小细胞低色素性贫血。平均红细胞体积（MCV）低于 80fl，平均红细胞血红蛋白量（MCH）小于 27pg，平均红细胞血红蛋白浓度（MCHC）小于 32%。血片中可见红细胞体积小、中央淡染区扩大。网织红细胞计数多正常或轻度增高。白细胞和血小板计数可正常或降低。

　　**2. 骨髓象**　增生活跃或明显活跃；以红系增生为主，粒系、巨核系无明显异常；红系中以中、晚幼红细胞为主，其体积小、核染色质致密、胞质少、边缘不整齐，有血红蛋白形成不良的表现，即"核老浆幼"现象。

　　**3. 铁代谢**　血清铁低于 8.95μmol/L，总铁结合力升高，大于 64.44μmol/L；运铁蛋白饱和度降低，小于 15%，sTfR 浓度超过 8mg/L。血清铁蛋白低于 12μg/L。骨髓涂片用亚铁氰化钾（普鲁士蓝反应）染色后，在骨髓小粒中无深蓝色的含铁血黄素颗粒；在幼红细胞内铁小粒减少或消失，铁粒幼细胞少于 15%。

　　**4. 红细胞内卟啉代谢**　FEP > 0.9μmo/L（全血），ZPP > 0.96μmol/L（全血），FEP/Hb > 4.5μg/gHb。

　　**5. 血清转铁蛋白受体测定**　sTfR 测定是迄今反映缺铁性红细胞生成的最佳指标，一般 sTfR 浓度

＞ 26.5nmol/L 可诊断缺铁。

 **链 接**  血清铁蛋白

血清铁蛋白是一种血清中与 $Fe^{3+}$ 结合的脱铁铁蛋白，是人体重要的铁储存蛋白，也是一种炎症反应蛋白，主要在肝脏合成，血清中含量甚微，其含重的多少是判断体内缺铁或铁负荷过量的指标。血清铁蛋白升高还与肿瘤有关，因此也是一种肿瘤标志物。

# 四、诊断要点

符合以下第①条和第②～⑨条中任 2 条及以上，可诊断为缺铁性贫血。①小细胞低色素性贫血：男性 Hb ＜ 120g/L，女性 Hb ＜ 110g/L，红细胞形态呈低色素性表现；②有明确的缺铁病因和临床表现；③血清铁蛋白＜ 14μg/L；④血清铁＜ 8.95μmol/L，总铁结合力＞ 64.44μmol/L；⑤运铁蛋白饱和度＜ 0.15；⑥骨髓铁染色显示骨髓小粒可染铁消失，铁粒幼细胞＜ 15%；⑦红细胞 FEP ＞ 0.9μmol/L；⑧ sTfR 浓度＞ 26.5nmol/L（2.25mg/L）；⑨铁治疗有效。

IDA 患者均应寻找病因，选择非侵入性检查如尿素呼气试验或抗幽门螺杆菌抗体，进行胃肠道相关检查；阴道出血的女性应该进行妇科检查；C 反应蛋白水平与老年人炎症及肿瘤性疾病相关；要排除克隆性造血在内的多种因素。

# 五、治疗原则

治疗 IDA 的根本原则是治疗原发病，根除病因并补充铁剂，补足储存铁。

**1. 病因治疗**  应尽可能地去除导致缺铁的病因。如改善婴幼儿、青少年和妊娠妇女的饮食；调理月经过多；恶性肿瘤者应手术或放化疗；消化性溃疡引起者应进行抑酸治疗等。

**2. 补铁治疗**  首选口服铁剂，口服铁剂有无机铁剂（如硫酸亚铁等）和有机铁剂（如右旋糖酐铁、葡萄糖酸亚铁等）两类，有机铁剂的不良反应较轻。餐后服用胃肠道反应小且易耐受。应注意，进食谷类、乳类和饮茶等会妨碍铁的吸收，鱼肉、畜禽肉类、维生素 C 可促进铁剂的吸收。口服铁剂有效的表现先是外周血网织红细胞增多，高峰在开始服药后 5 ～ 10 天，2 周后血红蛋白浓度上升，一般 2 个月左右恢复正常。血红蛋白恢复正常后至少持续铁剂治疗 4 ～ 6 个月，待铁蛋白正常后停药。若口服铁剂不能耐受或胃肠道疾病影响铁的吸收，可用铁剂肌内注射。右旋糖酐铁是最常用的注射铁剂。

**3. 输血治疗**  红细胞输注适合于急性或贫血症状严重影响到生理功能的 IDA 患者，国内的输血指征是 Hb ＜ 60g/L，对于老年和心脏功能差的患者适当放宽至≤ 80g/L。

*考点：补铁的注意事项*

# 第 2 节　巨幼细胞贫血

巨幼细胞贫血（megaloblastic anemia，MA）是由于叶酸或维生素 $B_{12}$ 缺乏或某些影响核苷酸代谢的药物导致细胞核脱氧核糖核酸合成障碍所致的大细胞性贫血。分为单纯叶酸缺乏性贫血、单纯维生素 $B_{12}$ 缺乏性贫血及叶酸和维生素 $B_{12}$ 同时缺乏性贫血。在经济不发达地区或进食新鲜蔬菜、肉类较少的人群多见。在我国，叶酸缺乏者多见于陕西、山西、河南等地。

# 一、病因和发病机制

## （一）病因

**1. 叶酸缺乏的原因**  ①摄入减少：烹调时间过长或温度过高，破坏大量叶酸，摄入新鲜蔬菜减少。

②需要量增加而未及时补充：婴幼儿、青少年、妊娠和哺乳妇女等；甲状腺功能亢进、慢性感染、肿瘤等。③吸收障碍：腹泻、小肠炎症等。④利用障碍：抗核苷酸合成药物如甲氨蝶呤、甲氧苄啶等可干扰叶酸的利用；一些先天性酶缺陷可影响叶酸的利用。⑤叶酸排出增加：血液透析、酗酒可增加叶酸排出。

**2. 维生素 $B_{12}$ 缺乏的原因**

（1）摄入减少　完全素食者易出现。

（2）吸收障碍　这是维生素 $B_{12}$ 缺乏最常见的原因。可见于：①内因子缺乏，如恶性贫血、胃切除、胃黏膜萎缩等；②胃酸和胃蛋白酶缺乏；③胰蛋白酶缺乏；④肠道疾病；⑤先天性内因子缺乏或维生素 $B_{12}$ 吸收障碍；⑥药物（对氨基水杨酸、新霉素、二甲双胍等）影响；⑦肠道寄生虫或细菌大量繁殖消耗维生素 $B_{12}$。

## （二）发病机制

DNA 是细胞核发育所必需的物质，四氢叶酸和维生素 $B_{12}$ 都是 DNA 合成过程中重要的辅酶。维生素 $B_{12}$ 能促进叶酸转化为四氢叶酸。故当维生素 $B_{12}$ 或叶酸缺乏达一定程度时，DNA 合成障碍，红细胞发育时 DNA 合成期延长，幼红细胞分裂迟缓，细胞核成熟减缓，但细胞质内血红蛋白合成不受影响，故出现细胞核、细胞质发育不平衡，而出现巨幼红细胞的特征。维生素 $B_{12}$ 还是神经髓鞘的营养物，当维生素 $B_{12}$ 缺乏时，神经鞘膜功能受影响，可出现神经系统症状。

# 二、临床表现

**1. 血液系统症状**　贫血的一般表现如面色苍白、乏力、耐力下降、头晕、头昏、心悸等。重者全血细胞减少，反复感染和出血。少数患者可出现轻度黄疸。

**2. 消化系统症状**　口腔黏膜、舌乳头萎缩，舌面呈牛肉舌，可伴舌痛。胃肠道黏膜萎缩可引起食欲缺乏、恶心、腹胀、腹泻或便秘等。

**3. 神经系统表现和精神症状**　对称性远端肢体麻木，深感觉障碍，共济失调或步态不稳。味觉、嗅觉降低，锥体束征阳性，肌张力增加，腱反射亢进等。重者可有大、小便失禁。叶酸缺乏者尚有易怒、妄想等精神症状。维生素 $B_{12}$ 缺乏者有抑郁、失眠、记忆力下降、谵妄、幻觉、妄想甚至精神错乱、人格改变等。

*考点：巨幼细胞性贫血常见的临床表现*

# 三、辅助检查

**1. 血常规**　呈大细胞性贫血，MCV、MCH 均增高，MCHC 正常。红细胞数目的减少比血红蛋白量减少更为明显。可见红细胞大小不等、中央淡染区消失，有大椭圆形红细胞、点彩红细胞等；中性粒细胞核分叶过多（5 叶核 ＞ 5%）。网织红细胞计数可正常，重者全血细胞减少。

**2. 骨髓象**　骨髓增生活跃，以红系增生为主，细胞核发育晚于细胞质，呈"核幼浆老"现象。

**3. 血清维生素 $B_{12}$、叶酸及红细胞叶酸含量测定**　血清维生素 $B_{12}$ ＜ 74pmol/L（维生素 $B_{12}$ 缺乏）；血清叶酸 ＜ 6.8nmol/L，红细胞叶酸 ＜ 227nmol/L（叶酸缺乏）。

# 四、诊断要点

根据症状、体征，结合特征性血常规、骨髓象改变和血清维生素 $B_{12}$ 及叶酸水平等测定可做出诊断。叶酸或维生素 $B_{12}$ 治疗 1 周左右网织红细胞上升者，可辅助诊断叶酸或维生素 $B_{12}$ 缺乏。巨幼红细胞性贫血诊断后，需进一步明确叶酸或维生素 $B_{12}$ 缺乏的原因。

# 五、治疗原则

**1. 治疗原发病**　有原发病的患者，应积极治疗原发病。

**2. 补充缺乏的营养物质**

（1）叶酸缺乏  口服叶酸，直至贫血表现完全消失。若无原发病，不需维持治疗，如同时有维生素 $B_{12}$ 缺乏，则需同时补充维生素 $B_{12}$，否则可加重神经系统损伤。

（2）维生素 $B_{12}$ 缺乏  肌内注射维生素 $B_{12}$，无维生素 $B_{12}$ 吸收障碍者，可口服维生素 $B_{12}$ 片剂，直至血常规检查指标恢复正常。若有神经系统表现，治疗维持半年到 1 年。恶性贫血患者，维持治疗终生。

# 第 3 节　再生障碍性贫血

**案例 7-2**

刘先生，24 岁。一年来头晕，乏力，心悸，偶有鼻出血，贫血状，皮肤有瘀点，肝、脾不大，血红蛋白 60g/L，网织红细胞 0.001，白细胞 $2.8×10^9/L$，血小板 $38×10^9/L$。

问题：1. 患者最可能的诊断是什么？

2. 为明确诊断，尚需做何种辅助检查？

再生障碍性贫血（aplastic anemia，AA）简称再障，是由自身免疫病毒、药物或理化毒物等因素引起的骨髓造血功能衰竭，骨髓增生低下伴多系血细胞减少，骨髓病理无肿瘤细胞浸润和网织纤维增生的贫血综合征。临床表现为贫血、出血、感染，通常免疫抑制治疗有效。

## 一、病因和发病机制

### （一）病因

**1. 病毒感染**  流行病学调查表明，多种病毒感染与再障发病有关，特别是肝炎病毒、微小病毒 B19 等。

**2. 化学因素**  特别是氯霉素类抗生素、磺胺类药物、抗肿瘤药及苯等。抗肿瘤药与苯对骨髓的抑制与剂量相关，但氯霉素、磺胺类药物及杀虫剂引起的再障与剂量关系不大，与个人敏感性有关。

**3. 电离辐射**  长期接触电离辐射可影响 DNA 的复制，抑制细胞分裂，干扰骨髓细胞生成，导致造血干细胞数量减少。

### （二）发病机制

**1. 造血干祖细胞缺陷**（"种子"学说）  包括量和质的异常。患者骨髓 $CD34^+$ 细胞明显减少，其中具有自我更新能力的类原始细胞明显减少，减少程度与病情相关。造血干祖细胞集落形成能力明显降低，体外对造血生长因子反应差，免疫抑制治疗后恢复造血不完整。

**2. 造血微环境异常**（"土壤"学说）  对再障患者进行骨髓活检除发现造血干细胞减少外，还有骨髓静脉窦壁水肿、出血、毛细血管坏死和骨髓脂肪化；部分患者骨髓基质细胞体外培养，生长情况差，其分泌的各类造血调控因子明显异常。

**3. 免疫异常**（"虫子"学说）  患者外周血及骨髓淋巴细胞比例增高，T 细胞亚群失衡。T 细胞分泌的造血负调控因子明显增多，髓系细胞凋亡亢进，多数患者用免疫抑制治疗有效。

目前，多数学者认为获得性再障的主要发病机制是免疫异常，主要为 T 细胞功能异常亢进，导致造血微环境异常和造血干祖细胞过度凋亡，最终导致骨髓衰竭。

## 二、临床表现

再障主要表现为进行性贫血、出血和感染。根据病情的严重程度、起病急缓及预后，可将再障分为重型再障（SAA）和非重型再障（NSAA）。

## （一）重型再障

起病急，进展快，病情重；少数可由非重型再障进展而来。早期突出的症状是感染和出血，重者可发生败血症、颅内出血而死亡。贫血在早期较轻，但进展迅速。该病患者病情凶险，感染和出血互为因果，病情日益恶化，预后不良，常规治疗疗效不佳，多数在一年内死亡。

**1.贫血** 多呈进行性加重，苍白、乏力、头晕、心悸和气短等症状明显。

**2.感染** 多数患者有发热，体温在39℃以上，个别患者自发病到死亡均处于难以控制的高热之中。以呼吸道感染最常见，常为革兰氏阴性杆菌、金黄色葡萄球菌感染，常合并败血症。

**3.出血** 所有患者均有不同程度的皮肤、黏膜及内脏出血。皮肤表现为出血点或大片瘀斑，口腔黏膜有血疱，有鼻出血、牙龈出血等。内脏出血时可见呕血、咯血、便血、血尿、阴道出血、眼底出血和颅内出血等，颅内出血常危及患者的生命。

## （二）非重型再障

起病和进展较缓慢，病情较重型再障轻。以贫血为主要表现，感染、出血较轻，出血以皮肤、黏膜出血为主，内脏出血少见。感染高热比重型再障少见，以上呼吸道感染为常见，严重感染少见，相对易控制。病程长，经恰当治疗病情可缓解治愈。

*考点：再生障碍性贫血的临床表现*

# 三、辅助检查及诊断要点

**1.血常规** 白细胞计数及分类、红细胞计数及形态、血红蛋白水平、网织红细胞百分比和绝对值、血小板计数和形态。全血细胞（包括网织红细胞）减少，淋巴细胞比例增高。至少符合以下3项中2项：① HGB < 100g/L；② PLT < $50 \times 10^9$/L；③中性粒细胞绝对值 < $1.5 \times 10^9$/L。

**2.多部位骨髓穿刺** 至少包括髂骨和胸骨。骨髓涂片分析造血细胞增生程度，粒、红、淋巴系细胞形态和阶段百分比，巨核细胞数目和形态，是否有异常细胞等。患者多部位（不同平面）骨髓增生减低或重度减低；骨髓小粒空虚，非造血细胞（淋巴细胞、网状细胞、浆细胞、肥大细胞等）比例增高；巨核细胞明显减少或缺如；红系、粒系细胞均明显减少。

**3.骨髓活检** 至少取2cm骨髓组织（髂骨）标本用以评估骨髓增生程度、各系细胞比例、造血组织分布情况，以及是否存在骨髓浸润、骨髓纤维化等。患者全切片增生减低，造血组织减少，脂肪组织和（或）非造血细胞增多，无异常细胞。

**4.其他** 肝、肾、甲状腺功能，血清铁蛋白、叶酸和维生素 $B_{12}$ 水平，免疫相关指标检测如 T 细胞亚群及细胞因子、自身抗体和风湿抗体、造血干细胞及大颗粒淋巴细胞白血病相关标志物检测，细胞遗传学及遗传性疾病筛查等。

# 四、治疗原则

## （一）病因治疗

寻找和消除病因，避免接触对骨髓有损伤作用的物质，禁用一切对骨髓有抑制作用的药物等。

## （二）对症支持治疗

**1.加强保护** 预防感染（注意饮食及环境卫生，重型再障需保护性隔离）；避免出血（防止外伤及剧烈活动）、避免使用抑制血小板功能的药物；酌情预防性给予抗真菌治疗；加强心理护理。

**2.成分血输注** 通常认为血红蛋白低于60g/L且患者对贫血耐受较差时，可输血，但应防止输血过多。

**3.控制出血** 用促凝血药，有针对性选用酚磺乙胺、氨基己酸等。输浓缩血小板对血小板减少引起的严重出血有效。

**4. 控制感染**  感染性发热，应取可疑感染部位的分泌物或尿、粪便、血液等作细菌培养和药敏试验，并用广谱抗生素治疗；然后再根据药敏试验结果选用敏感抗生素；真菌感染可用两性霉素 B 等。

**5. 护肝治疗**  再障常合并肝功能损害，应酌情选用护肝药物。

### （三）针对发病机制的治疗

**1. 免疫抑制治疗**  ①抗淋巴 / 胸腺细胞球蛋白（ALG/ATG），主要用于重型再障，可与环孢素组成强化免疫抑制方案；②环孢素：适用于全部再障，使用时应个体化，应参照患者造血功能和 T 细胞免疫恢复情况、药物不良反应、血药浓度等调整用药剂量和疗程；③其他：有学者使用 CD3 单克隆抗体、吗替麦考酚酯、环磷酰胺、甲泼尼龙等治疗重型再障。

**2. 促造血治疗**  ①雄激素：适用于全部再障，疗程及剂量应视药物的作用效果和不良反应（如男性化、肝功能损害等）调整；②造血生长因子：适用于全部再障，特别是重型再障。如粒 - 单系集落刺激因子或粒系集落刺激因子、红细胞生成素等。一般在免疫抑制治疗重型再障后使用。

**3. 造血干细胞移植**  对 40 岁以下、无感染及其他并发症、有合适供体的重型再障患者，可考虑异基因造血干细胞移植。

*考点：再生障碍性贫血的治疗原则*

## 第 4 节  白  血  病

**案例 7-3**

患者，女性，21 岁。发热，咽痛，出血 2 周。查体：胸骨压痛，淋巴结、肝脾肿大，Hb 60g/L，WBC $20.0 \times 10^9$/L。骨髓检查：增生极度活跃，原始细胞 80%。

问题：1. 此患者应该诊断为什么病？有何依据？

2. 为进一步明确诊断及分期，还应做何种检查？

白血病（leukemia）是一类造血干祖细胞的恶性克隆性疾病。造血干细胞是血液和免疫系统的起始细胞，而血液和免疫系统分布于全身，所以白血病会影响到全身各系统，引起全身播散。造血干细胞恶变，白血病细胞自我更新增强、增殖失控、分化障碍、凋亡受阻，停滞在细胞发育的不同阶段。在骨髓和其他造血组织中，白血病细胞大量增生累积，使正常造血受抑制并浸润其他器官和组织。白血病以外周血中出现幼稚细胞为特征。大量幼稚的白血病细胞不但没有免疫杀伤功能，还抑制了正常的红细胞、血小板的增生，导致感染、贫血和出血症状。

根据白血病细胞的分化成熟程度和自然病程，将白血病分为急性和慢性两大类。急性白血病的细胞分化停滞在较早阶段，多为原始细胞及早期幼稚细胞，病情发展迅速，自然病程仅数月。慢性白血病的细胞分化停滞在较晚的阶段，多为较成熟幼稚细胞和成熟细胞，病情发展缓慢，自然病程为数年。另外，根据主要受累的细胞系列可将急性白血病分为急性淋巴细胞白血病（简称急淋）和急性髓系白血病，将慢性白血病分为慢性髓系白血病、慢性淋巴细胞白血病（简称慢淋）及少见类型的白血病，如毛细胞白血病、幼淋巴细胞白血病等。

我国白血病发病率为（3 ~ 4）/10 万，与亚洲其他国家相近，低于欧美国家。白血病在恶性肿瘤所致的病死率中，儿童及 35 岁以下成人中居第一位。我国急性白血病比慢性白血病多见，成人急性白血病中以急性髓系白血病多见，儿童以急淋多见。慢性髓系白血病（本节主要讲述）随年龄增长而发病率逐渐升高，慢淋在 50 岁以后发病才明显增多，但少见，其他类型罕见。

白血病的病因不完全清楚。发病可能与下列因素有关。①生物因素：主要是病毒感染和免疫功能异常。成人 T 细胞白血病 / 淋巴瘤可由人类 T 淋巴细胞病毒Ⅰ型感染所致。部分免疫功能异常者，如某些自身免疫性疾病患者的白血病危险度会增加。②物理因素：包括 X 射线、γ 射线等电离辐射。③化学因素：长期接触苯及含有苯的有机溶剂与白血病发生有关。乙双吗啉是乙亚胺的衍生物，具有极强的致染色体畸变和致白血病作用。抗肿瘤药物中烷化剂和拓扑异构酶抑制剂有致白血病的作用。④遗传因素：家族性白血病约占白血病的 0.7%。单卵孪生子白血病发病率比双卵孪生者高 12 倍。21 三体综合征患者的白血病发病率比正常人群高 20 倍。⑤其他：某些血液病最终可能发展为白血病，如骨髓增生异常综合征、淋巴瘤、多发性骨髓瘤等。

# 一、急性白血病

急性白血病是造血干祖细胞的恶性克隆性疾病，发病时骨髓中异常的原始细胞及幼稚细胞（白血病细胞）大量增殖并抑制正常造血，可广泛浸润肝、脾、淋巴结等各种脏器。临床表现为贫血、出血、感染和浸润等。分为急性淋巴细胞白血病和急性非淋巴细胞白血病两型。

## （一）临床表现

本病起病急缓不一。多数起病急骤，表现为突然高热，类似感冒，也可以是严重的出血。起病缓慢者常为面色苍白、皮肤紫癜，月经过多或拔牙后出血难以止住被发现。

### 1. 正常骨髓造血功能受抑制的表现

（1）发热　半数患者以发热为早期表现。可低热，也可高达 39 ~ 40℃以上，常伴畏寒、出汗等。白血病本身可以引起发热，但高热常提示有继发感染。感染可发生在各个部位，以口腔炎、牙龈炎、咽峡炎最常见，肺部感染、肛周炎、肛周脓肿亦不少见，严重时可有菌血症、败血症等。致病菌以革兰氏阴性杆菌最为常见。长期应用抗生素及粒细胞缺乏者，可出现真菌感染。因患者免疫功能低下，可发生病毒感染，偶见肺孢子病。

（2）贫血　部分患者因病程短，可无贫血，但半数患者就诊时已有重度贫血。常为首发症状。

（3）出血　以出血为早期表现者近 40%。出血可发生在全身各部位，以皮肤瘀点、瘀斑、鼻出血、牙龈出血、月经过多为多见。眼底出血可致视力障碍。颅内出血时会发生头痛、呕吐、瞳孔大小不对称，甚至昏迷、死亡。

### 2. 白血病细胞增殖浸润的表现

（1）肝、脾、淋巴结肿大　多见于急性淋巴细胞白血病患者，肝脾肿大多为轻至中度，浅表淋巴结肿大多为轻度，无压痛。

（2）骨骼和关节痛　常有胸骨下段局部压痛。可出现关节、骨骼疼痛，尤以儿童多见。

（3）中枢神经系统白血病（CNSL）　中枢神经系统是白血病最常见的髓外浸润部位，由于多数化疗药物难以通过血脑屏障，不能有效杀灭隐藏在中枢神经系统的白血病细胞。轻者表现为头痛、头晕，重者有呕吐、颈项强直，甚至抽搐、昏迷。CNSL 可发生在疾病各个时期，常见于治疗后缓解期，以急性淋巴细胞白血病最常见，儿童尤甚。

（4）睾丸　多为一侧睾丸无痛性肿大，另一侧虽无肿大，但在活检时往往也发现有白血病细胞浸润。睾丸白血病多见于急淋化疗缓解后的幼儿和青年，是仅次于 CNSL 的白血病髓外复发的部位。

（5）其他　部分急性髓细胞性白血病可伴粒细胞肉瘤，或称绿色瘤，常累及骨膜，以眼眶部位最常见，可引起眼球突出、复视或失明；浸润口腔可使牙龈增生、肿胀；浸润皮肤可出现蓝灰色斑丘疹，局部皮肤隆起、变硬，呈紫蓝色结节。此外，肺、心、消化道、泌尿生殖系统等均可受累。

*考点：白血病的临床表现*

## （二）辅助检查

### 1. 血常规　大多数患者白细胞在（10 ~ 50）×10⁹/L，少部分 < 4×10⁹/L 或 > 100×10⁹/L。血涂片分类检查可见数量不等的原始细胞和幼稚细胞，但白细胞不增多型患者血涂片上很难找到原始细胞。

患者常有不同程度的正细胞性贫血。约 50% 的患者血小板 $< 60 \times 10^9/L$，晚期血小板往往极度减少。

**2. 骨髓象** 是诊断急性白血病的主要依据和必做检查。法美英（FAB）分型系统将原始细胞占全部骨髓有核细胞的 30% 以上定义为急性白血病的诊断标准（WHO 将这一比例下降至 $\geq 20\%$）。多数急性白血病骨髓象有核细胞明显增生，以原始细胞为主；少数急性白血病骨髓象增生低下，称为低增生性急性白血病。

**3. 细胞化学** 主要用于鉴别各类白血病。常见急性白血病细胞化学反应见表 7-1。

表 7-1 常见急性白血病细胞化学反应

| 项目 | 急性淋巴细胞白血病 | 急性粒细胞白血病 | 急性单核细胞白血病 |
|---|---|---|---|
| 过氧化物酶（MPO） | （–） | 分化差的原始细胞（–）～（+）<br>分化好的原始细胞（+）～（++） | （–）～（+） |
| 非特异性酯酶（NSE） | （–） | （–）～（+），NaF 抑制 < 50% | （+），NaF 抑制 $\geq$ 50% |
| 糖原染色（PAS） | 成块或粗颗粒状（+） | （–）或（+），弥漫性淡红色或细颗粒状 | （–）或（+），弥漫性淡红色或细颗粒状 |

**4. 免疫学** 根据白血病细胞表达的系列相关抗原，不仅能区分急性淋巴细胞白血病与急性非淋巴细胞白血病，还可区分亚型。

**5. 其他** 白血病常伴有特异的染色体和基因改变；血清尿酸浓度增高，特别在化疗期间；发生 DIC 时可出现凝血异常；血清乳酸脱氢酶（LDH）可增高。出现 CNSL 时，脑脊液压力升高，白细胞计数增加，蛋白质增多，而糖定量减少；涂片中可找到白血病细胞。

*考点：急性白血病骨髓象特点*

### （三）诊断要点

根据临床表现、血常规和骨髓象的特点，诊断白血病一般不难。但白血病细胞类型、染色体改变、免疫表型和融合基因的不同，治疗方案及预后亦随之改变，故初诊患者应尽力获得全面的分型资料，以便评价预后，指导治疗，并应注意排除其他血液系统疾病。

### （四）治疗原则

根据患者白血病类型、临床特点，并按照患者意愿、经济能力，选择并设计最佳的、最完整、系统的治疗方案。

**1. 对症支持治疗** 紧急处理高白细胞血症、防治感染、纠正贫血、控制出血、防治高尿酸血症肾病、维持营养等。

**2. 抗白血病治疗** 第一阶段是诱导缓解治疗，主要方法是联合化疗，目标是使患者迅速获得完全缓解，即白血病的症状和体征消失，外周血中性粒细胞绝对值 $> 1.0 \times 10^9/L$，血小板 $\geq 100 \times 10^9/L$，白细胞分类中无白血病细胞；骨髓中原始细胞和幼稚细胞之和 $< 5\%$，无奥氏小体（Auer rod），红细胞及巨核细胞系正常；无髓外白血病。理想的完全缓解为初诊时免疫学、细胞遗传学和分子生物学异常标志物均消失。达到完全缓解后进入抗白血病治疗的第二阶段，即缓解后治疗。完全缓解后，体内的白血病细胞降至 $10^8 \sim 10^9/L$，且在髓外某个部位仍有白血病细胞浸润，常为疾病复发的根源。所以，必须进一步降低这些残留的白血病细胞，以防止复发、争取长期无病生存甚至治愈。

（1）急性淋巴细胞白血病的治疗 ①诱导缓解治疗：急性淋巴细胞白血病的基础用药方案是 VP 方案，即长春新碱（VCR）+ 泼尼松（P），为提高完全缓解率可用 DVP 方案（VP 方案 + 柔红霉素）或 DVLP 方案（DVP 方案 + 左旋门冬酰胺酶）等；②缓解后治疗：一般分强化巩固和维持治疗两个阶段。强化巩固治疗主要有化疗和造血干细胞移植。目前化疗多数采用间歇重复原诱导方案，定期给予其他强化方案的治疗。对于急性淋巴细胞白血病，绝大多数患者即使经过强烈诱导和巩固治疗，仍必须给予维持治疗。口服 6- 巯基嘌呤和甲氨蝶呤的同时间断给予 VP 方案化疗是普遍采用的有效维持治疗方案。

（2）急性非淋巴细胞白血病的治疗 ①诱导缓解治疗：最常用的是 IA 方案（I 为去甲氧柔红霉素，A 为阿糖胞苷）和 DA 方案（D 为柔红霉素）。我国的 HA 方案（H 为高三尖杉酯碱），完全缓解率也较高。HA+ 柔红霉素（HAD 方案）或 HA+ 阿柔比星（HAA 方案），完全缓解率更高。全反式维 A 酸 + 蒽环类药物用于急性早幼粒细胞白血病的治疗。②缓解后治疗：缓解后治疗方法不一，近年来主张采取早期强化、定期巩固的方法进行，注意个体化原则。

（3）CNSL 的防治 CNSL 的预防要贯穿于急性淋巴细胞白血病治疗的整个过程，现在多采用早期强化全身治疗和鞘内注射化疗药（甲氨蝶呤、阿糖胞苷、糖皮质激素）预防其发生，而颅脊椎照射仅作为发生时的挽救治疗。

（4）老年急性白血病的治疗 多数大于 60 岁的患者化疗需减量用药，以降低治疗相关死亡率。

**3. 造血干细胞移植** 是指对患者进行全身放射线照射、化疗和免疫抑制预处理后，将正常供体或自体的造血细胞注入患者体内，使之重建正常的造血和免疫功能。对于有条件进行治疗的患者，都应在第一次缓解期内进行移植。但由于费用昂贵、供体少、风险大，目前尚未能推广。

*考点：急性白血病的基本化疗方案*

# 二、慢性白血病

慢性髓系白血病简称慢粒，是一种发生在多能造血干细胞的恶性骨髓增生性肿瘤（获得性造血干细胞恶性克隆性疾病），外周血中性粒细胞明显增多并有不成熟性。在受累的细胞系中，可找到费城染色体（Ph 染色体）和（或）*BCR-ABL* 融合基因。在各年龄组均可发病，以中年最为多见，男性多于女性。

## （一）临床表现和辅助检查

本病起病缓慢，早期常无症状，多因健康检查或因其他疾病就医时发现血常规指标异常或脾大而被确诊。可分为三期：慢性期、加速期和急变期。

**1. 慢性期** 一般持续 1 ~ 4 年。

（1）临床表现 患者有乏力、低热、多汗或盗汗、体重减轻等代谢亢进的症状，由于脾大而自觉有左上腹坠胀感。脾大为最明显体征，质地坚实，平滑，无压痛。如果发生脾梗死，则脾区压痛明显，并有摩擦音。部分患者胸骨中下段压痛。当白细胞计数明显增高时，可有眼底充血及出血。白细胞计数极度增高时，可发生白细胞淤滞症。

（2）辅助检查 ①血常规：白细胞计数明显增高，常超过 $20×10^9$/L，可达 $100×10^9$/L 以上，血涂片中粒细胞明显增多，可见各阶段粒细胞；嗜酸性粒细胞、嗜碱性粒细胞增多。约 50% 患者血小板计数增高。②中性粒细胞碱性磷酸酶：活性降低或呈阴性反应。治疗有效时其活性可以恢复，疾病复发时又下降。③骨髓：骨髓增生明显至极度活跃，以粒细胞为主；原始细胞＜ 10%；红系细胞相对减少；巨核细胞正常或增多，晚期减少。④细胞遗传学及分子生物学改变：95% 以上患者，细胞中出现费城染色体，显带分析为 t（9；22）（q34；q11），形成 *BCR-ABL* 融合基因。⑤血液生化：血清尿酸浓度增高，血清乳酸脱氢酶增高。

**2. 加速期** 持续数月到数年。

（1）临床表现 常有发热、虚弱、进行性体重下降、骨骼疼痛，逐渐出现贫血和出血，脾持续或进行性肿大。原来治疗有效的药物无效。

（2）辅助检查 外周血或骨髓原始细胞多≥ 10%，外周血嗜碱性粒细胞＞ 20%，不明原因的血小板进行性减少或增加，除费城染色体以外还可有其他染色体异常。

**3. 急变期** 为慢粒的终末期。

（1）临床表现　与急性白血病类似。急变期预后极差，患者往往在数月内死亡。

（2）辅助检查　外周血中原始粒细胞＋早幼粒细胞＞30%，骨髓中原始细胞或原始淋巴细胞＋幼稚淋巴细胞或原始单核细胞＋幼稚单核细胞＞20%，原始粒细胞＋早幼粒细胞＞50%，出现髓外原始细胞浸润。

**考点：慢性白血病各期的临床表现及骨髓象特点**

## （二）诊断要点

凡有不明原因的持续性白细胞计数增高，根据典型的血常规、骨髓象改变，脾大，费城染色体阳性或 *BCR-ABL* 融合基因阳性即可做出诊断。

## （三）治疗原则

治疗应着重于慢性期早期，力争在细胞遗传学和分子生物学水平缓解，一旦进入加速期或急变期则预后不良。

**1. 分子靶向治疗**　第一代酪氨酸激酶抑制剂（伊马替尼），能抑制 *BCR-ABL* 阳性细胞的增殖。10年总体生存率达84%。第二代酪氨酸激酶抑制剂如尼洛替尼、达沙替尼治疗慢性粒细胞白血病能获得更快更好的分子学反应，逐渐成为治疗慢性粒细胞白血病的一线治疗方案的可选药。

**2. 干扰素**　是分子靶向药物出现之前的首选药物。目前用于不适合酪氨酸激酶抑制剂和造血干细胞移植的患者。

**3. 其他药物治疗**　①羟基脲：起效快，用药后两三天白细胞计数即下降，但停药后又很快回升。耐受性好，单独用药的慢性期患者中位生存期约为5年，目前仅用于高龄、具有并发症、酪氨酸激酶抑制剂和干扰素均不耐受的患者以及高白细胞淤滞时的降白细胞处理。②其他：如阿糖胞苷、高三尖杉酯碱、砷剂、白消安等也可选用。

**4. 白细胞淤滞症的紧急处理**　可以行治疗性白细胞单采，明确诊断后，首选伊马替尼，可并用羟基脲和别嘌醇等。

**5. 异基因造血干细胞移植**　是唯一可治愈慢性粒细胞白血病的方法。

# 第5节　原发免疫性血小板减少症

**案例 7-4**

患者，女性，32岁。皮肤、口腔黏膜有出血点，刷牙时易出血近一年，有时月经量多。血小板 $36 \times 10^9$/L，同位素标记测定血小板寿命明显缩短，抗血小板抗体测定阳性。

**问题：** 患者最有可能的诊断是什么？首选什么药物治疗？

原发免疫性血小板减少症（primary immune thrombocytopenic）既往称特发性血小板减少性紫癜（idiopathic thrombocytopenic purpura，ITP），是一种复杂的多种机制共同参与的获得性自身免疫性疾病。该病的发生是由于患者对自身血小板抗原的免疫失耐受，产生体液免疫与细胞免疫介导的血小板过度破坏和血小板生成受抑制，出现血小板减少，伴或不伴皮肤黏膜出血的临床表现。60岁以上老年人是高发群体，育龄期女性发病率略高于同年龄组男性。

# 一、病因和发病机制

病因迄今未明。发病机制可能为体液免疫与细胞免疫介导的血小板过度破坏及巨核细胞数量和质量异常，血小板生成不足。50%～70%的原发免疫性血小板减少症患者血浆和血小板表面可检测到血小板膜糖蛋白特异性自身抗体，自身抗体致敏的血小板被单核巨噬细胞系统过度破坏；细胞毒性T细胞也可直接破坏血小板。自身抗体还可损伤巨核细胞或抑制巨核细胞释放血小板,造成血小板生成不足。

## 二、临床表现

本病根据临床表现、发病年龄、血小板减少的持续时间和治疗效果分为急性型和慢性型。

### （一）急性型

急性型多见于儿童,男女发病无明显差别;出血症状发作前 1 ～ 3 周常有上呼吸道或风疹、水痘等病毒感染史或预防接种史;起病突然,可有畏寒、发热等前驱症状。出血广泛而严重,皮肤有大量瘀点、瘀斑,分布不均,以下肢为多。黏膜出血多见于鼻腔、口腔、牙龈。严重者可有内脏出血,如胃肠道出血、泌尿系统出血、颅内出血等。颅内出血可致剧烈头痛、意识障碍、瘫痪及抽搐等,后果严重,是本病致死的主要原因。病程多为自限性,一般为 4 ～ 6 周,少数可发展为慢性。

### （二）慢性型

慢性型成人高发,以 20 ～ 40 岁女性多见,起病隐匿。

**1. 乏力**　部分患者有很明显的乏力。

**2. 出血倾向**　较轻而局限,但易反复发生,主要表现为皮肤、黏膜出血,外伤后止血不易,女性月经过多等,部分患者月经过多可为唯一的临床症状,有的患者在偶然的血常规检查中发现血小板减少,无出血症状。严重内脏出血较少见,病情可因感染等而骤然加重。

**3. 血栓形成倾向**　原发免疫性血小板减少症不仅是一种出血性疾病,也是一种血栓前疾病。

## 三、辅助检查

**1. 血常规检查**　血小板计数减少,急性型血小板常低于 $20×10^9/L$,慢性型常为（30 ～ 80）$×10^9/L$,平均 $50×10^9/L$,血小板平均体积偏大。可有不同程度的正常细胞或小细胞低色素性贫血。

**2. 出凝血及血小板功能检查**　凝血功能正常,出血时间延长,血块收缩不良,束臂试验阳性,血小板的功能一般正常。

**3. 骨髓象**　骨髓巨核细胞数量正常或增加;巨核细胞发育成熟障碍,表现为巨核细胞体积变小,胞质内颗粒减少,幼稚巨核细胞增加;形成血小板的巨核细胞明显减少＜ 30%;红系及粒、单核系正常。

**4. 血清学检查**　抗血小板自身抗体阳性,部分患者可检测到抗心磷脂抗体、抗核抗体。

**考点:**原发免疫性血小板减少症患者的血常规及骨髓象表现

## 四、诊断要点

原发免疫性血小板减少症的诊断需符合下列条件:①至少 2 次血常规检查示血小板计数减少,外周血涂片镜检血细胞形态无异常;②查体脾脏一般不增大;③骨髓检查:巨核细胞数正常或增多,有成熟障碍;④排除其他继发性血小板减少症。

## 五、治疗原则

**1. 一般治疗**　出血严重者应注意休息,血小板低于 $20×10^9/L$ 者,应严格卧床,避免外伤。避免使用可能引起血小板减少和影响血小板功能的药物。

**2. 糖皮质激素**　为原发免疫性血小板减少症的首选药,通过以下几方面起作用:①减少自身抗体生成及减轻抗原抗体反应;②抑制单核巨噬细胞系统对血小板的破坏;③改善毛细血管通透性;④刺激骨髓造血及血小板向外周血的释放。用药期间注意监测血压、血糖的变化,预防感染,保护胃黏膜。

**3. 脾切除**　适用于正规糖皮质激素治疗无效,病程迁延 6 个月以上、糖皮质激素维持量大于

30mg/d 或存在糖皮质激素使用禁忌证者。

**4.免疫抑制剂**    一般不做首选。主要药物有抗 CD20 单克隆抗体、长春新碱、环孢素 A、硫唑嘌呤、环磷酰胺等。

**5.血小板生成药物**（如重组人血小板生成素）    此类药物的耐受性良好，副作用轻微，但骨髓纤维化、中和性抗体的产生以及血栓形成的风险等尚待进一步观察。一般用于糖皮质激素治疗无效或难治性原发免疫性血小板减少症患者。

**6.急症的处理措施**    血小板输注、静脉输注丙种球蛋白、大剂量甲泼尼龙 1g/d 静脉注射。适用于：①血小板低于 $20 \times 10^9$/L 者；②出血严重、广泛者；③疑有或已发生颅内出血者；④近期将实施手术或分娩者。

*考点：原发免疫性血小板减少症的治疗原则*

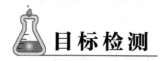

**目标检测**

**单项选择题**

1. 人出生后，主要造血器官是
   A. 骨髓                 B. 肝脏
   C. 脾脏                 D. 淋巴结

2. 缺铁性贫血最常见的原因是
   A. 铁吸收不良           B. 铁补充不足
   C. 需铁量增加           D. 慢性失血

3. 小细胞低色素性贫血常见于
   A. 再生障碍性贫血       B. 溶血性贫血
   C. 缺铁性贫血           D. 急性白血病

4. 再生障碍性贫血血液学检查时，一般不出现的结果是
   A. 网织红细胞减少       B. 红细胞形态改变
   C. 红细胞减少           D. 白细胞减少

5. 再生障碍性贫血患者一般不会出现
   A. 贫血                 B. 出血
   C. 发热                 D. 肝脾淋巴结肿大

6. 治疗 ITP 的首选药物为
   A. 输新鲜血小板         B. X 线脾区照射
   C. 使用止血药           D. 使用糖皮质激素

7. 下列哪项不是急性型 ITP 的特点
   A. 儿童多见             B. 起病急
   C. 出血轻               D. 重者颅内出血

8. ITP 的发病目前认为大多数与下列哪种因素有关
   A. 脾亢                 B. 自身免疫反应
   C. 化学及物理因素       D. 病毒感染

9. 关于白血病的描述不妥的是
   A. 白血病是一种病因不明的造血系统恶性疾病
   B. 白血病细胞起源于造血干细胞
   C. 正常造血功能常受到抑制
   D. 骨髓象可见幼稚细胞，外周血中不见幼稚细胞

10. 为预防中枢神经系统白血病常鞘内注射的化疗药
    A. 柔红霉素             B. 长春新碱

    C. 环磷酰胺             D. 甲氨蝶呤

11. 诊断急性白血病最可靠的依据是
    A. 骨髓象见原始白细胞超过 30%
    B. 有肝、脾、淋巴结肿大
    C. 血白细胞数量剧增或剧减
    D. 骨髓象见较多中幼及晚幼白细胞

12. 肝、脾、淋巴结肿大以哪一型急性白血病最为显著
    A. 急性淋巴细胞性白血病
    B. 急性粒细胞性白血病
    C. 急性单核细胞性白血病
    D. 急性早幼粒细胞性白血病

13. 白血病所特有的病理改变是
    A. 渗出
    B. 坏死
    C. 水肿
    D. 白血病细胞增生和浸润

14. 患者，男性，20 岁，表现为贫血、出血及高热，经化验确诊为急性白血病，患者发热的主要原因为
    A. 感染
    B. 核蛋白代谢亢进
    C. 严重出血
    D. 抗原抗体反应

15. 患者，女性，28 岁，因乏力、消瘦、心悸半年就诊。查体：T 37.0 ℃，P 75 次 / 分，R 18 次 / 分，BP 110/80mmHg，疑似缺铁性贫血，予查铁相关指标。下列指标中符合缺铁性贫血诊断的是哪一项
    A. 血清铁减少，总铁结合力增加，运铁蛋白饱和度减少
    B. 血清铁减少，总铁结合力增加，运铁蛋白饱和度增加
    C. 血清铁减少，总铁结合力减少，运铁蛋白饱和度增加
    D. 血清铁减少，总铁结合力减少，运铁蛋白饱和度减少

16. 患者，女性，36 岁，主诉头晕乏力，3 年来月经量增多，浅表淋巴结及肝脾未触及，血红蛋白 58g/L，白细胞

$8\times10^9$/L，血小板185$\times10^9$/L，血涂片可见红细胞中心淡染区扩大，网织红细胞计数0.005。对上述疾病治疗效果反映最早的指标是

A.白细胞数量

B.血红蛋白含量

C.网织红细胞计数

D.叶酸，维生素$B_{12}$含量

17. 患者，女性，18岁，一年来逐渐面色苍白，无力。检查：血红蛋白50g/L，白细胞5$\times10^9$/L，血清铁400ug/L，最可能的诊断是

A.感染性贫血　　　B.巨幼红细胞性贫血

C.缺铁性贫血　　　D.再生障碍性贫血

18. 患者，女性，29岁，既往有溃疡病史，近半年来常感疲乏、食欲下降，注意力不集中而就诊，医生拟诊断缺铁性贫血。下列哪项血液检查结果符合诊断

A.小细胞低色素　　B.正细胞低色素

C.大细胞低色素　　D.大细胞高色素

19. 患者，女性，26岁，诊断缺铁性贫血，经口服铁剂治疗后血红蛋白已恢复正常。为补足体内储存铁，有关继续铁剂治疗的正确疗程是

A.1个月　　　　　B.3个月

C.6个月　　　　　D.4～6个月

20. 患者，男性，20岁，贫血，牙龈时有出血，易感冒4个月，护理查体：贫血貌，皮肤有散在出血点，全血细胞减少，骨髓增生减低，粒、红、巨核三系细胞减少，你认为符合下列何种疾病的实验室检查

A.急性白血病　　　B.慢性白血病

C.再生障碍性贫血　D.缺铁性贫血

21. 患者，女性，39岁，因乏力、面色苍白就诊，实验室检查示：血红蛋白量40g/L，白细胞计数2.5$\times10^9$/L，血小板计数20$\times10^9$/L，最可能是下列哪种疾病

A.缺铁性贫血

B.溶血性贫血

C.再生障碍性贫血

D.慢性失血

22. 患者，女性，35岁，因反复皮肤黏膜瘀点入院，就诊为再生障碍性贫血，该病发生出血的原因是

A.粒细胞缺乏

B.发热

C.凝血因子减少或缺乏

D.血小板数量减少或功能异常

（张学增）

# 第8章

# 内分泌与代谢性疾病

 **学习目标**

**1. 掌握** 甲状腺功能亢进、糖尿病、痛风的临床表现及诊断要点；糖尿病的分型。

**2. 熟悉** 甲状腺功能亢进、糖尿病、痛风的辅助检查和治疗原则。

**3. 了解** 甲状腺功能亢进、糖尿病、痛风的病因和发病机制。

为了适应不断变化的内外界环境并保持机体内环境的相对稳定，人体必须依赖于神经、内分泌和免疫系统的相互配合和调控，使各器官系统的活动协调一致，共同完成机体的代谢、生长、发育、生殖、运动、衰老等生命现象。内分泌系统所分泌的激素，可通过血液传递（内分泌），也可通过细胞外液局部或邻近传递（旁分泌），或所分泌的物质直接作用于分泌细胞自身及同类细胞（自分泌），细胞内的化学物质直接作用在自身细胞称为胞内分泌。

## 第1节 甲状腺功能亢进

**案例 8-1**

患者，女性，35岁。心慌、胸闷3个月就诊。伴失眠多梦，食欲较前增加，而体重减轻2kg，性格急躁。既往体健。查体：T 37.3℃，P 94次/分，R 17次/分，BP 146/92mmHg。双目有神，眼裂增宽，甲状腺Ⅰ度肿大。心率94次/分，律齐，未闻及杂音，余查体（−）。心电图示：窦性心律，继发性ST-T改变。

问题：1. 该患者最可能的诊断是什么？为确诊该病，下一步可做何检查？

2. 首选什么治疗方法？

甲状腺功能亢进（简称甲亢）是由于多种病因导致甲状腺激素分泌过多而引起的一系列临床综合征。主要类型有：格雷夫斯（Graves）病，最常见；继发性甲亢，较少见；高功能腺瘤，少见。本节重点介绍 Graves 病。

## 一、病因及发病机制

**1. 遗传因素** 该病发生与遗传因素密切相关，有明显家族史。

**2. 自身免疫** 该病与自身免疫反应有关。在患者的血清中存在针对甲状腺细胞促甲状腺激素（TSH）受体的特异性自身抗体（TRAb），TRAb 有两种类型，即 TSH 受体刺激性抗体（TSAb）和 TSH 受体刺激阻断性抗体（TSBAb）。其中，TSAb 是诱发 Graves 病的主要致病抗体，通过与 TSH 相结合，促进甲状腺合成和分泌过多的甲状腺激素 [包括甲状腺素（$T_4$）和三碘甲状腺原氨酸（$T_3$）]。而 TSBAb 可阻断 TSH 与受体的结合，与甲状腺功能减退（甲减）发生有关。

## 二、临床表现

多数患者起病缓慢，少数患者可在精神创伤后急性起病。

## （一）甲状腺毒症

**1. 高代谢综合征**　是最常见的临床表现，包括乏力、怕热、多汗、皮肤温暖、潮湿、低热、体重下降等。患者常有疲乏无力、怕热多汗、食欲亢进、体重下降等表现。

**2. 神经系统**　易激惹、失眠、紧张、焦虑、烦躁、常常注意力不集中。伸舌或双手平举可见细震颤、腱反射活跃。其中双手、眼睑和舌震颤是甲亢患者的特征性表现之一。

**3. 心血管系统**　常有心悸气短，持续性心动过速，睡眠和休息时仍高于正常。收缩压增高、脉压增大是甲亢患者的特征性表现。合并甲亢性心脏病时，可出现心律失常、心脏增大甚至心力衰竭的表现。最常见的心律失常是心房颤动。

**4. 消化系统**　患者常有多食易饥，排便次数增加、腹泻等表现，重者可有肝大及肝功能异常。

**5. 肌肉骨骼系统**　主要是甲亢性周期性瘫痪，多见于青年男性，病变主要累及下肢，常伴有低钾血症；部分患者有甲亢性肌病，表现为不同程度的肌无力、肌萎缩、行动困难。

**6. 其他**　女性患者可有月经失调或不孕等，男性患者可有阳痿、乳房发育等，部分患者可出现皮肤紫癜或贫血。

## （二）甲状腺肿大

甲状腺多呈对称性弥漫性肿大、质地柔软，可触及震颤、闻及血管杂音，为本病的重要体征，有诊断意义。

## （三）眼征

双侧眼球突出、眼裂增宽、瞬目减少，是本病最具特征性的表现。

**1. 非浸润性（单纯性）突眼**　又称良性突眼，较常见。主要表现为眼球轻度突出，瞬目减少，眼裂增宽，上眼睑挛缩，辐辏反射减弱等。患者一般无眼部不适症状。

**2. 浸润性突眼**　即 Graves 眼病，又称恶性突眼，较少见。眼部可有异物感、胀痛、畏光、流泪、复视、视力下降等症状，查体可见眼睑肿胀、结膜充血水肿、眼球活动受限，严重者眼球固定、眼睑闭合不全、角膜外露可形成角膜溃疡、全眼炎导致失明。

## （四）特殊表现

**1. 胫前黏液性水肿**　也称为 Graves 皮肤病变。多发生在胫骨前下 1/3 部位，皮损多呈对称性。早期皮肤增厚、变粗，有广泛大小不等的棕红色斑块，后期呈橘皮样。

**2. 甲状腺危象**　是甲亢恶化的严重表现，可危及生命。表现为高热（39℃以上）、脉率快（140次/分以上），常伴有心房颤动、烦躁不安、厌食、恶心、呕吐、腹泻、大汗淋漓，继而嗜睡、谵妄或昏迷。发病可能是某些诱因作用下使血液中甲状腺激素水平明显增高所致。常见的诱因有感染、严重的精神创伤、药物反应、放射性碘治疗、手术等。

**3. 甲亢性心脏病**　表现为心脏增大，严重的心律失常或心力衰竭。

**4. 淡漠型甲亢**　多见于老年人，起病隐匿，高代谢综合征、甲状腺肿、眼征表现不明显，主要表现为明显消瘦、心悸、乏力、表情淡漠、厌食和腹泻，常因症状不典型而误诊。

**考点：甲亢的常见临床表现**

# 三、辅助检查

**1. 血清 TSH 浓度变化**　是反映甲状腺功能最敏感的指标，血清 TSH 测定技术经历了放射免疫法、免疫放射法后，目前临床上已进入第三代和第四代测定方法，即敏感 TSH（sTSH），sTSH 已成为筛选甲亢的第一线指标，甲亢时 TSH 通常 < 0.1mU/L。

**2. 甲状腺摄 $^{131}$I 率测定**　用于鉴别甲亢（碘甲亢除外）和非甲亢性甲状腺毒症。Graves 病患者 $^{131}$I 摄取率升高、多有高峰前移。碘甲亢和非甲亢性甲状腺毒症患者 $^{131}$I 摄取率正常或降低。

**3. 血清甲状腺激素含量的测定**　甲亢患者血清总三碘甲状腺原氨酸（TT$_3$）、血清总甲状腺素（TT$_4$）、游离三碘甲状腺原氨酸（FT$_3$）、游离甲状腺素（FT$_4$）均升高。

**4. 甲状腺免疫学检查**　TRAb 又称 TSH 结合抑制免疫球蛋白，TRAb 测定已经成为诊断 Graves 病的一线指标。Graves 病患者 TRAb 阳性率达 80% ～ 100%，多呈高滴度阳性，对诊断、判断病情活动及评价停药时机有一定意义，并且是预测复发的最重要指标。

**5. 其他检查**　包括甲状腺超声、放射性核素扫描、CT 或 MRI 等检查。

**考点**：甲亢的检查要点及常见的异常结果

# 四、诊断要点

诊断的程序包括：①甲状腺毒症的诊断：测定血清 TT$_3$、TT$_4$、FT$_3$、FT$_4$ 的水平；②确定甲状腺毒症是否来源于甲状腺的功能亢进；③确定甲亢的原因，如 Graves 病、结节性毒性甲状腺肿、甲状腺自主高功能腺瘤。

**1. 甲亢的诊断**　①高代谢症状和体征；②甲状腺肿大；③血清甲状腺激素水平增高、TSH 减低。具备以上 3 项时诊断即可成立。

**2. Graves 病的诊断**　①甲亢诊断成立；②甲状腺弥漫性肿大（触诊和 B 超检查证实），少数患者可以无甲状腺肿大；③眼球突出和其他浸润性眼征；④胫前黏液性水肿；⑤ TRAb、TPOAb 阳性。以上标准中①②项为诊断必备条件，③④⑤项为诊断辅助条件。

# 五、治疗原则

## （一）抗甲状腺药物治疗

抗甲状腺药物治疗是甲亢的基础治疗。通过抑制甲状腺合成甲状腺激素而达到治疗目的。

**1. 常用药物**　①硫脲类：甲硫氧嘧啶、丙硫氧嘧啶等；②咪唑类：甲巯咪唑、卡比马唑等。

**2. 适应证**　①轻、中度病情者；②甲状腺轻、中度肿大者；③ 20 岁以下、孕妇或合并严重疾病而不宜手术者；④手术和 $^{131}$I 治疗前的准备阶段；⑤术后复发且不宜 $^{131}$I 治疗者。

**3. 疗程**　分为初治期、减量期和维持期，总疗程一般为 1.5 ～ 2.0 年。若停药 1 年，血清 TSH 和 T$_3$、T$_4$ 仍正常说明甲亢缓解。药物治疗的复发率大约为 50%，多在停药后 3 个月内复发。复发可选择 $^{131}$I 或手术治疗。

**4. 不良反应**　主要有粒细胞缺乏、皮疹、肝损害及血管炎，在用药过程中应注意观察病情，监测血细胞、肝功能和甲状腺激素水平。

## （二）放射性 $^{131}$I 治疗

$^{131}$I 治疗主要是利用 $^{131}$I 释放出 β 射线破坏甲状腺组织细胞，减少甲状腺激素的合成与释放。$^{131}$I 治疗安全、价廉、治愈率高。适应证：① 30 岁以上成人甲亢伴甲状腺肿大Ⅱ度以上者。②不适合用抗甲状腺药物治疗或治疗失败者。③有手术禁忌证或术后复发者。④浸润性突眼者。禁忌证：妊娠、哺乳期妇女、肝肾功能差、活动性肺结核等患者。主要并发症是甲状腺功能减退、甲状腺危象、放射性甲状腺炎等。

## （三）手术治疗

手术治疗主要是甲状腺次全切除术。常用于不宜应用甲状腺药物治疗、放射性 $^{131}$I 治疗和不能排除恶性肿瘤者。

### （四）甲状腺危象抢救

**1. 去除诱因**　是治疗甲状腺危象的关键。去除精神刺激，控制感染等。

**2. 抗甲状腺药物**　首选丙硫氧嘧啶，首次剂量 500 ～ 1000mg 口服或经胃管注入，以后每次 250mg，每 4 小时一次。其作用机制可抑制甲状腺激素合成，同时抑制外周组织 $T_4$ 转化为 $T_3$（$T_3$ 作用是 $T_4$ 作用的 5 倍）。

**3. 碘剂**　应用丙硫氧嘧啶后 1 ～ 2 小时，用复方碘溶液 5 滴口服，每 6 小时一次。主要作用是抑制甲状腺激素释放。

**4. β受体阻滞药**　普萘洛尔 60 ～ 80mg/d，每 4 小时一次。主要作用是降低机体对甲状腺激素的反应，抑制组织中 $T_4$ 转化为 $T_3$。用药过程中应注意观察心率和心功能。

**5. 糖皮质激素的应用**　氢化可的松 50 ～ 10mg 稀释后静脉滴注，每 6 ～ 8 小时一次，也可用相当剂量的地塞米松静脉滴注，主要作用是提高机体的应激性。

**6. 对症支持治疗**　如镇静、降温、吸氧、纠正水电解质酸碱失衡，保护心、肾功能等。

*考点：甲状腺危象的抢救措施*

# 第 2 节　糖 尿 病

**案例 8-2**

　　患者，男性，22 岁。恶心、呕吐伴意识障碍 1 天入院。既往有糖尿病病史 7 年。停用胰岛素治疗 5 天。查体：T 36.2℃，P 108 次 / 分，R 22 次 / 分，BP 86/60mmHg，身高 172cm，体重 54kg，谵妄，呼气有烂苹果味，皮肤干燥，眼球下陷。心率 108 次 / 分，律不齐，可闻及早搏，肺、腹未见明显异常。

　　实验室检查：随机血糖 21mmol/L，血钾 3.2mmol/L，尿糖（++），尿酮（+++）。

　　问题：1. 请列出该患者的诊断。应如何治疗本病？
　　　　　2. 病情稳定后，如何对患者进行健康教育？

　　糖尿病（diabetes mellitus，DM）是由于胰岛素分泌和（或）作用缺陷，引起的以慢性高血糖为特征，伴有糖、蛋白质、脂肪代谢紊乱的内分泌代谢性疾病。糖尿病在目前已成为继肿瘤、心血管病变的第三大严重威胁人类健康的慢性疾病，而且其危害有扩大化和年轻化的倾向。

## 一、糖尿病的分型

　　目前国际上通用 WHO 糖尿病专家委员会提出的分型标准，将糖尿病分为 1 型糖尿病（$T_1DM$）、2 型糖尿病（$T_2DM$）、妊娠糖尿病（GDM）和其他特殊类型糖尿病。1 型糖尿病是由于胰岛 β 细胞破坏，胰岛素绝对缺乏引起，多见于儿童和青少年，症状比较典型。2 型糖尿病是由于胰岛素抵抗和（或）胰岛素分泌不足引起，多见于成年人，有明显的家族遗传性，症状不明显。妊娠糖尿病是指妊娠前无糖尿病，妊娠过程中出现的葡萄糖调节受损（IGR）或糖尿病状态。其他特殊类型糖尿病是指在不同水平上病因相对明确的一些高血糖状态。其中最多见的是 $T_2DM$，占 90% ～ 95%。

*考点：糖尿病的分型*

## 二、病因及发病机制

**1. 遗传因素**　1 型和 2 型糖尿病均与遗传有关。在遗传易感基础上，导致胰岛素抵抗和胰岛 β 细胞功能缺陷而发病。

**2. 环境因素**　摄食过多、体力活动减少、生活方式改变、肥胖等与胰岛素抵抗和 2 型糖尿病发生有密切的关系。

**3. 自身免疫因素** 是 1 型糖尿病的重要病因。目前认为 1 型糖尿病主要是由淋巴细胞介导的、以免疫性胰岛炎和胰岛 β 细胞受损为特征的自身免疫性疾病。病毒感染可直接损伤或通过触发自身免疫反应破坏胰岛 β 细胞，引起 1 型糖尿病。

# 三、临床表现及并发症

## （一）代谢紊乱综合征

代谢紊乱综合征的典型表现为多尿、多饮、多食、体重减轻，即"三多一少"症状。此外可有伤口愈合不良、经常感染、皮肤瘙痒（尤其是外阴瘙痒）、视物模糊等。

## （二）急性并发症

**1. 糖尿病酮症酸中毒** 是最常见的糖尿病急症，与糖尿病代谢紊乱加重时，大量脂肪分解产生酮体增高有关。多见于 1 型糖尿病，2 型糖尿病在某些诱因下也可发生。①常见诱因：感染、饮食不当、胰岛素治疗中断或不适当减量、各种应激（手术、创伤、妊娠、分娩）等；②临床表现：早期表现为三多一少症状加重，之后出现乏力、食欲减退、恶心、呕吐、口干、头痛、嗜睡、烦躁、呼吸深快，呼气中有烂苹果味等，后期出现严重失水、尿量减少、脉细速、血压下降、神经反射迟钝或消失、昏迷等；③辅助检查：血糖、血酮体明显升高，尿糖、尿酮体强阳性；pH 下降；血浆渗透压轻度升高。

**2. 高渗高血糖综合征** 是糖尿病急性并发症的另一临床类型，多见于老年糖尿病患者，约 2/3 患者于发病前无糖尿病病史或仅有轻症糖尿病。以严重高血糖、高血浆渗透压、脱水、无明显酮症酸中毒为特征。

## （三）感染性并发症

糖尿病患者常有疖、痈等皮肤化脓性感染，可反复发生，有时可引起败血症和脓毒血症。甲癣、足癣、体癣等皮肤真菌感染也较常见。泌尿系感染多见于女性，常反复发作，不易控制，可转为慢性肾盂肾炎。肺结核发病率高于非糖尿病患者，且病情进展快，易形成空洞，易播散。

## （四）慢性并发症

**1. 大血管病变** 糖尿病患者发生动脉粥样硬化的患病率较高，发病年龄较轻，病情进展快。可引起高血压、冠心病、出血性或缺血性脑血管病、肾动脉硬化、肢体动脉硬化等。心脑血管病是 2 型糖尿病患者的主要死亡原因。

**2. 微血管病变** 是糖尿病的特异性并发症。

（1）糖尿病肾病 是 1 型糖尿病患者的主要死亡原因。在 2 型糖尿病中，其严重性仅次于心、脑血管病。表现为糖尿病患者伴有蛋白尿、水肿、高血压、肾功能逐渐减退以致肾衰竭。

（2）糖尿病视网膜病变 视网膜血管硬化、出血、纤维增生，最终导致视网膜脱离，是糖尿病患者失明的主要原因之一。此外，糖尿病还易发生白内障、青光眼等眼部病变。

**3. 神经病变** 糖尿病神经病变可累及中枢神经及周围神经，以周围神经病变最常见，通常为对称性，下肢比上肢严重。最初症状为肢端感觉异常，呈手套或袜套状分布，伴四肢麻木、针刺感、蚁走感、感觉迟钝或痛觉过敏。晚期可累及运动神经，肌张力降低、肌无力、肌萎缩。自主神经病变也较常见，且出现较早，主要表现为胃肠功能紊乱、瞳孔改变、胃排空延迟、排汗异常、腹泻、便秘、尿失禁、尿潴留等。

**4. 糖尿病足** 糖尿病患者因末梢神经病变、下肢动脉供血不足以及细菌感染等各种因素引起足部疼痛、皮肤溃疡、肢端坏疽等病变统称为糖尿病足。由于糖尿病影响免疫功能，机体抵抗力降低，糖尿病足难以治愈，严重时需截肢，是糖尿病患者致残的主要原因之一。

*考点：糖尿病的主要慢性并发症*

# 四、辅助检查

**1. 尿糖测定** 尿糖阳性是发现和诊断糖尿病的重要线索，但尿糖阴性不能排除糖尿病的可能。

**2. 血糖测定** 血糖升高是诊断糖尿病的主要依据以及判断糖尿病病情和控制情况的主要指标。血糖值反映的是瞬间血糖状态。空腹血糖正常范围为 3.9 ～ 6.0mmol/L。

**3. 口服葡萄糖耐量试验（OGTT）** 适用于空腹血糖高出正常范围但未达到诊断糖尿病标准者。方法：晨 7 ～ 9 时开始，空腹（8 ～ 10 小时）口服溶于 300ml 水内的无水葡萄糖粉 75g，于 5 分钟内服下。从服糖第 1 口开始计时，于服糖前和服糖后 2 小时分别取静脉血测血糖。OGTT 2 小时血糖正常值为 < 7.8mmol/L。

**4. 糖化血红蛋白（HbA1c）测定** 能反映糖尿病患者近 8 ～ 12 周血糖的平均水平，是检测糖尿病患者病情控制效果的重要指标。

**5. 血浆胰岛素和 C- 肽水平测定** 有助于了解胰岛 β 细胞的分泌功能，1 型糖尿病者常降低。血浆胰岛素水平受血清抗胰岛素抗体及外源性胰岛素干扰而 C- 肽不受影响。

**6. 其他** 糖尿病可有高三酰甘油血症、高胆固醇血症、高密度脂蛋白降低等。合并酮症酸中毒时血酮体升高，血酮体和尿酮体升高，电解质、酸碱平衡失调。

# 五、诊断要点

糖尿病诊断主要依据血糖情况。有以下任何一项即可诊断糖尿病：①具有典型糖尿病症状（烦渴多饮、多尿、多食、不明原因的体重下降）且随机静脉血浆葡萄糖 ≥ 11.1mmol/L；②空腹血糖（FPG）≥ 7.0mmol/L；③口服葡萄糖耐量试验（OGTT）2 小时血糖（2hPG）≥ 11.1mmol/L。

注：空腹状态指至少 8 小时没有进食热量；随机血糖指不考虑上次用餐时间，一天中任意时间的血糖，不能用来诊断 FPG 异常或糖耐量异常；无典型糖尿病症状，需改日复查 FPG 或 OGTT 2hPG 以确认。糖代谢状态分类见表 8-1。

| 糖代谢分类 | 静脉血浆葡萄糖（mmol/L） | |
|---|---|---|
| | 空腹 | OGTT 2h |
| 正常血糖 | < 6.1 | < 7.8 |
| 空腹血糖受损（IFG） | 6.1 ～ < 7.0 | < 7.8 |
| 糖耐量异常（IGT） | < 7.0 | 7.8 ～ < 11.1 |
| 糖尿病 | ≥ 7.0 | ≥ 11.1 |

表 8-1 糖代谢状态分类

2011 年世界卫生组织建议在条件具备的国家和地区采用糖化血红蛋白（HbA1c）诊断糖尿病，诊断切点为 HbA1c ≥ 6.5%。

*考点：糖尿病的诊断要点*

# 六、治疗原则

糖尿病的治疗原则：坚持早期、长期、综合及个体化的原则。治疗目标是纠正代谢紊乱，消除症状，防止和延缓并发症发生。糖尿病治疗的 5 个要点（有"五驾马车"之称）为糖尿病健康教育、医学营养治疗、运动治疗、病情监测和药物治疗。

## （一）糖尿病健康教育

健康教育包括糖尿病防治专业人员的培训，医务人员的继续医学教育，患者及其家属和公众的卫生保健教育。每一位糖尿病患者均应接受全面的糖尿病教育，充分认识糖尿病并掌握自我管理技能。

## （二）医学营养治疗

医学营养治疗是糖尿病的另一项基础治疗措施，应严格和长期坚持，其目的在于减轻胰岛负荷，维持理想体重，保障营养均衡，预防并发症。具体方案如下。

**1. 计算理想体重**  理想体重（kg）=身高（cm）-105。

**2. 计算总热量**  成年人休息状态下每天每千克理想体重给予热量 25～30kcal；轻体力劳动者 30～35kcal；中体力劳动者 35～40kcal；重体力劳动者 40kcal 以上。儿童、孕妇、乳母、营养不良或有消耗性疾病者应酌情增加，肥胖者酌减，使患者体重保持在理想体重 ±5% 上下。

**3. 营养物质搭配**  膳食中糖类所提供的热量占总热量的 50%～60%，提倡用粗制米、面和一定量杂粮，忌食葡萄糖、蔗糖、蜜糖及其制品。膳食中脂肪所提供的热量不超过总热量的 30%，其中饱和脂肪酸不应超过总热量的 7%。蛋白质摄入量应占总热量的 15%～20%，至少有 1/2 来自动物蛋白质，以保证必需氨基酸的供给。

**4. 合理分配**  确定每天饮食总热量和糖类、蛋白质、脂肪的组成后，按每克糖类、蛋白质产热 4kcal，每克脂肪产热 9kcal，将热量换算为食品后制订食谱，并根据生活习惯、病情和配合药物治疗需要进行安排。可按三餐分配，一般为 1/5、2/5、2/5 或 1/3、1/3、1/3。

**5. 及时调整**  在治疗过程中，应根据患者的实际情况及时调整。

## （三）运动治疗

运动治疗能增加胰岛素的敏感性，有利于控制血糖和体重，防止糖尿病并发症的发生。患者应根据年龄、性别、体力、病情及有无并发症等，进行循序渐进、持之以恒的体育运动。一般选低等至中等的有氧运动，如快走、慢跑、骑自行车、打太极拳等。运动前后要监测血糖。运动量大或激烈运动时应建议患者调整饮食及药物，以免发生低血糖。$T_1DM$ 患者为避免血糖波动过大，体育锻炼应在餐后进行。

## （四）病情监测

病情监测主要是监测血糖（包括空腹血糖、餐后血糖及 HbA1c）、其他脑血管病危险因素和并发症。HbA1c 用于评价长期血糖控制情况，也是指导临床调整治疗方案的重要依据之一，故患者初诊时应常规检查，开始治疗后每 3 个月检测 1 次，血糖达标后每年也应至少监测 2 次。患者每次就诊均应测量血压。每年至少 1 次全面了解血脂及心、肾、神经、眼底等情况，及早处理早期并发症。

## （五）药物治疗

**1. 口服降糖药治疗**

（1）促胰岛素分泌药  主要作用机制为促进胰岛 β 细胞分泌胰岛素，分为以下两种。①磺脲类：格列本脲、格列齐特、格列吡嗪等，适用于非药物治疗血糖控制不理想的非肥胖的 2 型糖尿病患者；②非磺脲类：瑞格列奈、那格列奈等，适用于 2 型糖尿病早期餐后高血糖阶段或以餐后高血糖为主的老年患者，药物主要不良反应是低血糖。

（2）双胍类  目前主要用的是二甲双胍。主要通过抑制肝葡萄糖输出，改善外周组织对胰岛素的敏感性、增加对葡萄糖的摄取和利用而降低血糖。是肥胖或超重的 2 型糖尿病患者的一线用药。二甲双胍对正常血糖没有降糖作用，单独使用不会导致低血糖。不良反应有胃肠道反应，严重者出现乳酸酸中毒。

（3）α- 葡萄糖苷酶抑制剂　如阿卡波糖、伏格列波糖等。主要作用是抑制小肠黏膜葡萄糖苷酶活性而延缓葡萄糖、果糖的吸收，降低餐后高血糖。适用于空腹血糖正常而餐后血糖明显升高者。不良反应有胃肠道反应。

（4）噻唑烷二酮类　如罗格列酮、吡格列酮等。主要作用是增强靶组织对胰岛素的敏感性而降低血糖。适用于使用其他降糖药物效果不佳的 2 型糖尿病患者，特别是肥胖、胰岛素抵抗明显者。

**2. 胰岛素治疗**

（1）常用制剂　按起效作用的快慢和维持时间的长短，分为速（短）效、中效和长效三类，一般是在饮食和运动治疗的基础上，根据病情选择使用。

（2）适应证　①1 型糖尿病；②糖尿病出现急慢性并发症；③糖尿病合并应激情况，如创伤、手术、妊娠等；④新诊断的 2 型糖尿病伴有明显高血糖，或在糖尿病病程中无明显诱因出现体重明显下降者；⑤经饮食及口服降糖药治疗未获得良好控制的 2 型糖尿病；⑥2 型糖尿病 β 细胞功能明显减退者；⑦某些特殊类型糖尿病。

（3）使用原则和剂量调节　由小剂量开始，根据血糖、尿糖情况调整剂量，直到血糖得到良好控制。

（4）胰岛素的不良反应及处理　①低血糖：与胰岛素使用剂量过大、饮食失调或运动过量有关。当低血糖发生时，应根据病情进食糖果、饼干、含糖饮料或静脉注射 50% 葡萄糖注射液 20 ～ 30ml。②胰岛素过敏：主要表现为注射部位瘙痒、荨麻疹，严重过敏罕见。可更换胰岛素制剂，使用抗组胺药和糖皮质激素及脱敏疗法等。③注射部位皮下脂肪萎缩或增生：停止该部位注射后多可缓慢恢复，应经常更换注射部位防止其发生。

### （六）糖尿病并发症治疗

#### 1. 酮症酸中毒治疗

（1）补液　尽快补液以恢复血容量，纠正失水状态，输液速度宜先快后慢，在第 1 小时内输入生理盐水 10 ～ 15ml/（kg·h）（一般成人 1.0 ～ 1.5L），第一个 24h 补足预先估计的液体丢失量。

（2）胰岛素治疗　应用小剂量胰岛素持续静脉滴注降低血糖。当血糖下降至 11.1mmol/L 时，减少胰岛素的输入量，并开始补充 5% 葡萄糖溶液，此后需要根据血糖来调整胰岛素给药速度和葡萄糖浓度，使血糖维持在 8.3 ～ 11.1mmol/L，同时持续进行胰岛素滴注直至 DKA 缓解。

（3）纠正电解质及酸碱平衡失调　轻、中度酸中毒经充分补液及胰岛素治疗后即可纠正，无需补碱，当 pH ≤ 6.9 时，考虑适当补碱治疗，同时注意补充钾盐。

（4）积极处理诱因和防治并发症　包括休克、心力衰竭、严重感染、肾衰竭、脑水肿和急性胃扩张等。

**2. 高渗高血糖综合征治疗**　治疗原则同酮症酸中毒，但患者失水更严重，应积极补液，24 小时补液量可达到 6000 ～ 10 000ml，开始时输入等渗氯化钠溶液，当血糖降至 16.7mmol/L 时开始输入 5% 葡萄糖注射液（每 2 ～ 4g 葡萄糖加入 1U 胰岛素）。

**考点**：糖尿病的治疗原则和常用的治疗方法

# 第 3 节　痛　风

**案例 8-3**

患者，男性，46 岁。发作性右足关节疼痛 1 年，加重 3 天来诊。疼痛发作与饮酒和食用肉制品有关。查体：右第一跖趾关节红肿，触痛明显。余未见明显异常。

问题：1. 患者可能患了什么病？

　　　2. 非药物治疗应注意什么？

痛风是尿酸盐在组织中沉积导致的临床综合征。主要表现为急、慢性炎症和组织损伤。与嘌呤代谢紊乱和（或）血尿酸排泄障碍所致血尿酸增高有关。临床上分为原发性（占95%）和继发性（占5%）两类。

# 一、病因及发病机制

## （一）病因

原发性痛风常有阳性家族史，属多基因遗传缺陷。大多数为尿酸排泄障碍，少数为尿酸生成增多。继发性痛风主要与肾脏疾病致尿酸排泄减少，骨髓增生性疾病及放疗致尿酸生成增多，某些药物抑制尿酸的排泄等有关。

## （二）机制

**1. 高尿酸血症的形成**    由嘌呤核苷酸代谢异常导致人体尿酸生成过多和（或）排泄过少，致使血中尿酸升高，称为高尿酸血症。由于肾脏疾病使尿酸的排泄减少和（或）体内嘌呤代谢增强，尿酸合成增多导致血尿酸水平升高。

**2. 痛风的发生**    痛风引起的急性关节炎是由于血尿酸突然升高，尿酸盐结晶在滑液中沉积引起的炎症反应。长期尿酸盐结晶沉积可引起单核细胞、上皮细胞和巨噬细胞浸润，形成异物结节即痛风石。痛风性肾病是痛风特征性的病理变化之一，表现为肾髓质和锥体内有小的白色针状物沉积，周围有白细胞和巨噬细胞浸润。

# 二、临床表现

**1. 无症状期**    仅有波动性或持续性高尿酸血症。随高尿酸血症水平的增高和持续时间延长，痛风的发病率增加。

**2. 急性关节炎期**    急性关节炎通常是痛风的首发症状。其主要特点为：①多在午夜或清晨突然发生关节剧痛而惊醒，常伴有关节红、肿、热、痛和功能障碍，以单侧第1跖趾关节最常见，随后踝、膝、腕、指、肘关节受累。用秋水仙碱治疗后，关节症状能迅速缓解。②可伴有发热、高尿酸血症。③本病初次发作有自限性，常于数日内自行缓解，受累关节局部皮肤出现脱屑和瘙痒。④常由创伤、手术、感染、受凉、劳累、饮酒、进高嘌呤食物等因素而诱发。

**3. 痛风石及慢性关节炎期**    以痛风石沉积在关节软骨、滑膜、肌腱和软组织中导致关节慢性炎症为本期的特征。痛风石是痛风的特征性损害，是尿酸盐沉积所致。表现为黄白色大小不一的隆起，初起质软，随着纤维增多逐渐变硬如石。常见于耳郭、跖趾、指间和掌指关节，且多见于关节远端。痛风石可造成手、足畸形。

**4. 肾脏病变期**    约1/3痛风患者有肾脏损害。早期可有蛋白尿、血尿、肾浓缩功能受损。晚期发展为慢性肾功能不全。部分患者以肾结石为首发病变，结石较大者可发生肾绞痛、血尿、肾积水、肾盂肾炎等。

*考点：痛风的临床表现*

# 三、辅助检查

**1. 血尿酸测定**    成年男性尿酸值为208～416μmol/L；女性为149～358μmol/L，绝经后女性接近男性。血尿酸波动范围大，应反复监测。

**2. 尿尿酸测定**    限制嘌呤饮食5天后，每天尿酸排出量超过3.57mmol，可认为尿酸生成增多。

**3. 关节液或痛风石内容物检查**    可见尿酸盐结晶。

**4. 其他检查**    X线、CT、MRI、关节镜等检查有助于发现骨、关节的相关病变，还可见尿酸性尿路结石。关节镜检查见尿酸盐结晶有诊断价值。

# 四、诊 断 要 点

男性和绝经后女性血尿酸＞ 420μmol/L、绝经前女性＞ 358μmol/L 可诊断为高尿酸血症。如出现特征性关节炎表现、尿路结石或肾绞痛发作，伴有高尿酸血症应考虑痛风，关节液或痛风石内容物检查证实为尿酸盐结晶可作出诊断。急性关节炎诊断有困难者，秋水仙碱试验性治疗有诊断意义。

# 五、治 疗 原 则

## （一）非药物治疗

急性期绝对卧床，抬高患肢，保持功能位，避免肢体负重；慢性期加强功能锻炼，避免过度疲劳，经常改变姿势，使受累关节舒适。控制饮食总热量，保持理想体重。限制饮酒和高嘌呤食物(动物的内脏、海产品、菌类、豆类等)，增加碱性食物（牛奶、鸡蛋、蔬菜、水果等）摄入。每天饮水 2000ml 以上，促进尿酸排泄。慎用抑制尿酸排泄的药物（噻嗪类利尿药）。

## （二）药物治疗

**1. 急性痛风关节炎的治疗**　急性发作期不进行降尿酸治疗，但已服用降尿酸药物者不需停用，以免引起血尿酸波动，导致发作时间延长或再次发作。常用药物有：①非甾体抗炎药：可有效缓解急性痛风的症状，是急性痛风关节炎的一线用药，如吲哚美辛、布洛芬缓释胶囊、双氯芬酸等；②秋水仙碱：是治疗急性痛风的传统用药，因其药物毒性大现已少用；③糖皮质激素：起效快、缓解率高，但停药后容易出现症状"反跳"，常用于上述药物无效或禁忌使用时。

**2. 发作间歇期和慢性期治疗**　一般在急性发作缓解 2 周后开始治疗，从小剂量开始，逐渐加量，根据血尿酸水平调整至最小有效剂量并长期甚至终身维持。常用药物有：①促进尿酸排泄的药物，适合肾功能良好者，如苯溴马隆、丙磺舒等；②抑制尿酸生成药物，适用于尿酸生成过多或不适合使用排尿酸药物者，如别嘌醇；③碱性药物，通过碱化尿液，加速尿酸排泄，如碳酸氢钠。

## （三）手术治疗

必要时可选择剔除痛风石，对残毁关节进行矫形等手术治疗。

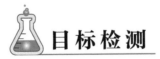

# 目 标 检 测

**单项选择题**

1. 甲亢患者怕热、多汗或低热是由于
   A. 进食高热量食物　　　B. 进食脂肪多
   C. 基础代谢率增高　　　D. 有细菌感染

2. 甲状腺性甲亢最多见的类型是
   A. 多结节性毒性甲状腺肿
   B. 毒性腺瘤
   C. 格雷夫斯病
   D. 甲状腺癌

3. 格雷夫斯病最具有特征性的表现是
   A. 易激动　　　　　　　B. 怕汗多热
   C. 皮肤湿润　　　　　　D. 突眼

4. 甲亢患者使用放射性碘治疗的原理是

　A. 抑制下丘脑　　　　　B. 抑制垂体
　C. 对抗甲状腺素　　　　D. 适量破坏腺体

5. 糖尿病的基本病理生理变化是
　A. 生长激素分泌过多
　B. 甲状腺激素分泌过多
　C. 肾上腺素分泌过多
　D. 胰岛素分泌绝对或相对不足

6. 下列哪项不符合 1 型糖尿病的实验室检查结果
　A. 血浆胰岛素显著降低
　B. 胰岛细胞抗体测定阴性
　C. 血糖显著升高
　D. C- 肽水平低下

7. 痛风患者下列描述哪项正确

A.痛风的病因与遗传无关

B.急性关节炎是痛风的首发症状

C.痛风患者血尿酸多数正常

D.高尿酸血症一定出现痛风的表现

8.痛风急性关节炎期最常累及关节为

A.足踇趾的第一跖趾关节

B.指关节

C.腕及肘关节

D.足弓及踝关节

9.刘女士，23岁，因多食、消瘦、心慌入院。查体：轻度突眼，甲状腺Ⅱ度肿大，触及震颤，听诊甲状腺区血管杂音。实验室检查：$FT_4$、$FT_3$升高。本病目前首选的治疗是

A.抗甲状腺药物治疗　　B.放射性碘治疗

C.手术治疗　　D.碘盐治疗

10.患者，女性，40岁，因患甲状腺功能亢进服用甲巯咪唑治疗，患者出现下列哪种情况必须立即停药

A.皮疹

B.中性粒细胞低于$1.5\times10^9$/L

C.胃肠道反应

D.甲状腺肿大

11.患者，女性，30岁。近来出汗易激动，食欲亢进但体重减轻，双眼前突。最可能诊断是

A.神经病

B.地方性甲状腺肿

C.甲亢

D.糖尿病酮症酸中毒

12.患者，女性，17岁。患1型糖尿病5年，用胰岛素治疗，体能测试后，患者出现了心悸，出汗，头晕，手抖，饥饿感。正确的判断是

A.胰岛素过量　　B.饮食不足

C.过度疲劳　　D.低血糖反应

13.患者，男性，29岁。1型糖尿病，中断胰岛素治疗3日，突然出现昏迷，测血糖33.3mmol/L，pH 7.2，尿糖(+++)，尿酮体（++++）。诊断考虑

A.低血糖昏迷

B.糖尿病酮症酸中毒昏迷

C.糖尿病肾病尿毒症昏迷

D.高渗性非酮症糖尿病昏迷

14.患者，女性，患糖尿病，注射普通胰岛素后1小时进餐，此时出现头昏、心悸、多汗、饥饿感等。你判断患者出现了什么情况

A.胰岛素过敏　　B.冠心病心绞痛

C.低血糖反应　　D.糖尿病酮症酸中毒

15.患者，男性，糖尿病病史10余年，近2个月感双足麻木，呈手套、袜套样分布，下肢皮肤针刺样疼痛。你判断患者最有可能发生了

A.糖尿病并发脑血管意外

B.糖尿病周围神经病变

C.糖尿病微血管病变

D.糖尿病自主神经病变

16.患者，男性，54岁。下班后与朋友聚餐，很晚回家休息，午夜突发左脚踇趾第1跖趾关节剧痛，约3小时后出现红、肿、热、痛和活动困难，遂来急诊。检查血尿酸为500μmol/L，X线提示：可见非特征性软组织肿胀。可能的诊断是

A.痛风　　B.假性痛风

C.风湿性关节炎　　D.类风湿关节炎

（张学增）

# 第9章

## 风湿性疾病

 **学习目标**

**1. 掌握** 类风湿关节炎的临床表现及诊断要点；系统性红斑狼疮的临床表现。

**2. 熟悉** 类风湿关节炎的辅助检查；系统性红斑狼疮的辅助检查、诊断要点及治疗原则。

**3. 了解** 类风湿关节炎的病因、发病机制及治疗原则；系统性红斑狼疮的病因及发病机制。

风湿性疾病（rheumatic disease）是指一组累及骨、关节及其周围软组织（如肌腱、滑膜、肌肉、滑囊、韧带及软骨等）以及相关组织和器官的慢性疾病，其病因及发病机制复杂多样，多数与自身免疫反应密切相关。风湿性疾病既可以是某一局部的病理损伤，亦可为全身性的慢性疾病，若不早发现、早诊治，则有致残的风险，给社会及家庭带来沉重的负担。

## 第1节 类风湿关节炎

**案例 9-1**

李女士，62 岁，农民。因反复双手关节肿痛半年入院。患者半年来，无明显诱因反复出现双手关节肿胀、疼痛，活动受限，不能握拳，晨起时肿胀明显，持续 1 小时左右后逐渐缓解，其他关节无特殊症状。为进一步明确诊断来院就诊。查体：双手第 2、3 掌指关节及第 2、3、4 指间关节肿胀，手指稍偏向尺侧，局部皮肤无发热发红、无出血渗出，四肢肌力可，病理征未引出。实验室检查：血沉 80mm/h，类风湿因子（RF）122U/ml。

**问题：** 1. 该案例中的李女士可能患有什么疾病？进一步需要做哪些检查？

2. 请说出该疾病的治疗要点。

类风湿关节炎（rheumatoid arthritis，RA）是以侵蚀性、对称性多关节炎为主要临床表现的慢性、全身性自身免疫性疾病。基本病理改变为滑膜炎、血管翳的形成，导致关节软骨和骨的破坏，最终引起关节畸形和功能丧失。常累及周围小关节，可伴有关节外的损害。类风湿关节炎可发生于任何年龄段，以中青年女性为多见。

**考点：类风湿关节炎的基本病理改变**

## 一、病因及发病机制

RA 的病因及发病机制复杂，可能与遗传、环境等多方面因素的影响有关。

**1. 遗传因素** RA 患者的一级亲属患 RA 的概率是 11%，*HLA-DRB1* 等位基因突变与 RA 发病有关。

**2. 环境因素** 目前认为部分感染，如细菌、病毒和支原体等可能通过被感染激活的淋巴细胞，分泌致炎因子，产生自身抗体，影响 RA 的发病及病情进展。吸烟能显著增加 RA 发病的风险，并与抗环瓜氨酸肽抗体（ACPA）阳性的 RA 更相关。

**3. 免疫紊乱** 免疫紊乱是 RA 的主要发病机制，主要以活化的 CD4$^+$T 细胞和 MHC-Ⅱ型阳性的抗原提呈细胞浸润关节滑膜为特点，启动特异性免疫应答，导致关节炎症状出现。

# 二、临床表现

## （一）关节表现

**1. 晨僵**　是指关节及周围组织的僵硬感，晨起明显，活动后减轻，是病情活动的指标之一。

**2. 关节疼痛**　是最早的症状，多呈对称性、持续性，可伴压痛，常累及近端指间关节、掌指关节、腕，其次是足趾、肘、膝关节。受累部位皮肤可出现褐色色素沉着。

**3. 关节肿胀**　多因关节腔积液、滑膜增生和软组织水肿所致。受累部位与关节疼痛部位相同，表现为肿胀、呈对称性。

**4. 关节畸形**　多见于晚期患者，常表现为掌指关节半脱位、手指向尺侧偏斜和呈"天鹅颈"样或"纽扣花"样表现（图 9-1、图 9-2）及腕和肘关节强直。

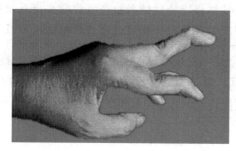
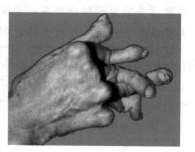
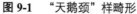

图 9-1　"天鹅颈"样畸形　　　　图 9-2　"纽扣花"样畸形

**5. 特殊关节受累**　主要为颈椎关节、肩关节、髋关节及颞颌关节出现疼痛及活动受限。

**6. 关节功能障碍**　关节肿痛及结构破坏都会引起关节活动障碍。美国风湿病学会将因本病影响生活的程度分为 4 级（表 5-1）。

| 表 9-1　关节功能障碍分级 | |
| --- | --- |
| 分级 | 分级标准 |
| 1 级 | 能照常进行日常生活和各项工作 |
| 2 级 | 可进行一般的日常生活和某种职业工作，但参与其他项目活动受限 |
| 3 级 | 可进行一般的日常生活，但参与某种职业工作或其他项目活动受限 |
| 4 级 | 日常生活的自理能力和参与工作的能力均受限 |

**考点：类风湿关节炎的关节表现特点**

## （二）关节外表现

**1. 类风湿结节**　是本病较常见的关节外表现，出现在 30% ~ 40% 患者，多位于关节隆突部及受压部位的皮下，如前臂伸面、尺骨鹰嘴下方、跟腱、滑囊等处。大小不一、质硬、无压痛、对称性分布，其存在提示 RA 病情活动。

**2. 类风湿血管炎**　可出现瘀点、紫癜、指（趾）坏疽、梗死、网状青斑，严重者可出现下肢深大溃疡。

**3. 心脏**　最常见的表现为心包炎。

**4. 肺部**　肺间质病变最常见，少数患者可出现胸膜炎、结节样改变等。

**5. 眼睛**　常表现为继发干燥综合征所致的眼干燥症，可合并口干、淋巴结肿大。

**6. 神经损害**　主要为周围神经病变，多由于神经受压所致。

**7. 血液系统**　费尔蒂（Felty）综合征特征性的三联征为中至重度粒细胞减少甚至缺如、脾大和类风湿关节炎，外周血及细胞内免疫复合物及中性粒细胞膜上 IgG 增多。不足 1% 的类风湿关节炎患者发展为此病。

# 三、辅助检查

**1. 血液学检查**　轻至中度贫血，活动期血小板可增高，白细胞及分类多正常。免疫球蛋白升高，血清补体多正常或轻度升高。

**2. 炎症标志物**　ESR 及 CRP 常升高，是反映病情活动的主要指标。

**3. 自身抗体**

（1）类风湿因子（rheumatoid factor，RF）　可分为 IgM、IgG 和 IgA 型。常规工作中主要检测 IgM 型 RF，RA 患者阳性率为 75%～80%。其滴度与该病的活动性及严重性成正比，但不是本病的特异性抗体。

（2）抗 CCP 抗体　特异性及敏感性均很高，亦可在疾病早期出现，与疾病预后相关。

**4. 关节滑液**　在关节有炎症时滑液增多，滑液中的白细胞也明显增多。

**5. X 线检查**　双手、腕关节及其他受累关节的 X 线对 RA 诊断、分期及监测病情变化很重要。可见关节周围软组织肿胀影、关节附近骨质疏松（Ⅰ期）；关节间隙变窄（Ⅱ期）；关节面出现虫蚀样改变（Ⅲ期）；关节半脱位和关节破坏后的纤维性和骨性强直（Ⅳ期）。

**考点：** 反映类风湿关节炎病情活动的指标

**链接**　抗环瓜氨酸肽（CCP）抗体

抗环瓜氨酸肽抗体（ACPA）针对的主要抗原表位是丝集蛋白中的瓜氨酸。采用合成的环瓜氨酸肽作为抗原基质进行检测，因此称为抗环瓜氨酸肽抗体。抗 CCP 抗体能在 70%～80% 的 RA 患者中检出，且特异性高达 98%，RA 患者发病前 10 年即可检测出抗 CCP 抗体，有助于 RA 的早期诊断。抗 CCP 抗体阳性的 RA 患者骨破坏较阴性者更为严重，且与本病活动性相关，抗 CCP 抗体阳性 RA 患者在发病 2 年内即可出现不可逆的骨关节损伤。20%～57%RF 阴性患者存在抗 CCP 抗体。因此，该抗体有助于提高 RA 患者的血清学检出率，且滴度和病情活动度相关。

# 四、诊断要点

目前 RA 的诊断普遍采用美国风湿病学会（ACR）1987 年修订的分类标准：①晨僵持续至少每天 1 小时，病程至少 6 周；②有 3 个或 3 个以上的关节肿，至少 6 周；③腕、掌指、近指关节肿至少 6 周；④对称性关节肿至少 6 周；⑤皮下结节；⑥手 X 线片改变至少有骨质侵蚀或受累关节及周围组织有明确的骨质脱钙；⑦类风湿因子阳性。上述 7 项标准中满足 4 项及以上者即可诊断为该疾病。

也可结合 2009 年 ACR 和欧洲抗风湿病联盟（EULAR）提出的 RA 分类标准和评分系统：至少 1 个关节肿痛，并有滑膜炎的证据（临床或超声或 MRI）；同时排除了其他疾病引起的关节炎，并有典型的常规放射学 RA 骨质破坏的改变，可诊断为 RA。另外，该标准对关节受累情况、血清学指标、滑膜炎持续时间和急性时相反应物 4 部分进行评分，总得分 6 分以上也可诊断 RA。

# 五、治疗原则

**1. 一般治疗**　急性期应卧床休息，关节制动。恢复期应加强关节功能锻炼、理疗，避免关节畸形。注意高蛋白、高维生素、低糖、低脂、低钠饮食。

**2. 药物治疗**

（1）非甾体抗炎药　作用机制是抑制环氧化酶，使前列腺素生成受抑制，达到消炎止痛的目的。常用药物有阿司匹林、吲哚美辛、布洛芬等。为减少胃肠道反应宜饭后服药。

（2）抗风湿药　发挥作用较慢，需数月时间才能明显改善症状。甲氨蝶呤（MTX）是治疗 RA 的首选药，也是联合治疗的基本药物。若 MTX 无效或不能耐受，可选其他抗风湿药，如来氟米特、柳氮磺吡啶、青霉胺等。

（3）生物制剂　主要包括 TNF 拮抗剂、IL-1 和 IL-6 拮抗剂、抗 CD20 单抗以及 T 细胞共刺激信号抑制剂等。

（4）糖皮质激素　有强大的抗炎作用，可消除关节肿胀和疼痛。治疗原则是小剂量、短疗程。使用时必须联合抗风湿药。注意药物的不良反应。

**3. 手术治疗**　包括人工关节置换和滑膜切除手术，前者适用于较晚期有畸形并失去正常功能的关节，后者可使病情得到暂时的缓解，需同时应用抗风湿药物。

*考点：类风湿关节炎的治疗首选药*

# 第 2 节　系统性红斑狼疮

**案例 9-2**

陈女士，25 岁。因面部红斑 3 个月入院。患者 3 个月前无明显诱因反复出现面部红斑，日晒后更明显，无瘙痒、渗出，伴全身乏力，食欲下降。查体：T37.5℃，P88 次 / 分，R19 次 / 分，BP118/82mmHg。神清，皮肤、黏膜无黄染，淋巴结无肿大。双侧面颊可见蝶形红斑。余无明显异常。

问题：1. 该案例中的陈女士可能患有什么疾病？进一步需要做哪些检查？

2. 请说出该疾病的治疗要点。

系统性红斑狼疮（systemic lupus erythematosus，SLE）是一种由机体内有大量致病性自身抗体和免疫复合物导致的多系统、多器官损伤的慢性自身免疫病。SLE 多发生于女性，尤其是 20 ～ 40 岁育龄期女性最多见。

## 一、病因及发病机制

### （一）病因

**1. 遗传因素**　部分 SLE 患者有家族史。有资料表明 SLE 第 1 代亲属中患 SLE 概率是无 SLE 患者家庭的 8 倍，单卵双胎患 SLE 者患病概率 5 ～ 10 倍于异卵双胎，推测多个基因在某种条件（环境）下相互作用改变了正常免疫耐受而致病。

**2. 环境因素**　紫外线使皮肤上皮细胞出现凋亡，新抗原暴露而成为自身抗原。某些药物、化学试剂、微生物病原体等都可能诱发 SLE。

**3. 雌激素**　女性患病率明显高于男性，在更年期前阶段为 9：1，儿童及老年人为 3：1。

### （二）发病机制

SLE 的发病机制尚未完全阐明。可能是在遗传基础上，环境、雌激素等因素的作用下，外来抗原引起人体 B 细胞活化，B 细胞通过交叉反应与模拟自身组织组成成分的外来抗原相结合，将抗原提呈给 T 细胞，使其活化，从而刺激 B 细胞产生大量不同类型的自身抗体，造成组织损伤。

## 二、临床表现

**1. 全身表现**　活动期可出现各种热型的发热，尤以低、中度热多见。可伴全身乏力、食欲下降、肌肉酸痛等。

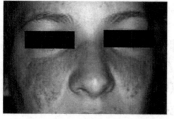

图 9-3　蝶形红斑

**2. 皮肤与黏膜表现**　80% 患者可出现皮疹，典型的皮疹表现为在鼻梁和双颧颊部呈蝶形分布（图 9-3），偶可表现为盘状红斑、指掌部和甲周红斑、指端缺血、面部及躯干皮疹，多无明显瘙痒。在疾病活动期可出现口腔及鼻黏膜无痛性溃疡和脱发症状。

**3. 浆膜炎**　半数以上患者在急性期出现多发性浆膜炎，如双侧中小量胸腔积液、心包积液。但狼疮肾炎合并肾病综合征引起的低蛋白血症，或 SLE 合并心肌病变或肺动脉高压时，都可出现胸腔和心包积液，应注意相鉴别。

**4. 肌肉关节表现**　大部分患者常出现对称性多关节肿痛，多见于指、腕、膝关节，伴红肿者少见。部分患者可出现雅库（Jaccoud）关节病、肌炎、股骨头坏死等。

**5. 肾脏表现**　27.9% ~ 70.0% 的 SLE 患者可出现肾脏损伤，表现为蛋白尿、血尿、管型尿、水肿、高血压甚至肾衰竭。

**6. 心血管表现**　常以心包炎多见，可为纤维蛋白性心包炎或渗出性心包炎。也可出现疣状心内膜炎（Libman-Sack 心内膜炎），表现为瓣膜赘生物多出现在二尖瓣后叶的心室侧，一般不会引起心脏杂音性质的改变，脱落后可引发栓塞。部分患者可有心肌损害，严重者可发生心力衰竭；可累及冠状动脉，甚至出现急性心肌梗死。

**7. 呼吸系统表现**　SLE 引起的肺间质病变主要是急性、亚急性的磨玻璃样改变和慢性期的纤维化，表现为活动后气促、干咳、低氧血症等。少数患者可合并弥漫性肺泡出血，病死率高。SLE 患者还可出现肺动脉高压，是预后不良的因素之一。

**8. 神经系统表现**　神经精神狼疮（neuropsychiatric lupus，NP-SLE）又称狼疮脑病。多在疾病后期发生，可累及中枢神经和周围神经系统。中枢神经系统病变包括癫痫、脑血管病变、狼疮性头痛等。周围神经系统受累可表现为吉兰 - 巴雷综合征、重症肌无力、多发性神经病等。

**9. 消化系统表现**　可表现为食欲下降、恶心、呕吐、腹泻、腹痛等，少数患者可并发急腹症，与 SLE 活动性相关。

**10. 血液系统表现**　活动期患者血红蛋白下降、白细胞和（或）血小板减少。部分患者可有无痛性轻或中度淋巴结肿大，少数患者有脾大。

**11. 其他表现**　SLE 活动期可出现抗磷脂综合征，表现为反复的自发流产、血小板减少等。30% 的 SLE 患者有继发性干燥综合征。15% 患者有眼底病变，如视网膜出血、渗出、视盘水肿等。

*考点：SLE 的临床表现*

# 三、辅 助 检 查

**1. 一般检查**　不同系统受累可出现相应的血、尿常规和肝肾功能的异常，如红细胞、白细胞及血小板减少，血沉增快，蛋白尿等。有狼疮脑病者常有脑脊液压力及蛋白质含量的升高，但细胞数、氯化物和葡萄糖水平多正常。

**2. 自身抗体**

（1）抗核抗体（ANA）　见于几乎所有的 SLE 患者，但特异性低。

（2）抗 dsDNA 抗体　多出现在 SLE 活动期，其滴度与疾病活动性密切相关。

（3）抗 ENA 抗体谱　①抗 Sm 抗体：是诊断 SLE 的标记抗体，特异性 99%，但敏感性低。②抗 RNP 抗体：特异性不高，往往与 SLE 的雷诺现象和肺动脉高压相关。③抗 SSA（Ro）抗体：与 SLE 中出现光过敏、血管炎、皮损等相关。④抗 SSB（La）抗体：与抗 SSA 抗体相关联，与继发干燥综合征有关，但阳性率低于抗 SSA（Ro）抗体。⑤抗 rRNP 抗体：提示有 NP-SLE 或其他重要内脏损害。

**3. 补体**　补体低下，尤其是 C3 低下常提示 SLE 活动。

**4. 病情活动度指标**　包括抗 dsDNA 抗体、补体降低、蛋白尿增多、ESR 增快、血清 CRP 升高、血小板计数增加等。

**5. 肾活检病理**　对狼疮肾炎的诊断、治疗及预后判断均有价值，尤其对指导狼疮肾炎治疗有重要意义。

**6. X 线检查及影像学检查**　CT、神经系统磁共振、超声心动图等有助于早期发现脏器损害情况。

*考点：SLE 病情活动的指标及常见自身抗体指标的临床意义*

# 四、诊 断 要 点

根据 1997 年美国风湿病学会诊断标准，下列 11 项中符合 4 项或以上者，在除外感染、肿瘤和其他结缔组织病后，可诊断为 SLE：①颧部红斑；②盘状红斑；③光过敏；④口腔溃疡；⑤关节炎；⑥肾脏病变：蛋白尿＞0.5g/d 或有细胞管型；⑦神经病变：癫痫或精神症状；⑧浆膜炎：胸膜炎或心包炎；⑨血液学异常：溶血性贫血或白细胞减少或淋巴细胞减少或血小板减少；⑩免疫学异常：抗 dsDNA 抗体阳性，或抗 Sm 抗体阳性，或抗磷脂抗体阳性；⑪ 抗核抗体阳性。

# 五、治疗原则

SLE 目前尚不能根治，但经合理治疗后可达到长期缓解。

**1. 一般治疗**　非药物治疗包括：①心理治疗，保持乐观情绪；②注意休息，避免劳累；③及早发现和治疗感染；④避免使用诱发狼疮的药物；⑤避免日晒或紫外线照射；⑥缓解期才可作防疫注射，但尽可能不用活疫苗。

**2. 药物治疗**

（1）糖皮质激素　根据病情选用不同的剂型和剂量。出现狼疮危象时应进行激素冲击治疗，控制病情活动。用药过程中应注意激素的副作用。

（2）免疫抑制剂　病情活动时需选用免疫抑制剂联合治疗，有利于更好地控制 SLE 活动，保护脏器功能，减少复发，减少长期激素的需要量和副作用。在有重要脏器受累的 SLE 患者中，诱导缓解期建议首选环磷酰胺（CTX）或霉酚酸酯（MMF）治疗。

（3）其他　重症患者或难治病例可选择大剂量免疫球蛋白冲击、血浆置换、造血干细胞或间充质干细胞移植等。合并抗磷脂综合征的患者需根据情况予抗血小板、抗凝治疗。

**3. 对症治疗**　对发热或关节痛患者可予非甾体抗炎药治疗，对有神经精神症状者可予降颅内压、抗癫痫、抗抑郁等治疗。

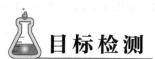 目标检测

**单项选择题**

1. 患者，女性，52 岁。手关节痛 5 年余。查体：双手指间肌肉萎缩，手指向尺侧偏，X 线显示关节腔变窄，关节半脱位，抗 O 300U，血沉 380mm/h，最可能的诊断是
　A. 退行性骨关节病　　　B. 类风湿关节炎
　C. 系统性红斑狼疮　　　D. 风湿性关节炎

2. 患者，女性，43 岁。反复腕关节、掌指关节疼痛 1 年。近 1 个月两手掌指关节偏向尺侧，伴活动障碍，晨僵，影响患者的日常生活。目前疾病处在
　A. 急性期　　　　　　　B. 稳定期
　C. 活动期　　　　　　　D. 慢性期

3. 系统性红斑狼疮（SLE）高发于
　A. 婴幼儿　　　　　　　B. 青少年
　C. 青年女性　　　　　　D. 中老年男性

4. 患者，女性，22 岁，因面部红斑，伴关节疼痛 1 年入院，确诊为系统性红斑狼疮。该疾病面部典型皮损的特点
　A. 盘状红斑　　　　　　B. 蝶形红斑
　C. 环形红斑　　　　　　D. 网状红斑

5. 患者，女性，27 岁。以关节肿痛和双面颊紫红色红斑入院。查体：抗核抗体（＋），抗双链 DNA 抗体（＋）。应首先考虑
　A. 过敏性紫癜　　　　　B. 白血病
　C. 类风湿关节炎　　　　D. 系统性红斑狼疮

6. 患者，女性，24 岁。面部红斑 1 个月，查抗核抗体（＋），抗双链 DNA 抗体（＋），抗 Sm 抗体（＋），诊断为系统性红斑狼疮。下列哪一项是该疾病的标志性抗体
　A. 抗核抗体是该病的标志性抗体
　B. 补体 C3、C4
　C. 抗 Sm 抗体是该病的标志性抗体
　D. 抗链球菌溶血素 O

7. 患者，男性，55 岁。全身多处关节疼痛 2 年，诊断为类风湿关节炎。下列检查项目中哪一项与疾病的活动性、严重性成正比
　A. 血沉　　　　　　　　B. 类风湿因子
　C. C 反应蛋白　　　　　D. 血红蛋白

（王　照）

# 第10章

# 神经系统疾病

 **学习目标**

**1. 掌握** 常见神经系统疾病的临床表现、治疗原则。

**2. 熟悉** 常见神经系统疾病的辅助检查及诊断要点。

**3. 了解** 常见神经系统疾病的病因及发病机制。

神经系统是机体主要的功能调节系统，起着管理、支配和调整各个器官、系统的活动，协调统一地完成机体复杂生理功能的作用，以适应不断变化着的客观环境。神经系统疾病在临床上十分常见，特点是发病率高、病死率高、致残率高，严重威胁着人民群众的生存和生活质量。

神经系统主要由中枢神经系统和周围神经系统组成。

中枢神经系统包括脑和脊髓。脑分为大脑、间脑、脑干和小脑。大脑由两侧大脑半球、基底核和侧脑室组成。大脑表面为大脑皮质覆盖，分为额叶、顶叶、枕叶、颞叶、岛叶和边缘系统。额叶与躯体运动、语言及高级思维活动有关，颞叶与听觉、语言和记忆有关，顶叶与躯体感觉、味觉、语言有关，枕叶与视觉信息的整合有关，岛叶与内脏感觉有关，边缘系统与情绪、行为和内脏活动有关。大脑内部的髓质包藏有基底核和侧脑室。间脑连接大脑与脑干，主要与散热、水平衡、饮食、性腺功能、睡眠、觉醒、内分泌功能有关。脑干的功能主要是维持个体生命，包括心跳、呼吸、消化、体温、睡眠等重要生理功能，小脑的主要功能是维持身体平衡、调节肌张力、协调肌运动。脊髓位于椎管内，呈前后微扁的圆柱体，为脑干向下延伸的部分。由神经细胞的灰质和上、下行传导的白质组成。脊髓的主要功能有传导功能、反射功能和躯体神经营养功能。

周围神经系统包括12对脑神经和31对脊神经，传导神经冲动。脑神经按功能可分为：①运动性神经（第Ⅲ、Ⅳ、Ⅵ、Ⅺ、Ⅻ对）；②感觉性神经（第Ⅰ、Ⅱ、Ⅷ对）；③混合性神经（第Ⅴ、Ⅶ、Ⅸ、Ⅹ对），有些脑神经（第Ⅲ、Ⅶ、Ⅸ、Ⅹ对）中还含有副交感神经纤维。12对脑神经除面神经核下部及舌下神经核只受对侧皮质脑干束支配外，其余脑神经运动核均受双侧支配。与脊髓相连的周围神经即脊神经，每对脊神经借前根和后根连于一个脊髓节段。前根属运动纤维，后根属感觉纤维，因此脊神经为混合性，一般含有躯体感觉纤维、躯体运动纤维、内脏传入纤维和内脏运动纤维4种成分。31对脊神经可分为5部分：8对颈神经，12对胸神经，5对腰神经，5对骶神经和1对尾神经。

神经系统的传导功能主要由感觉和运动两大传导系统完成。感觉是作用于各个感受器的各种形式的刺激在人脑中的直接反应。感觉包括两大类：特殊感觉（视觉、听觉、味觉和嗅觉）和一般感觉（浅感觉、深感觉和复合感觉）。感觉障碍是神经系统疾病常见的症状和体征，并对神经系统损伤的定位诊断有重要意义。运动系统由上运动神经元（锥体系统）、下运动神经元、锥体外系统和小脑组成，要完成各种精细而协调的复杂运动，需要整个运动系统的互相配合与协调。此外所有运动都是在接受了感觉冲动以后所产生的冲动，通过深感觉动态地感知使动作能准确执行。运动系统的任何部分损害均可引起运动障碍。

# 第1节 急性脑血管病

**案例 10-1**

李先生，男，53岁。3年前出现头痛、头晕、健忘等症状，血压175/100mmHg，服用降压药后自觉上述症状缓解，发病后服用降压药不规律，血压控制不稳定。2天前因与同事吵架，出现剧烈头痛、视物模糊，呕吐，右侧面神经麻痹及左侧上、下肢瘫痪，血压160/90mmHg，双下肢水肿，颈静脉怒张，尿蛋白（+）。

**问题：** 1.该案例中的李先生可能患有什么疾病？进一步需要做哪些检查？
2.请说出该疾病的治疗原则。

脑血管病是由颅内外动脉、静脉及静脉窦病变引起的脑血液供应及循环障碍所导致的脑损伤和功能障碍，可分为缺血性脑血管病和出血性脑血管病，前者包括短暂性脑缺血发作、脑血栓形成及脑栓塞；后者包括脑出血及蛛网膜下腔出血。临床上可分为急性和慢性。急性脑血管病又称脑卒中，是指急性起病，迅速出现局限性或弥漫性脑功能障碍的脑血管疾病，是神经系统的常见病、多发病，存活者中有半数以上的患者遗留瘫痪和失语等严重残疾，给社会和家庭带来沉重负担。

## 一、短暂性脑缺血发作

短暂性脑缺血发作（TIA）是指历时短暂并经常反复发作的脑局部供血障碍，导致脑供血区局限性神经功能障碍。每次发作持续数分钟至数小时，不超过24小时即完全恢复，但常有反复发作。本病是常见的脑血管病，也是缺血性卒中最重要的危险因素，近期频繁发作是脑梗死的特级警报。

### （一）病因与发病机制

本病病因绝大多数是动脉粥样硬化。由于动脉粥样硬化斑块表面形成的血栓破碎脱落形成的微栓子堵塞较小的血管而发病，由于栓子微小易碎，可前移至更细的动脉甚至完全消失而使症状很快缓解（微栓子学说）。其他如在动脉狭窄的基础上，因一过性血压降低，心输出量减少，脑血管痉挛、血黏度增高等也可能与发病有关。

### （二）临床表现

本病好发于中老年人，男性多于女性，常突然发病，迅速出现局限性神经功能或视网膜功能障碍，持续时间短、恢复快，不留后遗症，可反复发作。

临床上出现的症状与缺血发生的部位有关。颈内动脉系统短暂性脑缺血发作，常有对侧肢体无力或轻偏瘫；眼动脉交叉瘫（病变侧单眼一过性黑矇或失明，对侧偏瘫及感觉障碍）；优势半球受累时可产生失语；椎-基底动脉系统短暂性脑缺血发作，主要症状为眩晕、平衡失调、跌倒发作、短暂性全面性遗忘症、双眼视力障碍发作。

*考点：TIA的临床表现*

**链接** 跌倒发作和短暂性全面性遗忘

跌倒发作表现为转头或仰头时，双下肢无力而跌倒，常可很快自行站立，无意识丧失。短暂性全面性遗忘是指突然发作的全面遗忘，特别是近事遗忘。表现为发作时出现短时间记忆丧失，对时间、地点定向障碍，但对话、书写和计算能力正常，无意识障碍，发作持续数分钟至数小时，患者表情迷惑，易激惹，多见于中老年人，可能与大脑半球后部或颞叶一过性缺血有关。

### （三）诊断要点

中老年人突然出现神经系统局灶症状，症状持续数分钟，能完全恢复，可反复发作，应考虑为 TIA。头部 CT、MRI 检查无与临床相关的责任病灶。血管超声［经颅多普勒超声（TCD）、颈动脉、椎动脉超声］、磁共振血管成像（MRA）、计算机体层摄影血管造影（CTA）、数字减影血管造影（DSA）检查对了解血管病变、寻求 TIA 病因有一定的帮助。

### （四）治疗原则

本病属于神经科急症，一旦诊断应该及早干预，防止发展为脑卒中。

**1. 控制危险因素**　积极控制高血压、糖尿病、高血脂、心脏病，控制体重，戒烟限酒，建立健康的生活方式。

**2. 抗血小板治疗**　非心源性栓塞性 TIA 推荐抗血小板治疗。应尽早给予阿司匹林、氯吡格雷口服。

**3. 抗凝治疗**　心源性栓塞性 TIA 一般推荐抗凝治疗。主要包括肝素、低分子肝素、华法林及新型口服抗凝药（如达比加群、利伐沙班等）。

**4. 溶栓治疗**　对新近发生的符合传统 TIA 定义的患者，即使神经影像学检查发现有明确的脑梗死责任病灶，目前也不作为溶栓治疗的禁忌证。若 TIA 再次发作，临床有脑梗死的诊断可能，不应等待，应积极进行溶栓治疗。

**5. 外科治疗和血管介入治疗**　对适合颈动脉内膜切除术或颈动脉血管成形和支架置入术者，可以行手术治疗。

## 二、脑血栓形成

脑血栓形成是脑梗死中最常见的类型，通常指脑动脉的主干或其皮质支因动脉粥样硬化及各类动脉炎等血管病变，导致血管管腔狭窄或闭塞，并进而发生血栓形成，造成脑局部供血区血流受阻，发生脑组织缺血、缺氧、软化坏死，出现相应的神经系统症状和体征。

### （一）病因和发病机制

**1. 基本病因**　以脑动脉粥样硬化最常见，高血压、高脂血症、糖尿病等可加速脑动脉硬化的发展。

**2. 诱发因素**　在脑动脉内膜病变管腔狭窄的基础上，如遇血压降低，血流缓慢、心动过缓、血黏性增加等因素，可促使脑血栓形成。

**3. 好发部位**　以大脑中动脉最多，其次是颈内动脉、椎动脉和基底动脉。尤其多见于动脉分叉处，因该处的血流方向突然改变，管腔变细，阻力增大，血流产生漩涡，对血管壁产生机械刺激或引起内膜损伤、血小板聚集，导致血栓形成。

*考点：脑血栓的常见病因*

### （二）临床表现

本病多见于 50 岁以上原有脑动脉硬化史者，常有高血压、冠心病、糖尿病。部分患者发病前 1～2 天有头痛、头昏、眩晕及肢体麻木等前驱症状，多在安静、休息或睡眠时发病。

临床上出现的症状主要与脑血管闭塞的部位有关。颈内动脉系统血栓形成时，病变对侧偏瘫、偏身感觉障碍和同向偏盲；优势半球受累可有失语、病变侧颈动脉搏动减弱或消失。椎 - 基底动脉系统血栓形成，主要是脑干和小脑受累，以眩晕最多见，伴有感觉障碍、复视、眼肌麻痹、眼球震颤、共济失调、呛咳、吞咽困难、构音障碍、声音嘶哑、交叉性瘫痪或四肢瘫痪。

### （三）辅助检查

脑脊液（CSF）检查大多数正常，出血性梗死可有少量红细胞，大块梗死灶者 CSF 压力可升高。

在发病后 24 ～ 48 小时 CT 可发现梗死灶，MRI 可较早发现脑梗死。彩色多普勒超声检查、脑血管造影有助于了解脑闭塞血管的情况。

### （四）诊断要点

1. 中老年，有动脉粥样硬化病史；部分患者有短暂性脑缺血发作史。
2. 常在安静或者睡眠状态下发病，发病前常有头痛、头晕、肢体麻木等前驱症状。
3. 多起病较急，在几小时或数天达到高峰，出现各种脑血管闭塞、缺血的表现。
4. 有相应脑供血区的神经功能缺失体征。
5. CSF 多正常，CT、MRI 等各种检查证实有相应的影像学改变。

*考点：脑血栓的诊断要点*

### （五）治疗原则

**1. 急性期治疗原则**　调整血压，防治并发症，防止血栓进展，减少梗死范围，综合治疗与个体化治疗相结合。

（1）一般处理　严密观测生命体征，注意补充足够的营养，维持水电解质平衡。①卧床休息，维持呼吸道功能，保持水电解质平衡；②调整血压：血压宜维持在患病前或较正常水平稍高的水平，血压过高者应适当降压；③降低颅内压，防治脑水肿：部分患者起病后数天可因梗死区脑水肿使颅内压增高，应予降压治疗，常用药物有 20% 甘露醇 250ml 静脉注射或快速静脉滴注。

（2）静脉溶栓　是目前最主要的恢复血流的措施，药物包括重组组织型纤溶酶原激活剂（rt-PA，阿替普酶）、尿激酶（UK）和替耐普酶。阿替普酶和尿激酶是我国目前使用的主要溶栓药，现认为有效抢救缺血半暗带组织的时间窗为 4.5 小时内或 6.0 小时内。

对缺血性脑卒中发病 3 小时内和 3.0 ～ 4.5 小时的患者，应按照适应证、禁忌证和相对禁忌证严格筛选患者，尽快静脉给予阿替普酶溶栓治疗。发病在 6 小时内，可根据适应证和禁忌证标准严格选择患者给予尿激酶静脉溶栓。对发病时间不明或超过静脉溶栓时间窗的急性缺血性脑卒中患者，如果符合血管内取栓治疗适应证，应尽快启动血管内取栓治疗；如果不能实施血管内取栓治疗，可结合多模影像学评估决定是否进行静脉溶栓治疗。静脉溶栓治疗过程中，医师应充分准备应对紧急的不良反应，包括出血并发症和可能引起气道梗阻的血管源性水肿。

（3）抗凝治疗　适用于存在高凝状态的栓塞性患者，防止血栓扩延加重病情。有出血倾向者禁用。常用药物有肝素、低分子肝素、华法林等，使用药物期间监测凝血时间与凝血酶原时间。

（4）血液稀释疗法　常用低分子右旋糖酐，500ml 静脉滴注，每天一次，10 ～ 14 天为一个疗程，也可以用羟乙基淀粉氯化钠，可降低血黏度，改善脑血管血液循环。

（5）抗血小板聚集治疗　常用药物有噻氯匹定、氯吡格雷。

（6）中药制剂　银杏、川芎嗪、三七、葛根、丹参等有活血化瘀的作用，可根据情况选用。

（7）外科治疗　血管介入治疗包括动脉溶栓、桥接、机械取血栓、血管成形和支架术等；对幕上大面积脑梗死患者因脑水肿严重、有脑疝形成征象可行开颅减压术。

**2. 康复治疗**　应加强肢体功能锻炼及语言训练，宜早期进行，按照个体化原则，配合针灸、理疗、按摩等措施有助于降低致残率，促进神经功能恢复，提高生活质量。

*考点：脑血栓的治疗要点*

## 三、脑 栓 塞

脑栓塞是指各种栓子随血流进入脑动脉，使血管急性闭塞或严重狭窄，导致局部脑组织缺血、缺氧性坏死，而迅速出现相应神经功能缺损的一组临床综合征。

**1. 病因与病理**　脑栓塞栓子来源可分为心源性、非心源性和来源不明性 3 种类型。脑栓塞在临床上主要指心源性脑栓塞。栓塞可发生于任何血管，而以大脑中动脉最多见。脑动脉栓塞后引起局部脑组织急性缺血、坏死、软化形成脑梗死。其病理改变与脑血栓形成所致者基本相同，但脑栓塞时出血性梗死更为多见。

**考点**：脑栓塞的病因

**2. 临床表现**　心源性脑栓塞可发生于任何年龄。风湿性心脏病引起的脑栓塞以青年女性为多，非瓣膜性心房颤动、急性心肌梗死引起的脑栓塞以中老年人为多。典型脑栓塞多在活动中急骤发病，无前驱症状，局灶性神经功能缺损的体征在数秒至数分钟即达到高峰。颈内、大脑中动脉主干栓塞可引起大面积脑梗死，表现为严重脑水肿、颅内压增高、脑疝、昏迷。椎 - 基底动脉系统栓塞常发生眩晕、共济失调、昏迷等。

**3. 辅助检查**　脑脊液可完全正常，少数可有压力增高。CT 检查及磁共振显像可明确梗死灶的部位、大小、有无出血、脑水肿的程度等。伴原发性心脏病者，X 线片、心电图可有相应改变。

**4. 诊断要点**　根据急骤起病，意识清楚或短暂轻度意识障碍，有偏瘫、单瘫、偏身感觉障碍、失语等神经系统局灶症状，脑脊液大致正常，结合影像学检查及有原发病如心脏病、心房颤动等可以诊断。

**5. 治疗原则**　与脑血栓形成治疗原则相同，由于本病复发率较高，治疗原发病时根除栓子来源十分重要。

# 四、脑　出　血

脑出血是指原发性非外伤脑实质出血，是脑卒中最严重的类型之一，是颅脑疾病中病死率和致残率非常高的一种常见病。

## （一）病因和病理

最常见的病因是高血压合并脑动脉硬化，较少见的原因有血液病、动静脉畸形、动脉瘤、脑动脉炎、抗凝或溶栓治疗等。以大脑中动脉的深部分支豆纹动脉破裂造成内囊、基底核附近出血最为多见（约占 70%），豆纹动脉是大脑中动脉呈直角发出的分支，血管细小，吻合支少，血流量大且方向急转，管壁承受的压力和冲击较大，故最易破裂。脑叶、脑干、小脑齿状核等部位出血较少（各占 10%）。壳核出血常侵犯内囊及破入侧脑室，血液充满脑室系统及蛛网膜下腔。丘脑出血常破入第三脑室及侧脑室，向外损伤内囊。脑桥及小脑出血直接破入蛛网膜下腔及第四脑室。出血后血肿压迫、破坏脑组织，邻近脑组织软化、坏死、继发脑水肿，导致颅内压增高，严重时可形成脑疝而危及生命。

**考点**：脑出血的常见病因

## （二）临床表现

本病多发生在 50 ～ 70 岁，男性略多见，冬春季发病较多，有高血压病史。常在白天活动中或情绪激动时突然发病，数分钟或数小时内达高峰，大多数病前无先兆，少数可有头晕、肢体麻木等前驱症状。本病的主要症状为剧烈头痛、烦躁、意识模糊、反复呕吐，严重者突然昏迷、瞳孔不等大、潮式呼吸、中枢性高热很快死亡等。患者出现的局灶性症状主要与出血部位有关。

**1. 内囊出血**　内囊外侧部出血（壳核出血），称外侧型，表现为突发的病灶对侧偏瘫、偏身感觉障碍和同向偏盲（三偏征）；双眼球不能向病灶对侧凝视，优势半球病变可有失语，意识障碍可较轻。内囊的内侧部出血（丘脑出血），称内侧型，也表现为突发病灶对侧偏瘫、偏身感觉障碍、甚至偏盲，可有特征性眼征，如上视障碍或凝视鼻尖、无反应性小瞳孔等，意识障碍较重。若内侧型出血严重或出血波及内囊的内外侧（称混合型），患者病情危重，发病后立即进入深昏迷、鼾声呼吸、反复呕吐咖啡色液体，面色潮红或苍白，两侧瞳孔大小不等，双眼凝视病灶侧，生命体征不稳定。瘫痪侧面颊随呼吸鼓起并有嘴角漏气，瘫痪肢体肌张力下降，巴宾斯基征阳性，极重者出现四肢强直性痉挛，病死率极高。

**2. 脑叶出血** 又称皮质下出血，常表现为头痛、呕吐等颅内高压症状和出血脑叶的局灶症状，如单瘫、失语、抽搐或精神症状、智能障碍等。

**3. 脑桥出血** 如出血量少仅限于一侧，可表现为交叉瘫。多数出血波及整个脑桥，患者迅速昏迷，四肢瘫痪，双侧病理反射阳性，双瞳孔针尖大小，中枢性高热，呼吸障碍，去大脑强直。多在数小时至 48 小时内死亡。

**4. 小脑出血** 轻症表现为眩晕、呕吐、枕部疼痛、共济失调、眼球震颤，无肢体瘫痪。重症者血液破入第四脑室，患者很快昏迷，常因急性枕骨大孔疝而迅速死亡。

**5. 脑室出血** 多为继发性，由脑实质出血破入脑室内所致，以侧脑室为多。起病急骤、头痛、呕吐、深昏迷、脑膜刺激征阳性、四肢弛缓性瘫痪，有阵发性强直性痉挛或去大脑强直状态，病情严重，预后极差。

*考点：内囊出血的临床表现*

### （三）辅助检查

**1. CT 检查** 早期即可出现圆形与卵圆形均匀高密度阴影，边界清楚，5 ～ 20 天后阴影逐渐变淡。对诊断和与缺血性脑梗死的鉴别有重要意义，临床上可作为首选检查。

**2. MRI 检查** 常规 MRI 检查对新鲜出血的敏感性低，而在亚急性期和慢性期脑出血 MRI 的 $T_1$ 和 $T_2$ 加权像有规律性信号改变，故可用于亚急性期和慢性期脑出血的诊断。

**3. 数字减影血管造影（DSA）** 可检出脑动脉瘤、脑动静脉畸形、血管炎等。

**4. 脑脊液检查** 无 CT 检查条件、无颅内压增高表现者可行腰椎穿刺术。可见颅内压增高，脑脊液呈血性。重症脑出血根据临床表现诊断已明确者不宜再做腰椎穿刺。发病早期，脑实质出血尚未进入蛛网膜下隙时，脑脊液可无血，故为确诊必须做腰椎穿刺时，宜在发病 6 小时后进行。

### （四）诊断要点

中年以上，有高血压、动脉硬化病史，常于活动或情绪激动时发病，患者突然发生头痛、呕吐、意识障碍等症状，有神经系统损害的局部定位症状和体征，脑脊液压力增高，可以呈血性，CT 检查、MRI 检查提示脑出血征象。

*考点：脑出血的诊断要点*

### （五）治疗原则

**1. 急性期治疗** 避免再出血，降低颅内压和减轻脑水肿，防治并发症。

（1）一般处理 发病后宜就地治疗，尽量避免搬动，以免加重出血；要即时清除口腔内呕吐物，保持呼吸道通畅；严密观察生命体征；维持营养及水、电解质平衡，作好护理。

（2）降低颅内压和控制脑水肿 常用甘露醇快速静脉滴注，或呋塞米静脉注射，亦可用复方甘油溶液、白蛋白、地塞米松。

（3）控制高血压 降低颅内压后，血压会随之下降，因此通常可不使用降压药，收缩压在180 ～ 200mmHg 或舒张压在 105 ～ 140mmHg 时宜口服卡托普利，收缩压在 180mmHg 或舒张压在105mmHg 以内，可观察而不用降压药。

（4）并发症的防治 ①防治感染，可酌情使用抗生素；②防治应激性溃疡，可用 $H_2$ 受体阻滞药如西咪替丁，亦可用质子泵抑制药如奥美拉唑等；③癫痫发作可选用地西泮或苯妥英钠；④中枢性高热宜选用物理降温。

（5）外科治疗 对于大脑半球出血量在 30ml 以上和小脑出血量大于 10ml 者，宜在早期手术进行清除血肿治疗。

**2. 恢复期治疗**　脑出血后,只要患者的生命体征平稳、病情稳定、停止进展,宜尽早进行康复治疗。早期康复治疗能促进患者神经功能恢复,提高生活质量,针对患者可能发生的抑郁情绪,及时给予药物治疗和心理治疗。

*考点:脑出血的治疗要点*

# 五、蛛网膜下腔出血

蛛网膜下腔出血(SAH)是多种病因所致脑底部或脑及脊髓表面血管破裂的急性出血性脑血管病,血液直接流入蛛网膜下腔,又称原发性蛛网膜下腔出血。

## (一)病因及发病机制

病因以先天性脑动脉瘤最常见,其次是脑血管畸形、高血压动脉硬化性动脉瘤等。动脉瘤患者脑血管的弹力层和中膜发育缺陷,受动脉硬化、高血压、异常血流的冲击等因素的作用易破裂出血。出血后因血液刺激可引起广泛性脑动脉痉挛而致循环障碍,脑组织缺氧。大量蛛网膜下腔出血可引起严重颅内高压甚至脑疝。

*考点:蛛网膜下腔出血的病因*

## (二)临床表现

各年龄组均可发病,以 40～70 岁为多。大多数无前驱症状,患者常有情绪激动、用力排便等诱因,以头痛、恶心、呕吐等为常见症状,半数患者有不同程度的意识障碍,部分患者出现抽搐精神症状,脑膜刺激征明显,也可出现视网膜和玻璃体后片状出血,少数出现视盘水肿。后交通动脉瘤破裂可引起患侧动眼神经麻痹。老年患者临床表现不典型,起病较缓慢,头痛、脑膜刺激征不明显,意识障碍、脑实质损害症状严重,常以精神症状起病,易漏诊、误诊。

## (三)并发症

**1. 再出血**　病情稳定后突发剧烈头痛、呕吐、昏迷甚至去大脑强直发作,复查脑脊液鲜红色。20% 动脉瘤患者病后 10～14 天发生再出血,是病情加重和死亡的主要原因。

**2. 脑血管痉挛**　严重程度与蛛网膜下腔出血量相关,可有局灶性体征,但对病变动脉瘤无定位价值,迟发性血管痉挛高峰期在病后 10～14 天,是导致患者死亡和伤残的重要原因。

**3. 正常颅压脑积水**　发生于出血后数月至数年,是蛛网膜下腔脑脊液吸收障碍所致。进行性嗜睡、上视受限、展神经瘫痪、下肢腱反射亢进等可提示诊断。

*考点:蛛网膜下腔出血的临床特点和并发症*

## (四)辅助检查

**1. CT 检查**　是首选的影像学检查,早期敏感性高,可检出 90% 以上的 SAH。表现为颅内各池及脑沟高密度的积血征象。

**2. 脑脊液检查**　若 CT 不能确诊,可行脑脊液检查,表现为均匀一致的血性脑脊液,压力增高,病后 12 小时离心脑脊液上清黄变,3～4 周黄变消失。注意腰椎穿刺有诱发脑疝的风险。

**3. 数字减影血管造影(DSA)**　可确诊 SAH,可确定动脉瘤的位置、血管走行、侧支循环及血管痉挛等。

**4. 经颅超声多普勒(TCD)**　监测 SAH 后脑血管痉挛,是发现脑血管痉挛倾向和痉挛程度比较敏感的方法。

### （五）诊断要点

1. 发病急骤，出现剧烈头痛、呕吐。
2. 有脑膜刺激征或玻璃体后片状出血。
3. 血性脑脊液。
4. CT 检查证实蛛网膜下腔有血。

### （六）治疗原则

本病治疗原则与脑出血基本相同，但应注意以下几点。

**1. 绝对安静卧床 4～6 周** 本病复发率高，且多发生于发病后 2～4 周内，故强调此期间安静卧床，避免一切可能引起血压和颅内压升高的因素，以防止再度出血。

**2. 应用止血药** 使用抗纤维蛋白溶解药，可防止血管破裂凝血块的溶解而防止再出血，常用氨基己酸 10～24g 静脉滴注，或氨甲苯酸 400～800mg 静脉滴注，每天一次，7～10 天后减量或改用口服剂，维持 3 周。

**3. 防治脑血管痉挛** 尼莫地平 10～20mg/d，静脉滴注，共 10～14 天，可减少迟发性血管痉挛导致缺血合并症。

**4. 脑脊液置换疗法** 缓慢放出血性脑脊液，每次 10～20ml，2 次/周，可减少迟发性血管痉挛，注意腰椎穿刺有诱发脑疝、颅内感染、再出血的风险，应严格掌握适应证，并密切观察。

**5. 治疗原发病** 先天性动脉瘤、脑血管畸形可行手术治疗，这是根除病因、防止复发的有效方法。

考点：蛛网膜下腔出血的诊断要点和治疗原则

🔗 **链接** 脑卒中的预防

脑卒中的一级预防指发病前的预防，即在社区人群中早期识别具有卒中危险因素而尚无卒中发作的特定人群，开展综合预防措施（健康教育及控制危险因素），从而达到使脑血管病不发生或推迟发病年龄的目的，包括防治高血压、糖代谢异常、血脂异常、心脏病、无症状性动脉粥样硬化以及生活方式干预（如戒烟、限制饮酒、锻炼、改善膳食营养等）。脑血管病的二级预防（防复发），指对已发生卒中的患者应更加严格地控制其卒中危险因素，积极寻找和纠正病因，以达到预防或降低复发的危险，减轻残疾程度的目的。

# 第 2 节　结核性脑膜炎

🧪 **案例 10-2**

赵先生，51 岁，干部。因乏力、低热、咳嗽半年余，加重伴头痛 1 周来院就诊。患者半年来常感乏力，午后低热，咳嗽，咳少量黏液痰，偶痰中带血，1 周前出现头痛，时有恶心，未吐，为明确诊断来院就诊。查体：体温 38℃，颈部有抵抗感，右上肺可闻及湿啰音，心率 82 次/分，四肢肌力、肌张力正常，四肢腱反射正常，巴宾斯基征阴性，克尼格征阳性。

问题：1. 该患者最可能的诊断是什么？进一步需要做哪些检查？
　　　2. 该患者应如何治疗？

结核性脑膜炎（tuberculous meningitis，TBM）是由结核分枝杆菌侵入蛛网膜下腔引起软脑膜、蛛网膜进而感染脑实质引起的非化脓性炎症，是神经系统结核病中最常见和最严重的类型，也是小儿结核病致死的主要原因。常源于肺部结核，也可来源于淋巴结、肠、骨等器官，血源性播散是结核分枝杆菌侵犯脑膜的主要途径。

# 一、病因和发病机制

结核性脑膜炎多由人型结核分枝杆菌感染所致，少数由牛型结核分枝杆菌引起。TBM 约占全身性结核病的 6%。结核分枝杆菌经血行播散后在软脑膜下种植，形成结核结节，结节破溃后大量结核菌进入蛛网膜下腔引起 TBM。

# 二、临床表现

结核性脑膜炎常以非特异症状起病，包括头痛、发热、畏寒、乏力、精神萎靡、恶心、呕吐、食欲减退、体重下降等，起病急缓不一，以慢性及亚急性起病者居多。症状往往轻重不一，其自然病程发展一般表现如下。

**1. 结核中毒症状** 低热、盗汗、食欲减退、全身倦怠无力、精神萎靡不振。

**2. 脑膜刺激症状和颅内压增高** 早期表现为发热、头痛、呕吐及脑膜刺激征。颅内压多为轻、中度增高，通常持续 1～2 周。晚期蛛网膜、脉络丛粘连，呈完全或不完全性梗阻性脑积水，颅内压多明显增高，表现为头痛、呕吐和视神经乳头水肿。

**3. 脑实质损害** 如早期未能及时治疗，发病 4～8 周时常出现脑实质损害症状，如精神萎靡、淡漠、谵妄或妄想，部分性、全身性癫痫发作或癫痫持续状态，昏睡或意识模糊；肢体瘫痪如因结核性动脉炎所致，可呈卒中样发病，出现偏瘫、交叉瘫等；如由结核瘤或脑脊髓蛛网膜炎引起，表现为类似肿瘤的慢性瘫痪。

**4. 脑神经损害** 颅底炎性渗出物的刺激、粘连压迫，可致脑神经损害，以动眼、外展、面和视神经最易受累，表现为视力减退、复视和面神经麻痹等。

**5. 老年人 TBM 的特点** 头痛、呕吐较轻，颅内压增高症状不明显，约半数患者脑脊液改变不典型，但在动脉硬化基础上发生结核性动脉内膜炎而引起脑梗死较多。

*考点：结核性脑膜炎的临床表现*

# 三、辅助检查

## （一）实验室检查

**1. 血常规检查** 大多数患者正常，部分患者血沉可增高。

**2. 生化检查** 伴有抗利尿激素异常分泌综合征的患者可出现低钠和低氯血症。

**3. 结核菌素皮肤试验** 约半数患者结核菌素皮肤试验阳性。

**4. 脑脊液检查** 脑脊液压力增高可达 400mmH$_2$O 或以上，外观无色透明或微黄，静置后可有薄膜形成，淋巴细胞数显著增多，常为（50～500）×10$^6$/L；蛋白质增高，通常为 1～2g/L，糖及氯化物下降，典型脑脊液改变可高度提示诊断。脑脊液抗酸染色仅少数为阳性，脑脊液培养出结核菌可确诊，但需大量脑脊液和数周时间。

## （二）影像学检查

**1. 胸部 X 线片** 可见活动性或陈旧性结核感染证据。

**2. CT 和 MRI** 可显示基底池、皮质脑膜、脑实质多个病灶的对比增强和脑积水。

*考点：结核性脑膜炎脑脊液的特点*

# 四、诊断依据和鉴别诊断

根据结核病病史或接触史，出现头痛、呕吐等症状，脑膜刺激征，结合脑脊液淋巴细胞数增多、蛋白质增高及糖含量减低等特征性改变，脑脊液抗酸涂片、结核分枝杆菌培养和 PCR 检查等可做出诊断。结核性脑膜炎需与病毒性脑炎、病毒性脑膜脑炎、化脓性脑膜炎和新型隐球菌性脑膜炎等鉴别。

# 五、治疗原则

**1. 一般疗法** 主要措施：①切断与开放性结核患者的接触；②严格卧床休息，进营养丰富食物；③精心护理，预防压力性损伤（压疮）。

**2. 抗结核药物** 治疗原则为早期、规范治疗（联合化疗、剂量够、疗程足）。目前对结核性脑膜炎的治疗多采用链霉素（SM）、异烟肼（INH）、利福平（RFP）和吡嗪酰胺（PZA）联合治疗。其中，异烟肼为最主要的药物，整个疗程自始至终应用。疗程为 1.0～1.5 年，或脑脊液正常后不少于半年。

**3. 激素疗法** 用于脑水肿引起的颅内压增高，伴局灶性神经体征和蛛网膜下腔阻塞的重症患者，可减轻中毒症状，抑制炎性反应及减轻脑水肿。成人常选用泼尼松 60mg 口服，3～4 周后逐渐减量，2～3 周内停药。

**4. 降低颅内压** 对颅内压增高者应用 20% 甘露醇快速静脉滴注或呋塞米静脉注射。

**5. 对症治疗** 高热及惊厥不止时可用镇静药。为了改善神经系统代谢过程可用复合维生素 B、维生素 $B_{12}$ 及大量维生素 C 等。

***考点：结核性脑膜炎的治疗原则***

# 六、预　　后

早期确诊并系统治疗者预后良好，延误治疗或治疗不系统者，常导致严重后遗症如肢体瘫痪、抽搐及脑积水等症状。

🔗 **链接** 化脓性脑膜炎

化脓性脑膜炎简称化脑，是化脓性球菌所致的软脑膜、蛛网膜、脑脊液及脑室的急性炎症反应，脑及脊髓表面可轻度受累，常与化脓性脑炎或脑脓肿同时存在。化脓性脑膜炎是一种严重的颅内感染，尽管抗生素的研制已经有了很大进步，但至今急性化脓性脑膜炎的病死率和致残率仍然较高。

🔗 **链接** 《2020 年全球结核病报告》中国数据

2020 年 10 月 14 日，WHO 发布了《2020 年全球结核病报告》。据估算，全球结核潜伏感染人群接近 20 亿。中国的新发结核病患者预估为 83.3 万，在 30 个结核病高负担国家中估算结核病发病率排第 28 位，高于俄罗斯和巴西。中国新发结核病患者中有 7.1% 的耐药 / 耐多药结核病患者，23% 的复治耐药 / 耐多药结核病患者，耐多药结核病占利福平耐药结核病患者的 74%。中国的结核病死亡数估算为 3.1 万，结核病病死率为 2.2/10 万，首次降至 30 个高负担国家的末位。

# 第 3 节　吉兰 - 巴雷综合征

🧪 **案例 10-3**

患者，男性，21 岁，学生。因发热、咳嗽 10 天，加重伴四肢无力 3 天来院就诊。患者 10 天前因受凉后发热、咳嗽、咳痰，曾在社区医院治疗，疗效不佳，3 天前出现四肢无力，不能行走，为明确诊断来院就诊。查体：体温 38.5℃，两肺呼吸音清，未闻及湿啰音，心率 80 次 / 分，律齐，四肢肌力 3 级，肌张力降低，膝腱反射减弱，巴宾斯基征阴性，克尼格征阴性。

问题：1. 该患者最可能的诊断是什么？进一步需要做哪些检查？
　　　2. 治疗要点有哪些？

吉兰 - 巴雷综合征（Guillain-Barré syndrome，GBS）又称急性感染性多发性神经根炎、急性炎性脱髓鞘性多发性神经根神经炎，主要损害多数脊神经根及周围神经，也常累及脑神经，急性或亚急性发病，并以脑脊液蛋白 - 细胞分离为特征的综合征。任何年龄均可发生，但以儿童和青壮年多见。

## 一、病因和病理

本病确切病因不清，一般认为与感染特别是病毒感染有关的自身免疫性疾病有关。病变主要在脊神经根和周围神经，病理表现为神经组织的水肿、充血，血管周围的炎性细胞浸润，神经细胞的染色质溶解和神经纤维的脱髓鞘病变。

## 二、临床表现

本病急性或亚急性起病，起病前数天至数周，约半数患者有上呼吸道和消化道感染史，患者症状常于 2 周左右达到高峰。

**1. 运动障碍** 常为首发症状，为四肢远端对称性肌无力、麻木，很快加重并向近端发展，或自近端向远端加重，可波及躯干和脑神经，严重者可累及肋间肌和膈肌导致呼吸麻痹，出现呼吸困难、咳嗽无力、痰液阻塞。瘫痪呈弛缓性、四肢腱反射减弱或消失，病理反射阴性，后期肢体远端肌萎缩。

**2. 感觉障碍** 一般比运动障碍轻，可表现为肢体异常感觉如麻木感、烧灼感、刺痛或不适感，也可表现为手套、袜套样感觉障碍或无感觉障碍。少数患者可有肌肉压痛，尤以腓肠肌压痛较常见。

**3. 脑神经麻痹** 50% 的患者可有脑神经麻痹，而且多为双侧。以双侧周围性面瘫最常见，其次是舌咽、迷走神经损害所致的延髓麻痹，表现为吞咽困难、声音嘶哑、咳嗽反射消失等。部分患者以脑神经损害为首发症状就诊。

**4. 自主神经功能障碍** 以心脏损害最常见、最严重，表现为心动过速、直立性低血压等。其他表现有出汗增多、皮肤潮红、手足肿胀、营养障碍及暂时性尿潴留等。

并发症有肺部感染、肺不张、急性呼吸衰竭、深静脉血栓、压疮、心肌炎及心力衰竭，其中累及呼吸肌的呼吸麻痹导致死亡最为常见。

*考点：GBS 的临床表现*

## 三、辅助检查

**1. 脑脊液检查** 多数患者脑脊液蛋白质明显增高，细胞数正常或略增多，呈蛋白 - 细胞分离现象，为本病特点之一。蛋白质增高多在起病第 3 周达高峰。

**2. 其他** 电生理检查及周围神经活检。

## 四、诊断要点及鉴别诊断

根据病前 1 ~ 4 周感染史，急性及亚急性起病，四肢对称性下运动神经元瘫，末梢型感觉障碍及脑神经受累，脑脊液蛋白 - 细胞分离，周围神经有电生理改变，即可诊断。需与慢性炎症性脱髓鞘性多发性神经病、急性脊髓灰质炎、急性脊髓炎、全身型重症肌无力、周期性瘫痪鉴别。

*考点：GBS 的诊断要点*

🔗 **链接** 急性脊髓炎

急性脊髓炎亦称急性非特异性脊髓炎，系指一组原因不明的急性横贯性脊髓白质脱髓鞘或坏死导致脊髓炎症性病变，也称急性横贯性脊髓炎，是临床上最常见的一种脊髓炎，以病损平面以下肢体瘫痪、传导型感觉障碍和尿便障碍为特征，多局限于数个脊髓节段，胸段最常受累，大部分有发病前病毒感染症状或疫苗接种史。

# 五、治疗原则

## （一）一般治疗

**1. 心电监护** 对有明显的自主神经功能障碍者，应给予心电监护；如果出现直立性低血压、高血压、心动过速、心动过缓、严重心脏传导阻滞、窦性停搏时，须及时采取相应措施处理。自主神经损伤后，对药物的反应较为敏感，使用减慢心率或降压药物需慎重。

**2. 呼吸道管理** ①有呼吸困难和延髓支配肌肉麻痹的患者应注意保持呼吸道通畅，尤其注意加强吸痰及防止误吸。②对病情进展快，伴有呼吸肌受累者，应该严密观察病情，若有明显呼吸困难，肺活量明显降低，血氧分压明显降低，应尽早进行气管插管或气管切开，机械辅助通气。

**3. 营养支持** 延髓支配肌肉麻痹者有吞咽困难和饮水呛咳，需给予鼻饲，以保证营养，防止电解质紊乱。合并有消化道出血或胃肠麻痹者，则给予静脉营养支持。

**4. 其他对症处理** ①如出现尿潴留，可留置尿管。②对有神经痛的患者，适当应用药物缓解疼痛。③如出现肺部感染、泌尿系感染、压力性损伤、下肢深静脉血栓形成，注意给予相应的积极处理。④因语言交流困难和肢体严重无力而出现抑郁时，应给予心理支持治疗，必要时给予抗抑郁药物治疗。

## （二）病因治疗

**1. 血浆交换**（PE） 每次交换血浆量按 40ml/kg 体重或 1.0～1.5 倍血浆容量计算，用 5% 白蛋白复原血容量。轻、中、重度患者分别做 2 次 / 周、4 次 / 周、6 次 / 周。禁忌证：严重感染、心律失常、心功能不全、凝血系统疾病。

**2. 静脉注射免疫球蛋白**（intravenous immunoglobulin，IVIG） 成人剂量 0.4g/（kg·d）连用 5 天，尽早应用。禁忌证：先天性 IgA 缺乏。

**3. 皮质类固醇**（corticosteroid） 无条件接受 IVIG 及 PE 治疗者，可用甲泼尼龙 5mg/d，静脉滴注，连用 5～7 天，地塞米松 10mg/d，静脉滴注，7～10 天为一个疗程。

## （三）神经营养和康复治疗

可应用 B 族维生素治疗，包括维生素 $B_1$、维生素 $B_{12}$（甲钴胺、氰钴胺）、维生素 $B_6$ 等。病情稳定后，可早期进行正规的神经功能康复锻炼，以预防失用性肌萎缩和关节挛缩。

**考点：GBS 的治疗原则**

# 六、预　后

本病为自限性，预后较好，经数周及数月恢复，70%～75% 的患者可完全恢复，25% 遗留轻微神经功能缺损，3%～4% 死亡，常死于呼吸麻痹、肺部感染、心力衰竭。高龄、起病急骤、需要辅助通气者预后不良。

# 第4节 癫　痫

**案例 10-4**

　　患者，女性，38 岁。因反复抽搐半年余，加重伴昏迷 6 小时收住院。患者分别于半年前、3 个月前两次发生抽风，呈突发性，倒地后牙关紧闭，口吐白沫，两眼上翻，呼之不应，10 余分钟后自然苏醒，醒后对发作时经过无记忆。6 小时前发现其躺在地上不断抽搐，大声呼叫无反应，急送急诊科。

　　**问题：** 1. 该案例中的患者可能的诊断是什么？应对该患者做何种检查？

　　　　　　2. 如何治疗该病？

癫痫（epilepsy）是一组由大脑神经元异常放电所引起的以短暂中枢神经系统功能失常为特征的慢性脑部疾病。表现为短暂的意识丧失、肌肉抽搐、行为异常、感觉障碍或自主神经功能异常等。

# 一、病因和分类

癫痫不是独立的疾病，而是一组疾病或综合征，引起癫痫的病因非常复杂，根据病因学不同，癫痫可分为三大类。

**1. 症状性癫痫**　由各种明确的中枢神经系统结构损伤或功能异常所致，如脑外伤、脑血管病、脑肿瘤、中枢神经系统感染、寄生虫、遗传代谢性疾病、皮质发育障碍、神经系统变性疾病、药物和毒物等。

**2. 特发性癫痫**　病因不明，未发现脑部有足以引起癫痫发作的结构性损伤或功能异常，可能与遗传因素密切相关，常在某一特定年龄段起病，具有特征性临床及脑电图表现。例如，伴中央颞区棘波的良性儿童癫痫、家族性颞叶癫痫等。

**3. 隐源性癫痫**　临床表现提示为症状性癫痫，但现有的检查手段不能发现明确的病因。其占全部癫痫的 60% ～ 70%。

*考点：癫痫的分类*

# 二、临 床 表 现

## （一）临床发作类型

**1. 部分性发作**　可分为单纯部分性发作、复杂部分性发作、局部发作后继全身性发作。

（1）单纯部分性发作（意识不会受到影响）　发作时不会失去意识，但会有动作性的症状，如局部肌肉或肢体的抽动或皮肤觉、嗅觉、视觉等感觉出现异常，伴有心率加快、血压变化、大小便异常等自主神经症状，在精神情绪方面可能会有失落感、陌生感、恐惧等症状。

（2）复杂部分性发作（意识会受到影响）　特点为发作时出现各种精神症状或特殊感觉症状，随后发生意识障碍；有时开始发作即为意识障碍，部分可伴有自动症，即患者在意识不清醒的情况下做一些无意识、没有任何目的、无意义的行为或语言，如不自主走动、比手画脚、手舞足蹈、奔跑、踢打、胡乱摸索、重复的咀嚼、喊叫、胡言乱语、狂笑等怪异行为，对发作无记忆。

（3）局部发作后继全身发作　先出现单纯性或复杂性的局部发作，继而出现全身性发作，或渐进式地先出现单纯性局部发作，继而出现复杂性局部发作，最后出现全身性发作。

**2. 全身性发作**

（1）失神发作　又称小发作，临床特点是在活动时出现瞬间意识障碍，活动突然停止，呼之不应，两眼瞪视不动，没有任何反应的失神状态，有时会有眨眼、咀嚼的动作，发作过后，又能继续之前没有完成的行为，对发作无记忆。

（2）强直 - 阵挛发作　又称大发作，发作时会突然倒地，尖叫，意识丧失，牙关紧闭，眼睛上翻，口吐白沫，全身僵硬（头后仰，四肢呈僵硬伸直或弯曲，手握拳头），继而出现间歇性的抽搐而使全身抖动不止，有时会有大小便失禁。

## （二）癫痫持续状态

癫痫持续状态是指一种以持续的癫痫发作为特征的病理状态。在此状态下，癫痫发作持续足够长的时间或在足够短的时间间隔内反复出现，从而造成不变而持久的癫痫状态。一般的临床标准为出现两次或多次的癫痫发作而在发作间期没有意识的完全恢复，或者癫痫发作持续 30min 或更长时间。任何类型癫痫均可出现癫痫持续状态，但通常是指全面强直 - 阵挛发作持续状态。常伴有高热、脱水、酸中毒，如不及时治疗，常继发心、肝、肺、肾多脏器衰竭而死亡。

# 三、辅 助 检 查

**1. 脑电图（EEG）**　癫痫发作时可记录到棘波、尖波、棘慢波、多棘慢波，称为痫性放电，对诊断癫痫有较大诊断价值，阳性率达 40% ～ 80%。

**2. CT、MRI** 排除颅内器质性病变的常规检查。

**3. 单光子发射计算机断层成像术（SPECT）** 对颞叶癫痫病灶的定位有价值。

# 四、诊断依据和鉴别诊断

通常根据患者发作史，可靠目击者提供的发作过程、EEG 癫痫样放电可确诊。

1. 首先确定是否为癫痫，详细精确的病史是诊断的主要依据，如能目睹其发作情况最为可靠。典型患者根据发作的基本特征如发作的短暂性、刻板性、发作后不能记忆，多不难诊断。强直 - 阵挛发作者要特别注意发作时的意识丧失、咬舌、尿失禁、瞳孔变化等。脑电图检查对本病诊断有重要价值，大部分癫痫患者可有癫痫样放电，但也有少数脑电图可正常，故脑电图正常不能排除癫痫，也不能仅根据脑电图改变就诊断癫痫。

2. 其次要寻找病因，区别原发性癫痫还是继发性癫痫，通过详细询问有无相关病史、仔细查体有无定位体征，并结合必要的辅助检查确定有无原发病，如脑脊液检查、头颅 CT 检查、脑血管造影等。

癫痫应与癔症、晕厥、低血糖症、短暂性脑缺血发作相鉴别。

# 五、治 疗 原 则

## （一）病因治疗

对于病因明确的癫痫，除有效控制发作外还要积极治疗原发病，如颅内占位性病变主张手术治疗；低血糖、低血钙需针对病因治疗。

## （二）药物治疗

**1. 药物选择** 根据癫痫发作类型选择安全、有效、价廉和易购的药物。

（1）强直 - 阵挛发作 苯巴比妥 0.1 ～ 0.2g/d，丙戊酸钠 0.6 ～ 1.2g/d，卡马西平 0.6 ～ 1.2g/d。

（2）复杂部分性发作 苯妥英钠 0.2 ～ 0.6g/d，卡马西平 0.2 ～ 1.2g/d。

（3）失神发作 氯硝西泮 5 ～ 25mg/d，地西泮 7.5 ～ 40.0mg/d。

（4）癫痫持续状态 首选地西泮 10 ～ 20mg/ 次静脉注射。

**2. 用药注意事项**

（1）剂量从小剂量开始，逐渐增至能控制发作、又无严重毒副作用为宜。

（2）给药次数和时间应根据药物特性及发作特点而定，如苯妥英钠有强碱性，适宜在饭后服用。

（3）在治疗期间，应注意药物的不良反应，给药前需做血常规、尿常规及肝、肾功能检测，以备对照。定期体格检查，每月复查血常规，每季做生化检查。

（4）做药物浓度监测，适时调整药物剂量。一般不随意更换或间断，癫痫发作完全控制 2 ～ 3 年后，且脑电图正常，方可逐渐减量停药。

*考点：各型癫痫的常用药物，癫痫持续状态的首选药物*

## （三）手术治疗

对药物治疗无效的难治性癫痫可行立体定向术，破坏脑内与癫痫发作的有关区域，如胼胝体前部切开术或慢性小脑刺激术。

# 六、预　　后

癫痫是可治性疾病，大多数患者预后较好。特发性癫痫自行缓解率较高，大部分症状性或隐源性癫痫患者需药物治疗，少部分患者发展为难治性癫痫，预后较差。

# 目标检测

**单项选择题**

1. 诊断癫痫最可靠的依据是
   A. 由患者回忆　　　　B. 目睹其发作情况
   C. 脑电图检查　　　　D. 神经系统检查

2. 脑出血最常见的部位是
   A. 脑皮质　　　　　　B. 内囊、基底核附近
   C. 丘脑　　　　　　　D. 脑桥

3. 下列不属于癫痫大发作特点的是
   A. 突然意识丧失　　　B. 瞳孔对光反射消失
   C. 偏瘫　　　　　　　D. 口吐白沫、小便失禁

4. 下面不属于蛛网膜下腔出血临床表现的是
   A. 剧烈头痛　　　　　B. 头晕、晕厥甚至昏迷
   C. 脑膜刺激征　　　　D. 意识障碍轻，局灶症状重

5. 患者突然神志丧失，四肢抽搐、舌咬伤，2～3分钟后抽搐停止转为昏睡，拟诊断为
   A. 脑出血　　　　　　B. 晕厥
   C. 癔症　　　　　　　D. 癫痫

6. 区别脑出血与蛛网膜下腔出血有意义的是
   A. 有无高血压　　　　B. 年龄大小
   C. 脑脊液是否为血性　D. 脑膜刺激征明显

7. 脑血栓形成最常见的病因是
   A. 动脉硬化　　　　　B. 红斑性狼疮
   C. 风湿性脉管炎　　　D. 结节性动脉周围炎

8. 诊断癫痫发作最有价值的辅助检查是
   A. 脑电图　　　　　　B. 超声波
   C. 脑脊液　　　　　　D. 脑血管造影

9. 关于脑血栓形成，不正确的是
   A. 意识障碍　　　　　B. 肢体瘫痪
   C. 脑膜刺激征阳性　　D. 头痛

10. 控制癫痫持续状态迅速而安全的药物是
    A. 苯妥英钠　　　　　B. 地西泮
    C. 氯氮草　　　　　　D. 扑米酮

11. 脑出血与脑血栓形成的鉴别下列最有价值的是
    A. 偏瘫程度　　　　　B. 意识障碍程度
    C. 有无颅内高压　　　D. 脑脊液检查

12. 脑出血最主要的病因是
    A. 脑血管畸形　　　　B. 颅内动脉瘤
    C. 脑肿瘤　　　　　　D. 高血压

13. 出血性脑血管病急性期治疗最重要的是
    A. 降低内压，减轻脑水肿
    B. 降低血压，改善脑循环
    C. 止血药物
    D. 防治并发症

14. 动脉硬化引起脑出血最主要的诱因是

    A. 外伤　　　　　　　B. 红细胞过多
    C. 吃刺激性食物　　　D. 用力或情绪激动

15. 脑栓塞最常见的原因是
    A. 肺癌　　　　　　　B. 二尖瓣狭窄伴房颤
    C. 心脏手术　　　　　D. 化脓性感染

16. 脑出血最常见的发病血管是
    A. 小脑后动脉　　　　B. 大脑前动脉
    C. 基底动脉　　　　　D. 大脑中动脉分支 - 豆纹动脉

17. 下列疾病中起病最急的是
    A. 脑膜炎　　　　　　B. 蛛网膜下腔出血
    C. 脑血栓形成　　　　D. 脑栓塞

18. 诊断急性感染性多发性神经炎最有特殊意义的是
    A. 脑脊液蛋白 - 细胞分离现象
    B. 四肢弛缓性瘫
    C. 四肢手套、袜套样感觉减退
    D. 脑神经损伤和大小便障碍

19. 蛛网膜下腔出血患者最突出的表现是
    A. 头晕　　　　　　　B. 恶心、呕吐
    C. 剧烈头痛　　　　　D. 胸闷、气急

20. 结核性脑膜炎脑脊液检查可出现
    A. 氯化物增高
    B. 红细胞计数增多为主
    C. 外观清晰或呈毛玻璃样
    D. 糖定量增高

21. 常伴有脑神经受累的多发性神经炎为
    A. 脚气病　　　　　　B. 急性感染性
    C. 铅中毒性　　　　　D. 乙醇中毒性

22. 下列可确诊结核性脑膜炎的诊断方法是
    A. 脑脊液抗酸染色和结核杆菌培养
    B. 脑脊液免疫球蛋白测定
    C. 脑脊液腺苷酸脱氨酶的活性测定
    D. 结核菌素试验

23. 急性感染性多发性神经炎的主要危险是
    A. 呼吸肌麻痹　　　　B. 心力衰竭
    C. 肺部感染　　　　　D. 吞咽困难

24. 下列哪项不属于急性炎症性脱髓鞘性多发性神经病的临床特点
    A. 自主神经功能障碍
    B. 无运动障碍
    C. 脑神经受累
    D. 常有感觉功能障碍

25. 多发性神经炎不应有的表现是
    A. 肌力减退　　　　　B. 肌张力减退
    C. 腱反射减弱或消失　D. 病理反射

（来卫东）

# 第11章
# 女性生殖系统疾病

 学习目标

1. **掌握** 妊娠期高血压疾病分类及临床表现、异位妊娠及妇科炎症的诊断要点及治疗原则。
2. **熟悉** 妊娠期高血压疾病的辅助检查和治疗原则。
3. **了解** 妊娠期高血压疾病及异位妊娠的病因和发病机制。

## 第1节 妊娠期高血压疾病

**案例 11-1**

姜女士，25岁，G1P0。因停经34周，头痛伴视物模糊3天入院。患者31周产检正常，既往体健，否认高血压、肾炎及糖尿病等病史。查体：BP160/110mmHg，水肿（++）。尿常规：尿蛋白（++）。眼底：视网膜水肿。

**问题：** 姜女士最可能的诊断是什么？其治疗原则是什么？

妊娠期高血压疾病（hypertensive disorder of pregnancy，HDP）是妊娠与高血压并存的一组疾病，包括妊娠期高血压、子痫前期 - 子痫、妊娠合并慢性高血压、慢性高血压伴发子痫前期。HDP 是产科常见的并发症，发生率5%～10%，严重威胁母儿健康与安全，是孕产妇和围产儿病死率升高的主要原因。

## 一、病因及发病机制

本病病因尚未完全阐明，尤其是子痫前期 - 子痫存在多因素、多机制、多通路发病特征。主要学说包括子宫螺旋小动脉重铸不足、炎症免疫过度激活、血管内皮细胞受损、遗传因素及营养缺乏等。

子痫前期的危险因素包括：①既往史及家族史：子痫前期史、子痫前期家族史、高血压遗传因素等。②一般情况：年龄≥35岁，妊娠前体重指数（body mass index，BMI）≥28kg/m²。③合并症：高血压、肾脏疾病、糖尿病、自身免疫性疾病或阻塞性睡眠呼吸暂停。④本次妊娠：初次妊娠、妊娠间隔时间＞10年；收缩压≥130mmHg 或舒张压≥80mmHg；妊娠早期出现尿蛋白；多胎妊娠。⑤本次产检：不规律的产检或产检不适当；饮食、环境等因素。

## 二、分类及临床表现

HDP 的分类及临床表现见表11-1。

| 分类 | | 临床表现 |
|---|---|---|
| 妊娠期高血压 | | 妊娠 20 周后首次出现高血压，收缩压≥140mmHg 和（或）舒张压≥90mmHg，产后 12 周内恢复正常，尿蛋白（−）。收缩压≥160mmHg 和（或）舒张压≥110mmHg 为重度妊娠期高血压 |
| 子痫前期 - 子痫 | 子痫前期 | 妊娠 20 周后出现收缩压≥140mmHg 和（或）舒张压≥90mmHg，且伴下列任一项。蛋白尿或伴以下任一器官或系统受累：心、肺、肝、肾等重要器官，或血液系统、消化系统、神经系统的异常改变，胎盘 - 胎儿受累等<br>早发子痫前期：需在 34 周前因子痫前期终止妊娠者 |
| | 重度子痫前期 | 子痫前期孕妇出现下述任一表现。<br>①血压持续升高不可控制：收缩压≥160mmHg 和（或）舒张压≥110mmHg；<br>②持续性头痛、视觉障碍或其他中枢神经系统异常表现；<br>③持续性上腹部疼痛及肝包膜下血肿或肝破裂表现；<br>④肝酶异常：血谷丙转氨酶（GPT，又称丙氨酸转氨酶，ALT）或谷草转氨酶（GOT，又称天冬氨酸转氨酶，AST）水平升高；<br>⑤肾功能受损：尿蛋白＞2.0g/24h；少尿（24h 尿量＜400ml，或每小时尿量＜17ml）、或血肌酐＞106μmol/L；<br>⑥低蛋白血症伴腹水、胸腔积液或心包积液；<br>⑦血液系统异常：血小板计数呈持续性下降并低于 $100×10^9$/L；微血管内溶血（贫血、黄疸或血乳酸脱氢酶水平升高）；<br>⑧心力衰竭；<br>⑨肺水肿；<br>⑩胎儿生长受限或羊水过少、胎死宫内、胎盘早剥等 |
| | 子痫 | 子痫前期基础上发生不能用其他原因解释的抽搐 |
| 妊娠合并慢性高血压 | | 妊娠 20 周前发现收缩压≥140mmHg 和（或）舒张压≥90mmHg，妊娠期无明显加重；或妊娠 20 周首次诊断高血压并持续到产后 12 周后 |
| 慢性高血压并发子痫前期 | | 慢性高血压患者孕 20 周前无蛋白尿，孕 20 周后出现尿蛋白；孕 20 周前有蛋白尿，孕 20 周后尿蛋白定量明显增加；或出现重度子痫前期的任一表现 |

表 11-1　妊娠期高血压疾病的分类及临床表现

***考点：重度子痫前期及子痫的临床表现***

🔗 **链接**　溶血肝功能异常血小板减少综合征

　　溶血肝功能异常血小板减少综合征（HELLP 综合征）是 HDP 的严重并发症。以血管内溶血、肝酶升高及血小板减少为特征。病情危重，危及母儿生命。本病多表现为右上腹或上腹疼痛、恶心、呕吐等非特异性症状，需依靠实验室检查确诊，诊断指标有：①血管内溶血：血红蛋白 60 ～ 90g/L，血清总胆红素≥20.5μmol/L，外周血涂片中见破碎红细胞、球形红细胞等；②肝酶升高：血清中谷丙转氨酶、谷草转氨酶、乳酸脱氢酶均升高，其中乳酸脱氢酶升高出现最早；③血小板减少：血小板计数＜$100×10^9$/L。HELLP 综合征应按重度子痫前期治疗，必要时给予糖皮质激素、输注血小板等治疗。

# 三、辅助检查

　　**1. 妊娠期高血压**　应查：①血常规；②尿常规；③肝功能、血脂；④肾功能；⑤凝血功能；⑥心电图；⑦产科超声检查。孕 20 周后才开始行产检的孕妇，注意了解和排除孕妇基础疾病和慢性高血压，注意血脂及血糖水平、甲状腺功能、凝血功能等的检查或复查，注意动态血压监测，注意眼底改变或超声心动图检查。

　　**2. 子痫前期 - 子痫**　视病情发展和诊治需要酌情增加相关检查：①排查自身免疫性疾病；②高凝

状况检查；③血电解质；④眼底检查；⑤超声等影像学检查肝、肾等器官及胸腔积液和腹水情况；⑥动脉血气分析；⑦心脏彩超及心功能检测；⑧超声检查和监测胎儿生长发育指标；⑨头颅 CT 或 MRI。

# 四、诊断要点

结合病史、临床表现、高血压、尿蛋白及相关辅助检查确诊。

**1. 高血压** 同一手臂至少 2 次测量（间隔 ≥ 4 小时，重度高血压间隔数分钟）收缩压 ≥ 140mmHg 和（或）舒张压 ≥ 90mmHg。"白大衣高血压"、隐匿性高血压及短暂性或一过性高血压和相对性高血压（较基础血压升高 30/15mmHg，但 < 140/90mmHg）需进行动态监测、评估及管理。

**2. 尿蛋白** 尿蛋白 ≥ 0.3g/24h、尿蛋白 / 肌酐 ≥ 0.3 或尿蛋白定性 ≥（+）为蛋白尿。所有孕妇每次产检均应检测尿蛋白或尿常规。注意留取清洁中段尿，排除尿少导致的尿比重增高。可疑子痫前期者应检测 24 小时尿蛋白定量。

# 五、治 疗

治疗目的：预防重度子痫前期及子痫，降低母儿围产期并发症发生率和病死率，改善围产结局。

治疗原则：①妊娠期高血压：休息、镇静、监测母胎情况、酌情降压，重度高血压按重度子痫前期处理；②子痫前期：镇静、有指征地降压、利尿和纠正低蛋白血症、预防抽搐、密切监测母胎情况、预防和治疗严重并发症、适时终止妊娠；③子痫：急诊处理、治疗抽搐并预防复发、降压、预防并发症、病情稳定后终止妊娠。

**1. 评估和监测** 孕妇有无头痛、眼花、胸闷、上腹部不适、下肢和（或）外阴明显水肿；动态监测血压、体重、尿量、血常规和尿常规；监测胎动、胎心和胎儿生长趋势等。孕妇行眼底、重要器官功能、凝血功能，血脂、血尿酸、尿蛋白定量和电解质水平等检查。定期行胎儿电子监护、超声监测胎儿生长发育、羊水量等。

**2. 一般治疗** 轻度妊娠期高血压可门诊或住院治疗；非重度子痫前期应评估后决定是否住院治疗；重度妊娠期高血压、重度子痫前期及子痫应急诊住院治疗。注意休息，侧卧为宜；保证充足睡眠，必要时睡前口服地西泮 2.5 ～ 5.0mg；保证摄入足量的蛋白质和热量；不建议限盐。

**3. 降压治疗**

（1）降压指征 收缩压 ≥ 160mmHg 和（或）舒张压 ≥ 110mmHg。

（2）目标血压 未并发器官功能损伤者收缩压控制在 130 ～ 155mmHg，舒张压控制在 80 ～ 105mmHg；并发器官功能损伤者收缩压控制在 130 ～ 139mmHg，舒张压控制在 80 ～ 89mmHg。

（3）常用药物 常用口服降压药有拉贝洛尔、硝苯地平或硝苯地平缓释片等；常用静脉降压药有拉贝洛尔、酚妥拉明；妊娠中晚期禁用血管紧张素转换酶抑制药和血管紧张素 Ⅱ 受体拮抗药。

**4. 硫酸镁防治子痫** 首选 25% 硫酸镁溶液。适应证：预防抽搐、控制抽搐、预防抽搐复发、产后新发现高血压合并头痛或视物模糊。注意事项：膝反射存在；呼吸 ≥ 16 次 / 分；尿量 ≥ 25ml/h（即 ≥ 600ml/24h）；备 10% 葡萄糖酸钙 10ml，中毒时停用硫酸镁并缓慢（5 ～ 10 分钟）静脉推注。如孕妇合并肾功能不全、心肌病、重症肌无力等，或体重较轻者，慎用或减量使用硫酸镁。条件许可时用药期间可监测血镁浓度。

**5. 扩容疗法** 仅适用于血液明显浓缩，血容量相对不足或高凝状态者。

**6. 镇静** 常用药物有地西泮、苯巴比妥、冬眠合剂。

**7. 利尿** 仅适用于全身水肿、肺水肿、脑水肿、肾功能不全、急性心力衰竭者。脑水肿首选甘露醇。

**8. 纠正低蛋白血症** 适用于严重低蛋白血症伴腹水、胸腔积液或心包积液者。

**9. 促胎肺成熟** 适用于孕周 < 34 周预计 1 周内分娩的子痫前期孕妇。

**10. 分娩时机和方式**

（1）终止妊娠时机

1）妊娠期高血压、非重度子痫前期：孕 37 周后。

2）重度妊娠期高血压和重度子痫前期：孕＜26 周经治疗病情危重者；26 周≤孕＜28 周，根据母胎情况及当地母儿诊治能力决定是否继续妊娠；孕 28～34 周，病情不稳定者经积极治疗病情加重时；孕＞34 周，存在威胁母儿的严重并发症和危及生命者或胎儿生长受限并伴有脐血流异常及羊水过少者。

3）子痫：控制病情后。

（2）终止妊娠方式　HDP 无剖宫产指征者原则上应考虑阴道试产；短时间不能经阴道分娩者可考虑放宽剖宫产指征；伴严重并发症者首选剖宫产术。

**11. 子痫的处理**

（1）急诊处理　预防坠地外伤、唇舌咬伤，保持气道通畅，避免声、光等刺激。

（2）控制抽搐　首选硫酸镁。无效时可用地西泮、苯巴比妥或冬眠合剂。

（3）控制血压和监控并发症　密切监测生命体征、尿量等，必要时降压，预治心脑血管意外、胎盘早剥、肺水肿等并发症。

（4）适时终止妊娠　抽搐控制后。

**12. 产后处理**　重度子痫前期者应继续使用硫酸镁至少 24～48 小时预防产后子痫；子痫前期者产后 1 周每天监测血压，必要时给予降压治疗。

# 第 2 节　异位妊娠

**案例 11-2**

李女士，26 岁，G2P0。因停经 56 天，阴道流血 2 天伴右下腹撕裂样疼痛 1 小时入院。查体：BP 80/50mmHg，P110 次/分，面色苍白，轻度腹肌紧张，下腹压痛，尤以右下腹明显，移动性浊音阳性。妇科检查：外阴有血迹；阴道见少量血液；宫颈着色，光滑，有举痛，有血自宫口流出；宫体前位，稍大，软，活动，无压痛；右附件区增厚，有压痛，左附件（－）。

问题：1. 李女士最可能的诊断是什么？进一步检查是什么？

　　　2. 治疗原则是什么？

异位妊娠是指孕卵在宫腔外着床发育，俗称宫外孕，是妇产科常见的急腹症，可危及孕妇生命。其中输卵管妊娠最常见（约占 95%），以壶腹部最多见（约占 78%），其次是峡部。异位妊娠还包括卵巢妊娠、腹腔妊娠、阔韧带妊娠、宫颈妊娠等。瘢痕妊娠及子宫残角妊娠与异位妊娠表现相似。本节主要介绍输卵管妊娠。

## 一、病因及发病机制

**1. 输卵管炎**　为主要病因。包括输卵管黏膜炎和输卵管周围炎。主要影响受精卵在输卵管运行。

**2. 输卵管妊娠、损伤或手术史**　患者曾有 1 次输卵管妊娠史者再次异位妊娠率达 10%；输卵管绝育史及手术史者异位妊娠发生率为 10%～20%。

**3. 输卵管发育不良或功能异常**　输卵管过长、肌层发育差、黏膜纤毛缺乏、双输卵管、输卵管憩室或输卵管蠕动、纤毛活动及上皮细胞分泌异常等。

**4. 辅助生殖技术**　增加输卵管妊娠发生率。

**5. 避孕失败**　宫内节育器或口服紧急避孕药失败。

**6. 其他**　吸烟史、年龄＞35 岁、子宫肌瘤或卵巢肿瘤压迫输卵管、输卵管子宫内膜异位等。

*考点：输卵管妊娠的主要病因*

# 二、临床表现

## （一）症状

**1. 停经**　输卵管壶腹部或峡部妊娠多有 6～8 周停经史。间质部妊娠停经可达 3 个月。20%～30% 可无明显停经史。

**2. 腹痛**　为主要症状。输卵管妊娠流产或破裂前，常表现为一侧下腹部隐痛或酸胀感；输卵管妊娠流产或破裂时，突感一侧下腹部撕裂样疼痛；血液积聚于直肠子宫陷凹，可出现肛门坠胀感；血液由下腹流向全腹，疼痛可由下腹向全腹扩散；血液刺激膈肌，可引起肩胛部放射性疼痛与胸部疼痛。

**3. 阴道流血**　色暗红、量少、呈点滴状。少数表现为多量阴道流血。

**4. 晕厥与休克**　与阴道流血量不成正比。

**5. 腹部包块**　输卵管妊娠流产或破裂形成的血肿血液凝固并与周围组织粘连可形成包块。位置较高或包块较大时，可于腹部扪及。

## （二）体征

**1. 贫血及休克体征**　面色苍白、脉搏及心率加快、血压下降等。

**2. 腹部检查**　下腹压痛与反跳痛明显，腹肌轻微紧张。内出血较多时，移动性浊音阳性。

**3. 妇科检查**　阴道后穹隆饱满，有触痛；宫颈有举痛或摇摆痛，为其最典型体征；子宫略大较软，内出血多时有漂浮感；一侧附件或子宫后方可触及边界不清，形状、大小、质地不一，触痛明显的肿块。

*考点：输卵管妊娠的临床表现*

# 三、辅助检查

**1. 经阴道 B 超检查**　子宫附件区见含有卵黄囊和（或）胚芽的孕囊可确诊异位妊娠。子宫附件区见独立于卵巢的肿块或含低回声的肿块，应高度怀疑异位妊娠。

**2. 人绒毛膜促性腺激素**（human chorionic gonadotropin，hCG）**测定**　是早期诊断异位妊娠的重要方法。腹腔血与静脉血 hCG 比值（Rp/v-hCG）＞ 1、静脉血与阴道血 hCG 比值（Rv/c-hCG）＞ 1、血 hCG ≥ 3500U/L 而宫内未见孕囊、血 hCG ＞ 1500U/L 而子宫内膜厚度 ＜ 10mm 或血 hCG 间隔 48 小时最低增幅显著低于宫内妊娠，异位妊娠可能性大。

**3. 经阴道后穹隆穿刺**　是一种简单可靠的诊断方法，适用于疑有腹腔内出血者。抽出暗红色不凝血液，表明有腹腔积血；穿刺阴性者不能除外异位妊娠。

**4. 腹腔镜检查**　不再是诊断异位妊娠的金标准，很少用于诊断，主要用于治疗。

**5. 子宫内膜病理检查**　仅见血 hCG 未见绒毛，可协助诊断异位妊娠。

*考点：输卵管妊娠的常用辅助检查*

# 四、诊断要点

输卵管妊娠未发生流产或破裂时，临床表现不明显，需结合 B 超及血 hCG 测定确诊；发生流产或破裂后，临床表现明显，诊断较容易。

# 五、治疗原则

**1. 期待治疗**　适用于无腹痛或合并轻微腹痛的病情稳定者，超声未提示有明显的腹腔内出血，输卵管妊娠包块直径≤ 3cm 且无心管搏动，血 hCG ＜ 1000～2000U/L。需患者知情同意并随访血 hCG 至非孕状态。

**2. 药物治疗**

（1）甲氨蝶呤（methotrexate，MTX）　适用于输卵管妊娠诊断明确或者临床高度疑似、排除了正常宫内妊娠、病情稳定、无 MTX 治疗的绝对禁忌证者。应具备以下条件：①生命体征平稳；②输卵管妊娠包块直径＜ 4cm、未见心管搏动；③低血清 hCG 水平（理想者低于 1500U/L，最高可至 5000U/L）；④输卵管妊娠未破裂；⑤无明显内出血；⑥具备随访条件。用药后定期监测血 hCG 至非孕水平。若病情未改善，甚至发生急性腹痛或输卵管破裂症状，应立即改行手术治疗。

（2）中药治疗　起活血化瘀、消除症状作用。

**3. 手术治疗**

（1）指征　①生命体征不稳定或有腹腔内出血征象；②输卵管妊娠破裂；③药物治疗无效或有禁忌；④临床病情稳定；⑤与其他有指征的手术（如输卵管绝育术）同时进行。

（2）手术方式

1）腹腔镜手术：为金标准术式。包括输卵管切除术与输卵管切开取胚术，输卵管切开取胚术易致持续性异位妊娠，建议术后每周复查 1 次血 hCG，直至达非孕水平。

2）经腹手术：适用于生命体征不稳定、有大量腹腔内出血、腹腔镜检查时视野受限者。异位妊娠破裂大出血者应在积极纠正休克同时紧急手术。

*考点：输卵管妊娠破裂大出血的治疗原则*

# 第 3 节　妇科炎症

## 一、外阴阴道假丝酵母菌病

### 案例 11-3

廖女士，40 岁，已婚。因外阴瘙痒，分泌物增多 3 天就诊。10 天前因胆道感染应用抗生素至今。妇科检查：阴道黏膜充血明显，白带呈凝乳样，宫颈光滑，子宫及双附件未及异常。

问题：廖女士最可能的诊断是什么？其治疗原则是什么？

### （一）病因

外阴阴道假丝酵母菌病（vulvovaginal candidiasis，VVC）是由假丝酵母菌（属机会致病菌）引起的外阴阴道炎，80% ～ 90% 为白假丝酵母菌，主要为内源性感染。假丝酵母菌喜酸性（阴道 pH 通常＜ 4.5）、湿热环境，不耐高温。假丝酵母菌为机会致病菌，致病相为菌丝相，主要为内源性传染。常见诱因包括长期应用雌激素、免疫抑制剂或广谱抗生素、妊娠、糖尿病、穿紧身化纤内裤、肥胖等。

### 🔗 链接　VVC 分类

VVC 包括单纯性 VVC（正常非孕宿主发生的散发、由白假丝酵母菌所致的轻或中度 VVC）及复杂性 VVC（包括复发性 VVC、重度 VVC 等）。复发性 VVC（recurrent vulvovaginal candidiasis，RVVC）指 1 年内有症状性 VVC 发作≥ 4 次。

### （二）临床表现

**1. 症状**　外阴阴道瘙痒、灼痛，可伴尿痛、性交痛；阴道分泌物增多。

**2. 体征**　外阴潮红、水肿，可见抓痕或皲裂，小阴唇内侧及阴道黏膜附着白色膜状物，擦除后露出红肿黏膜面，阴道内可见多量白色稠厚、呈凝乳或豆渣样分泌物。

*考点：VVC 典型分泌物的性状*

### （三）诊断要点

具有 VVC 典型表现，阴道分泌物中找到假丝酵母菌芽孢或假菌丝可确诊。常用方法如下。

**1. 悬滴法**　采用 10% KOH 溶液镜检。

**2. 革兰氏染色法镜检**　菌丝阳性率 70%～80%。

**3. 培养法**　适用于 RVVC 或有症状但多次镜检阴性者，同时行药敏试验。

**4. pH 测定**　pH < 4.5 可能为单纯感染，pH > 4.5 可能为混合感染。

*考点：VVC 的确诊依据*

### （四）治疗原则

**1. 去除诱因**　及时停用雌激素、免疫抑制剂或广谱抗生素，积极治疗糖尿病，勤换内裤，用过的毛巾等用开水烫洗。

**2. 单纯性 VVC**　阴道用药：咪康唑栓、克霉唑栓、制霉菌素片等抗真菌药物。口服用药：氟康唑 150mg，顿服。

**3. 复杂性 VVC**

（1）重度 VVC　在治疗单纯性 VVC 治疗方案基础上延长疗程。

（2）复发性 VVC　根据培养和药敏试验结果选择药物。包括强化治疗和巩固治疗。长期应用抗真菌药物者应检测肝、肾功能，必要时停药。

**4. 性伴侣**　除复发性 VVC 外，无需常规检查及治疗。

**5. 妊娠合并 VVC**　采用阴道用药，方案同单纯性 VVC，禁用口服抗真菌药。

**6. 随访**　症状持续存在或 2 个月内复发者应随访。

*考点：单纯性 VVC 的阴道用药*

# 二、滴虫性阴道炎

**案例 11-4**

　　王女士，30 岁，已婚。因阴道分泌物增多伴瘙痒 7 天就诊。妇科检查：阴道黏膜散在出血点，阴道内见多量灰黄泡沫样分泌物，宫颈光滑，子宫及双附件未及异常。

　　**问题**：王女士最可能的诊断是什么？其治疗原则是什么？

### （一）病因

滴虫性阴道炎（trichomonas vaginitis，TV）的病原体为阴道毛滴虫，它是寄生在人体阴道内的鞭毛虫，最适宜于毛滴虫生长的 pH 是 5.5～6.0。月经前后阴道 pH 改变时易发作。阴道毛滴虫还可寄生于尿道、尿道旁腺、男性包皮皱褶或前列腺等处，以性传播为主，也可间接传播。

### （二）临床表现

**1. 症状**　部分无症状。主要症状为阴道分泌物增多伴外阴瘙痒、灼热感、下腹痛、性交痛、排尿困难、尿频、不孕等。

**2. 体征**　外阴阴道红斑、水肿，阴道见多量稀薄脓性、黄绿色、泡沫状分泌物，可伴"草莓样"宫颈。

*考点：TV 典型阴道分泌物的性状*

### （三）诊断要点

具有典型表现，结合阴道分泌物检查可确诊。

**1. 悬滴法**　采用 0.9%NaCl 温溶液镜检，找到滴虫。

**2. 核酸扩增试验** 敏感性和特异性均较高。

**3. 培养法** 临床应用较少。

**4. 阴道毛滴虫抗原检测**

### （四）治疗原则

**1. 治疗方案** 首选甲硝唑或替硝唑 2g 顿服。次选甲硝唑 400mg 口服，2 次 / 天，共 7 天。服用甲硝唑 48 小时内或替硝唑 72 小时内应禁酒。妊娠期可选择甲硝唑口服。

**2. 性伴侣** 同时治疗，治愈前避免无保护性接触。

**3. 随访及治疗失败后的处理** 治疗后 2～4 周复查。初次治疗失败者，采用替硝唑 2g 口服，1 次 / 天，共 7 天；仍失败者采用高剂量或超高剂量替硝唑方案。

*考点：TV 的首选治疗方案*

# 三、细菌性阴道病

细菌性阴道病（bacterial vaginosis，BV）是以阴道内正常产生过氧化氢的乳杆菌减少或消失，而以兼性厌氧菌及厌氧菌增多为主导致的阴道感染。BV 是育龄期妇女常见的阴道感染性疾病之一，多发生在性活跃期的妇女。

### （一）病因

目前，BV 的致病原因尚未完全明确，但可能与多个性伴、频繁性交、反复阴道灌洗等因素有关。常见的病原体包括兼性厌氧菌（阴道加德纳菌）、厌氧菌（普雷沃菌、动弯杆菌、拟杆菌、阴道阿托普菌）以及解脲脲原体、人型支原体等。

### （二）临床表现及并发症

BV 患者阴道内乳杆菌减少，而大量厌氧菌及相关病原体增多，但是阴道黏膜并无炎症改变。临床表现不典型，10%～40% 的 BV 患者无临床症状。有症状者主要表现为阴道分泌物增多，有鱼腥臭味，性交后加重，可伴有轻度外阴瘙痒或烧灼感。分泌物呈灰白色，均质、稀薄，常黏附于阴道壁，容易将分泌物从阴道壁拭去；阴道黏膜无充血的炎症表现。复发率高。

BV 相关的并发症较多，可引起盆腔炎症性疾病、妇科术后感染及不孕症。妊娠期合并 BV 可引起流产、早产、胎膜早破、绒毛膜羊膜炎、新生儿感染、产褥感染等不良妊娠结局。BV 也会增加性传播病原体感染的风险，如 HPV、HIV、淋病奈瑟球菌、沙眼衣原体和单纯疱疹病毒 2 型等。

*考点：BV 的典型分泌物性状*

### （三）诊断要点

**1. 阿姆塞尔（Amsel）标准** 是 BV 诊断的临床金标准。下列 4 项临床特征中至少 3 项阳性即诊断 BV。①线索细胞阳性（即线索细胞数量＞ 20% 阴道上皮细胞总量）；②胺试验阳性；③阴道分泌物 pH ＞ 4.5；④阴道分泌物呈均质、稀薄、灰白色；其中线索细胞阳性为必备条件。

**2. 革兰染色纽金特（Nugent）评分标准** 是 BV 诊断的实验室金标准（表 11-2）。方法为将阴道分泌物进行革兰染色，在显微镜下观察不同细菌的形态类型，并进行量化和综合评分，总分范围为 0～10 分；评分 0～3 分为正常，4～6 分为 BV 中间态，≥ 7 分诊断为 BV。

表 11-2 Nugent 评分标准

| 评分 | 乳杆菌 | 加德纳菌及类杆菌 | 革兰染色不定的弯曲小杆菌 |
| --- | --- | --- | --- |
| 0 | 4+ | 0+ | 0+ |
| 1 | 3+ | 1+ | 1+ 或 2+ |

续表

| 评分 | 乳杆菌 | 加德纳菌及类杆菌 | 革兰染色不定的弯曲小杆菌 |
|---|---|---|---|
| 2 | 2+ | 2+ | 3+ 或 4+ |
| 3 | 1+ | 3+ | − |
| 4 | 0+ | 4+ | − |

注：各项根据每10个油镜视野下观察到的每类形态细菌的平均数量进行评分；0+，未见细菌；1+，＜1个细菌；2+，1～4个细菌；3+，5～30个细菌；4+，＞30个细菌；−，无此项

### （四）治疗原则

**1. 治疗指征**　①有症状的患者；②妇科和产科手术前无论是否伴有症状者。

**2. 治疗方案**　①选用抗厌氧菌药物：主要有硝基咪唑类药物（甲硝唑和替硝唑）、克林霉素。②其他治疗方法：微生态制剂如阴道局部乳杆菌制剂、中医药对于辅助 BV 患者恢复阴道微生态平衡、巩固疗效及预防复发具有一定的作用。

# 四、宫 颈 炎

**案例 11-5**

张女士，32 岁，已婚。因脓性白带 1 周就诊。白带量多，性交时伴阴道流血。妇科检查：宫颈红肿，颈口见多量脓性分泌物，子宫及双附件未及异常。

**问题**：张女士最可能的诊断是什么？其治疗原则是什么？

**1. 病因**　①性传播疾病病原体：沙眼衣原体及淋病奈瑟球菌，均可感染宫颈管柱状上皮，淋病奈瑟球菌还常侵袭尿道移行上皮、尿道旁腺及前庭大腺，常见于性传播疾病高危人群；②内源性病原体：部分宫颈炎与细菌性阴道病、生殖器支原体感染有关。但部分患者的病原体不清。

**2. 临床表现**　常无特异性症状。部分可有外阴瘙痒及灼热感、异常阴道分泌物、经间期出血（如性交后出血）。特征性体征：①宫颈管流出或宫颈管棉拭子标本上见到脓性分泌物；②轻柔宫颈棉拭子操作即可引起持续性宫颈出血。

*考点：宫颈炎的临床表现*

**3. 诊断要点**　出现两个特征性体征之一，显微镜检查分泌物白细胞增多（宫颈管分泌物中性粒细胞＞30 个/HP；阴道分泌物白细胞＞10 个/HP），可初步诊断宫颈炎，然后需进一步检测沙眼衣原体及淋病奈瑟球菌，同时筛查有无 BV 及 TV。

**4. 治疗原则**　主要采用抗生素治疗。有性传播疾病高危因素的患者，未明确病原体时，可经验性使用阿奇霉素 1g 单次顿服或多西环素 100mg 口服，2 次/天，共 7 天。病原体明确者针对病原体选择抗生素。病原体为沙眼衣原体及淋病奈瑟球菌者，性伴侣需同时检查及治疗。

*考点：宫颈炎治疗原则*

# 第4节　月经失调

**案例 11-6**

丁女士，46 岁，因月经不规则 2 年，阴道流血 1 个月就诊。妇科检查：外阴正常，阴道见中等量血液，宫颈、子宫及双附件未发现明显异常。

**问题**：丁女士最可能的诊断是什么？其治疗原则是什么？

# 一、无排卵性月经失调

## （一）病因及发病机制

无排卵性月经失调是由于下丘脑 - 垂体 - 卵巢轴功能异常导致卵巢不排卵，子宫内膜受单一雌激素作用发生异常子宫出血。常发生于青春期及绝经过渡期，也可发生于育龄期。青春期主要由于大脑中枢对雌激素的正反馈作用缺陷，无黄体生成素（luteinizing hormone，LH）高峰形成从而无排卵；绝经过渡期由于卵巢功能衰退，卵泡几乎耗尽，剩余卵泡对垂体促性腺激素的反应性低下，雌激素分泌量锐减，负反馈使促性腺激素水平升高，但卵泡刺激素（follicle stimulating hormone，FSH）水平高于LH，不能形成排卵前 LH 高峰而无排卵。

## （二）临床表现

月经不规律，月经周期、经期、频率、经量均可发生异常。若短时间内大量出血，可继发贫血甚至休克。妇科检查无阳性体征。

*考点：无排卵性月经失调的临床表现*

## （三）辅助检查

**1. 血常规及凝血功能检查**　评估出血严重程度并除外血液系统疾病。

**2. B 超检查**　排除器质性疾病。

**3. 基础体温测定**　呈单相型体温。

**4. 激素测定**　于经前 5～9 天测定血孕酮了解排卵及黄体功能。卵泡期检测 FSH、LH、催乳素、雌二醇、睾酮和促甲状腺激素排除其他内分泌疾病。

**5. 诊断性刮宫术及子宫内膜活检**　除外子宫内膜病变，有条件者推荐宫腔镜直视下活检。常规选择在月经来潮前 1～2 天或来潮后 6 小时诊断性刮宫，活检结果为增生期改变。

**6. 妊娠试验**　除外妊娠相关疾病。

*考点：无排卵性月经失调的基础体温及内膜活检结果*

## （四）诊断要点

结合患者年龄、临床表现及辅助检查可做出诊断，应排除妊娠相关疾病及器质性疾病，并确定有无排卵。

## （五）治疗原则

出血期止血并纠正贫血，血止后调整月经周期，有生育要求者促排卵。青春期以止血、调整月经周期为主；生育期还应促排卵；绝经过渡期以止血、调整月经周期、防子宫内膜癌变为主。

**1. 一般治疗**　纠正贫血，严重者需输血。流血时间长者应预防感染。出血期应加强营养，避免劳累。

**2. 止血**

（1）药物止血　首选。常用性激素。

1）孕激素子宫内膜脱落法（药物性刮宫）：适用于血红蛋白（hemoglobin，Hb）≥ 80g/L，一般情况好者。可选用黄体酮肌内注射或口服地屈孕酮、微粒化孕酮等，停药 1～3 天后出现短期撤退出血。

2）短效复方口服避孕药：止血率更高、迅速、方便。适用于 Hb < 80g/L 者。常用药物有复方左炔诺孕酮、炔雌醇环丙孕酮片、屈螺酮炔雌醇片、去氧孕烯炔雌醇片等。用药至血红蛋白含量正常。

3）高效合成孕激素（内膜萎缩法）：适用于育龄期及绝经过渡期患者。常用药物有炔诺酮、甲羟孕酮等。用药至血红蛋白含量正常，停药后即可发生撤退性出血。

4）其他：氨甲环酸、非甾体抗炎药、酚磺乙胺、维生素K、丙酸睾酮等。

（2）手术治疗

1）诊断性刮宫术：止血并除外内膜病变。适用于年龄≥45岁、长期不规律子宫出血、有子宫内膜癌高危因素、B超检查提示子宫内膜过度增厚且回声不均匀、药物治疗效果不佳或有禁忌者首次止血。

2）子宫切除术：难治、无生育要求且随诊困难者可考虑。

**3. 调整月经周期** 推荐连用3个周期。

（1）孕激素定期撤退法 月经后半周期使用孕激素类药物，酌情应用3～6个周期。

（2）短效复方口服避孕药 适用于经量多、痤疮、多毛、痛经、经前期综合征、有避孕要求，除外禁忌证者。于止血用药撤退性出血后，周期性使用3～6个周期。

（3）雌、孕激素序贯疗法（人工周期） 适用于内源性雌激素水平不足者。

（4）左炔诺孕酮宫内缓释系统（levonorgestrel intrauterine system，LNG-IUS） 通过宫内局部定期释放低剂量孕激素达到避孕及保护子宫内膜、显著减少经量的目的。

**4. 促排卵** 适用于无排卵且有生育要求的育龄期患者。常用药物有氯米芬、来曲唑、尿促性素、绒促性素。

*考点：无排卵性月经失调的治疗原则*

# 二、排卵性月经失调

## （一）黄体功能不足

**1. 病因及发病机制** 卵泡期FSH缺乏、LH峰值不高及排卵峰后LH低脉冲缺陷、卵巢本身发育不良及生理性因素如初潮、分娩后、绝经过渡期等均可导致黄体功能不足，孕激素分泌减少。

**2. 临床表现** 月经周期缩短，常合并不孕或流产，有时可表现为月经间期出血。

*考点：黄体功能不足的典型表现*

**3. 诊断要点** 具有典型临床表现，结合以下检查诊断。

（1）基础体温 呈双相型体温，但高温相<11日。

（2）子宫内膜活检 显示分泌反应至少落后2日。

*考点：黄体功能不足的基础体温及内膜活检结果*

**4. 治疗原则**

（1）促排卵 用药同无排卵性月经失调。

（2）黄体功能刺激疗法 可选用人绒毛膜促性腺激素。

（3）黄体功能补充疗法 自排卵后开始每日肌内注射黄体酮或口服地屈孕酮，共10～14天。

（4）月经期延长者 可用小剂量雌二醇3～5天。

## （二）子宫内膜不规则脱落

**1. 病因及发病机制** 下丘脑-垂体-卵巢轴功能紊乱或溶黄体机制异常，黄体萎缩时间过长致子宫内膜持续受孕激素作用而不规则脱落。

**2. 临床表现** 月经周期正常，但经期延长，长达9～10日，且出血量多。

*考点：子宫内膜不规则脱落的临床表现*

**3. 诊断要点** 具有典型表现，结合以下检查诊断。

（1）基础体温 呈双相型体温，但高温相下降缓慢。

（2）子宫内膜活检 在月经第5～6日仍呈分泌反应。

**4. 治疗原则**

（1）孕激素 促进黄体萎缩。

（2）绒促性素　促进黄体功能。

（3）短效复方口服避孕药　抑制排卵。

# 三、闭　经

闭经表现为无月经或月经停止。＞14 岁第二性征未发育或＞16 岁未来月经称原发性闭经；正常月经建立后停经＞6 个月或＞以往 3 个正常月经周期称继发性闭经。

## （一）病因

**1.原发性闭经**　常因遗传或先天发育异常所致，第二性征可存在或缺乏。

**2.继发性闭经**

（1）下丘脑性闭经　最常见，功能性为主。与精神应激、体重下降、运动过度、药物作用等有关，也可由颅咽管瘤引起。

（2）垂体性闭经　①希恩综合征：产后大出血致垂体梗死，腺垂体功能下降出现闭经、无乳、低血压等表现；②分泌催乳素的垂体腺瘤；③空蝶鞍综合征。

（3）卵巢性闭经　①卵巢早衰：40 岁前闭经，FSH ＞ 40U/L 伴雌激素下降；②卵巢功能性肿瘤：睾丸母细胞瘤、颗粒 - 卵泡膜细胞瘤等；③多囊卵巢综合征：高雄激素及持续无排卵导致闭经、不孕、多毛和肥胖等。

🔗 **链接**　早发性卵巢功能不全

早发性卵巢功能不全指女性 40 岁以前出现卵巢功能减退，典型特征为月经异常（闭经、月经稀发或频发）、FSH ＞ 25U/L、雌激素水平波动性下降。主要采用激素补充治疗，有禁忌者可采用黑升麻异丙醇萃取物、升麻乙醇萃取物、植物雌激素等治疗。

（4）子宫性闭经　①阿谢曼（Asherman）综合征：又称子宫腔粘连综合征。是子宫性闭经最常见的原因，多因人工流产刮宫过度或产后、流产后出血刮宫损伤子宫内膜，导致子宫腔粘连而闭经。②子宫内膜炎。③子宫切除后或宫腔放疗破坏子宫内膜。④宫颈粘连：如锥切术后。

（5）其他　甲状腺、肾上腺、胰腺等功能紊乱。

*考点：继发性闭经的病因*

## （二）辅助检查

**1.功能试验**

（1）药物撤退试验

1）孕激素试验：给予孕激素，停药后出现撤药性出血提示子宫内膜已受一定水平雌激素影响，为Ⅰ度闭经；无撤药性出血为Ⅱ度闭经，应进一步行雌孕激素序贯试验。

2）雌、孕激素序贯试验：停药后无撤药性出血者为子宫性闭经；有撤药性出血者可排除子宫性闭经。

（2）垂体兴奋试验　注射黄体素释放激素（luteinizing hormone-releasing hormone，LHRH）后 LH 升高说明垂体功能正常；不升高或升高不显著说明垂体功能减退。

**2.激素测定**

（1）血甾体激素　孕酮水平增高提示排卵；雌激素水平低提示卵巢功能不足或衰竭；睾酮水平高提示可能为多囊卵巢综合征或卵巢支持 - 间质细胞瘤等。

（2）催乳素、FSH、LH、促甲状腺激素　催乳素升高伴促甲状腺激素升高考虑甲减，促甲状腺激素正常考虑垂体肿瘤。FSH 升高提示卵巢功能不足；LH 降低提示垂体或下丘脑病变。

（3）其他　多囊卵巢综合征可伴胰岛素抵抗或先天性 21- 羟化酶功能缺陷等。

**3. 影像学检查**

（1）盆腔 B 超检查　观察有无子宫；子宫形态、大小及内膜厚度；卵巢大小、形态、卵泡数目等。

（2）宫腔镜检查　了解有无宫腔粘连。

（3）腹腔镜检查　协助诊断多囊卵巢综合征。

（4）子宫输卵管造影检查　了解有无宫腔病变和宫腔粘连。

（5）盆腔及头部 CT 或 MRI 检查　诊断卵巢肿瘤、下丘脑或垂体肿瘤、空蝶鞍等。

（6）染色体检查　原发性闭经者。

*考点：闭经辅助检查的意义*

### （三）诊断要点

主要进行病因诊断。结合病史（月经史、婚育史、既往史、家族史等）、体格检查（发育、营养、第二性征发育、生殖器有无异常等）及辅助检查做出诊断。

### （四）治疗原则

**1. 全身治疗**　积极治疗全身性疾病，加强营养，保持标准体重，消除精神紧张和焦虑。

**2. 手术治疗**　阿谢曼综合征在宫腔镜下分离粘连；切除卵巢肿瘤、中枢神经系统肿瘤；矫正生殖器畸形。

**3. 激素治疗**

（1）性激素补充治疗　①单一雌激素：适用于无子宫者；②雌、孕激素序贯治疗：适用于有子宫者；③孕激素疗法：适用于 I 度闭经者。

（2）促排卵　适于有生育要求者。

（3）溴隐亭　适用于高催乳素血症。

（4）其他　甲减者补充甲状腺激素；先天性肾上腺皮质功能亢进者给予泼尼松或地塞米松治疗。

**4. 辅助生殖技术**　治疗无效的不孕患者。

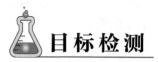 目 标 检 测

**单项选择题**

1. 血压达到下列哪项符合 HDP 诊断
    A. 血压 140/90mmHg
    B. 血压 150/100mmHg
    C. 血压 150/110mmHg
    D. 血压 170/100mmHg

2. 24 小时尿蛋白定量为哪项时符合重度子痫前期
    A. ≥ 5g　　　　　　B. ≥ 4g
    C. ≥ 3g　　　　　　D. ≥ 2g

3. 张女士，27 岁。妊娠 38 周，伴头痛、视物不清 1 天。查体：BP180/110mmHg，胎心 140 次 / 分，宫颈管未消失。NST 为无反应型，尿蛋白（+）。最恰当的处理是
    A. 静脉滴注硫酸镁，继续妊娠
    B. 降压利尿
    C. 治疗 4 天无好转行剖宫产术

    D. 治疗同时立即剖宫产

4. 治疗子痫首选药物是
    A. 吗啡　　　　　　B. 地西泮
    C. 冬眠合剂　　　　D. 硫酸镁

5. 输卵管妊娠最常见的部位是
    A. 间质部　　　　　B. 壶腹部
    C. 伞端　　　　　　D. 峡部

6. 输卵管妊娠破裂主要症状是
    A. 停经、阴道出血、阴道排出组织物
    B. 停经、腹痛、阴道出血
    C. 阴道出血、休克
    D. 停经、腹痛、休克

7. 张女士，30 岁，G1P0，停经 45 天伴阴道流血 3 天，右下腹剧烈疼痛半天。T 37.3℃，P 90 次 / 分。妇科检查：宫体略大，宫颈举痛，后穹隆饱满，右附件可及鸭蛋大

肿块，压痛明显。应首先考虑的诊断

A. 先兆流产

B. 右卵巢囊肿扭转

C. 右附件炎性肿块

D. 右输卵管妊娠

8. 患者，28 岁，不孕 3 年，停经 3 个月，突然下腹剧痛。查体：面色苍白，BP 70/50mmHg，P 120 次 / 分，腹部压痛及反跳痛，移动性浊音(＋)，后穹隆饱满，宫颈举痛。最恰当的处理是

A. 立即滴注缩血管药物升压

B. 静脉滴注止血药物

C. 立即行剖腹手术

D. 输血纠正休克与手术同时进行

9. 外阴奇痒，白带呈豆渣样，最可能的诊断是

A. VVC　　　　　B. TV

C. 宫颈炎　　　　D. 老年性阴道炎

10. 患者外阴痒 1 周，查阴道黏膜覆以膜状物，擦除后露出红肿黏膜面。正确的处理应是

A. 局部用克林霉素软膏

B. 阴道内放置达克宁栓

C. 阴道内放置甲硝唑片

D. 阴道内放置尼尔雌醇片

11. 患者，女性，54 岁，白带增多，均匀稀薄，有臭味，阴道黏膜无明显充血，阴道 pH 5。最可能的诊断是

A. 急性淋病　　　B. BV

C. TV　　　　　D. VVC

12. 近年急性宫颈炎的主要病原体为

A. 金黄色葡萄球菌

B. 链球菌

C. 肠球菌

D. 淋病奈瑟球菌

13. 患者，女性，18 岁，未婚，16 岁初潮，月经周期不规则，2 ～ 3 个月来潮一次，每次经期达 10 余日，量多，无痛经。恰当诊断应是

A. 月经过多

B. 子宫内膜不规则脱落

C. 黄体功能不足

D. 无排卵月经失调

14. 28 岁女性，产后 6 个月，月经周期缩短，妇科检查无异常。基础体温呈双相型。提示为

A. 无排卵月经失调

B. 子宫内膜不规则脱落

C. 黄体功能不足

D. 早期妊娠

15. 32 岁妇女，人工流产后月经周期 28 ～ 30 天，经期 10 ～ 12 天，经量不定，可考虑为

A. 正常月经

B. 无排卵月经失调

C. 黄体功能不全

D. 子宫内膜不规则脱落

16. 闭经患者，FSH 50U/L。应诊断为

A. 垂体性闭经　　B. 子宫性闭经

C. 卵巢性闭经　　D. 下丘脑性闭经

17. 用孕激素治疗闭经出现撤药性阴道流血，表示

A. 子宫内膜萎缩

B. 子宫内膜对雌激素不起反应

C. 子宫内膜结核

D. 子宫内膜已受雌激素影响

（张　琴）

# 第 12 章

# 儿科疾病

 **学习目标**

1. **掌握** 儿科常见疾病的临床表现和诊断。
2. **熟悉** 儿科常见疾病的辅助检查及治疗原则。
3. **了解** 儿科常见疾病的病因和发病机制。

## 第 1 节 小儿肺炎

**案例 12-1**

患儿，男，4 岁。因反复发热、咳嗽 4 天入院。患儿 4 天前无明显诱因出现发热，最高体温 38.9℃，伴畏寒、寒战，阵发性咳嗽，咳白色黏痰，无声音嘶哑。否认异物吸入史。病后进食差，饮水少。外院给予"青霉素及氨溴索"静脉滴注 3 天，症状无明显缓解。查体：神志清，精神欠佳，呼吸略促。三凹征阴性，双肺可闻及中小水泡音。心率 120 次/分，律齐，心音有力，无杂音。双下肢无水肿，四肢末梢暖。胸部 X 线示：双肺下野、中内带见点状及小斑片状阴影。

**问题：** 1. 该患儿最可能的诊断是什么？为明确诊断，需完善哪些检查？
2. 请说出该疾病的主要治疗。

肺炎（pneumonia）是指不同病原体或其他因素（如吸入羊水、油类或过敏反应等）所引起的肺部炎症。主要临床表现为发热、咳嗽、气促、呼吸困难和肺部固定性中、细湿啰音。重症患者可累及循环、神经及消化等系统而出现相应的临床症状，如心力衰竭、缺氧中毒性脑病及缺氧中毒性肠麻痹等。肺炎为婴儿时期重要的常见病，是我国住院小儿死亡的第一位原因。

肺炎的分类如下。

**1. 病理分类** 大叶性肺炎、支气管肺炎和间质性肺炎。

**2. 病因分类** 病毒性肺炎、细菌性肺炎、支原体肺炎、衣原体肺炎、原虫性肺炎、真菌性肺炎、非感染病因引起的肺炎。

**3. 病程分类** ①急性肺炎：病程＜1 个月；②迁延性肺炎：病程 1～3 个月；③慢性肺炎：病程＞3 个月。

**4. 临床表现典型与否分类** 典型肺炎、非典型肺炎。

**5. 病情分类** 轻症肺炎、重症肺炎。

**6. 肺炎发生的地点分类** 社区获得性肺炎、医院获得性肺炎。

支气管肺炎（bronchopneumonia）是累及支气管壁和肺泡的炎症，为儿童时期最常见的肺炎，2 岁以内儿童多发。本节主要介绍小儿支气管肺炎。

## 一、病因及发病机制

### （一）病因

最常见的为细菌和病毒感染，也可为病毒和细菌混合感染。我国以细菌感染为主，肺炎链球菌感染多见，其他有葡萄球菌、链球菌、革兰氏阴性杆菌等。

## （二）发病机制

病原体感染后引起肺组织充血、水肿、炎症细胞浸润。不同病原体造成肺炎的病理改变不同：细菌性肺炎以肺实质受累为主；病毒性肺炎以间质受累为主，亦可累及肺泡。支气管、肺泡炎症引起通气和换气障碍，导致缺氧和 $CO_2$ 潴留，从而产生一系列病理生理改变。

**1. 呼吸功能不全**　通气和换气障碍可致低氧血症，呼吸和心率加快。病情进展出现呼吸衰竭时，呼吸辅助肌参加活动，出现鼻翼扇动和吸气性三凹征。当 $SaO_2 < 85\%$，还原血红蛋白 $> 50g/L$，则出现发绀。

**2. 酸碱平衡失调及电解质紊乱**　严重缺氧时，无氧糖酵解增强，酸性代谢产物增加，又因高热、进食少、脂肪分解等，常引起代谢性酸中毒；$CO_2$ 排出受阻，导致呼吸性酸中毒；严重者可出现不同程度的混合性酸中毒、呼吸性碱中毒、呼吸衰竭、稀释性低钠血症。

**3. 循环系统**　缺氧使肺小动脉反射性收缩，肺循环压力增高，使右心后负荷增加，病原体和毒素侵袭心肌，引起中毒性心肌损害，肺动脉高压和中毒性心肌炎可诱发心力衰竭。重症患儿常出现微循环障碍、休克甚至 DIC。

**4. 神经系统**　严重缺氧和 $CO_2$ 潴留使血与脑脊液 pH 降低，颅内压增加。同时，脑细胞无氧代谢增加、乳酸堆积、ATP 生成减少和 $Na^+\text{-}K^+$ 泵转运功能障碍，引起脑细胞内水钠潴留，形成脑水肿。病原体毒素作用亦可引起脑水肿及中毒性脑病。

**5. 胃肠道功能紊乱**　低氧血症和病原体毒素可使胃肠黏膜糜烂、出血、上皮细胞坏死脱落，导致黏膜屏障功能破坏，使胃肠功能紊乱，出现腹泻、呕吐，甚至发生中毒性肠麻痹和消化道出血。

# 二、临 床 表 现

患儿大多起病较急，发病前数日多有上呼吸道感染。

## （一）主要症状

**1. 发热**　热型不定，多为不规则热，亦可为弛张热或稽留热。
**2. 咳嗽**　早期为刺激性干咳，极期咳嗽反而减轻，恢复期有痰，新生儿则表现为口吐白沫。
**3. 气促**　多发生在发热、咳嗽后。
**4. 全身症状**　精神不振、食欲减退、烦躁不安，偶有腹泻、呕吐。

## （二）体征

**1. 呼吸增快**　40 ～ 80 次 / 分，可见鼻翼扇动和吸气性凹陷。
**2. 发绀**　口周、鼻唇沟和指（趾）端发绀，轻症患儿可无明显发绀。
**3. 肺部啰音**　早期不明显，可有呼吸音粗糙、减低，以后可闻及固定的中细湿啰音，以背部两侧下方及脊柱两旁较多，深吸气末明显。

## （三）重症肺炎的表现

除呼吸系统改变外，常伴全身中毒症状及心血管、神经、消化系统受累的临床表现。

**1. 心血管系统**　可发生心肌炎、心包炎等，有先天性心脏病者易发生心力衰竭。肺炎合并心力衰竭时可有以下表现：①安静状态下呼吸突然加快 > 60 次 / 分。②安静状态下心率突然增快 > 180 次 / 分。③突然极度烦躁不安、明显发绀、面色苍白或发灰、指（趾）甲微血管再充盈时间延长；以上 3 项不能用发热、肺炎本身和其他合并症解释者。④心音低钝、奔马律、颈静脉怒张。⑤肝脏迅速增大。⑥少尿或无尿，眼睑或双下肢水肿。

**2. 神经系统**  在确诊肺炎后出现下列症状与体征，可考虑为缺氧中毒性脑病。①烦躁、嗜睡，眼球上窜、凝视；②球结膜水肿，前囟隆起；③惊厥、昏睡、昏迷；④瞳孔改变：对光反射迟钝或消失；⑤呼吸节律不整，呼吸心跳解离（有心跳，无呼吸）；⑥有脑膜刺激征，脑脊液检查除压力增高外，其他均正常。在肺炎的基础上，除外热性惊厥、低血糖、低血钙及中枢神经系统感染，如有以上①、②项则提示脑水肿，伴其他 1 项以上者可确诊。

**3. 消化系统**  常有食欲减退、腹胀、呕吐、腹泻等。严重者可发生中毒性肠麻痹和消化道出血，表现为频繁呕吐、严重腹胀、肠鸣音消失。重症患儿可呕吐咖啡样物，大便潜血阳性或柏油样便。

**4. 抗利尿激素分泌失调综合征**（syndrome of inappropriate secretion of antidiuretic hormone，SIADH）表现为血钠 ≤ 130mmol/L，血渗透压 < 275mOsm/L，肾脏排尿增多，尿钠 ≥ 20mmol/L，尿渗透摩尔浓度高于血渗透摩尔浓度。血清抗利尿激素分泌增加。若血清抗利尿激素不升高，可能为稀释性低钠血症。SIADH 有时与缺氧中毒性脑病表现相似，但治疗不同，需鉴别。

**5. DIC**  可表现为血压下降、四肢凉、脉速而弱、皮肤黏膜及胃肠道出血。

*考点：小儿支气管肺炎的临床表现*

# 三、并 发 症

早期合理治疗者并发症少，若延误诊断或病原体毒力强者可引起并发症，包括脓胸、脓气胸、肺大疱、肺不张、支气管扩张等。

# 四、辅 助 检 查

## （一）外周血检查

**1. 血常规**  细菌性肺炎患儿外周血白细胞计数及中性粒细胞增高，并有核左移，胞质中可见中毒颗粒；病毒性肺炎患儿外周血白细胞计数正常或降低，有时可有淋巴细胞增高或出现异型淋巴细胞。

**2. CRP**  细菌感染时多升高，而非细菌感染时上升不明显。

**3. 降钙素原（PCT）**  细菌感染时可升高，抗生素用药有效时可迅速下降。

## （二）病原学检查

**1. 细菌性检查**  采集气管吸取物、痰液、肺泡灌洗液、胸腔积液及血液等做细菌培养和鉴定，可明确病原菌，同时做药敏试验以指导用药。亦可作涂片染色镜检进行初筛试验。

**2. 病毒性检查**  可进行病毒分离和血清学试验检测病毒抗原或抗体。免疫荧光试验（IFA）、酶联免疫吸附试验（ELISA）是病毒抗体检测的经典方法。

**3. 其他病原体检查**  有条件者可作肺炎支原体分离培养或特异性 IgM 和 IgG 抗体测定。补体结合抗体检测是诊断肺炎支原体的常规方法，基因探针及 PCR 技术检测肺炎支原体的特异性强、敏感性高。细胞培养、直接免疫荧光或吉姆萨染色法可检测沙眼衣原体和肺炎衣原体。

## （三）胸部 X 线检查

支气管肺炎早期肺纹理增粗，以后出现大小不等的斑片状阴影，可融合成片，以双肺下野、中内带居多，可有肺不张或肺气肿。伴发脓胸时，有肋膈角变钝，或纵隔、心脏向健侧移位。并发脓气胸时，患侧胸腔可见液平面。

# 五、诊 断 要 点

根据发热、咳嗽、呼吸急促的症状，肺部听诊有中、细湿啰音和（或）胸部影像学有肺炎改变，可做出诊断。确诊支气管肺炎后应进一步了解引起肺炎的可能病原体、病情轻重、有无并发症。若为反复发作者，应尽可能明确导致反复感染的原发疾病或诱因。

# 六、治 疗 原 则

采用综合治疗，原则为改善通气、控制炎症、对症治疗、防治并发症。

## （一）一般治疗及护理

室内空气要流通，以温度 18～20℃、湿度 60% 为宜。给予营养丰富的饮食，重症患儿进食困难，可给予肠道外营养。经常变换体位，以减少肺部淤血，促进炎症吸收。注意隔离，以防交叉感染。注意水、电解质的补充，纠正酸中毒和电解质紊乱。

## （二）抗感染治疗

**1. 抗菌药物治疗**　明确为细菌感染或病毒感染继发细菌感染者应使用抗菌药物。

（1）原则　①有效和安全是选择抗菌药物的首要原则；②在使用抗菌药物前应采集合适的呼吸道分泌物或血标本进行细菌培养和药敏试验，以指导治疗；在未获培养结果前，可根据经验选择敏感药物；③选用的药物在肺组织中应有较高的浓度；④轻症患者口服抗菌药物有效且安全，对重症肺炎或因呕吐等致口服难以吸收者，可考虑胃肠道外抗菌药物治疗；⑤适宜剂量、合适疗程；⑥重症患儿宜静脉联合用药。

（2）根据不同病原体选择抗菌药物。

（3）用药疗程　一般用药至体温正常后 5～7 天，全身症状和体征基本消失后 3 天。支原体肺炎至少用药 2～3 周，以免复发。葡萄球菌肺炎在体温正常后继续用药 2～3 周，一般总疗程 ≥ 6 周。

**2. 抗病毒治疗**　目前有肯定疗效的抗病毒药物很少，若为流感病毒感染，可用磷酸奥司他韦口服。部分中药制剂有一定抗病毒疗效。

## （三）对症治疗

**1. 气道管理**　及时清除鼻痂、鼻腔分泌物和吸痰，以保持呼吸道通畅，改善通气功能。严重患儿可短期使用机械通气。

**2. 氧疗**　有缺氧表现可用鼻前庭导管给氧，新生儿或婴幼儿可用面罩、氧帐、鼻塞给氧。

**3. 腹胀的治疗**　低钾血症者应补充钾盐。缺氧中毒性肠麻痹者应禁食和胃肠减压。

**4. 其他**　高热者给予药物降温，如口服对乙酰氨基酚或布洛芬；若伴烦躁不安，可给予水合氯醛或苯巴比妥每次 5mg/kg 肌内注射。

## （四）糖皮质激素

糖皮质激素可减少炎症渗出，解除支气管痉挛，改善血管通透性和微循环，降低颅内压。使用指征：①严重喘憋或呼吸衰竭；②全身中毒症状明显；③合并感染脓毒症休克；④脑水肿；⑤胸腔内短期有较大量渗出，疗程为 3～5 天。

## （五）治疗并发症

**1. 肺炎合并心力衰竭**　吸氧、镇静、利尿、强心、应用血管活性药物。

**2. 肺炎合并缺氧中毒性脑病**　脱水疗法、改善通气、扩血管、止痉、应用糖皮质激素、促进脑细胞恢复。

**3. SIADH**　限制水摄入量，补充高渗盐水。

**4. 脓胸和脓气胸**　应及时穿刺引流，必要时行胸腔闭式引流。

**5. 合并佝偻病、贫血、营养不良**　应给予相应治疗。

### （六）生物制剂

重症患儿可酌情给予血浆和静脉注射用免疫球蛋白。

# 第2节　小儿腹泻

**案例 12-2**

患儿，男，9个月，因发热、呕吐、腹泻3天来院就诊。患儿于3天前无明显诱因发热，体温最高39.1℃，伴呕吐、腹泻，呕吐物为胃内容物，大便10余次/日，为黄色蛋花汤样，食欲差，昨日起精神萎靡，尿量明显减少。既往体健，母乳喂养，5个月开始添加辅食，体格及智力发育与同龄儿相符。查体：体温38.7℃，脉搏134次/分，呼吸38次/分，体重9.5kg，急性病容，精神萎靡，皮肤干燥、弹性差，前囟及眼窝稍凹陷，咽部轻度充血，口唇干燥樱红。腹软，肝脾不大，肠鸣音活跃。

**问题：** 1. 该患儿最可能的诊断是什么？为明确诊断，需进一步做哪些检查？
　　　　 2. 治疗要点有哪些？

腹泻病（diarrhea）是一组由多病原、多因素引起的以大便次数增多和大便性状改变为特点的消化道综合征。6个月至2岁婴幼儿发病率高，1岁以内者约占半数，是造成小儿营养不良、生长发育障碍甚至死亡的主要原因之一。

# 一、病因及发病机制

## （一）易感因素

**1. 消化系统发育尚未成熟**　婴幼儿胃酸和消化酶分泌少，活力较低，不能适应食物质和量的较大变化；小儿生长发育快，所需营养物质相对较多，胃肠负担重，容易发生功能紊乱。

**2. 机体防御能力差**　婴儿胃酸偏低，胃排空较快，对进入胃内的细菌杀灭能力较弱；血清免疫球蛋白（尤其是 IgM、IgA）和胃肠道分泌型 IgA 水平均较低，免疫功能较差；正常肠道菌群尚未完全建立，改变饮食或滥用广谱抗生素等易引起肠道菌群失调，易患肠道感染。

**3. 人工喂养**　由于牛乳等动物乳类中所含的体液因子（分泌型 IgA、乳铁蛋白等）、巨噬细胞及粒细胞等在加热过程中被破坏，且食物和食具极易受污染，故人工喂养儿肠道感染发生率明显高于母乳喂养儿。

## （二）感染因素

**1. 肠道内感染**

（1）病毒　秋冬季节的婴幼儿腹泻80%由病毒感染引起。其中以轮状病毒最常见，其次为星状病毒、诺如病毒、肠道病毒（包括埃可病毒、肠道腺病毒、柯萨奇病毒）、冠状病毒等。

（2）细菌（不包括法定传染病）　可由致腹泻大肠埃希菌、空肠弯曲菌、耶尔森菌、沙门菌、金黄色葡萄球菌等引起。

（3）真菌　假丝酵母菌、曲霉菌、毛霉菌等，婴儿以白假丝酵母菌感染多见。

（4）寄生虫　常见为蓝氏贾第鞭毛虫、阿米巴原虫和隐孢子虫等。

**2. 肠道外感染**　小儿在患中耳炎、上呼吸道感染、肺炎、尿路感染、皮肤感染或急性传染病时，可由于发热及病原体的毒素作用使消化功能紊乱，有时亦可产生腹泻症状。

## （三）非感染因素

**1. 饮食因素**　①喂养不当：是引起轻型腹泻的常见原因，多为人工喂养儿。喂养不定时、饮食量不当、突然改变食物品种、过早喂给大量淀粉类或脂肪类食物，均可引起消化功能紊乱而发生腹泻；②过敏性腹泻：个别婴儿对牛奶或大豆等食物过敏；③原发性或继发性双糖酶（主要为乳糖酶）缺乏或活性降低：肠道对糖的消化吸收不良。

**2. 气候因素** 气候突然变化，腹部受凉使肠蠕动增加；天气过热消化液分泌减少，口渴吃奶过多，可诱发消化功能紊乱导致腹泻。

*考点：导致小儿腹泻的常见病因*

### （四）导致腹泻的机制

**1. 渗透性腹泻** 肠腔内存在大量不能吸收的具有渗透活性的物质。

**2. 分泌性腹泻** 肠腔内电解质分泌过多。

**3. 渗出性腹泻** 炎症所致的液体大量渗出。

**4. 肠道功能异常性腹泻** 肠道蠕动功能异常。

# 二、临 床 表 现

### （一）按病程分型

**1. 急性腹泻** 病程在 2 周以内。

**2. 迁延性腹泻** 病程在 2 周至 2 个月。

**3. 慢性腹泻** 病程在 2 个月以上。

### （二）急性腹泻

#### 1. 腹泻的共同临床表现

（1）轻型 多由饮食因素或肠道外感染引起。以胃肠道症状为主，表现为食欲缺乏，偶有溢奶或呕吐，大便次数增多，稀便或水便，呈黄色或黄绿色，有酸味，常见白色或黄白色奶瓣和泡沫。无脱水及全身中毒症状，精神尚好，多在数日内痊愈。

（2）重型 多由肠道内感染引起。急性起病或由轻型加重而来，除有较重的胃肠道症状外，还有较明显的水、电解质、酸碱平衡紊乱和全身感染中毒症状。

1）胃肠道症状：食欲低下，常有呕吐，严重者可吐咖啡色液体。腹泻频繁，每日十余次至数十次，量多，多为黄色水样或蛋花汤样便。

2）全身感染中毒症状：发热、精神烦躁或萎靡、嗜睡、面色苍白、意识模糊甚至昏迷、休克。

3）水、电解质和酸碱平衡紊乱

脱水：依据丢失体液量、精神状态、皮肤弹性、黏膜、前囟、眼窝、肢端、尿量、脉搏及血压的情况进行脱水程度的评估，脱水程度分为轻度、中度、重度（表 12-1）。根据血清钠水平分为等渗性脱水（130 ～ 150mmol/L）、低渗性脱水（< 130mmol/L）和高渗性脱水（> 150mmol/L），以前两者多见。

| 表 12-1 脱水程度评估 | | | |
|---|---|---|---|
| 脱水程度 | 轻度 | 中度 | 重度 |
| 丢失体液（占体重百分比） | < 5% | 5% ～ 10% | > 10% |
| 精神状态 | 稍差 | 萎靡或烦躁 | 嗜睡、昏迷 |
| 皮肤弹性 | 尚可 | 差 | 极差，捏起皮肤回复≥2 秒 |
| 黏膜 | 稍干燥 | 干燥 | 明显干燥 |
| 前囟、眼窝 | 稍有凹陷 | 凹陷 | 明显凹陷 |

| 脱水程度 | 轻度 | 中度 | 重度 |
|---|---|---|---|
| 肢端 | 尚温暖 | 稍凉 | 凉或发绀 |
| 尿量 | 稍少 | 明显减少 | 无尿 |
| 脉搏 | 正常 | 增快 | 明显增快且弱 |
| 血压 | 正常 | 正常或稍降 | 降低 |

代谢性酸中毒：由于腹泻丢失大量碱性物质；摄入热量不足导致体内脂肪分解增加，产生大量酮体；脱水时血液浓缩使血流缓慢，组织缺氧，无氧糖酵解增多而使乳酸堆积；尿量减少，酸性代谢产物潴留体内。因此绝大多数患儿都有不同程度的酸中毒，出现精神不振、口唇樱红、呼吸深大、呼出气有丙酮味等症状。

低钾血症：由于腹泻和呕吐时丢失大量钾盐以及钾的摄入量不足；肾脏保钾功能比保钠差，缺钾时仍有一定量的钾继续排出，所以腹泻患儿常有体内缺钾，尤其是久泻和营养不良的患儿。但在脱水未纠正前，由于血液浓缩、酸中毒时钾由细胞内向细胞外转移、尿少等原因，体内钾总量虽然减少，但血钾多数正常。随着脱水、酸中毒被纠正，排尿后钾排出量增加、大便继续失钾以及输入葡萄糖合成糖原时消耗钾等因素使血钾迅速下降，可出现缺钾症状，如精神不振、无力、腹胀、心律失常等。

低钙血症和低镁血症：腹泻患儿进食少，吸收不良，钙、镁从大便丢失，可使体内钙、镁减少。但是脱水、酸中毒时由于血液浓缩、离子钙增多等原因，不出现低钙的症状，待脱水、酸中毒纠正后则出现手足搐搦或惊厥。极少数久泻和营养不良患儿输液后出现震颤、手足搐搦或惊厥，用钙治疗无效时应考虑有低镁血症的可能。

**2. 几种常见类型肠炎的临床特点**

（1）轮状病毒肠炎  轮状病毒是秋、冬季小儿腹泻最常见的病原体，经粪 - 口途径传播，呈散发或小流行，是 2 岁以下小儿腹泻的主要病因。起病急，呕吐常先于腹泻，大便次数多、量多、水分多，每日可达几十次，呈黄色水样便或蛋花汤样便，无腥臭味。可伴脱水、酸中毒及电解质紊乱。部分有发热和上呼吸道感染症状，一般无明显感染中毒症状。本病为自限性，自然病程多在 7 天左右。大便镜检无白细胞或偶有少量白细胞。

（2）诺如病毒肠炎  诺如病毒是集体机构急性暴发性胃肠炎的首要致病原，常见于餐馆、托幼机构、医院等地点。本病急性起病，儿童以呕吐更为突出，常伴有腹痛、发热、乏力等，可有呼吸道症状，可伴脱水。自限性疾病，自然病程 3 ～ 7 天。粪便及周围血常规检查一般无特殊发现。

（3）产毒性细菌引起的肠炎  夏季多见，多有不洁饮食史。轻症仅大便次数稍增多，性状轻微改变，重症腹泻频繁，量多，呈水样或蛋花汤样，混有黏液。可有呕吐、脱水、电解质和酸碱平衡紊乱，起病较急。自限性疾病，自然病程多为 3 ～ 7 天。镜检无白细胞。

（4）侵袭性细菌引起的肠炎  多见于夏季，常引起志贺杆菌性痢疾样病变。一般表现为急性起病，高热甚至惊厥，腹泻频繁，大便呈黏液状，带脓血，有腥臭味。常伴恶心、呕吐、腹痛和里急后重，可出现严重的中毒症状，如高热、意识改变，甚至感染性休克。大便镜检有大量白细胞及数量不等的红细胞。粪便细菌培养可找到致病菌。

（5）出血性大肠埃希菌肠炎  大便次数增多，开始为黄色水样便，后转为血水便，有特殊臭味，伴有腹痛。大便镜检有大量红细胞，常无白细胞。

（6）抗生素相关性肠炎  ①金黄色葡萄球菌肠炎：多继发于使用大量抗生素后。表现为发热、呕吐、腹泻、不同程度中毒症状、脱水和电解质紊乱，甚至休克。典型大便为暗绿色，量多带黏液，少数为血便。大便镜检有大量脓细胞和成簇的革兰氏阳性球菌，培养有葡萄球菌生长，凝固酶阳性。②伪膜性小肠结肠炎：由难辨梭状芽孢杆菌引起。轻症大便每日数次，停用抗生素后很快痊愈。重症腹泻频繁，黄绿色水样便，可有伪膜排出。可疑患儿可行结肠镜检查，大便厌氧菌培养、组织培养法检测细胞毒素可协助确诊。③真菌性肠炎：多为白假丝酵母菌所致，2 岁以下幼儿多见。常并发于其他感染或肠道菌群失调时。大便次数增多，黄色稀便，泡沫较多，带黏液，有时可见豆腐渣样细块（菌落）。病程迁延，常伴鹅口疮。大便镜检有真菌孢子和假菌丝，大便真菌培养阳性。

**考点：轮状病毒肠炎的临床特点**

### （三）迁延性和慢性腹泻

病因复杂，感染、食物过敏、酶缺陷、免疫缺陷、药物因素、先天性畸形等均可引起。以急性腹泻未彻底治疗或治疗不当、迁延不愈最为常见。

## 三、辅助检查

**1. 大便检查** 大便常规无或偶见白细胞者为侵袭性细菌以外的病原体感染引起，大便内有较多的白细胞者常由于各种侵袭性细菌感染引起。大便培养可检出致病菌。真菌性肠炎大便涂片可见真菌孢子和假菌丝。疑为病毒感染者应做病毒学检查。

**2. 血常规** 白细胞计数及中性粒细胞增多提示细菌感染，降低提示病毒感染，嗜酸性粒细胞增多属寄生虫感染或过敏性病变。

**3. 血液生化检查** 血钠、血钾测定可反映体内脱水性质、缺钾的程度。血气分析及二氧化碳结合力测定可了解酸碱平衡紊乱程度和性质。重症患儿应测尿素氮，必要时查血钙和血镁。

## 四、诊断要点

**1. 大便无或偶见少量白细胞** 为侵袭性细菌以外的病因（如病毒、非侵袭性细菌、喂养不当）引起的腹泻，多为水泻，有时伴脱水症状，除感染因素外应注意下列情况。

（1）生理性腹泻 多见于 6 个月以内婴儿，外观虚胖，常有湿疹，生后不久即出现腹泻，除大便次数增多外，无其他症状，食欲好，不影响生长发育，添加辅食后大便逐渐转为正常。

（2）导致小肠消化吸收功能障碍的各种疾病 如双糖酶缺乏、食物过敏性腹泻等。可根据各病特点进行鉴别。

**2. 大便有较多白细胞** 表明结肠和回肠末端有侵袭性炎症病变，常由各种侵袭性细菌感染所致，仅凭临床表现难以区别，必要时应进行大便细菌培养、细菌血清型和毒性检测，尚需与下列疾病鉴别。

（1）细菌性痢疾 常有流行病学史，起病急，全身症状重。便次多，量少，排脓血便伴里急后重。大便镜检有较多脓细胞、红细胞和吞噬细胞，大便细菌培养有志贺痢疾杆菌生长可确诊。

（2）坏死性肠炎 中毒症状较严重，腹痛、腹胀、频繁呕吐、高热，大便呈暗红色糊状，渐出现典型的赤豆汤样血便，有腐败腥臭味，常伴休克。腹部 X 线摄片呈小肠局限性充气扩张，肠间隙增宽，肠壁积气等。

## 五、治疗原则

调整饮食，预防和纠正脱水，合理用药，加强护理，预防并发症。

### （一）饮食治疗

强调坚持继续喂养，可根据病情进行饮食调整。母乳喂养儿继续哺母乳，配方奶喂养儿伴有乳糖不耐受时可选择低乳糖或无乳糖配方。有严重呕吐者可暂时禁食 4～6 小时（不禁水），待好转后继续喂食，由少到多，由稀到稠。腹泻停止后逐渐恢复营养丰富的饮食，并连续 2 周每日加餐 1 次。

## （二）纠正水、电解质及酸碱失衡

**1. 口服补液**  适用于腹泻时脱水的预防及纠正轻、中度脱水。目前推荐选用低渗口服补液盐（ORS Ⅲ），轻度脱水 50～80ml/kg，中度脱水 80～100ml/kg。

🔗 **链接**  口服补液盐（ORS）

口服补液盐（oral rehydration salts，ORS）是 WHO 推荐用于治疗急性腹泻合并脱水的一种溶液，经临床应用取得了良好效果。目前有多种 ORS 配方，WHO 2002 年推荐的低渗透压口服补液配方 Ⅲ 与传统的配方比较同样有效，但更为安全。该配方为：氯化钠 2.6g，枸橼酸钠 2.9g，氯化钾 1.5g，无水葡萄糖 13.5g，加水至 1000ml 后口服。ORS 一般适用于轻度或中度脱水无严重呕吐者。不宜用于极度疲劳、昏迷或昏睡腹胀者。在用于补充继续损失量和生理需要量时，需适当稀释。

**2. 静脉补液**  适用于重度脱水及不能耐受口服补液的中度脱水患儿，休克或意识改变、口服补液脱水无改善或程度加重、肠梗阻的患儿。静脉补液量包括累积损失量、继续损失量和生理需要量。其成分、量和滴注持续时间需根据脱水的程度和性质决定。补液原则为"先快后慢，先盐后糖，先浓后淡，见尿补钾。"

**3. 鼻饲管补液**  推荐应用于无静脉输液条件、无严重呕吐的脱水患儿，液体选择 ORS Ⅲ。

**4. 纠正电解质紊乱和酸碱失衡**

## （三）药物治疗

1. 控制感染  ①水样便腹泻：多为病毒及非侵袭性细菌所致，一般不用抗生素。②黏液脓血便：多为侵袭性细菌感染，应根据临床特点，针对病原体先经验性选用抗菌药物，后根据大便细菌培养和药敏试验结果进行调整。

2. 微生态疗法  常用双歧杆菌、嗜酸乳杆菌、粪链球菌等制剂。

3. 肠黏膜保护药  蒙脱石散。

4. 抗分泌治疗  消旋卡多曲。

5. 补锌治疗。

6. 避免用止泻药。

## （四）迁延性和慢性腹泻治疗

迁延性、慢性腹泻常伴有营养不良和其他并发症，病情较为复杂，必须采取综合治疗。

**1. 对因治疗**  寻找引起病程迁延的原因，切忌滥用抗生素，避免引起顽固的肠道菌群失调。

**2. 营养治疗**

（1）调整饮食  母乳喂养儿应继续母乳喂养。人工喂养儿应调整饮食，保证足够热量。双糖不耐受患儿以乳糖不耐受最多见，可采用去双糖饮食。如在应用无双糖饮食后腹泻仍不改善，应考虑食物过敏的可能性，应回避过敏食物，也可采用游离氨基酸或深度水解蛋白配方饮食。

（2）要素饮食  是肠黏膜受损伤患儿最理想的食物，应用时的浓度和量视患儿临床状态而定。

（3）静脉营养  少数不能耐受口服营养物质的患儿可采用静脉营养。病情好转后改为口服。

**3. 药物治疗**  抗生素仅用于分离出特异病原体的感染患儿，并根据药敏试验结果选用。补充微量元素和维生素，如锌、铁、维生素 A、维生素 $B_{12}$、维生素 $B_1$、维生素 C 等，有助于肠黏膜的修复。应用微生态调节药和肠黏膜保护药。

**4. 中医辨证论治**  有良好的疗效，可配合中药、推拿、捏脊等。

# 第 3 节 维生素 D 缺乏性佝偻病

**案例 12-3**

　　患儿，男，1 岁。因夜间睡眠不安、多汗、夜惊、夜啼 10 天来诊。人工喂养，未服用过鱼肝油及钙剂，很少晒太阳。查体：方颅，前囟 2.5cm×2.5cm，牙未萌出，胸廓下缘可见肋膈沟，O 形腿。实验室检查：血钙稍低，血磷、碱性磷酸酶明显升高。

　　问题：1. 患儿最可能的诊断是什么？进一步需要做哪些检查？

　　　　　2. 治疗要点有哪些？

　　维生素 D 缺乏性佝偻病简称佝偻病，是由于体内维生素 D 不足引起钙磷代谢紊乱，导致以骨骼改变为特征的慢性营养缺乏性疾病。多见于 2 岁以下儿童，婴儿期更为常见，是我国国家卫生健康委员会重点防治的儿童四病之一。

# 一、病因和发病机制

## （一）病因

　　1. 围生期维生素 D 不足。

　　2. 日光照射不足　皮肤中的 7- 脱氢胆固醇经日光中的紫外线照射生成的维生素 D 是人体维生素 D 的主要来源。生活在较多灰尘和煤烟的空气中、户外活动少、北方寒冷季节日照时间短等因素均可导致紫外线照射不足，进而发生维生素 D 缺乏。

　　3. 生长发育速度快　婴幼儿生长发育快，对维生素 D 的需求量大，尤其是早产儿、双胎儿，体内维生素 D 储存不足，出生后生长速度较足月儿快，易导致维生素 D 缺乏。

　　4. 食物补充不足　天然食物中含维生素 D 少，即使母乳喂养，婴儿若不晒太阳，不及时额外补充维生素 D，亦易造成维生素 D 不足。

　　5. 疾病及药物因素　慢性腹泻、肝胆疾病、慢性肾病影响维生素 D 的吸收及代谢；长期应用苯妥英钠、苯巴比妥等药物，可加速维生素 D 的分解和代谢；糖皮质激素能拮抗维生素 D 对钙的转运。

## （二）发病机制

　　本病的发病机制见图 12-1。

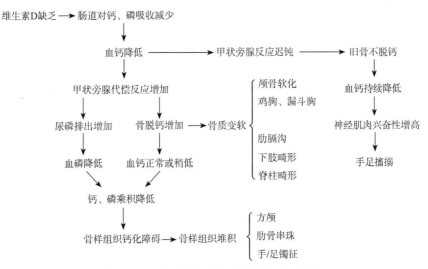

**图 12-1　维生素 D 缺乏性佝偻病的发病机制**

# 二、临床表现

## （一）初期（早期）

维生素 D 缺乏性佝偻病多见于 6 个月以内，特别是 3 个月内的小婴儿。

**1. 神经兴奋性增高**　如易激惹、烦恼、多汗、夜惊等，可有枕秃。神经系统改变非佝偻病的特异症状仅作为临床早期诊断的参考依据。

**2. 血生化**　血磷降低，血钙正常或稍低，碱性磷酸酶正常或稍增高，血清 25-(OH)D$_3$ 降低。

**3. X 线**　此期常无明显骨骼改变，骨骼 X 线正常或临时钙化带稍模糊。

## （二）活动期（激期）

早期婴儿未经治疗，病情继续加重，除初期的非特异性神经精神症状更明显外，主要表现为骨骼改变和运动功能发育迟缓。佝偻病骨骼改变往往在生长快的部位明显，故不同年龄有不同骨骼表现。

**1. 骨骼改变**

（1）头部　①颅骨软化：多见于 6 个月以内婴儿，以手指轻压颞骨或枕骨中央部位时有乒乓球样感；②方颅：多见于 7～8 个月以上的患儿，由于骨样组织增生致额骨及顶骨双侧对称性隆起，呈方形；③前囟增大及闭合延迟：重者可延迟至 2～3 岁；④出牙延迟：可延迟至 1 岁出牙，3 岁出齐，有时出牙顺序颠倒，缺乏釉质，易患龋齿。

（2）胸部　多见于 1 岁左右患儿。①肋骨串珠：因骨样组织堆积，肋骨和肋软骨交界处可触及或看到钝圆形隆起，以第 7～10 肋最明显，上下排列如串珠状；②肋膈沟：由于肋骨软化，膈肌牵拉使膈肌附着部位内陷，形成横沟，也称郝氏沟；③鸡胸或漏斗胸：由于肋骨骺部内陷，以致胸骨向外突出，形成鸡胸，如胸骨剑突部向内凹陷，则形成漏斗胸。

（3）四肢　在手腕、脚踝处形成圆形环状隆起，称为手镯征（图 12-2）或脚镯征，多见于 6 个月以上儿童。由于骨质软化和肌肉关节松弛，儿童开始站立与行走后双下肢负重可出现股骨、胫骨、腓骨弯曲，形成膝外翻（X 形腿）（图 12-3）或膝内翻（O 形腿）（图 12-4）。

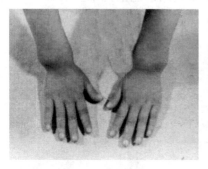
**图 12-2　手镯征**

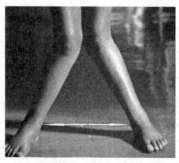
**图 12-3　X 形腿**

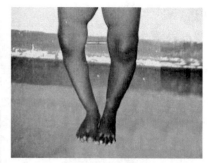
**图 12-4　O 形腿**

（4）脊柱　小儿会坐和站立后，脊柱可出现后凸和侧弯等畸形。

**2. 全身肌肉松弛**　低血磷使肌肉糖代谢障碍，致患儿全身肌肉松弛、肌张力低下，可出现头颈软弱无力、运动功能发育落后、大关节伸展过度、腹部膨隆等表现。

**3. 其他**　大脑皮质功能异常，条件反射形成缓慢，患儿表情淡漠，语言发育迟缓，免疫力低下。

**4. 血生化**　25-(OH)-D$_3$ 下降，血钙降低，血磷明显降低，碱性磷酸酶明显增高。

**5. X 线**　一般摄腕部 X 线正位片，可有下列改变：长骨钙化带消失，干骺端呈毛刷样、杯口状改变；骨骺软骨盘增宽（＞2mm），骨质稀疏，骨皮质变薄；可有骨干弯曲畸形或青枝骨折。

***考点：维生素 D 缺乏性佝偻病激期的临床表现***

## （三）恢复期

以上任何期经过治疗及日光照射，临床症状和体征可逐渐减轻或消失，血生化逐步恢复，骨骼 X 线表现于 2 ～ 3 周后即有改善，并逐步恢复正常。

## （四）后遗症期

2 岁以后儿童，临床症状消失，血生化及骨骼 X 线检查正常，仅严重患儿遗留不同程度的骨骼畸形。

# 三、诊断要点

应根据维生素 D 缺乏病史、临床表现及血生化、X 线检查等综合判断。同时要确定佝偻病分期。应注意佝偻病的早期症状和体征，但仅靠临床表现的诊断准确率较低，血清 25-（OH）$D_3$ 水平是最可靠的诊断指标，血生化与骨骼 X 线检查为诊断的金标准。

# 四、治疗原则

治疗目的：控制活动期，防止骨骼畸形。

**1. 一般治疗** 加强护理，供给富含蛋白质、维生素 D 和钙的食物，增加户外活动，经常晒太阳。

**2. 补充维生素 D** 以口服为主，每日 2000 ～ 4000IU，连服 1 个月后，改为 400IU/d。口服困难或腹泻影响吸收时，可给予维生素 D 15 万～ 30 万 IU/ 次，肌内注射，1 个月后，再以每日 400 ～ 800IU 维持。用药期间强调定期随访的重要性。

**3. 其他治疗**

（1）补充钙剂 以膳食补充为主，当出现低血钙、严重佝偻病或营养不良时可补充钙剂。

（2）补充微量元素 维生素 D 缺乏性佝偻病多伴有锌、铁降低，及时适量补充微量元素，将有利于骨骼成长。

（3）矫形治疗 严重的骨骼畸形可采用手术矫正。

# 五、预 防

目前认为确保儿童每日获得维生素 D 400IU 是预防本病的关键。孕母应多户外活动，妊娠后期可适量补充维生素 D；婴幼儿期预防的关键在于日光浴和适量维生素 D 的补充。早产儿、低出生体重儿生后 1 周开始补充维生素 D 800IU/d，3 个月后改预防量；足月儿生后 2 周开始补充维生素 D 400IU/d，补充至 2 岁，阳光充足时可暂停或减量。

# 第 4 节 新生儿黄疸

**案例 12-4**

患儿，男，48 小时。因皮肤黄染 30 小时就诊。足月顺产，生后无窒息。患儿 30 小时前出现皮肤黄染，迅速加重。口服"茵栀黄颗粒"治疗无效。查体：足月新生儿貌，反应欠佳，全身皮肤明显黄染，巩膜黄染，心肺听诊无异常，腹软，肝脾不大，足底、手掌黄染。血清总胆红素 365μmol/L。

问题：该患儿最可能的诊断是什么？判断依据是什么？

黄疸是因血清中胆红素含量增高，在体内积聚引起的皮肤、巩膜、黏膜或其他器官黄染，是新生儿期常见的临床问题。新生儿血清胆红素超过 5 ～ 7mg/dl 可出现肉眼可见的黄疸。非结合胆红素增高是新生儿黄疸最常见的表现形式，重者可引起胆红素脑病（核黄疸），造成神经系统的永久性损害，甚至死亡。

# 一、新生儿胆红素代谢特点

**1. 胆红素生成过多** 新生儿每日生成的胆红素明显高于成人（成人 3.8mg/kg，新生儿 8.8mg/kg），其原因是：①红细胞数量多：胎儿血氧分压低，红细胞数量代偿性增加，出生后血氧分压升高，过多的红细胞被破坏；②红细胞寿命短；③旁路和其他组织来源胆红素多。

**2. 血浆白蛋白联结胆红素的能力不足** 胆红素进入血液循环与白蛋白结合后，运送到肝脏进行代谢。与白蛋白结合的胆红素不能透过细胞膜和血脑屏障，不引起细胞和脑组织的损伤，而游离的非结合胆红素可透过血脑屏障引起胆红素脑病。刚娩出的新生儿常有不同程度的酸中毒，可减少胆红素与白蛋白联结，早产儿胎龄越小，白蛋白含量越低，结合的胆红素越少。

**3. 肝细胞处理胆红素能力差** 非结合胆红素进入肝细胞后，与 Y、Z 蛋白结合后转运至光面内质网，经尿苷二磷酸葡萄糖醛酸基转移酶（UDPGT）催化生成结合胆红素，经胆汁排至肠道。新生儿肝细胞 Y、Z 蛋白含量少，UDPGT 含量低且活性差，因此生成结合胆红素的量少；此外，肝脏排泄胆红素的能力也差。

**4. 胆红素肠肝循环增加** 新生儿肠道内正常菌群尚未完全建立，不能将肠道的结合胆红素还原成粪胆原、尿胆原排出体外；肠腔内葡萄糖醛酸苷酶活性相对较高，可将结合胆红素转变成非结合胆红素，再通过肠道重吸收，导致肠肝循环增加，血非结合胆红素水平增高；此外，胎粪含胆红素较多，如排泄延迟，也可使胆红素重吸收增加。

当饥饿、缺氧、脱水、酸中毒、头颅血肿或颅内出血时，更易出现黄疸或使原有黄疸加重。

# 二、新生儿黄疸分类

新生儿黄疸通常分为生理性黄疸和病理性黄疸（表 12-2）。

| 表 12-2　新生儿生理性黄疸与病理性黄疸的鉴别 | | |
|---|---|---|
| | 生理性黄疸 | 病理性黄疸 |
| 黄疸出现时间 | 足月儿 2～3 天，早产儿 3～5 天出现<br>足月儿 4～5 天，早产儿 5～7 天达高峰 | 生后 24 小时内可出现（新生儿溶血病） |
| 黄疸持续时间 | 足月儿＜ 2 周；早产儿可延至 3～4 周 | 足月儿＞ 2 周；早产儿＞ 4 周 |
| 血清胆红素 | 足月儿＜ 221μmol/L（12.9mg/dl）<br>早产儿＜ 257μmol/L（15mg/dl）<br>每日升高＜ 85μmol/L（5mg/dl） | 足月儿＞ 221μmol/L（12.9mg/dl）<br>早产儿＞ 257μmol/L（15mg/dl）<br>每日升高＞ 85μmol/L（5mg/dl）<br>结合胆红素＞ 34μmol/L（2mg/dl） |
| 其他情况 | 一般情况良好 | 黄疸退而复现或进行性加重，可伴有原发病表现 |

**考点**：新生儿生理性黄疸和病理性黄疸的特点

# 三、新生儿病理性黄疸的病因

**1. 胆红素生成过多** 由于红细胞破坏增多、肠肝循环增加，导致胆红素生成过多，引起非结合胆红素增高。主要见于：①红细胞增多症，如母 - 胎或胎 - 胎输血、宫内慢性缺氧、脐带结扎延迟。②血管外溶血，如颅内出血、头颅血肿、肺出血、其他部位出血等。③同种免疫性溶血，如母婴 ABO 血型不合、Rh 血型不合。④感染性疾病，新生儿败血症多见，病毒、细菌、支原体等重症感染也可引起溶血。⑤肠肝循环增加，如先天性肠道闭锁、巨结肠、饥饿或喂养延迟等。⑥母乳性黄疸。⑦红细胞酶缺陷，如葡萄糖 -6- 磷酸脱氢酶缺陷。⑧红细胞形态异常，如遗传性球形红细胞增多症。⑨血红蛋白病，如地中海贫血。

**2. 肝脏胆红素代谢障碍** 由于肝细胞摄取和结合胆红素的能力低下，导致血清非结合胆红素增高。

主要见于：①缺氧和感染，如新生儿窒息和心力衰竭。②先天性甲状腺功能低下。③药物，如磺胺类药、维生素 K$_3$、水杨酸盐等。④吉尔伯特（Gilbert）综合征。⑤家族性暂时性新生儿黄疸。⑥其他：克纳综合征（先天性非梗阻型非溶血性黄疸）、21- 三体综合征等。

**3. 胆红素排泄障碍**　由于肝细胞和（或）胆道对胆汁分泌和（或）排泄障碍所致，引起结合胆红素增高，如同时伴有肝细胞受损，则非结合胆红素也可增高。主要见于：①新生儿肝炎。②先天性代谢缺陷病。③先天性非溶血性结合胆红素增高症。④肠道外营养所致的胆汁淤积。⑤胆道闭锁。

# 四、辅 助 检 查

1. 血常规、肝功能检查。
2. 母子血型检查　母子 ABO 和 Rh 血型检查。
3. 检查有无溶血。
4. 致敏红细胞和血型抗体测定　改良直接抗人球蛋白试验、抗体释放试验、游离抗体试验。
5. 脑干听觉诱发电位、头颅 MRI 扫描等。

# 五、高胆红素血症的治疗

黄疸是新生儿早期常见的现象，但过高的胆红素血症可造成神经系统永久性的损害和功能障碍。在诊治过程中既要及时发现有风险的高胆红素血症并及时治疗，又要避免对未达到风险程度的生理性黄疸进行过多的干预。

**1. 光照疗法**　简称光疗，是降低血清非结合胆红素简单而有效的方法。

**2. 药物治疗**　①肝酶诱导剂，常用苯巴比妥。②补充白蛋白。③静脉注射免疫球蛋白（IVIG）。

**3. 换血疗法**

（1）作用　换出部分血中游离抗体和致敏红细胞，减轻溶血；换出血中大量胆红素，防止发生胆红素脑病；纠正贫血，改善携氧，防止心力衰竭。

（2）指征　大部分 Rh 溶血病和个别严重的 ABO 溶血病需换血治疗。

（3）血源　Rh 溶血病选用 Rh 系统与母亲同型、ABO 系统与患儿同型的血液，紧急或找不到血源时也可选用 O 型血；母 O 型、子 A 或 B 型的 ABO 溶血病，最好选用 AB 型血浆和 O 型红细胞的混合血。

**4. 其他治疗**　防止低血糖、低血钙、低体温，纠正缺氧、贫血、水肿、电解质紊乱和心力衰竭等。

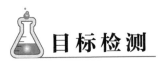目标检测

**单项选择题**

1. 1 个月婴儿，冬季出生，母乳喂养，为预防维生素 D 缺乏性佝偻病的发生，最好的办法是
   A. 母亲摄入富含钙、磷的食物
   B. 母亲摄入富含维生素 D 的食物
   C. 婴儿每日补充维生素 D 400IU
   D. 婴儿每日补充维生素 D 1 万 IU

2. 小儿腹泻的定义是
   A. 星状病毒感染致腹泻
   B. 多为轮状病毒感染致秋季腹泻
   C. 致病性大肠埃希菌感染致腹泻
   D. 多病原、多因素引起的排便次数增多和性状改变

3. 患儿，男，8 个月。咳嗽 3 天，发热伴气促 1 天。查体：呼吸急促，口周略发青，咽部充血，双肺闻及中小水泡音，心腹（－）。白细胞 10×10$^9$/L，中性粒细胞（N）65%，淋巴细胞（L）35%。其最可能的诊断是
   A. 支气管炎　　　　B. 支气管哮喘
   C. 原发型肺结核　　D. 支气管肺炎

4. 有关足月新生儿病理性黄疸的特点，描述错误的是
   A. 黄疸于生后 24 小时后出现

B. 黄疸持续超过 2 周

C. 黄疸消退后又再出现

D. 血清胆红素 > 221μmol/L

5. 患儿, 男, 1 岁, 发热伴咳嗽 3 天, 食欲差, 偶有呕吐, 嗜睡, 抽搐 2 次, 双肺可闻及中细湿啰音, 心率 110 次/分, 呼吸 56 次/分, 肝肋下 1cm, 白细胞 $4 \times 10^9/L$, 高热不退, 呈弛张型, 面色苍白, 首选的检查是

A. 痰培养　　　　B. 胸部 X 线片

C. 心电图　　　　D. 血常规

6. 患儿, 男, 10 个月。出生后牛奶喂养, 经常出现多汗、烦躁, 近一周加重, 偶有腹泻、呕吐。查体: 枕秃, 前囟大, 方颅。实验室检查: 血钙稍低, 血磷降低, 碱性磷酸酶增高。X 线检查示干骺端临时钙化带呈毛刷样。最合适的治疗措施是

A. 维生素 D 330 万 IU 肌内注射

B. 维生素 D 400 ~ 800IU/d 口服

C. 维生素 D 2000 ~ 4000IU/d 口服

D. 补充钙剂

7. 患儿, 男, 7 天。生后第 3 天面部出现黄染, 逐渐加重。胎龄 38 周, 出生体重 3.2kg, 母乳喂养, 一般情况好。实验室检查: Hb 152g/L, 血清总胆红素 171μmol/L, 直接胆红素 3.4μmol/L。首先考虑的诊断为

A. 新生儿生理性黄疸　　B. 新生儿溶血病

C. 新生儿败血症　　　　D. 新生儿母乳性黄疸

8. 患儿, 男, 2 岁。秋季发病。低热伴腹泻 2 天, 为蛋花汤样, 10 余次/天, 无腥臭味。粪便常规偶见白细胞。最可能的病原体是

A. 冠状病毒　　　　B. 肠道腺病毒

C. 柯萨奇病毒　　　D. 轮状病毒

9. 患儿, 女, 3 个半月。混合喂养, 腹泻 2 个月, 排便 5 ~ 6 次/日, 稀或糊便, 无脓血, 食欲好。面部湿疹, 体重 5.8kg. 最可能的诊断是

A. 迁延性腹泻　　　　B. 慢性腹泻

C. 感染性腹泻　　　　D. 生理性腹泻

10. 新生儿高胆红素血症, 可导致

A. 颅内出血　　　　B. 颅内感染

C. 核黄疸　　　　　D. 败血症

11. 患儿, 6 个月, 呕吐, 腹泻 3 天, 排便 10 余次/日, 呈蛋花汤样, 有腥臭味, 尿量极少, 皮肤弹性差, 前囟、眼窝明显凹陷, 四肢厥冷。粪便常规偶见白细胞。血清钠 135mmol/L。病原学诊断最可能是

A. 金黄色葡萄球菌肠炎

B. 难辨梭状芽孢杆菌肠炎

C. 空肠弯曲菌肠炎

D. 产毒性大肠埃希菌肠炎

12. 维生素 D 缺乏性佝偻病初期的主要临床表现是

A. 免疫力低下　　　　B. 语言发育落后

C. 运动减少　　　　　D. 非特异性神经精神症状

13. 患儿, 女, 11 个月, 多汗, 烦躁, 睡眠不安, 可见肋膈沟, 下肢轻度 O 形腿。血钙稍低, 血磷降低, 碱性磷酸酶增高, 其佝偻病应处于

A. 前驱期　　　　　B. 初期

C. 激期　　　　　　D. 恢复期

14. 维生素 D 缺乏病可靠的早期诊断指标是

A. 血钙降低

B. 血磷降低

C. 血 1, 25-$(OH)_2$-$D_3$ 降低

D. 血 25-$(OH)$-$D_3$ 降低

（林华伟）

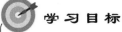学习目标

**1. 掌握** 传染病流行的基本条件及特征；病毒性肝炎、细菌性痢疾、艾滋病的临床表现及治疗原则。

**2. 熟悉** 常见传染病的预防；病毒性肝炎、艾滋病、细菌性痢疾的概念、病因及辅助检查。

**3. 了解** 法定传染病的分类和报告时限。

# 第1节 概 述

## （一）传染病的概念

传染性疾病，简称传染病（communicable disease）是指由病原体感染人体后产生的有传染性、在一定条件下可造成流行的疾病。感染性疾病（infectious disease）是指由病原体感染所致的疾病，包括传染病和非传染性感染性疾病。

传染病学是一门研究各种传染病在人体内外发生、发展、传播、诊断、治疗和预防规律的学科。其重点在于研究各种传染病的临床表现、诊断依据、鉴别诊断、治疗方法和预防措施，以求达到治病救人、防治结合的目的。

## （二）传染病流行的基本条件

**1. 传染源** 是指病原体已在体内生长繁殖并能将其排出体外的人和动物。传染源主要包括隐性感染者、患者、病原携带者、受感染的动物。

**2. 传播途径** 病原体离开传染源，感染另一个易感者的途径，称为传播途径。常见的传播途径为：①呼吸道传播（空气、飞沫、尘埃）；②消化道传播（水、食物、餐具）；③血液、体液传播（血液制品、分娩、手术、器官移植、性交、吸毒）；④接触传播（含有病原体的水、土壤、物品）；⑤虫媒传播（蚊子、跳蚤、人虱、恙螨）。

**3. 易感人群** 对某种传染病缺乏特异性免疫力的人称为易感者。易感者的比例在人群中达到一定水平时，如果遇有传染源和合适的传播途径，则很容易发生传染病的流行。

考点：传染病流行的基本条件

## （三）传染病的基本特征

**1. 病原体** 是指能够使宿主致病的各类微生物的通称，包括细菌、病毒、立克次体、支原体、衣原体、螺旋体、真菌和寄生虫等。

**2. 传染性** 是传染病与其他感染性疾病的主要区别。传染性意味着病原体能通过某种途径感染他人。传染病患者有传染性的时期称为传染期，其在每一种传染病中都相对固定，可以作为隔离患者的依据之一。

**3. 流行病学特征**　传染病的流行过程在自然和社会因素的影响下，表现出各种流行病学特征，包括流行性、季节性、地方性、外来性，其中流行性又分为散发、暴发、流行、大流行。

**4. 感染后免疫**　免疫功能正常的人体感染病原体后，无论是显性或隐性感染，都能产生针对病原体及其产物（如毒素）的特异性免疫。通过血清中特异性抗体的检测可知道是否具有免疫力。

**考点：传染病流行的基本特征**

### （四）法定传染病

**1. 法定传染病的分类和报告病种**　《中华人民共和国传染病防治法》规定，传染病分为甲、乙、丙3类。

（1）甲类传染病　也称为强制管理传染病，共2种，包括鼠疫、霍乱。

（2）乙类传染病　也称为严格管理传染病，共27种，包括新型冠状病毒肺炎、严重急性呼吸综合征（传染性非典型肺炎）、获得性免疫缺陷综合征、病毒性肝炎、脊髓灰质炎、人感染高致病性禽流感、麻疹、流行性出血热、狂犬病、流行性乙型脑炎、登革热、炭疽、细菌性和阿米巴性痢疾、肺结核、伤寒和副伤寒、流行性脑脊髓膜炎、百日咳、白喉、新生儿破伤风、猩红热、布鲁氏菌病、淋病、梅毒、钩端螺旋体病、血吸虫病、疟疾、人感染H7N9禽流感。其中，严重急性呼吸综合征、炭疽中的肺炭疽虽被纳入乙类，须采取甲类传染病的预防、控制管理。

（3）丙类传染病　也称监测管理传染病，共11种，包括流行性感冒，流行性腮腺炎，风疹，急性出血性结膜炎，麻风病，流行性和地方性斑疹伤寒，黑热病，包虫病，丝虫病，除霍乱、细菌性和阿米巴性痢疾、伤寒和副伤寒以外的感染性腹泻病，手足口病。

**2. 报告时限**　根据《传染病信息报告管理规范》的要求，责任报告单位和责任疫情报告人发现甲类传染病和乙类传染病中的肺炭疽、严重急性呼吸综合征、新型冠状病毒肺炎的患者或疑似患者时，或发现其他传染病和不明原因疾病暴发时，应于2小时内将传染病报告卡通过网络报告；未实行网络直报的责任报告单位应于2小时内以最快的通讯方式（电话、传真）向当地县级疾病预防控制机构报告，并于2小时内寄送传染病报告卡。对其他乙类、丙类传染病患者、疑似患者和规定报告的传染病病原携带者在诊断后，实行网络直报的责任报告单位应于24小时内进行网络报告；未实行网络直报的责任报告单位应于24小时内寄送出传染病报告卡。

### （五）传染病的预防

控制传染病最高效的方式在于防控，由于在传染病的三个基本条件中：传染源、传播途径和易感人群，缺乏任何一个都无法造成传染病的流行，对于传染病预防也主要集中在这三个方面。

**1. 控制传染源**　是预防传染病的最有效方式。对于人类传染源的传染病，需要及时将患者或病原携带者妥善地安排在指定的隔离位置，暂时与人群隔离，积极进行治疗、护理，并对具有传染性的分泌物、排泄物和用具等进行必要的消毒处理，防止病原体向外扩散。

**2. 切断传播途径**　对于通过消化道、血液和体液传播的传染病，包括虫媒传染病和寄生虫病等，切断传播途径是最为直接的预防方式。其主要方法是进行隔离和消毒。除此以外，还需注意饮食卫生、环境卫生、个人卫生等。

**3. 保护易感人群**　是传染病预防的重要组成部分，而且往往是较为容易实现的预防方法。主要通过提高机体免疫力来实现，如改善营养，积极锻炼，保持良好的心态，接种疫苗、菌苗、抗毒素、丙种球蛋白等。

## 第 2 节　病毒性肝炎

**案例 13-1**

　　患者，男性，35 岁。因乏力、食欲减退伴尿黄 7 天就诊。腹软，肝肋下 2cm，质软，有压痛及叩击痛。辅助检查：乙肝病毒标志物 HBsAg（＋）、IIBeAg（＋）、抗 HBc（＋）、HBV-DNA（＋）。肝功能：谷丙转氨酶 500U/L。肝脏彩超检查：肝实质光点稍增粗。其母亲有慢性乙肝病史。

　　**问题：**该患者最可能的诊断是什么？如何治疗？

　　病毒性肝炎是由肝炎病毒引起的，以肝脏损害为主的一组全身性传染病。主要致病的肝炎病毒有甲型（HAV）、乙型（HBV）、丙型（HCV）、丁型（HDV）和戊型（HEV）。此外，还有己型肝炎病毒、庚型肝炎病毒和 TT 型肝炎病毒。

## 一、病因及流行病学

　　病毒性肝炎的病原体是肝炎病毒，目前已证实甲、乙、丙、丁、戊五型肝炎病毒是病毒肝炎的主要病原体（表 13-1）。其中，丁型肝炎病毒（HDV）是一种缺陷性病毒，其复制需要乙型肝炎病毒（HBV）等嗜肝 DNA 病毒的辅佐。

**表 13-1　病毒性肝炎的传染源、传播途径和易感人群**

| 类型 | 传染源 | 传播途径 | 易感人群 |
|---|---|---|---|
| 甲型肝炎 | 急性期患者及隐性感染者，后者数量较前者多。潜伏期后期及黄疸出现前数日传染性最强，黄疸出现后 2 周粪便传染性明显减弱 | 主要经消化道传播，其中粪 - 口传播是主要途径，水源或食物严重污染亦可导致暴发流行，日常生活接触多引起散发性发病 | 抗甲型肝炎病毒阴性者均为易感人群 |
| 乙型肝炎 | 主要是有乙型肝炎病毒 DNA 复制的急、慢性患者及无症状慢性乙型肝炎病毒携带者 | 主要通过血液、日常密切接触及性接触而传播。血液传播途径除输血及血制品外，诸如注射、刺伤、共用牙刷、共用剃须刀及外科器械等方式，经微量血液亦可传播。另一种重要传播方式是母婴传播（垂直传播）。HBsAg 及 HBeAg 阳性母亲所生育的婴儿，乙型肝炎病毒感染率高达 95%，大部分在分娩过程中感染，5%～15% 可能系宫内感染 | 抗乙肝表面抗原阴性者均为易感人群 |
| 丙型肝炎 | 急、慢性丙型肝炎患者及慢性丙型肝炎病毒携带者 | 与乙型肝炎相似，但近年输血或血制品传播显著减少，而非输血途径如静脉药瘾、性接触及不洁注射呈相对上升趋势 | 人类对丙型肝炎病毒普遍易感 |
| 丁型肝炎 | 人类对丁型肝炎病毒普遍易感 | 与乙型肝炎病毒相同，输血及血制品是传播丁型肝炎病毒的最重要途径之一。我国丁肝病毒传播方式以生活密切接触为主 | 人类对丁型肝炎病毒普遍易感 |
| 戊型肝炎 | 基因型 1、2 型的传染源为现症患者及亚临床感染者，3、4 型戊型肝炎的主要传染源为猪和患者 | 主要经消化道途径传播，水源污染所致流行最多见 | 人群普遍易感，青壮年发病率高 |

## 二、临床表现

### （一）急性肝炎

　　各型肝炎病毒均可引起。甲型、戊型为急性感染，不转为慢性。成年人急性乙型肝炎约 10% 转为慢性，丙型肝炎和丁型肝炎转为慢性的比例更高。

　　**1.急性黄疸型肝炎**　以甲型肝炎和戊型肝炎多见并呈典型的三个阶段。

　　（1）黄疸前期　可有发热，体温在 38～39℃，乏力、食欲减退、厌油、肝区不适，尿色加深，肝功能 ALT 增高，平均持续 5 ～ 7 天。

（2）黄疸期 发热消退，尿黄加深，巩膜和皮肤出现黄疸，1 ～ 3 周内黄疸达高峰。肝大，质软、边缘锐利，有压痛及叩击痛。部分患者有轻度脾大。部分患者可有皮肤瘙痒、心动徐缓等梗阻性黄疸表现。肝功能检查 ALT 和胆红素升高，尿胆红素阳性，本期持续 2 ～ 6 周。

（3）恢复期 症状逐渐消失，黄疸消退，肝、脾回缩，肝功能逐渐恢复正常。本期持续 2 周至 4 个月，平均 1 个月。孕妇若患戊型肝炎，病情重，病死率高。

**2. 急性无黄疸型肝炎** 起病较缓慢，除无黄疸外，其他临床表现与黄疸型相似，但症状稍轻，主要表现为全身乏力，食欲下降，恶心，腹胀，肝区痛，肝大，有轻压痛及叩痛等。恢复较快，病程大多在 3 个月内。

急性丙型肝炎起初一般无明显症状，少数患者有低热，血清谷丙转氨酶轻度、中度升高，无黄疸型占 2/3 以上。

急性丁型肝炎可与 HBV 感染同时发生或继发于 HBV 感染者中（重叠感染），使其临床表现复杂化，如出现热度增高、黄疸等，少数患者可发展为重型肝炎，大多数患者会向慢性化发展。

## （二）慢性肝炎

急性肝炎病程超过半年；或原有乙型、丙型、丁型肝炎或 HBsAg 携带史而因同一病原再次出现肝炎症状、体征及肝功能异常者；或发病日期不明确，但根据肝组织病理学或根据症状、体征、化验及 B 超检查综合分析符合慢性肝炎表现者。慢性肝炎仅见于乙、丙、丁型肝炎。

**1. 轻度** 病情较轻，可反复出现乏力、头晕、食欲有所减退、厌油、尿黄、肝区不适、睡眠欠佳，肝稍大，有轻触痛，可有轻度脾大。部分患者症状、体征缺如。肝功能指标仅 1 项或 2 项轻度异常。

**2. 中度** 症状、体征、实验室检查居于轻度和重度之间。

**3. 重度** 有明显或持续的肝炎症状，如乏力、食欲缺乏、腹胀、尿黄、便溏等，伴肝病面容、肝掌、蜘蛛痣、脾大，谷丙转氨酶［GPT，又称丙氨酸转氨酶（ALT）］和（或）谷草转氨酶［GOT，又称天冬氨酸转氨酶（AST）］反复或持续升高，白蛋白降低、丙种球蛋白明显升高。

## （三）重型肝炎（肝衰竭）

重型肝炎是病毒性肝炎中最严重的一种类型，占全部肝炎中的 0.2% ～ 0.5%，病死率高。所有肝炎病毒均可引起重型肝炎，但甲型、丙型少见。

**1. 急性重型肝炎** 又称暴发型肝炎，以急性黄疸型肝炎起病为主，病情发展迅猛，2 周内迅速恶化。肝功能检查出现胆酶分离现象，血氨升高。本型病死率高，病程不超过 3 周。

**2. 亚急性重型肝炎** 又称亚急性肝坏死，临床表现与急性重型肝炎相似。但发展速度稍慢，病程较长，常超过 3 周至数月，容易转化为慢性肝炎或肝硬化。

**3. 慢加急性（亚急性）重型肝炎** 是在慢性肝病基础上出现的急性或亚急性肝功能失代偿。

**4. 慢性重型肝炎** 临床表现同亚急性重症肝炎，但又有慢性肝炎或肝硬化病史，或慢性 HBV 携带史，或有慢性肝病体征（如肝掌、蜘蛛痣等）、影像学改变（如脾脏增厚等）及生化检测改变者（如 A/G 值下降或倒置，丙种球蛋白升高）等。

## （四）淤胆型肝炎

淤胆型肝炎又称为毛细胆管炎型肝炎，是以肝内淤胆为主要表现的一种特殊临床类型。急性淤胆型肝炎起病类似急性黄疸型肝炎，但黄疸持续 3 周以上，甚至数月或更长。以肝内梗阻性黄疸为主，有皮肤瘙痒，大便颜色变浅，肝大。少数会发展为胆汁性肝硬化。肝功能检查血清胆红素明显升高，以直接胆红素为主。

**考点：** 各型病毒性肝炎的临床表现

# 三、辅助检查

## （一）病原学检查

**1. 甲型肝炎**　抗 -HAV（IgM）是新近感染的证据，是早期诊断甲型肝炎简便而且可靠的血清学标志，临床常采用酶联免疫吸附试验检测。

**2. 乙型肝炎**　HBV 抗原抗体系统常见检测结果（表 13-2）。

**3. 丙型肝炎**　做抗 -HCV、HCV-RNA 等检测，免疫组化法检测肝组织 HCV 抗原为较特异的方法。

**4. 丁型肝炎**　做 HDAg 和抗 -HDV 及 HDV-RNA 检测。免疫组化法检测肝组织 HDAg。

**5. 戊型肝炎**　可检测抗 -HEV，免疫电镜法检测粪便或胆汁中 HEV 抗原。免疫荧光法检测肝组织内的 HEV 抗原。

**表 13-2　乙型肝炎血清病毒标志物及其临床意义**

| 标志物 | 临床意义 |
| --- | --- |
| HBsAg | 阳性表示存在 HBV 感染；如果 HBsAg 在窗口期未被检测出，可检验出 HBV DNA；HBsAg 定量检测可用于预测疾病进展、抗病毒疗效和预后等 |
| 抗 -HBs | 为保护性抗体；阳性表示具备 HBV 免疫力，见于乙型肝炎康复期及接种乙型肝炎疫苗者 |
| HBeAg | 阳性表示 HBV DNA 水平高，传染性强 |
| 抗 -HBe | 阳性预示 HBV DNA 复制水平下降，仍具有传染性 |
| 抗 -HBc | 主要是 IgG 抗体，只要感染过 HBV，无论病毒是否被清除，此抗体多为阳性 |
| 抗 -HBc IgM | 多见于急性乙型肝炎，可持续 6 个月；也可在慢性乙型肝炎急性发作时出现 |
| HBV DNA | 在 HBV 感染早期先于 HBsAg 出现，可判断 HBV 感染病毒复制水平，预测疾病发展，并用于抗病毒治疗适应证的选择和疗效判断等 |

## （二）血液检测

**1. 谷丙转氨酶**　是最敏感的肝功能检测指标之一，是目前反映肝细胞受损最常用的指标。急性肝炎时明显升高；慢性肝炎、肝硬化时轻中度升高；重型肝炎时可出现胆红素不断增高，而谷丙转氨酶反而下降，即胆 - 酶分离现象，提示肝细胞坏死严重。

**2. 谷草转氨酶**　在心肌中浓度最高，故在判定对肝功能的影响时，首先应排除心脏疾病的影响。谷草转氨酶 80% 在肝细胞线粒体内，一般情况下，肝损伤以谷丙转氨酶升高为主，若血清谷草转氨酶明显增高，常表示肝细胞严重坏死。

**3. 碱性磷酸酶（ALP）及 γ- 谷氨酰转肽酶（γ-GTT）**　胆汁淤积时两者均明显升高。

**4. 胆碱酯酶（CHE）**　活性越低提示肝细胞损伤越重。

**5. 血清蛋白检测**　临床上常把血清蛋白作为肝脏蛋白代谢的生化指标，慢性肝炎肝硬化时，常有血清白蛋白下降，球蛋白水平升高，且以球蛋白升高为主，故 A/G 值下降或倒置。

**6. 血清胆红素检测**　肝脏在胆红素代谢中有摄取转运，结合排泄的功能，肝功能损伤致胆红素水平升高，除淤胆型肝炎外，胆红素水平与肝损伤严重程度成正比。

**7. 凝血酶原活动度（PTA）**　是诊断重型肝炎的重要依据。

## （三）肝穿刺活组织检查

肝穿刺活组织检查是诊断各型病毒性肝炎的主要指标，亦是诊断早期肝硬化的确切证据，但因为系创伤性检查尚不能普及，亦不作为首选。

## （四）超声及计算机断层扫描（CT）

超声检查应用非常广泛，可帮助肝硬化与肝癌及黄疸原因进行鉴别。CT检查亦对上述诊断有重要价值。

# 四、诊断依据

根据流行病学资料、临床症状和体征、实验室检查各项指标进行综合判断，尤其是病原学检查和肝功能情况，对肝炎分型和病情判断有指导性意义。

# 五、治疗原则

病毒性肝炎目前尚缺乏可靠的特效治疗方法。各型肝炎的治疗原则均以足够的休息、合理的营养为主，辅以适当药物，避免饮酒、过劳和损害肝脏药物。

## （一）急性肝炎

急性肝炎一般为自限性，多可完全康复。以一般治疗及对症支持治疗为主。急性期应进行隔离，症状明显及有黄疸者应卧床休息，恢复期可逐渐增加活动量，但要避免过劳。饮食宜清淡易消化，适当补充维生素，热量不足者应静脉补充葡萄糖。避免饮酒和应用损害肝脏药物，辅以药物对症治疗及恢复肝功能，药物不宜过多，以免加重肝脏负担。一般不采用抗病毒治疗，急性丙型肝炎例外，因急性丙型肝炎容易转为慢性，早期应用抗病毒治疗可降低转慢性概率。

## （二）慢性肝炎

慢性肝炎根据患者具体情况采用综合性治疗方案，包括合理的休息和营养，心理平衡，改善和恢复肝功能，调节机体免疫，抗病毒，抗纤维化等。

**1. 一般治疗**

（1）适当休息　症状明显或病情较重者应强调卧床休息，卧床可增加肝脏血流量，有助于恢复。病情轻者以活动后不觉疲乏为度。

（2）合理饮食　适当的高蛋白、高热量、高维生素的易消化食物有利于肝脏修复，不必过分强调高营养，以防发生脂肪肝，避免饮酒。

**2. 药物治疗**

（1）改善和恢复肝功能　①非特异性护肝药：维生素类、还原型谷胱甘肽、葡醛内酯（肝泰乐）等；②降酶药：五味子类（联苯双酯等）、山豆根类（苦参碱等）、甘草提取物（甘草酸、甘草苷等）、垂盆草、齐墩果酸等有降氨基转移酶作用。部分患者停药后有ALT反跳现象，故显效后逐渐减量至停药为宜；③退黄药物：丹参、茵栀黄、门冬氨酸钾镁、前列腺素E、腺苷甲硫氨酸等。

（2）免疫调节　如胸腺肽或胸腺素、转移因子、特异性免疫核糖核酸等。某些中草药提取物如猪苓多糖、香菇多糖、云芝多糖等亦有免疫调节效果。

（3）抗肝纤维化　主要有丹参、冬虫夏草、核仁提取物、干扰素等。

（4）抗病毒治疗　目的是抑制病毒复制，减少传染性；改善肝功能；减轻肝组织病变；提高生活质量；减少或延缓肝硬化、肝衰竭和原发性肝细胞癌的发生，延长存活时间。符合适应证者应尽可能进行抗病毒治疗。

**3. 重症肝炎**　以支持和对症疗法为基础的综合性治疗，促进肝细胞再生，预防和治疗各种并发症。有条件时可采用人工肝支持系统，或肝移植。

**4. 淤胆型肝炎**　早期治疗同急性黄疸型肝炎，黄疸持续不退时，可加用泼尼松口服或静脉滴注地塞米松，2周后如血清胆红素显著下降则逐步减量。

*考点：重型肝炎的治疗*

# 六、预　　防

**1. 控制传染源**　急性患者应隔离治疗至病毒消失。慢性患者和病毒携带者可根据病毒复制指标评估传染性大小。凡现症感染者不能从事食品加工、饮食服务、托幼保育等工作。

**2. 切断传播途径**　重点抓好水源保护、食品卫生、粪便管理等对切断甲型和戊型肝炎的传播有重要意义。对乙型和丙型肝炎，重点在于防止通过血液和体液的传播。

**3. 保护易感人群**　主动免疫是接种甲型肝炎和乙型肝炎疫苗以获得特异性免疫力，被动免疫如注射乙肝免疫球蛋白。

🔗 **链接**　丙型肝炎——沉默的杀手

乙型肝炎极易发展成慢性肝炎，虽然丙型肝炎和乙型肝炎都是主要经血液、体液传播，且临床表现相似，但因丙型肝炎无症状及无黄疸者较多，有些患者不易被及时发现。根据《丙型肝炎防治指南》（2019 年版）数据显示，急性丙型肝炎慢性转化率为 55% ～ 85%，一旦发展为肝硬化，肝细胞性肝癌的年发生率为 2% ～ 4%，因而丙型肝炎也有"沉默的杀手"之称。

# 第 3 节　细菌性痢疾

🧪 **案例 13-2**

患儿，男，5 岁，因发热 12 小时，抽搐 2 次入院。患儿于 12 小时前出现畏寒发热，体温高至 40℃，口服退热药无效。呕吐 2 次，为内容物，呈喷射状。病前一天有食未洗生黄瓜史。体检：体温 40℃，心率 150 次 / 分，血压 70/40mmHg，神志不清，呼之不应，发育良好，呼吸急促，面色苍白，口唇发绀，四肢末梢冰冷，双侧瞳孔等大，光反应迟钝。双侧膝腱反射稍活跃，实验室检查血常规示 WBC $22\times10^9$/L，N 90%。

**问题**：此患儿的诊断考虑是什么？治疗原则是什么？

细菌性痢疾（bacillary dysentery）简称菌痢，是由志贺菌（也称痢疾杆菌）引起的肠道传染病。菌痢主要通过消化道传播，终年散发，夏、秋季可引起流行。其主要病理变化为直肠、乙状结肠的炎症与溃疡，主要表现为腹痛、腹泻、排黏液脓血便以及里急后重等，可伴有发热及全身毒血症状，严重者可出现感染性休克和（或）中毒性脑病。志贺菌各组及各血清型之间无交叉免疫，且病后免疫力差，故可反复感染。一般为急性，少数迁延成慢性。

## 一、病因及流行病学

志贺菌属于肠杆菌科志贺菌属，该菌为革兰氏阴性杆菌，有菌毛，无鞭毛、荚膜及芽孢，无动力，兼性厌氧，但最适宜于需氧生长。

**1. 传染源**　传染源包括患者和带菌者，以急性、非典型菌痢与慢性隐匿型菌痢患者为重要传染源。

**2. 传播途径**　本病通过消化道，经粪-口途径传播。通过污染的手、食品、水源或生活接触直接传播，或苍蝇、蟑螂等间接方式传播，最终均经口入消化道使易感者受感染。

**3. 易感人群**　人群对痢疾杆菌普遍易感，以学龄前儿童和青壮年为多，与不良卫生习惯有关。

**4. 流行特征**　菌痢主要集中发生在发展中国家，尤其是医疗条件差且水源不安全的地区。我国目前菌痢的发病率仍高于发达国家，但总体看发病率有逐年下降的趋势。

**考点**：细菌性痢疾的流行病学特点

## 二、临床表现

潜伏期为数小时至 7 天，一般为 1 ～ 3 天，流行期为 6 ～ 11 个月，发病高峰期在 8 月，病前多有不洁饮食史。其分为急性菌痢和慢性菌痢。

### （一）急性菌痢

急性菌痢主要有全身中毒症状与消化道症状，可分成 3 型。

**1. 普通型** 起病急，有全身中毒症状，表现为畏寒、发热，体温可达 39℃，伴乏力、食欲减退、恶心、头昏、头痛等。同时有肠道症状，表现为腹痛、腹泻、里急后重，稀便转成血便，每天数十次，一般 1 周左右痊愈。

**2. 轻型** 全身中毒症状、腹痛、里急后重均不明显，可有低热、糊状或水样便，混有少量黏液、无脓血，一般每天 10 次以内。一般病程为 3～6 天，少数患者可转为慢性。

**3. 中毒型** 此型多见于 2～7 岁儿童。起病急骤，突发高热，达 40℃以上，全身中毒症状明显，临床上以严重毒血症、休克和中毒症状为主要表现，而肠道炎症反应极轻。

### （二）慢性菌痢

急性菌痢患者反复发作或迁延不愈超过 2 个月即为慢性菌痢，可能与急性期治疗不及时或不彻底有关，也可能与机体抵抗力下降有关。常因饮食不当、受凉、过劳或精神因素诱发。可分成 3 型。

**1. 慢性隐匿型** 无明显腹痛、腹泻等临床症状，但粪便病原菌培养阳性，乙状结肠镜检查可见肠黏膜炎症甚至溃疡等病变。

**2. 慢性迁延型** 患者有急性菌痢史，长期迁延不愈，腹胀或长期腹泻，黏液脓血便，长期间歇排菌，为重要的传染源。

**3. 急性发作型** 患者有急性菌痢史，急性期后症状已不明显，受凉、饮食不当等诱因致使症状再现，但较急性期轻。

*考点：细菌性痢疾的临床表现*

## 三、辅助检查

**1. 血常规检查** 急性菌痢患者外周血白细胞计数和中性粒细胞数增加，慢性患者可有轻度贫血。

**2. 粪便检查** 典型痢疾患者粪便中无粪质，量少，呈鲜红色，无臭味。镜检可见大量脓细胞及红细胞，并有巨噬细胞，培养可检出致病菌。

**3. 病原学检查**

（1）病原体培养 细菌培养、粪便培养出痢疾杆菌可以确诊。在抗菌药物使用前采集新鲜标本，取脓血便及时送检和早期多次送检均有助于提高细菌培养阳性率。

（2）特异性核酸检测 采用核酸杂交或 PCR 技术可直接检查粪便中的痢疾杆菌核酸，具有灵敏度高、特异性强、快速简便、对标本要求低等优点，但临床较少使用。

**4. 免疫学检查** 采用免疫学方法检测抗原具有早期、快速的优点，对菌痢的早期诊断有一定帮助，但由于粪便中抗原成分复杂，易出现假阳性。

**5. 乙状结肠镜检查** 可见急性期肠黏膜弥漫性充血、水肿、大量渗出、有浅表溃疡，有时有假膜形成。慢性期的肠黏膜呈颗粒状，可见溃疡或息肉形成。

## 四、诊断要点

1. 近期内有不洁的饮食史或与菌痢患者密切接触史。

2. 急性腹泻伴有发热、腹痛、腹泻、里急后重，排黏液脓血便，左下腹有压痛。

3. 血常规见白细胞计数和中性粒细胞数增加。

4. 粪便检查为黏液脓血便。镜检可见大量脓细胞及红细胞，并有巨噬细胞，培养可检出致病菌。

5. 急性中毒型菌痢起病急骤，突发高热，全身中毒症状明显，肠道炎症轻。

6. 慢性菌痢患者或有菌痢病史，多次典型或不典型腹泻2个月以上。

# 五、治 疗 原 则

## （一）急性菌痢的治疗

**1. 一般治疗** 消化道隔离至临床症状消失，粪便培养连续2次阴性。饮食以流食为主，忌食生冷、油腻及刺激性食物。

**2. 抗菌治疗** 轻型菌痢患者可不用抗菌药物，重病例则需应用抗生素。抗生素治疗的疗程一般为3～5天。首选环丙沙星，其他喹诺酮类也可酌情选用。

**3. 对症治疗** 水和电解质丢失，均应对症补液治疗；高热以物理降温为主，必要时适当使用退热药；腹痛剧烈可用颠茄片或阿托品以解痉止痛。

## （二）中毒型菌痢的治疗

本型来势凶猛，应及时针对病情采取综合性措施抢救。

1. 抗感染 选择敏感抗菌药物，静脉给药，待病情好转后改口服。

2. 控制高热与惊厥。

3. 循环衰竭的治疗 主要有：①扩充有效血容量；②纠正酸中毒；③强心治疗；④解除血管痉挛；⑤维持酸碱平衡；⑥应用糖皮质激素。

4. 防治脑水肿与呼吸衰竭。

## （三）慢性菌痢的治疗

1. 寻找诱因，对症处置。避免过度劳累，勿使腹部受凉，勿食生冷饮食。体质弱者可适当使用免疫增强剂。当出现肠道菌群失衡时，切忌滥用抗菌药物，应立即停止耐药抗菌药物的使用，改用乳酸杆菌等益生菌，以利肠道正常菌群恢复。

2. 对于肠道黏膜病变经久不愈者，可采用保留灌肠疗法。

*考点：细菌性痢疾的治疗原则*

# 六、预　　防

采用以切断传播途径为主的综合预防措施，同时做好传染源的管理。

**1. 管理传染源** 急、慢性患者和带菌者应隔离或定期进行访视管理，并给予彻底治疗，直至粪便培养呈阴性。

**2. 切断传播途径** 养成良好的卫生习惯，特别注意饮食和饮水卫生。

**3. 保护易感人群** 根据世界卫生组织报告，目前尚无获准生产的可有效预防志贺菌感染的疫苗。我国主要采用口服活菌苗，对同型志贺菌保护率约为80%，而对其他类型菌痢的流行可能无保护作用。

🔗 **链 接** 阿米巴肠病

阿米巴肠病是指阿米巴寄生在结肠内，引起的阿米巴痢疾或阿米巴肠炎。阿米巴肠病的病原体是组织内阿米巴，其寄生在人体结肠内，在环境适宜时滋养体侵入肠黏膜，破坏肠壁组织。该病临床症状主要为腹部不适、腹痛、腹泻、寒战、高热等。在一定条件下，阿米巴滋养体可蔓延至肝脏、肺脏、胸膜、胆囊等部位，形成溃疡和脓肿。该病流行于全世界，在卫生条件较差的地区发病率较高，伴随我国卫生状况的改善，急性阿米巴痢疾和脓肿已较少见。

# 第4节 艾 滋 病

**案例 13-3**

患者，男性，40岁。货车司机，因发热、乏力、消瘦半年前来就诊。患者于半年前无明显诱因出现发热，一般不超过38℃，伴乏力，大便每天2～3次，稀便，无脓血。半年来体重下降约8kg，5年前因阑尾炎化脓穿孔行急诊手术时曾输过血。

查体：T 37.5℃，P 78次/分，R 17次/分，BP 130/80mmHg。形体略消瘦，右腹股沟、右颈部和左腋窝各触及1个 2cm×2cm 大小淋巴结，活动无压痛。实验室检查：Hb 100g/L，WBC $3.5×10^9$/L，N 70%，L 30%，PLT $78×10^9$/L；血清抗 HIV（＋）。

问题：该患者最可能的诊断是什么？如何治疗？

艾滋病又称获得性免疫缺陷综合征（acquired immune deficiency syndrome，AIDS），是由人免疫缺陷病毒（human immunodeficiency virus，HIV）所引起的一种慢性传染病，并发一系列机会性感染及肿瘤，严重者可导致死亡，主要通过性接触和血液传播。目前，艾滋病已成为严重威胁世界人民健康的公共卫生问题。

## 一、病因及流行病学

HIV 为一种反转录病毒。主要感染 $CD4^+T$ 淋巴细胞，也能感染单核巨噬细胞、B 细胞和小神经胶质细胞、骨髓干细胞等。导致 $CD4^+$ 免疫细胞和其他易感细胞死亡，使机体细胞免疫和体液免疫功能遭到严重破坏，最终发生免疫缺陷。临床上表现为各种机会性感染和继发性肿瘤的发生。HIV 侵入人体后虽然能刺激机体产生抗 HIV，但中和抗体很少，且作用极弱，是非保护性抗体。

**1. 传染源**　HIV 感染者和 AIDS 患者。HIV 主要存在于传染源的血液、精液、阴道分泌物、胸腔积液、腹水、脑脊液、羊水和乳汁等体液中。

**2. 传播途径**　经性接触（包括不安全的同性、异性和双性性接触），经血液及血制品（包括共用针具静脉注射毒品，不安全、规范的介入性医疗操作，文身等），经母婴传播（包括宫内感染、分娩时和哺乳传播）。日常生活接触如握手、拥抱、礼节性亲吻、同吃同饮等不会传播 HIV。

**3. 易感人群**　人群普遍易感。高危人群包括静脉注射毒品者、与 HIV 感染者或 AIDS 患者有性接触者、多性伴人群、性传播感染者以及 HIV 感染母亲所生婴儿。

**4. 流行概况**　联合国艾滋病规划署估计，截至 2020 年底，全球现存活 HIV 感染者及 AIDS 患者 3770 万例，当年新发 HIV 感染者 150 万例，有 2750 万例正在接受抗反转录病毒治疗。截至 2017 年底，我国报告现存活 HIV 感染者及 AIDS 患者 758 610 例，当年新发 HIV 感染者 134 512 例（其中 95% 以上均是通过性途径感染），当年报告死亡 30 718 例。

考点：艾滋病的流行病学特点

## 二、临床表现

我国将 HIV 感染分为急性期、无症状期和艾滋病期。

**1. 急性期**　通常发生在感染 HIV 后的 6 个月内。部分感染者在急性期出现 HIV 病毒血症和免疫系统急性损伤相关的临床表现。临床表现以发热最为常见，可伴有咽痛、盗汗、恶心、呕吐、腹泻、皮疹、关节疼痛、淋巴结肿大和神经系统症状。大多数患者临床症状轻微，持续 1～3 周后自行缓解。此期在血液中可检出 HIV RNA 及 P24 抗原，$CD4^+/CD8^+T$ 细胞比例可倒置。部分患者可有轻度白细胞计数和血小板计数减少或肝生物化学指标异常。

**2. 无症状期**　可从急性期进入此期，或无明显的急性期症状而直接进入此期。持续时间一般为 4～8

年。其时间长短与感染病毒的数量和型别、感染途径、机体免疫状况的个体差异、营养条件及生活习惯等因素有关。在无症状期，由于 HIV 在感染者体内不断复制，免疫系统受损，CD4$^+$T 细胞计数逐渐下降。可出现淋巴结肿大等症状或体征。

**3. 艾滋病期** 为感染 HIV 后的终末阶段。患者 CD4$^+$T 细胞计数多 < 200/μL。此期主要临床表现为 HIV 相关症状、体征及各种机会性感染和肿瘤，如持续 1 个月以上的发热、全身不适、盗汗、消瘦，部分患者表现为神经精神症状，如记忆力减退、精神淡漠、性格改变、头痛、癫痫及痴呆等，还可出现持续性全身性淋巴结肿大及各种机会性感染和继发性恶性肿瘤。

*考点：艾滋病的临床表现*

# 三、辅助检查

**1. 血常规** 表现为不同程度的贫血，白细胞及淋巴细胞计数减少，还可出现血小板减少、红细胞沉降率加快。

**2. 免疫学检查** T 细胞绝对值下降，CD4$^+$T 淋巴细胞计数下降，CD4/CD8 值 < 1.0。

**3. 血清学检查** HIV 抗体检查是目前确诊的主要方法。

**4. HIV-RNA 检查** 可协助诊断，并可用于判断治疗效果及预后。

# 四、诊断要点

**1. 急性期** 患者近期内有流行病学史和临床表现，结合实验室 HIV 抗体由阴性转为阳性即可诊断，或仅实验室检查 HIV 抗体由阴性转为阳性即可诊断。

**2. 无症状期** 有流行病学史，结合 HIV 抗体阳性即可诊断，或仅实验室检查 HIV 抗体阳性即可诊断。

**3. 艾滋病期** 有流行病学史，实验室检查 HIV 抗体阳性，加之以下各项中的任何一项，即可诊断为艾滋病。①原因不明的持续不规则发热 1 个月以上，体温高于 38℃；②慢性腹泻 1 个月以上，次数 > 3 次 / 天；③ 6 个月内体重下降 10% 以上；④反复发作的口腔白假丝酵母菌感染；⑤反复发作的单纯疱疹病毒感染或带状疱疹病毒感染；⑥肺孢子菌肺炎；⑦反复发生的细菌性肺炎；⑧活动性结核或非结核分枝杆菌病；⑨深部真菌感染；⑩中枢神经系统病变；⑪中青年人出现痴呆；⑫活动性巨细胞病毒感染；⑬弓形虫脑病；⑭青霉菌感染；⑮反复发生的败血症；⑯皮肤、黏膜或内脏的卡波西肉瘤、淋巴瘤。

*考点：艾滋病的诊断要点*

# 五、治疗原则

目前在全世界范围内仍缺乏根治 HIV 感染的有效药物。现阶段的治疗目标：最大限度和持久地降低病毒载量；获得免疫功能重建和维持免疫功能；提高生活质量；降低 HIV 相关的发病率和病死率。本病的治疗强调综合治疗，包括一般治疗、抗病毒治疗、恢复或改善免疫功能的治疗及机会性感染和恶性肿瘤的治疗。

**1. 一般治疗** 应根据病情注意休息，给予高蛋白、高热量、高维生素、清淡易消化饮食，不能进食者可给予鼻饲或按医嘱予以静脉高营养。对 HIV 感染者应进行严格的血液、体液隔离，对无症状 HIV 感染者，仍可保持正常的工作和生活。

**2. 抗病毒治疗** 抗病毒治疗是艾滋病治疗的关键。高效抗反转录病毒联合疗法的应用，大大提高了抗 HIV 的疗效，明显改善了患者的生活质量和预后，目前抗 HIV 药物可分为核苷类反转录酶抑制剂（NRTI）、非核苷类反转录酶抑制剂（NNRTI）、蛋白酶抑制剂（PI）、整合酶抑制剂（INSTI）、融合抑制剂（FI）五大类。目前主张联合用药，常三联或四联用药。

**3. 免疫治疗** 常用胸腺素、香菇多糖、基因重组白细胞介素 -2 等。

**4. 并发症治疗** 对于各种感染均进行针对各种病原的抗感染治疗。例如，卡式肺孢子菌肺炎可用喷他脒；白假丝酵母菌感染用氟康唑或伊曲康唑；单纯疱疹或带状疱疹用阿昔洛韦或泛昔洛韦；细菌感染时要根据致病菌选择敏感的抗生素；活动性结核给予规范的抗结核治疗，出现结核性脑膜炎或结核性心包积液时需联合糖皮质激素；弓形虫脑病需乙胺嘧啶联合磺胺嘧啶，对此药过敏者可用克林霉素；并发子宫颈癌，根据分期不同需行根治手术、放疗、化疗；淋巴瘤患者需联合化疗。

*考点：艾滋病的治疗原则*

# 六、预　防

**1.控制传染源**　对患者和无症状病毒携带者，应采取血液、体液的隔离措施。健全艾滋病感染的监测系统，加强国境检疫。

**2.切断传播途径**　普及艾滋病防治知识。确保血源安全，杜绝医源性感染。提倡婚检，避免母婴传播。

**3.保护易感人群**　艾滋病疫苗正在积极研制中。

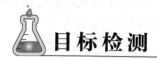

## 目标检测

**单项选择题**

1. 属于传染病的是
   - A. 急性支气管炎
   - B. 化脓性胆囊炎
   - C. 白喉
   - D. 化脓性腮腺炎
2. 细菌性痢疾的病原体属于
   - A. 志贺菌属
   - B. 沙门菌属
   - C. 弧菌属
   - D. 弯曲菌属
3. 在乙肝病毒标志物中对人体有保护作用的是
   - A. 表面抗体（抗 HBs）
   - B. 核心抗体（抗 HBc）
   - C. DNA 多聚酶
   - D. e 抗体（抗 HBe）
4. 最常经母婴途径传播的病毒性肝炎是
   - A. 甲型肝炎
   - B. 乙型肝炎
   - C. 丙型肝炎
   - D. 丁型肝炎
5. 在肝炎患者中，可以出现胆 - 酶分离现象的检查项目是
   - A. 凝血酶原活动度
   - B. 谷草转氨酶
   - C. 谷丙转氨酶
   - D. 血清胆碱酯酶
6. 对于丙型肝炎，下面哪一项是错误的
   - A. 通过输血制品而传播
   - B. 明显的临床表现
   - C. 引起慢性肝炎
   - D. 目前仍无理想的疫苗可供使用
7. 下面哪一项不是戊型肝炎的特点
   - A. 通过污染食物和水传播
   - B. 发生在妊娠妇女中病死率高
   - C. 需抗病毒治疗
   - D. 是成人急性肝炎的主要原因
8. 预防艾滋病母婴传播的有效措施是
   - A. 禁止 HIV 感染者结婚
   - B. 提倡自然分娩
   - C. 鼓励母乳喂养
   - D. 母亲在妊娠期及围产期、婴儿在出生后应用抗 HIV 药物
9. 评估 HIV 感染者预后的常用实验室指标是
   - A. 抗 -HIV
   - B. P24 抗原
   - C. HIV RNA 定性试验
   - D. $CD4^+T$ 细胞绝对值记数和 HIV RNA 定量病毒载量
10. 菌痢患者做粪便培养时，错误的做法是
    - A. 采取带脓血或黏液的粪便
    - B. 标本勿被尿液污染
    - C. 早期多次送检可提高阳性率
    - D. 应于用抗菌药物后送检
11. 急性菌痢的特点不包括
    - A. 肠道病变以直肠、乙状结肠最显著
    - B. 黏液脓血便
    - C. 腹痛以右下腹最为明显
    - D. 里急后重
12. 预防细菌性痢疾的综合措施中，重点是
    - A. 治疗隔离患者
    - B. 发现处理带菌者
    - C. 切断传播途径
    - D. 流行季节预防服药
13. 慢性菌痢是指菌痢的病程超过
    - A. 1 个月
    - B. 2 个月
    - C. 3 个月
    - D. 4 个月
14. 确诊菌痢最可靠的依据是
    - A. 典型血便
    - B. 明显里急后重
    - C. 大便培养阳性
    - D. 免疫检查阳性
15. 急性菌痢的病变部位主要位于
    - A. 直肠、乙状结肠
    - B. 回盲部
    - C. 空肠
    - D. 回肠

（来卫东）

# 参考文献

陈少华，方斐，孙庶强，等，2020.临床检验基础.2版.北京：科学出版社

陈孝平，汪建平，赵继宗，2018.外科学.9版.北京：人民卫生出版社

陈云华，刁万祥，2016.健康评估.2版.北京：科学出版社

葛均波，徐永健，王辰，2018.内科学.9版.北京：人民卫生出版社

胡殿宇，包再梅，宣永华，2016.临床医学概论.2版.武汉：华中科技大学出版社

贾建平，陈生弟，2018.神经病学.8版.北京：人民卫生出版社

李兰娟，王宇明，2015.感染病学.3版.北京：人民卫生出版社

秦啸龙，申文龙，2018.急诊医学.4版.北京：人民卫生出版社

万学红，卢雪峰，2018.诊断学.9版.北京：人民卫生出版社

王改芹，2016.临床医学概要.北京：科学出版社

王卫平，孙琨，常立文，2018.儿科学.9版.北京：人民卫生出版社

吴孟超，吴在德，2021.黄家驷外科学.8版.北京：人民卫生出版社

吴肇汉，秦新裕，丁强，2017.实用外科学.4版.北京：人民卫生出版社

阳晓，2019.临床医学概论.3版.北京：高等教育出版社

周蕾，2018.临床疾病概要.3版.北京：人民卫生出版社

# 参考答案

第一章

1. A  2. D  3. D  4. A  5. A  6. B  7. B  8. B
9. B  10. D  11. C  12. A  13. D  14. D  15. C
16. B  17. D  18. B  19. B  20. B  21. A  22. A
23. D  24. B  25. D  26. C  27. B  28. C  29. B
30. D  31. A  32. B  33. A  34. B  35. A  36. D
37. C  38. C  39. C  40. A  41. A  42. D  43. B
44. A  45. A

第二章

1. D  2. A  3. A  4. C  5. A  6. D  7. A

第三章

1. B  2. B  3. D  4. D  5. D  6. D  7. A  8. C
9. A  10. D  11. C  12. D  13. C  14. D  15. B
16. B  17. D  18. A  19. B  20. D  21. C

第四章

1. C  2. B  3. C  4. A  5. C  6. B  7. D  8. A
9. D  10. B  11. C  12. D  13. D  14. D  15. D
16. D  17. D  18. C  19. B  20. C  21. B  22. A
23. C  24. D

第五章

1. D  2. D  3. D  4. A  5. C  6. B  7. D  8. B
9. A  10. C  11. C  12. B  13. B  14. D  15. A
16. A  17. B  18. B  19. D  20. D  21. A  22. D
23. A  24. C  25. C  26. A  27. D  28. D  29. A
30. C  31. C  32. A  33. D  34. D  35. A  36. D
37. A  38. A  39. D  40. C  41. D

第六章

1. A  2. B  3. C  4. B  5. C  6. B  7. C  8. D

9. A  10. A

第七章

1. A  2. D  3. C  4. B  5. D  6. D  7. C  8. B
9. D  10. D  11. A  12. A  13. D  14. A  15. A
16. C  17. C  18. A  19. D  20. C  21. C  22. D

第八章

1. C  2. C  3. D  4. D  5. D  6. B  7. B  8. A
9. A  10. B  11. C  12. B  13. C  14. C  15. B
16. A

第九章

1. D  2. C  3. C  4. B  5. D  6. C  7. B

第十章

1. B  2. B  3. C  4. D  5. D  6. D  7. A  8. A
9. C  10. B  11. D  12. D  13. A  14. D  15. B
16. D  17. D  18. A  19. C  20. C  21. B  22. A
23. A  24. B  25. D

第十一章

1. A  2. D  3. D  4. D  5. B  6. D  7. D  8. D
9. A  10. B  11. B  12. D  13. D  14. C  15. D
16. C  17. D

第十二章

1. C  2. D  3. D  4. A  5. B  6. C  7. A  8. D
9. D  10. C  11. D  12. D  13. C  14. D

第十三章

1. C  2. A  3. A  4. B  5. C  6. B  7. C  8. D
9. D  10. D  11. C  12. C  13. B  14. C  15. A